Klassiker der Medizin

Erster Band

KLASSIKER DER MEDIZIN

ERSTER BAND

VON HIPPOKRATES BIS
CHRISTOPH WILHELM HUFELAND

*Herausgegeben von
Dietrich v. Engelhardt
und Fritz Hartmann*

VERLAG C. H. BECK MÜNCHEN

Mit 31 Abbildungen

Die Deutsche Bibliothek – CIP-Einheitsaufnahme
Klassiker der Medizin / hrsg. von Dietrich v. Engelhardt
und Fritz Hartmann. – München : Beck.
ISBN 3-406-35592-7
NE: Engelhardt, Dietrich v. [Hrsg.]
Bd. 1. Von Hippokrates bis Christoph Wilhelm Hufeland. – 1991
ISBN 3-406-35536-6

ISBN 3-406-35536-6 für diese Ausgabe
ISBN 3-406-35592-7 für die Gesamtausgabe

© C. H. Beck'sche Verlagsbuchhandlung (Oscar Beck), München 1991
Satz: Fotosatz Otto Gutfreund, Darmstadt
Druck- und Bindearbeiten: Kösel, Kempten
Gedruckt auf alterungsbeständigem (säurefreiem) Papier
gemäß der ANSI-Norm für Bibliotheken
Printed in Germany

INHALT

Dietrich v. Engelhardt/Fritz Hartmann: Einleitung 7

Ursula Weisser: Hippokrates (ca. 460 – ca. 375 v. Chr.), Galen (129 – ca. 200 oder nach 210 n. Chr) 11

Heinrich Schipperges: Arabische Ärzte: Rhazes (865–925), Haly Abbas (ca. 10. Jahrhundert), Abulcasis (gestorben ca. 1010), Avicenna (980–1037) 30

Irmgard Müller: Hildegard von Bingen (1098–1179) 44

Heinrich Schipperges: Maimonides (1135–1204) 57

Jörn Henning Wolf: Girolamo Fracastoro (ca. 1478–1553) 69

Heinrich Schipperges: Paracelsus (1493–1541) 95

Marielene Putscher: Andreas Vesalius (1514–1564) 113

Rolf Winau: William Harvey (1578–1657) 130

Heinrich Schipperges: Johann Baptist Van Helmont (1579–1644) . . 145

Fritz Hartmann: Thomas Sydenham (1624–1689) 154

Wolfgang U. Eckart: Bernardino Ramazzini (1633–1714) 173

Axel Bauer: Georg Ernst Stahl (1659–1734) 190

Ingo W. Müller: Friedrich Hoffmann (1660–1742) 202

Richard Toellner: Hermann Boerhaave (1668–1738) 215

Loris Premuda: Giovanni Battista Morgagni (1682–1771) 231

Richard Toellner: Albrecht von Haller (1708–1777) 245

Erna Lesky: Leopold Auenbrugger (1722–1809) 262

Huldrych M. Koelbing: Thomas Percival (1740–1804) 276

Eduard Seidler: Johann Peter Frank (1745–1821) 291

Manfred H. Lücke: Edward Jenner (1749–1823) 309

G. Matthias Tripp: Marie-François-Xavier Bichat (1771–1802) 328

Josef N. Neumann: Christoph Wilhelm Hufeland (1762–1836) . . . 339

Anhang

Anmerkungen und Literatur 363
Personenregister 419
Sachregister 427
Verzeichnis der Abbildungen 437
Die Autoren 439

Dietrich v. Engelhardt
Fritz Hartmann

EINLEITUNG

Es gibt vielerlei Weisen, die Geschichte der Medizin oder der Heilkunden der Welt zu schreiben; keine von ihnen ist die einzig gültige. Die biographische Methode orientiert sich am Individuum, an seinem Leben und Wirken, an seiner Abhängigkeit von der Zeit und seiner überzeitlichen Bedeutung. Die pragmatische Geschichtsschreibung betrachtet die Vergangenheit im Blick auf die eigene Situation, im Blick auf die Lösung konkreter Aufgaben; Geschichte soll hier zur Bewältigung der Zukunft dienen. Die systematische Methode spürt – bewußt oder unbewußt – einem gesetzmäßigen Gang der geschichtlichen Ereignisse nach, verfolgt Bewegung, Entwicklung und den «Fortschritt» auf ein – freilich unbekannt bleibendes – Ziel hin. Die positive Geschichtsschreibung des Historismus versucht, die Vorgänge so zu beschreiben, wie sie zu ihrer Zeit «wirklich» waren, und sie aus den Bedingungen dieser Zeit zu deuten und zu bewerten; aber wie weit kann der Geschichtsschreiber den eigenen Standpunkt verlassen, verdrängen, verleugnen und sich in die soziale Lage oder die Werthaltungen und Identifizierungen der Vergangenheit hineinversetzen, um positive und negative Lehren für heute und die Zukunft zu gewinnen? Die Geschichtsbetrachtung in diesem Werk kommt Jakob Burkhardts Vorschlag am nächsten, daß Beschäftigungen mit Geschichte uns nicht so sehr klug für den Augenblick als vielmehr weise für immer machen sollte.

Spuren all dieser Zugänge werden sich in den vorliegenden «Klassikern der Medizin» schon deswegen finden, weil sich so viele Medizingeschichtler zur Mitarbeit bereit gefunden haben. Vielleicht ist es uns auch gelungen, einen Beitrag zu der jüngst ausgetragenen Kontroverse um die zu geringe Berücksichtigung der Sozialgeschichte in der deutschen Medizingeschichtsschreibung zu leisten. Wir haben jedenfalls Wert darauf gelegt, wenigstens die Sozialgeschichte unserer «Klassiker» ausführlicher als üblich darzulegen: ihre Herkunft, die mitmenschliche Umgebung in Familie und Schule, die akademischen Lehrer, schließlich die Mitarbeiter und eigenen Schüler, nicht zuletzt auch die allgemeinsozialen und beruflichen Wirkungen. Natürlich ist das nur Mikro-Sozialgeschichte, die sich in manchen Beiträgen jedoch in die allgemeine Sozial- und Kulturgeschichte ausweitet. Denn der eigentliche Rahmen für die Geschichte einer in das Leben der Menschen so stark einwirkenden Handlungswissenschaft wie der Medizin ist doch wohl die Kulturgeschichte, die sich nicht auf Sozialgeschichte reduzieren läßt.

Vorbild unseres Versuchs, Medizingeschichte im Bewußtsein der Gegenwart zur Geltung zu bringen, waren Henry Sigerists *Die großen Ärzte* (1931) und Karl-Eduard Rothschuhs *Geschichte der Physiologie* (1953). Der Vorteil dieser beiden Werke ist die Geschlossenheit der Darstellung durch einen Autor. Wir sind den anderen Weg gegangen und haben viele Medizinhistoriker – auch verschiedener Generationen – um ihre Mitarbeit gebeten. Damit hofften wir auf die Vielfalt der Gesichtspunkte, der Arbeits- und Darstellungsweisen, der Folgerungen. Diese Hoffnung hat sich auf befriedigende Weise erfüllt, und wir glauben, daß sich dieser Eindruck auch den Lesern – nicht nur den Historikern vom Fach und den Ärzten – in gleicher Weise mitteilen wird. Nicht eine Heroengeschichte ist beabsichtigt. Vielmehr wünschen wir uns Leser, die sich kritisch mit dem einen oder anderen «Klassiker» auseinandersetzen, sei es durch Identifikation oder Ablehnung, Zustimmung oder Weiterdenken. Deswegen wurden absichtlich ausreichend Originalzitate ausgewählt, die nicht nur das Denken, sondern auch den Denker vorstellen.

Bei aller Vielfalt der Perspektiven haben die Beiträge eine gewisse innere Ordnung, ohne daß wir darauf gedrungen haben, sie in jedem Fall äußerlich kenntlich zu machen.

Es wird zunächst gefragt nach den zeitgeschichtlichen Bedingungen des kulturellen und politischen Milieus, den Einflüssen und Motiven, die einen Arzt zum «Klassiker» haben werden lassen: In der Medizin als einer Handlungswissenschaft umfaßt der Begriff «Klassiker» die fortwirkende Originalität von Ideen zur Pathogenese, Diagnostik, Therapeutik und zum Gesundheitswesen, aber auch von experimentellen Erkenntnissen und Leistungen in der praktischen Heilkunde, nicht zuletzt die Wirkungen als Lehrer für Studenten und andere Ärzte.

Zweitens wird die Lebens- und Berufsgeschichte des «Klassikers» kurz geschildert.

Drittens wird das wissenschaftliche Werk dargestellt unter dem Gesichtspunkt seiner Originalität, belegt mit verhältnismäßig vielen Zitaten.

Viertens wird über die Wirkungsgeschichte informiert, über Aufnahme und Widerstände sowie Art und Wirkung der Lehre; über Lehrbücher, Schüler, ständisches Wirken; über politische Tätigkeiten und Anstöße für die weitere wissenschaftliche Entwicklung.

Das Literaturverzeichnis schließlich am Ende des Buches enthält Hinweise zu den Primärquellen, besonders auch den Übersetzungen, sowie zu wichtigen Sekundärtiteln einschließlich Biographien und Bibliographien.

Die Würdigung des «Klassikers» sollte kritisch sein. Dazu gehören, wenn notwendig, auch Korrekturen seines Bildes in der bisherigen medizinhistorischen Forschung: Unterbewertungen, Überbewertungen, einseitige Darstellungen.

Einer Verteidigung bedarf die Auswahl der «Klassiker». Sie konnte und wollte nicht repräsentativ für die Weltgeschichte der Medizin sein, sondern ist für einen deutschsprachigen Leserkreis gedacht. Es überwiegen deswegen deutschsprachige Ärzte; für sie gewinnt der Leser durch seine Vorkenntnisse europäischer Geschichte am ehesten Verständnis. Nicht hinreichend deutlich wird jedoch der Umstand, daß die Schwerpunkte ärztlicher Wissenschaft in der Neuzeit sich kontinuierlich verlagert haben, vom Italien der Renaissance in die Niederlande, dann nach Frankreich und Österreich, im 19. Jahrhundert schließlich nach Deutschland und in unserem Jahrhundert in den anglo-amerikanischen Raum.

Wir mußten uns auf etwa fünfzig Klassiker beschränken. Doch wenn Konrad Röntgen, der Physiker, warum dann nicht auch Louis Pasteur, der Chemiker? Warum Hildegard von Bingen und nicht Arnald von Villanova? Warum Claude Bernard, aber nicht Karl Ludwig? Wir haben uns bescheiden müssen, das ging nicht ohne schmerzlichen Rest auf.

Ursula Weisser

HIPPOKRATES
(ca. 460 – ca. 375 v. Chr.)
GALEN
(129 – ca. 200 oder nach 210 n. Chr.)

Die Wurzeln unserer modernen Medizin liegen im antiken Griechenland; an ihrem Anfang steht der Name Hippokrates. War die archaische Heilkunde der alten Hochkulturen noch vorwiegend empirisch begründet und mit religiös-magischen Vorstellungen durchsetzt, so tritt uns in den hippokratischen Schriften erstmals eine wissenschaftliche Medizin entgegen, die sich um eine rein rationale Erfassung medizinischer Phänomene bemüht. Voraussetzung dafür ist die Entstehung einer neuen Denkweise, die in den ionischen Kolonien Kleinasiens ihren Ausgang nimmt. Dort beginnen im 6. Jahrhundert v. Chr. Naturphilosophen, den Kosmos als eine von Naturgesetzen beherrschte Einheit zu begreifen und seinen Ursprung und Aufbau aus natürlichen Gegebenheiten zu erklären. Als die Ärzte des 5. Jahrhunderts v. Chr. naturphilosophische Betrachtungsweisen und Erklärungsmodelle unter ihren speziellen fachlichen Gesichtspunkten auf den Menschen übertragen, wandelt sich ihr Handwerk zu einer Wissenschaft, in der Theorie und Praxis sich wechselseitig durchdringen.

I. Hippokrates und die hippokratischen Schriften

Von der Person des Hippokrates, an dessen Namen sich diese Entwicklung knüpft, wissen wir kaum Gesichertes. Um 460 v. Chr. wird er als Sproß der nach ihrem sagenhaften Stammvater Asklepios benannten Ärztesippe der Asklepiaden auf der Insel Kos an der Südspitze Kleinasiens geboren. Den Familienberuf nach damaligem Brauch als Wanderarzt ausübend, bereist er den größten Teil der griechischen Welt und ihrer östlichen Nachbarländer und stirbt in hohem Alter – die überlieferten Angaben schwanken zwischen 85 und 109 Jahren – in Thessalien. Die in antiken Biographien und angeblichen Briefwechseln des Hippokrates geschilderten Begebenheiten, die seine Weisheit, Kunst und Vaterlandsliebe rühmen, gehören ins Reich der Legende, sind heroisierende Erdichtungen späterer Jahrhunderte, denen er zunehmend als alleiniger Begründer der Medizin gilt. Für seine Zeitgenossen und die unmittelbar folgenden Generationen ist Hippokrates, obgleich laut Zeugnis von Platon und Aristoteles als wissenschaftlich denkender Arzt und Lehrer der Heilkunde weithin bekannt, nur einer unter vielen nicht minder tüchtigen Ärzten.

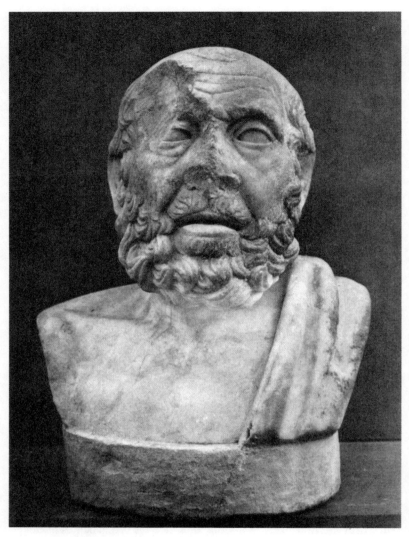

Hippokrates (ca. 460–ca. 375 v. Chr.)

Das ihm zugeschriebene Corpus von rund sechzig Schriften geht zurück auf Sammlungen der hellenistischen Zeit, deren Kernstück vielleicht die Bibliothek der Ärzteschule von Kos bildete. Es umfaßt Werke verschiedenster literarischer Form, ausgearbeitete Abhandlungen und lose aneinandergereihte Notizen, Reden und Kompilationen, die sich auch in Sprache, Betrachtungsweise und theoretischem Ansatz so stark unterscheiden, daß sie unmöglich von einem einzigen Autor herrühren können. Schon die Gelehrten des Altertums beschäftigte die Frage, welche dieser Schriften, die mit wenigen Ausnahmen aus Hippokrates' Lebenszeit stammen, von ihm selbst verfaßt wurden. Da sich diese Frage bis heute nicht eindeutig beantworten läßt, ist sein persönlicher Beitrag zur «hippokratischen» Medizin nicht sicher zu bestimmen. Immerhin kann man im *Corpus Hippocraticum* eine Gruppe von Texten identifizieren, deren Ursprung auf Kos und damit wenigstens auf den Umkreis des Hippokrates weist. Sind diese durch individualisierendes Denken gekennzeichnet, so wird in einer anderen Schriftengruppe größeres Gewicht auf schematische Ein- und Unterteilung der Krankheiten gelegt. In diesen Texten, die eine archaischere Stufe medizinischen Denkens repräsentieren, hat man Lehrschriften der Ärzteschule des benachbarten Knidos vermutet; doch ist die früher vertretene Hypothese von rivalisierenden Schulen, die sich in ihren Anschauungen bewußt gegeneinander abgrenzten, angesichts der engen Übereinstimmung «koischer» und «knidischer» Werke in vielen anderen Punkten wohl kaum aufrechtzuerhalten. Die hippokratische Schriftensammlung überliefert vielmehr die letztlich einheitliche griechische Heilkunde der Zeit von ca. 450 bis 350 v. Chr. in ihrer Vielfalt der Standpunkte und ihrer chronologischen Entwicklung – unter dem Namen ihres nachmals berühmtesten Vertreters. Charakteristisch für die Hippokratiker ist ihre ganzheitliche Denkweise, Grundlage ihrer Erklärungen für die Vorgänge im gesunden und im kranken Organismus die in verschiedenen Ausprägungen vorliegende Humorallehre. In Abwandlung naturphilosophischer Überlegungen über die Urstoffe des Kosmos betrachten sie als Grundelemente des Menschen die Körpersäfte: Ihre normale Mischung (Eukrasie) bedeutet Gesundheit, die Störung des Mischungsverhältnisses (Dyskrasie) hat Krankheiten zur Folge. Diese Theorie erhält in der von Hippokrates' Schwiegersohn verfaßten Schrift *Die Natur des Menschen* um 400 als Viersäftelehre – wohl in Analogie zu den vier Elementen des Empedokles – ihre klassische Gestalt. Jedem Saft werden hier zwei der vier Primärqualitäten zugesprochen: Blut ist warm-feucht, Schleim kalt-feucht, gelbe Galle warm-trocken, schwarze Galle kalt-trocken; in jeder Jahreszeit dominiert im Körper ein bestimmter Saft, jener nämlich, der mit ihr in diesen Eigenschaften übereinstimmt. Nach demselben Prinzip werden später weitere Phänomene wie Lebensalter, Geschlecht, Geschmacksrichtungen, die in der hippokratischen Medizin den Säften noch nicht systematisch zugeordnet werden, mit ihnen in Verbindung gebracht. Die vier sogenannten Temperamente Sanguiniker, Phlegmatiker, Choleriker und Melancholiker, die nach dem jeweils vorherrschenden Saft benannten Charaktertypen unserer Vulgärpsychologie, sind freilich erst seit dem Mittelalter zu belegen. Die Hippokratiker, die jedem Meschen eine individuelle, durch seine besondere Säftemischung bestimmte Natur (Physis) oder Konstitution zuschreiben, unterscheiden auf diese Weise nur somatische Konstitutionstypen, die zu besonderen Krankheiten disponieren. Ihre Vorstellungen über die physiologischen Prozesse im einzelnen sind stark spekulativ, weil die Vorgänge im Körperinnern mit Hilfe von Analogieschlüssen aus Erscheinungen in anderen Bereichen der Natur interpretiert werden, die direkter Beobachtung zugänglich sind.

Die hippokratische Krankheitslehre unterscheidet sich grundsätzlich von allen früheren durch ihre strikte Ablehnung übernatürlicher Einflüsse und magischer Behandlungsweisen. Krankheit wird als ein aus natürlichen Ursachen rational erklärbarer Prozeß verstanden, dem der Arzt mit natürlichen Mitteln begegnen kann. Am eindrucksvollsten tritt uns diese Haltung in der Schrift *Die heilige Krankheit* entgegen, deren Autor schon mit den ersten Worten den verbreiteten Glauben an einen göttlichen Ursprung der Epilepsie zurückweist: «Mit der sogenannten heiligen Krankheit verhält es sich folgendermaßen: Um nichts halte ich sie für göttlicher als die anderen Krankheiten oder für heiliger, sondern sie hat wie die übrigen Krankheiten eine natürliche Ursache, aus der sie entsteht. Die Menschen sind zu der Ansicht, daß sie göttlich sei, infolge ihrer Ratlosigkeit und Verwunderung gelangt; denn in nichts gleiche sie den anderen Krankheiten.» (*De morbo sacro* 1, Oeuvres IV, S. 352)[1]

Nach humoralpathologischem Konzept ergreift die Krankheit stets den ganzen Menschen, auch wenn sich die Entgleisung des Säftehaushalts oft nur in einzelnen Körperteilen manifestiert. Neben der Konstitution bestimmen Alter und Geschlecht die Anfälligkeit für gewisse Krankheiten und modifizieren den Krankheitsverlauf; Lebensgewohnheiten und Gemütsverfassung kommen als auslösende Faktoren in Frage. Besondere Aufmerksamkeit gilt den Umwelteinflüssen. In der Schrift *Winde, Gewässer und Ortslagen* (*De aeribus aquis locis*, Oeuvres II, S. 12–92) stehen die geographische Lage des Wohnortes, die vorherrschenden Windrichtungen, die Beschaffenheit von Boden und Trinkwasser im Vordergrund der pathogenetischen Überlegungen. Die Bedeutung des Klimas, der allgemeinen Wetterlage, des Charakters der Jahreszeiten und ihrer Übergänge, ungewöhnlicher Temperatur- und Witterungsverhältnisse stellt der Autor von *Epidemien* I und III (Oeuvres II, S. 598–716, und III, S. 24–148) als Ursachen der von ihm beobachteten «Volkskrankheiten» bestimmter Städte und Regionen heraus.

Ähnlich differenziert geht der hippokratische Arzt bei der Erfassung von Krankheitszuständen vor, bei der er ganz auf seine fünf Sinne angewiesen ist. Im Vergleich zur heutigen Medizin spielt die Diagnosestellung eine geringere Rolle, weil sie beim damaligen Kenntnisstand für die therapeutischen Entscheidungen nur wenig Hilfe bot. Die von reicher klinischer Erfahrung geprägte Semiotik der Hippokratiker, die neben den vom Patienten geäußerten Beschwerden Körperhaltung, Temperatur, Atmung, Beschaffenheit der Haut, Gerüche, Geräusche und anderes mehr berücksichtigt, dient vor allem der Prognostik. Hat sich der Arzt grundsätzlich Klarheit über die Natur der Krankheit verschafft – akut oder chronisch, heilbar oder unheilbar –, konzentriert er sich auf jene Zeichen, die es, oft unabhängig von der Art der Erkrankung, erlauben, wichtige Veränderungen vorherzusehen und frühzeitig entsprechende Maßnahmen zu ergreifen. Prognostischen Zwecken dient auch die Krisenlehre, die, ausgehend von Erfahrungen mit zyklisch verlaufenden Krankheiten wie der in Griechenland weitverbreiteten Malaria, aufgrund zahlenspekulativer Prinzipien die chronologischen Gesetzmäßigkeiten, die man bei solchen Veränderungen beobachtet zu haben glaubt, in einem auch auf andere Krankheitsformen anwendbaren Schema zu erfassen sucht.

Der hohe Stellenwert der Prognose erklärt sich nicht zuletzt auch aus der sozialen Situation des hippokratischen Arztes, der immer wieder von neuem um seine Reputation kämpfen muß. Da er als Wanderarzt gewöhnlich ihm völlig fremde Patienten vor sich hat, deren Vertrauen es zu erwerben gilt, muß er in der Lage sein, gleich zu Beginn der Behandlung seine Kompetenz zu beweisen, indem er aus wenigen Beobachtungen Art und Vorgeschichte der Krankheit ‹prognostiziert›. Gleichzeitig sucht er sich für den Fall eines ungünstigen Ausgangs durch eine zutreffende Prognose abzusichern, wie wir eingangs der Schrift *Prognostik* erfahren. Als Meisterleistung sorgfältiger Beobachtung gilt die sich daran anschließende Beschreibung der «Facies hippocratica», der typischen Gesichtszüge eines Sterbenden mit spitzer Nase, eingesunkenen Augen, eingefallenen Schläfen, zusammengeschrumpften Ohren und gespannter, runzliger Haut (*Prognostikon* 1–2, *Oeuvres* II, S. 110–114).[2]

Leitgedanke der hippokratischen Therapie ist die Überzeugung, daß die Natur des Patienten selbst die eigentliche Heilung bewirkt, etwa «rohe» Säfte durch Kochen zur Reife bringt und sie dann ausscheidet oder an geeigneten Körperstellen ablagert. Hauptaufgabe des Arztes ist es, die Selbstheilungstendenz des Körpers zu unterstützen, indem er krankhafte Säfte durch Aderlaß, Schröpfen, schweißtreibende, abführende und Erbrechen hervorrufende Mittel ableitet oder der Dyskrasie nach dem Prinzip «contraria contrariis» entgegenwirkt. Dabei sind seine Verordnungen jeweils den speziellen Bedingungen, namentlich Konstitution, Allgemeinzustand und Lebensgewohnheiten des Betroffenen, anzupassen. Gemäß dem Grundsatz «Nützen oder doch nicht schaden» (*Epidemien* I 11, *Oeuvres* II, S. 634–636)[3] soll der Arzt behutsam Schritt für Schritt vorgehen, stets mit den mildesten Mitteln beginnen und erst nach deren Versagen zu drastischeren übergehen. Unheilbar Kranke dürfen nicht durch nutzlose Behandlung gequält werden. Der Arzneischatz der Hippokratiker ist noch bescheiden; dafür setzen sie gerne physiotherapeutische Verfahren wie Umschläge, Massagen und Bäder ein. Infolge geringer anatomischer Kenntnisse beschränkt sich ihre Chirurgie auf die Behandlung von Wunden, Knochenbrüchen und Verrenkungen, in der bereits ein bemerkenswerter Stand erreicht wird. Einen wesentlichen Bereich ärztlicher Tätigkeit bildet schließlich, da zur Bekämpfung von Krankheiten und Schmerzzuständen nur wenige wirkungsvolle Mittel bekannt sind, die Diätetik, verstanden im umfassenden Sinn einer Regelung der gesamten Lebensweise nach dem Ideal des rechten Maßes, die zur Verhütung von Krankheiten beitragen soll.

In wissenschaftlich-technischer Hinsicht ist die Heilkunde über den Wissensstand der Hippokratiker rasch hinausgewachsen. Wenn «Hippokrates» dennoch mehr als 2000 Jahre lang Ärzten als Leitbild gedient hat, so nicht zuletzt deshalb, weil die Autoren der hippokratischen Sammlung durch kritisches Nachdenken über ihr eigenes Tun grundlegende Erkenntnisse über Wesen und Aufgaben der Medizin gewonnen und zeitlos gültige Einsichten in Bedingungen, Möglichkeiten und Grenzen der ärztlichen Kunst erstmals formuliert haben. «Die Kunst umfaßt dreierlei: die Krankheit, den Kranken und den Arzt. Der Arzt ist der Diener der Kunst. Der Kranke muß gemeinsam mit dem Arzt der Krankheit widerstehen», so wird in den *Epidemien* (I 11, Oeuvres II, S. 636)[4] die Grundsituation der Heilkunst treffend umrissen. Mediziner aller Epochen fanden darin eigene Erfahrungen bestätigt, so wie sie sich von der Mahnung des inhaltsschweren ersten Aphorismus betroffen fühlten: «Das Leben ist kurz, die Kunst ist lang, der rechte Augenblick ist knapp bemessen, der Versuch trügerisch, die Entscheidung schwierig.» (*Aphorismi* I 1, Oeuvres IV, S. 458)[5]

In einer Zeit, die weder einen festen ärztlichen Berufsstand noch staatliche Aufsicht über das Heilwesen kannte, mußte es freilich den verantwortungsbewußten Ärzten besonders am Herzen liegen, sich selbst ethische Normen zu setzen, um sich gegen Pfuscher und Scharlatane abzugrenzen. Nachhaltigste Wirkungen sollte der dem Hippokrates zugeschriebene Eid ausüben, der wohl von Mitgliedern einzelner hippokratischer Ärztegemeinschaften bei ihrer Aufnahme in dieser oder ähnlicher Form abgelegt wurde:

«Ich schwöre bei Apollon dem Arzt, bei Asklepios, Hygieia und Panakeia und bei allen Göttern und Göttinnen, indem ich sie zu Zeugen anrufe, daß ich nach meinem Vermögen und Urteil diesen Eid und diesen Vertrag erfüllen werde:

Den, der mich diese Kunst gelehrt hat, gleichzuachten meinen Eltern, ihn an meinem Lebensunterhalt teilhaben zu lassen und ihm Anteil zu geben an dem Lebensnotwendigen, wenn er dessen bedarf, seine Nachkommen meinen Brüdern gleichzustellen und sie diese Kunst zu lehren, wenn sie sie zu erlernen wünschen, ohne Entgelt und Vertrag, an Vorschriften, Vortrag und aller sonstigen Unterweisung teilnehmen zu lassen meine Söhne und die Söhne dessen, der mich unterrichtet hat, sowie die vertraglich verpflichteten und nach ärztlichem Brauch vereidigten Schüler, sonst aber niemanden.

Ärztliche Verordnungen werde ich treffen zum Nutzen der Kranken nach meinem Vermögen und meinem Urteil, fernhalten aber werde ich mich davon, sie zu Schaden und Unrecht zu treffen. Ich werde niemandem ein tödlich wirkendes Mittel geben, auch nicht auf Verlangen, noch werde ich einen Rat dazu erteilen; ebenso werde ich keiner Frau ein fruchtabtreibendes Zäpfchen geben. Rein und heilig werde ich mein Leben und meine Kunst bewahren. Niemals werde ich das Schneiden anwenden, nicht einmal bei Steinleiden, sondern dies den Männern überlassen, die diese Tätigkeit ausüben.

In alle Häuser, die ich betrete, werde ich zum Nutzen der Kranken kommen, frei von jedem vorsätzlichen Unrecht und jeder Übeltat, besonders von geschlechtlichen Handlungen an den Leibern von Frauen und Männern, Freien und Sklaven.

Was immer ich bei der Behandlung oder auch außerhalb der Behandlung sehe und höre im Leben der Menschen, das werde ich, soweit es nicht ausgeplaudert werden darf, verschweigen und als Geheimnis achten.

Wenn ich nun diesen Eid erfülle und nicht verletze, so möge mir Erfolg im Leben und in der Kunst beschieden sein, dazu Ruhm unter allen Menschen für alle Zeit, wenn ich ihn aber übertrete und meineidig werde, das Gegenteil von alledem.» (*Iusjurandum, Oeuvres* IV, S. 628–632)[6]

Bis in unsere Tage ist der hippokratische Eid Grundlage der medizinischen Ethik und Vorbild aller ärztlichen Gelöbnisse geblieben, obschon er in manchen seiner Bestimmungen unverkennbar zeitgebunden ist. So spiegelt vor allem der auf die einleitende Anrufung der Götter folgende erste Abschnitt, der das Verhältnis des künftigen Arztes zu seinen Kollegen, insbesondere zu seinem persönlichen Lehrer und dessen Nachkommen, regelt, die soziale Organisation der ärztlichen Tätigkeit und der medizinischen Ausbildung in hippokratischer Zeit wider. War die ärztliche Kunst ursprünglich als Zunftgeheimnis behandelt worden, das nur innerhalb bestimmter Ärztefamilien vom Vater auf den Sohn weitergegeben werden durfte, so wird der Arztberuf nunmehr allmählich auch Außenstehenden zugänglich, die freilich, da das Recht auf Unterweisung im ärztlichen Handwerk nach wie vor an die Sippenzugehörigkeit geknüpft ist, zuvor durch einen Vertrag in die Familie des Lehrers aufgenommen werden müssen.

Die Vorschriften für den Umgang mit dem Patienten im zweiten Hauptteil des Eides hingegen konnten in ihren hohen Anforderungen an das Verantwortungsbewußtsein des Arztes über alle sozialen Wandlungen des Arztberufs hinweg jahrhundertelang als vorbildlich gelten. Oberster Leitgedanke dieses ärztlichen Pflichtenkodex ist die Sorge um das Wohl des Kranken, der als gleichberechtigter Partner Anspruch auf die Achtung seiner Persönlichkeitsrechte hat: Der Arzt darf seine privilegierte Stellung unter keinen Umständen zum eigenen Vorteil ausnutzen. Erstmals wird hier die ärztliche Schweigepflicht ausdrücklich formuliert und dem Arzt das Verabreichen tödlicher oder fruchtabtreibender Mittel generell verboten. Die Ablehnung blutiger Eingriffe freilich muß dem heutigen Leser angesichts der herausragenden Stellung der Chirurgie in der Medizin unserer Tage befremdlich erscheinen. Auf die Frage, welche Motive diesem Verbot seinerzeit zugrunde lagen, hat die Forschung noch keine vollkommen befriedigende Lösung gefunden. Nach einer der vorgetragenen Hypothesen gab es zur Entstehungszeit des Eides für Operationen wie den ausdrücklich hervorgehobenen Blasensteinschnitt Spezialisten, deren besonderer Kompetenz die Ärztegemeinschaft, die sich hier Normen für ihre Tätigkeit setzte, solche schwierigen und für den Patienten gefährlichen Verfahren überlassen wollte.

Forderte schon der hippokratische Eid vom Arzt zu alledem einen tadellosen Lebenswandel, so haben in das hippokratische Corpus auch einige berufskundliche Schriften aus hellenistischer Zeit Eingang gefunden, die sich mit den charakterlichen Voraussetzungen, der äußeren Erscheinung, dem Auftreten und Benehmen des Arztes bei der Konsultation, ja sogar mit der zweckmäßigen Gestaltung und Einrichtung des Behandlungsraumes sowie den Kriterien für die Auswahl der Instrumente und sonstigen Hilfsmittel befassen.

II. Medizin im Zeitalter des Hellenismus

Die nachhippokratische Medizin bis zur Zeitenwende ist gekennzeichnet durch stürmische Fortschritte des medizinischen Tatsachenwissens. Neue Krankheitsbilder werden beschrieben, neue exotische Drogen werden im Gefolge der Alexanderzüge in die Therapie eingeführt. Den tiefgreifendsten Einfluß auf den Gang der Heilkunde haben indes die Anfänge systematischer anatomischer Untersuchungen an menschlichen Leichen, die im Rahmen der allgemeinen Wissenschaftsförderung durch die Ptolemäer, die hellenistischen Herrscher Ägyptens, im dritten vorchristlichen Jahrhundert in Alexandria zum ersten Male möglich werden. Davor begnügte man sich mit zufälligen Beobachtungen an Verletzten oder unbestatteten Leichen und der Übertragung tieranatomischer Befunde auf den Menschen. Ein weiteres Merkmal der hellenistischen Heilkunde ist die Herausbildung verschiedener Schulrichtungen, die sich jeweils an zeitgenössische philosophische Strömungen anlehnen. Die älteste unter ihnen, die der Skepsis nahestehende Empirikerschule, wird Mitte des dritten Jahrhunderts gegründet als Reaktion auf den einseitigen Ausbau der spekulativen Ansätze der Hippokratiker durch deren unmittelbare Nachfolger, die darum auch Dogmatiker genannt werden. Die Empiriker nun verwerfen alles Theoretisieren, namentlich die Erörterung von Ursachen, und berufen sich allein auf die klinische Erfahrung. Als die Römer sich die hellenistische Welt unterwerfen, findet mit anderen kulturellen Errungenschaften der Griechen auch deren Heilkunde Eingang in Rom, wo im ersten Jahrhundert zwei weitere Schulen entstehen. Die Methodiker geben die Säftelehre zugunsten einer extrem vereinfachten, am Atomismus Epikurs orientierten Theorie auf, wonach Krankheiten nur in drei Grundformen auftreten je nach der Art, in der die kleinsten Masseteilchen, die den Körper konstituieren, in ihrer Bewegung gestört sind. Für die Pneumatiker schließlich, die zur Humorallehre zurückkehren, spielt in Anlehnung an die Stoa das Pneuma, eine luftförmig gedachte, den ganzen Körper durchdringende und belebende Substanz, eine zentrale Rolle bei den Abläufen im Körper. Die Auseinandersetzung zwischen den Anhängern dieser drei Richtungen verleiht in der frühen Kaiserzeit der Medizin noch einmal fruchtbare Impulse, bis die antike Heilkunde schließlich im zweiten nachchristlichen Jahrhundert mit Galen ihren Höhepunkt und Abschluß findet. Indem er die Kenntnisse und Vorstellungen seiner Vorgänger kritisch sichtet und, durch Ergebnisse eigener Forschung bereichert, in seinem umfangreichen Werk zusammenfaßt, legt er den Grund für ein einheitliches medizinisches System, das bis zum Beginn der Neuzeit und darüber hinaus beherrschend bleiben wird.

III. Galen

1. Sein Leben

Ist der Lebenslauf des historischen Arztes Hippokrates für uns in Dunkel gehüllt, so sind wir über die Karriere des im Jahre 129 n. Chr. im kleinasiatischen Pergamon geborenen Galen[7] dank seiner ausgeprägten Neigung zur Selbstdarstellung um so besser informiert. Er hat nicht nur Verzeichnisse seiner Schriften hinterlassen, in denen er genaue Auskunft über Zeit, Anlaß und Umstände ihrer Abfassung gibt, er würzt auch medizinische Erörterungen gern mit autobiographischen Bemerkungen und Episoden aus seiner ärztlichen Praxis. Das von ihm entworfene Selbstbild eines vorbildlichen Arztes und Gelehrten, der in einer Zeit des Niedergangs der Heilkunde und des Verfalls der ärztlichen Sitten die hippokratischen Ideale hochhält, wird durch die Eitelkeit und Geschwätzigkeit, die er dabei an den Tag legt, leicht getrübt. Alles in allem erscheint seine hohe Selbsteinschätzung jedoch keineswegs unbegründet.

Von seinem Vater Nikon, einem wohlhabenden Architekten, erwirbt er eine umfassende Allgemeinbildung und gute naturwissenschaftlich-mathematische Kenntnisse, ehe er mit 14 Jahren das Philosophiestudium aufnimmt. Er hört bei Vertretern aller maßgeblichen Schulrichtungen, um sein Denken nicht allzu früh einseitig festzulegen. Nach diesem eklektischen Grundsatz verfährt er auch, als er zwei Jahre später, angeblich aufgrund einer Offenbarung des Heilgottes Asklepios, zur Medizin überwechselt. Durch den Tod des Vaters in seinem 20. Lebensjahr finanziell unabhängig geworden, kann sich Galen eine außergewöhnlich ausgedehnte Weiterbildung bei den berühmtesten Lehrern der Zeit leisten. Seine Hauptstationen sind Smyrna, Korinth und natürlich Alexandria, nach wie vor die bedeutendste medizinische Lehrstätte und der einzige Ort, wo wenigstens die Knochenlehre noch am menschlichen Skelett demonstriert wird, nachdem die Zergliederung menschlicher Leichen längst zugunsten von Tiersektionen wieder aufgegeben worden ist.

Mit 28 Jahren übernimmt er in seiner Heimatstadt den Posten des Gladiatorenarztes, der ihm Gelegenheit gibt, Erfahrungen in Wundchirurgie und Diätetik zu sammeln. 162 bricht er nach Rom auf, um sich dort als Arzt und Philosoph eine Stellung in der Gesellschaft zu erobern. Spektakuläre Heilerfolge, wo andere versagen, verschaffen ihm rasch die Protektion einflußreicher Persönlichkeiten, die ihn weiterempfehlen und ihm Vorträge und anatomisch-physiologische Demonstrationen vor einem erlesenen Kreis von Politikern, Beamten und Intellektuellen, kurz der geistigen Elite der Metropole, ermöglichen. Da unter den römischen Ärzten ein erbitterter Konkurrenzkampf um die Gunst der Reichen und Mächtigen herrscht, erregt der glänzende Aufstieg des Neulings aus der Provinz Mißfallen und Neid. Durch seine Weigerung, einer der herrschenden Schulen beizutreten, macht er sich alle zu Feinden, zumal er ihren Anhängern Kunstfehler aufgrund allzu blinden Vertrauens in ihre Dogmen vorwirft und aus ihren Mißerfolgen rücksichtslos Kapital schlägt. Dank überlegenem Können und mächtiger Gönner kann er sich in der in öffentlichen Debatten und Streitschriften ausgetragenen heftigen Auseinandersetzung siegreich behaupten, so daß nach knapp vierjährigem Aufenthalt in Rom sein Ruf sogar bis zum Kaiserhof dringt. Dennoch zieht er es vor, den Intrigen der Hauptstadt fürs erste den Rücken zu kehren; die anrückende Antoninische Pest beschleunigt nur seine Heimreise. Noch im selben Jahr jedoch wird er aus Pergamon zurückbeordert, um Kaiser Marc Aurel auf seinem Feldzug gegen die Markomannen zu begleiten, erreicht es aber, daß ihm statt dessen die ärztliche Betreuung des zurückbleibenden Thronfolgers Commodus anvertraut wird, ein Amt, das ihm reichlich Muße für Forschung und schriftstellerische Arbeit läßt. Für Galens letzte Lebensperiode fließen die Nachrichten spärlicher. Er steht weiterhin in losem Kontakt zum Hof. Marc Aurel und später Septimius Severus betrauen ihn mit der

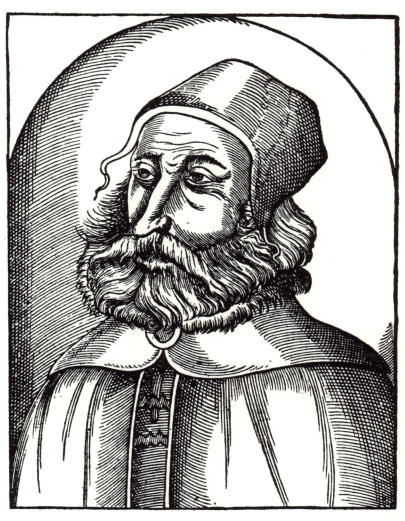

Galen (129–ca. 200 oder nach 210 n. Chr.)

Zubereitung ihres Theriak, eines Gegengiftes, das sie aus Furcht vor Mordanschlägen vorbeugend einzunehmen pflegen. Im Jahre 192 vernichtet ein Brand des Friedenstempels, des Treffpunkts der Intellektuellen Roms, Handschriften vieler seiner Werke, ein besonders schmerzlicher Verlust, weil von einigen keine Abschriften existieren. Galens Todesjahr kennen wir nicht genau. Laut einer nur in arabischen Quellen überlieferten Bemerkung des Philosophen Alexander von Aphrodisias, eines jüngeren Zeitgenossen, ist er nicht, wie früher angenommen, siebzig, sondern über achtzig Jahre alt geworden.[8]

2. Werke und Wirkung

Galen ist ein ungemein produktiver und vielseitiger Autor, der sich sein Leben lang auch mit philosophischen Fragen beschäftigt hat und als origineller Logiker gilt. Da ihn die Nachwelt indes zunehmend nur noch als Mediziner schätzte, sind seine logischen und ethischen wie seine philologischen Schriften größtenteils verlorengegangen. Dieses Schicksal teilten auch manche seiner medizinischen Werke; andere sind nur in arabischer, hebräischer oder lateinischer Version auf uns gekommen. Galens medizinisches Œuvre, das in der griechisch-lateinischen Standardausgabe 22 starke Bände füllt, umfaßt neben den biobibliographischen didaktische und polemische, monographische und systematische Darstellungen aus fast allen Bereichen der Heilkunde, dazu eine Anzahl Hippokrates-Kommentare. Zumal die autobiographischen Partien und die Streitschriften zeigen Einflüsse einer geistigen Zeitströmung, der Zweiten Sophistik mit ihrer Rückwendung zu literarischen Formen und Inhalten der griechischen Klassik. Weitschweifigkeit und ermüdende Wiederholungen erschweren ansonsten den Zugang zu seinem Werk, das erst zu einem geringen Teil kritisch bearbeitet und bei weitem noch nicht erschöpfend historisch gewürdigt ist.

Ein Hauptanliegen der wissenschaftlichen Arbeit Galens ist die theoretische Fundierung und Systematisierung des medizinischen Wissens. Seine Überzeugung, Medizin könne nur in enger Verbindung mit der Philosophie, die ihr den theoretischen Rahmen und das methodische Rüstzeug liefert, sachgemäß betrieben werden, schlägt sich in der Forderung nieder, «daß der vorzügliche Arzt auch Philosoph sein muß» – so der programmatische Titel einer seiner Abhandlungen (*Quod optimus medicus sit quoque philosophus*, Opera I, S. 53–63). Schon in seiner Studienzeit wendet er sich Problemen der medizinischen Erkenntnistheorie zu. Sein Ideal ist ein ausgewogenes Zusammenwirken von logos und peira, Vernunft und Erfahrung. Tatsächlich überwiegt bei ihm freilich das Deduktive, wie dies die Wissenschaft der Antike schlechthin kennzeichnet: Beobachtung und Experiment dienen vorwiegend zur Illustration und Bestätigung spekulativ gewonnener Einsichten. Die Lehren Galens, der in Auseinandersetzungen mit den medizinischen Sekten immer wieder seine geistige Unabhängigkeit herausstreicht, zeichnen sich durch einen schöpferischen Eklektizismus aus. Im philosophischen Bereich nimmt er Gedanken von Platon, Aristoteles und der Stoa auf, als Mediziner stützt er sich auf die Ergebnisse und Konzeptionen der verschiedenen hellenistischen Schulen und verschmilzt alle diese Elemente zu einem großartigen neuen Gesamtentwurf der Heilkunde. Gleichzeitig bringt er das Fach durch sorgfältige Einzelforschung voran und verhilft wichtigen Erkenntnissen seiner Vorgänger, die bis dahin noch keine allgemeine Anerkennung gefunden haben, durch überzeugende experimentelle Beweise zum Durchbruch.

Während zu seiner Zeit das Interesse an anatomischer Arbeit schon fast erloschen ist, betrachtet sie Galen, der sie in Alexandria kennengelernt hat, als unentbehrliche Grundlage jeglicher klinischen Tätigkeit. Da die Zergliederung menschlicher Leichen verpönt ist, verwendet er verschiedene Säuger, insbesondere Berberaffen und Schweine, deren Körperbau, wie er glaubt, dem des Menschen am meisten ähnelt. Unter dem Einfluß der teleologischen Denkweise des Aristoteles, wonach die Natur, die nichts vergeblich schafft, den Organismus in allen seinen Teilen auf die zweckmäßigste Weise eingerichtet hat, behandelt Galen die Anatomie vornehmlich unter funktionellem Aspekt und in enger Verbindung mit physiologischen Fragestellungen, so besonders in der Schrift *Vom Nutzen der Körperteile* (*De usu partium corporis humani, Opera* III, S. 1–933, und IV, S. 1–366): Die genaue Struktur der Organe zu kennen, ist deshalb so wichtig, weil daraus ihre Funktion unmittelbar abzulesen ist. Grundlegend sind seine tierexperimentellen Untersuchungen über das Nervensystem, bei denen er die Rolle des Rückenmarks als Bindeglied zwischen Gehirn und peripheren Nerven aufklärt, über den Mechanismus von Atmung und Stimmbildung und über die Harnbereitung.

Galens physiologisches System basiert auf einer erweiterten, die vier Elemente miteinbeziehenden Form der hippokratischen Viersäftelehre. Freilich treten hier die Säfte zurück zugunsten der abstrakteren Primärqualitäten, die ihnen zugeordnet sind. So kennt Galen statt der vier nach den Humores benannten Konstitutionstypen neun Temperamente, in denen die vier Qualitäten einzeln bzw. paarweise dominieren oder aber in ausgewogenem Verhältnis vorliegen. In Anlehnung an Platons hierarchische Dreiteilung der Seele nimmt er drei von speziellen Seelen regierte Hauptfunktionsbereiche des Körpers an. Sie haben ihren Sitz in den drei Kardinalorganen Leber, Herz und Gehirn, die jedes durch besondere Fortsätze – Venen, Arterien und Nerven – mit der Körperperipherie in Verbindung stehen. Um das Zustandekommen der verschiedenen Körperprozesse beschreiben zu können, führt Galen als Hilfskonstruktion spezifische Kräfte oder Vermögen ein, die den einzelnen Körperteilen die Fähigkeit zur Ausübung ihrer besonderen Funktion verleihen. Von den drei Hauptvermögen beherbergt die Leber das für Ernährung, Wachstum und Fortpflanzung zuständige vegetative, das Herz das die lebensspendende eingeborene Wärme unterhaltende vitale, das Gehirn schließlich das psychische Vermögen, das den sensorischen und motorischen Funktionen vorsteht. Die Leber kocht zunächst den im Verdauungstrakt aus den Speisen bereiteten Chylus zu Blut; die Venen führen es dem übrigen Körper als Nahrung zu, wo die Gewebe mit Hilfe von vier anderen Vermögen, dem anziehenden, zurückhaltenden, umwandelnden und ausscheidenden, die jeweils für sie geeignetsten Nahrungsanteile daraus aufnehmen und verarbeiten. Aufgabe der Arterien ist die Verteilung der Lebenswärme des Herzens, deren Träger, das durch die Atemluft ständig erneuerte vitale Pneuma, in der linken Herzkammer dem Blut beigemischt wird. Ein Teil dieses Pneumas wird schließlich an der Hirnbasis in das psychische Pneuma umgewandelt, das die Nerventätigkeit vermittelt. Der Gedanke eines Blutkreislaufs muß Galen fernliegen, weil er Venen und Arterien verschiedenen Funktionskreisen zuordnet und sie jeweils andere lebenswichtige Stoffe in die Peripherie transportieren läßt. Die Phasen der Blutbewegung sieht er in Analogie zu Ebbe und Flut und bezeichnet sie als Diastole und Systole.

In seiner Krankheitslehre verfolgt Galen das Ziel, die Vielfalt der Erscheinungen systematisch zu ordnen. Selbst wo er Krankengeschichten mitteilt, gilt sein Interesse weniger dem Einzelfall als den allgemeinen Prinzipien, die er exemplifiziert. Er differenziert grundsätzlich zwischen pathologischen Zuständen der Gewebe und der Organe. Als Krankheitsursachen nennt er Verschiebungen in der Proportion der Qualitäten, krankhafte Veränderungen der Humores bzw. der Pneumata und übermäßige Säfteansammlungen. Seine Fallschilderungen zeigen ihn als brillanten Diagnostiker, der auch scheinbar Nebensächliches registriert und aus seinen Beobachtungen dank seiner logischen Schulung verblüffende Schlüsse zu ziehen vermag. Hier kommen ihm zumal seine anatomischen Kenntnisse zugute, so wenn er sich bei einem Patienten, der nach einem Sturz über Gefühlsverlust in den Fingern klagt, nicht damit aufhält, die betroffenen Finger mit Salbe zu bestreichen, sondern als Wurzel des Übels eine Quetschung des entsprechenden Nervs kurz hinter seinem Austritt aus dem Wirbelkanal aufdeckt. Wichtige diagnostische Hilfsmittel sind die Harnschau, die Farbe, Konsistenz und Sedimente des Urins prüft, sowie die von dem Alexandriner Herophilos im dritten vorchristlichen Jahrhundert eingeführte Messung des Pulses und seiner Abweichungen in Qualität und Rhythmus. Bei beiden Methoden muß freilich trotz subtiler Kriterien für die Interpretation der Befunde deren Beurteilung letztlich subjektiv bleiben. Der Prognostik räumt Galen nicht mehr die erste Stelle ein, ohne sie indes gänzlich zu vernachlässigen. Der Krisenlehre gibt er eine naturwissenschaftliche Begründung, indem er die Krisentage mit dem Mondlauf in Zusammenhang bringt.

Wohl als erster entwickelt er für die von seinen Vorgängern nahezu rein empirisch angegangene Therapie allgemeine Grundsätze, die nunmehr auch diesen Bereich der ärztlichen Kunst auf eine rationale Basis stellen. Er grenzt vorbeugende, ursächlich heilende und symptomatische Behandlung voneinander ab und erarbeitet Regeln für die Indikationsstellung. Galen folgt dem hippokratischen Prinzip, die Heilkraft der Natur zu unterstützen, namentlich durch Stärkung der austreibenden Kraft, die Stoffwechselabfälle und Krankheitsstoffe beseitigt. Dem angestrebten Ideal einer Mathematisierung der Heilkunde kommt er mit seiner Theorie der Arzneimittelwirkungen am nächsten, die den Arzt in den Stand setzen soll, Auswahl und Dosierung von Medikamenten genau auf den augenblicklichen Zustand des Kranken abzustimmen. Fußend auf Ansätzen im *Corpus Hippocraticum*, führt Galen die Wirkungen der einzelnen Heilmittel auf die in ihnen dominierenden Primärqualitäten zurück, die er wiederum aus ihren sinnlich wahrnehmbaren Eigenschaften und ihren Effekten erschließt. Die Mannigfaltigkeit der beobachteten Arzneiwirkungen führt ihn zu der Annahme, daß jede der vier Qualitäten – warm, kalt, feucht, trocken – in vier Graden auftreten kann, die in sich nochmals dreifach abgestuft sind. Durch Kombination verschiedener Drogen, deren Qualitäten sich gegenseitig teils abmildern, teils verstärken, läßt sich die Wirkung einer Rezeptur aufs feinste auf die Bedürfnisse des einzelnen Patienten abstimmen – zumindest in der Theorie. Denn da jene hypothetischen Qualitäten und deren Intensitäten nicht exakt gemessen werden können, vermag diese Konzeption die Praxis der Arzneiverordnung kaum zu verbessern, sie befriedigt aber das Bedürfnis des Arztes nach wissenschaftlicher Begründung seines Handelns.

Besondere Aufmerksamkeit widmet Galen schließlich auch der Diätetik, jenem Bereich der ärztlichen Kunst, der zur Krankheitsprophylaxe alle äußeren Gegebenheiten, die auf das Befinden des Menschen einwirken, unter Berücksichtigung der individuellen Konstitution ins rechte Maß zu bringen sucht. Auf Galen geht letztlich jene Konzeption zurück, die unter dem leicht mißverständlichen Namen «sex res non naturales», ‹die sechs nicht-natürlichen Dinge›, bis ins 19. Jahrhundert hinein die Gesundheitslehre beherrschen sollte. Jene sechs Faktoren, die durch die Art der Lebensführung willkürlich zu beeinflussen sind und je nach ihrem vernünftigen oder unvernünftigen Gebrauch zur Erhaltung der Gesundheit oder aber zum Auftreten von Krankheiten beitragen, sind: Luft (im weiteren Sinn von «Umwelt»), Essen und Trinken, Schlafen und Wachen, Bewegung und Ruhe, Anfüllung und Entleerung sowie die Gemütsbewegungen (die Reihenfolge der Aufzählung kann variieren). Galen, bei dem diese Vorstellung noch nicht systematisch durchgeführt wird, bezeichnet sie in seiner *Ärztlichen Kunst*, wo er sie primär unter dem Aspekt der Krankheitslehre betrachtet, als «notwendige bewahrende Ursachen» der drei Grundbefindlichkeiten des menschlichen Körpers,

Gesundheit, Krankheit und dazwischenliegender «neutraler» Zustand (*Ars medica* 23, Opera I, S. 366–369). Notwendig nennt er sie deshalb, weil sie ständig und unausweichlich auf den Menschen einwirken. Solange sie gleich bleiben, bewahren sie seine Säftemischung, die für Gesundheit oder Krankheit verantwortlich ist; verändern sie sich jedoch, zieht dies eine Veränderung des Gesundheitszustandes nach sich. Die mittelalterliche Bezeichnung «nicht-natürliche Dinge» ihrerseits soll diese Faktoren nach zwei Richtungen hin begrifflich abgrenzen, indem sie zum einen als der «Natur», das heißt dem Körper, des Menschen selbst nicht zugehörige Erscheinungen den diese konstituierenden Elementen wie Körperteilen und -flüssigkeiten, Pneumata und Vermögen gegenübergestellt, zum anderen aufgrund ihrer Ambivalenz von den stets eindeutig krankmachenden, «widernatürlichen» Einflüssen abgehoben werden.[9]

Im Hinblick auf die Bewahrung der Gesundheit hat der Arzt diese Faktoren in ihrem Zusammenspiel und in genauer Abstimmung auf den augenblicklichen Zustand und die augenblicklichen Bedürfnisse des jeweiligen Patienten so zu regulieren, daß dessen Körper in einem seiner speziellen Veranlagung angemessenen idealen Gleichgewicht gehalten wird. Für Kinder, Greise und Rekonvaleszenten als Vertreter jenes Zwischenzustandes zwischen Gesundheit und Krankheit gelten dabei besondere Richtlinien. Im übrigen belegen Galens ausgefeilte diätetische Anweisungen einmal mehr, daß er eine ausgesprochene Praxis aurea führte: Nur Angehörige der obersten Schichten können sich in der von ihm geforderten Weise ganz der Erhaltung der Gesundheit widmen und ihren gesamten Tagesablauf nach diätetischen Gesichtspunkten einrichten.

3. Galens Hippokratismus

Galens Verhältnis zu Hippokrates verdient näher beleuchtet zu werden, hat seine Haltung doch das Bild des «Vaters der Medizin» für alle kommenden Zeiten mitgeprägt. Galens in der zweiten Lebenshälfte abgefaßten Hippokrates-Kommentare stehen in einer Tradition, die im Hellenismus wurzelt; namentlich seit der Zeitenwende finden die hippokratischen Schriften, obwohl sie für die aktuelle Medizin kaum mehr Bedeutung haben, das Interesse vieler Ärzte. Dennoch trägt Galens Verehrung des «göttlichen» Hippokrates, den er als einzigen mit seiner beißenden Kritik verschont, eigenständige Züge: In ihr vereinen sich persönliche Bewunderung, Gefühl für Tradition und polemisches Kalkül. Da er in Hippokrates den Begründer der Heilkunde sieht, der alle späteren Entwicklungen im Ansatz vorweggenommen hat, erhebt er dessen Lehren zum obersten Maßstab für die Gültigkeit neuerer Doktrinen. Häufig sucht er seine Gegner mit dem Argument zum Schweigen zu bringen, daß seine von diesen bestrittenen Ansichten letztlich auf Hippokrates zurückgingen und daher unanfechtbar seien. In Wirklichkeit verdankt er die einzelnen Elemente seines Systems, wenn man von allgemeinen Konzeptionen wie der Humoralpathologie absieht, freilich eher den Forschungen der dazwischenliegenden Epoche; er vermag es aber unmittelbar von der hippokratischen Medizin herzuleiten, indem er diese im Lichte seines eigenen, fortgeschritteneren Sachwissens ausdeutet. Damit steht er am Beginn einer langen Entwicklung, an deren Ende die hippokratische Sammlung nur noch als Fundgrube für isolierte Aussprüche dient, mit denen der Zitierende seinen Ansichten autoritatives Gewicht zu verleihen sucht: Schon Hippokrates...!

Schule gemacht hat auch Galens Einstellung in der hippokratischen Verfasserfrage, wenn er dem großen Arzt nur die Teile des Corpus zuschreibt, die in jeder Beziehung auf höchstem Niveau stehen – kurzum gerade jene, die in Inhalt und Stil seinen eigenen Vorstellungen entsprechen: Galen, der rasch zur höchsten medizinischen Autorität avancierte, vermacht der Nachwelt eben auch sein idealisiertes Hippokratesbild. Bei der Tradierung des hippokratischen Corpus spielt er gleichfalls eine Schlüsselrolle. Die islamische Kultur beispielsweise rezipiert fast ausschließlich jene Teile, zu denen ein Galen-Kommentar existiert.

4. Nachleben

Mit Galen endet die schöpferische Periode der antiken Heilkunde. Seine Nachfolger sehen ihre Hauptaufgabe darin, das ererbte Wissen zu bewahren, zu erschließen und zu vertiefen. Als Ärzte im Oströmischen Reich aus älteren Werken kurzgefaßte Handbücher für die Praxis zu kompilieren beginnen, greifen sie zunehmend auf die Arbeiten Galens zurück, die so das frühere Schrifttum allmählich verdrängen. Gleichzeitig entwickelt sich im Zusammenhang mit dem theoretischen Unterricht, der in der Lektüre und Interpretation von Standardtexten besteht, eine scholastische Form der Auseinandersetzung mit der Tradition. Da Galen zwar viele Bereiche der Medizin zusammenfassend behandelt, aber keine geschlossene Gesamtdarstellung hinterlassen hat, vereinigen alexandrinische Professoren mehrere seiner Werke zu einem Lehrkursus, der das ganze Gebiet von der Propädeutik bis hin zur Therapie abdeckt, und arbeiten schließlich diese für Unterrichtszwecke allzu weitläufig gefaßten Texte zu handlicheren Kompendien um. Eine institutionalisierte Lehre erfordert überdies eindeutige Lehrinhalte. Galens Schriftencorpus, das als Zeugnis lebendiger Forschung auch die Entwicklung seiner Anschauungen widerspiegelt, ist indes in seinen Aussagen nicht immer völlig konsistent. Das weitgehend widerspruchsfreie «Galenische System», das bis in die Neuzeit hinein den theoretischen Rahmen für das medizinische Denken abgibt, schaffen erst die frühbyzantinischen Alexandriner, die ihrem Lehrkanon eine stark schematisierte Übersicht über die galenische Medizin voranstellen. Vollendet wird ihr Werk schließlich von Gelehrten des Islam.

IV. Das Nachwirken hippokratisch-galenischer Medizin

Nachdem die Araber, durch die neue islamische Religion beflügelt, im siebten und achten Jahrhundert den gesamten Vorderen Orient erobert haben, eignen sie sich die griechische Wissenschaftstradition der unterworfenen Völker durch Übersetzungen ins Arabische an. Dabei wird manches in Vergessenheit Geratene wiederbelebt, die Heilkunde zu einer neuen Blüte geführt. Im zehnten und elften Jahrhundert verfassen islamische Ärzte riesige medizinische Enzyklopädien, in denen sie das gesamte weitverstreute Faktenwissen der Antike in das von den Byzantinern überkommene theoretische Gerüst einordnen. Erstmals wird damit die Heilkunde galenischer Prägung, Theorie wie Praxis, in einem geschlossenen Lehrgebäude vollständig zugänglich und dadurch erst eigentlich in ihrer Gesamtheit geistiges Eigentum aller gebildeten Ärzte. Davon profitiert auch das Abendland, wo das Fach im frühen Mittelalter fast überall auf das Niveau einer empirischen Laienmedizin herabgesunken ist. Nur einzelne Schriften Galens und der Hippokratiker werden in spätlateinischen Versionen über die Wirren der Völkerwanderungszeit hinweggerettet. Daß der Westen den Anschluß wiedergewinnt, verdankt er vor allem Übersetzungen medizinischer Werke aus dem Arabischen, die im elften bis dreizehnten Jahrhundert in Süditalien und Spanien entstehen. Unter ihnen sind auch galenische und hippokratische Abhandlungen, die zusammen mit Texten byzantinischer und arabischer Herkunft die sogenannte Articella, die erste Lehrsammlung des medizinischen Unterrichts an den neugegründeten Universitäten, bilden. Größere Bedeutung gewinnen dann jedoch einige umfassende Handbücher arabischer Autoren, deren systematischer Aufbau die Bewältigung der Stoffmassen erleichtert.

In der Renaissance erwacht mit der allgemeinen Rückwendung zur Antike auch in der Medizin erneut das Interesse an den griechischen Originalen, während die humanistisch gesinnten Ärzte die aus dem Arabischen übersetzten oder auf arabischen Quellen fußenden Lehrbücher des Mittelalters nunmehr wegen ihres barbarischen Lateins und angeblicher Verfälschungen der reinen griechischen Lehre verwerfen. So kommt im Laufe des 16. und 17. Jahrhunderts Galen an den Universitäten wieder zu größeren Ehren. Gleichzeitig aber bricht die neue empirische Grundlagenforschung Stein um Stein aus dem von ihm begründeten Lehrgebäude heraus, bis es in sich zusammenstürzt. Nur im therapeutischen Bereich behält Galen bis ins frühe 19. Jahrhundert noch einen gewissen Einfluß – zumeist freilich uneingestandenermaßen; denn an dem gerade mühsam überwundenen Gegner mag man nichts Gutes mehr finden. Galen wird als geistiger Despot gebrandmarkt, der mit unfruchtbaren Spekulationen für Jahrhunderte das Denken der Ärzte in Fesseln geschlagen und jedes Fortschreiten der medizinischen Erkenntnis verhindert habe – ein Verdikt, das bis heute einer gerechten Würdigung seiner Verdienste im Wege steht. Der Hochschätzung des Hippokrates vermag dagegen Fortschritt und Neuorientierung der Medizin nichts anzuhaben; im Gegenteil – wo alte Theorien fragwürdig werden, wendet man sich bevorzugt jenen «hippokratischen» Werten zu, die alle Systeme überdauert haben: Vorrang der Klinik, ganzheitliche Betrachtungsweise, sorgfältige Beobachtung am Krankenbett, abwartendes Verhalten in der Therapie. Gerade auch in der naturwissenschaftlichen Ära werden als Gegengewicht zu wissenschaftlichem Reduktionismus und Technisierung in der Medizin immer wieder diese Ideale einer humaneren Heilkunst beschworen.

Heinrich Schipperges

ARABISCHE ÄRZTE:
RHAZES (865–925),
HALY ABBAS (ca. 10. Jahrhundert),
ABULCASIS (gestorben ca. 1010),
AVICENNA (980–1037)

Die Bedeutung der arabischen Hochkultur für die Entwicklung der abendländischen Medizin ist heute unumstritten. Der humanistische Streit zwischen Gräzisten und Arabisten ist gegenstandslos geworden, seit wir das Schwergewicht der griechisch-arabischen Heilkunde durch die Rezeptions- und Assimilationsbewegungen der Hochscholastik nahezu lückenlos vor Augen haben. Die moderne Forschung jedenfalls legt eindeutig klar, daß der Islam bei der Vermittlung altorientalischer, altgriechischer und mediterraner Heilkulturen eine entscheidende Rolle gespielt hat, wobei jenes System der arabischen Medizin zentrale Bedeutung erlangte, das im elften und zwölften Jahrhundert auch der lateinischen Scholastik vertraut wurde.

Was in dieser grandiosen Überlieferungslandschaft als kulturell einendes Moment diente, war kein philosophisches System und nicht einmal die Religion; es war auch nicht der Mittelmeerraum als häufig beschworenes Sammelbecken mit seiner kulturpolitischen Sprengkraft; vielmehr war es in erster Linie die Sprache, die immer wieder zu vermitteln wußte und zu vereinen verstand. Niemand hat dieses Moment so klassisch formuliert wie Al-Bīrūnī, ein Zeitgenosse Avicennas, der um das Jahr 1000 feststellt: Die Wissenschaften der ganzen Welt seien in die Sprache der Araber geflossen, sie seien in das Herz dieser neuen Welt eingedrungen, um von nun an durch den ganzen großen geistigen Organismus der Bildung zu strömen.

Aus diesem System der in allen Wissenschaften verankerten Heilkunde greifen wir nur die wichtigsten Persönlichkeiten heraus, die zugleich auch Repräsentanten der großen praktischen Fächer der Heilkunde sind: Rhazes für die Innere Medizin, Haly Abbas für den Bereich der Diätetik, Abulcasis für die mittelalterliche Chirurgie und – alle umgreifend – Avicenna mit seiner *Summa Medicinae*, so daß wir zu Recht in diesen vier exemplarischen Persönlichkeiten auch «Klassiker der Medizin» erblicken dürfen.

I. Rhazes
(865–925)

Abū Bakr Muḥammad b. Zakarīyā' ar-Rāzī wurde im Jahre 865 n. Chr., dem Jahre 251 des Hidschra, in Raiy in der persischen Provinz Chorasan geboren. Seiner Vaterstadt verdankt er den Namen ar-Rāzī, der Mann aus Raiy. Als Sohn eines Zakarīyā' wurde er nach dem Propheten Muḥammad gerufen und wurde Vater eines Sohnes, der den Namen Bakr erhielt. Unter dem lateinischen Namen Rhazes galt er als einer der Autoritäten der lateinischen Scholastik. Ar-Rāzī starb im Jahre 925 n. Chr., dem Jahre 313 der Hidschra, in seiner Vaterstadt Raiy, nach anderen Angaben in Bagdad. Als junger Gelehrter hatte Rhazes sich einen Namen als Musiker und Chemiker gemacht. Bei seinen Experimenten soll er sich ein Augenleiden zugezogen haben, das ihn in ärztliche Behandlung zwang. Nach frühen arabischen Quellen hat sich der 30jährige in Bagdad dem Studium der Medizin zugewandt und in Ibn Zain aṭ-Ṭabarī einen Lehrer gefunden, der mit den Traditionen der griechischen und indischen Heilkunst vertraut war. Nach seiner Ausbildung übernahm Rhazes ein Spital in seiner Vaterstadt Raiy, von wo aus er nach Bagdad berufen wurde. Als Konsiliarius besuchte er zahlreiche Fürstenhöfe, unter anderen auch den Hof des Samaniden Abū Ṣāliḥ Manṣūr b. Isḥāq, des Beherrschers der Provinz Chorasan.

Rhazes' medizinisches Werk beruft sich weitgehend auf die Autorität des Galen, im naturwissenschaftlichen Schrifttum äußert er sich kritisch zu Aristoteles. Beide im Verein indes gelten für Rhazes als die Autorität schlechthin. «Wer nicht spekuliert über die Geheimnisse der Heilkunst und der philosophischen Wissenschaften, der logischen und ethischen wie auch der mathematischen Wissenschaft, wer sich vielmehr den weltlichen Genüssen zuwendet, der ist verdächtig, besonders in der Heilkunst. Erst wenn Aristoteles und Galen in etwas übereinstimmen, so ist dies zuversichtlich die Wahrheit; differieren sie aber, so wird die Wahrheit dem Verstande nur sehr schwer einsichtig.»

Die arabische Quellensammlung, der *Fihrist*, führt 116 Bücher und 29 Abhandlungen an, die unter dem Namen des Rhazes laufen. Nach Ibn Abī Uṣaibi'a soll Rhazes 237 naturphilosophische und medizinische Schriften verfaßt haben. Unter den Werken rangieren die medizinischen Arbeiten an erster Stelle, insbesondere eine Sammlung von Exzerpten aus griechischen, indischen und älteren arabischen Autoren zur Physiologie, Pathologie und Therapie. Diese Materialien wurden bereichert durch Aufzeichnungen empirischer Beobachtungen mit einer Kasuistik aus der eigenen Praxis. Erst nach seinem Tode wurde diese Exzerptensammlung von einigen Schülern des Rhazes gesammelt und in Buchform gebracht.

Die meisten Handschriften bringen sein Hauptwerk, den *Kitāb al-ḥāwī*, fragmentarisch; nahezu vollständig ist ein Exemplar des Escorial; es bildet die Grundlage der modernen Ausgabe, die zwischen 1955 und

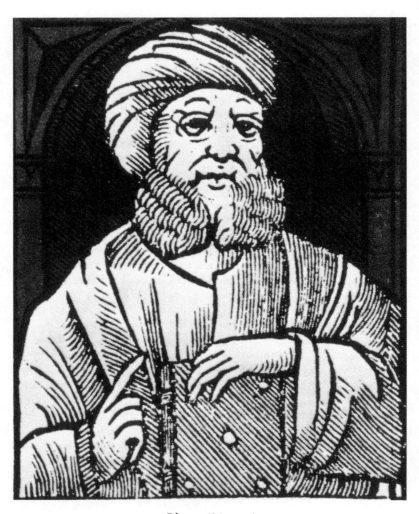

Rhazes (865–925)

1968 in Haidarabad in 20 Bänden erschien. Unter dem Titel *Continens* wurde dieses Sammelwerk von Abū'l-Farağ ben Sālim, einem Juden aus Girgent, der in Salerno studiert hatte, ins Lateinische übersetzt. Der *Kitābu'l-ḥāwī fī'ṭ-ṭibb*, das Buch der Zusammenfassung der Medizin, das «Behältnis» des ganzen Systems, trägt daher in der Übersetzung den Titel *Continens* oder auch *Comprehensor*, wobei es zu berücksichtigen gilt, daß das Werk über weite Strecken als «bloße Exzerptensammlung» anzusehen ist.[1] Gleichwohl führt die Bibliotheca Augusta (52.3 Med. 2°) zu Wolfenbüttel einen Prachtband der *Opera Rhazae* (Basel 1544), die sich als «Summa quaedam Medicae artis» vorstellt, bereichert mit «flores medicinalis doctrinae», im ganzen komponiert als Gesundheitsordnung und Krankheitslehre («quum de sanitatis tutela, tum de egritudinum, symptomatumque curatione»).

Der *Kitāb al-ḥāwī* wurde nach lateinischen Handschriften erstmals 1486 zu Brescia gedruckt. Weitere Ausgaben erschienen 1500, 1506 und 1509 zu Venedig. An Quellen dieser ebenso umfangreichen wie undurchsichtigen Sammlung wären Hippokrates, Galen, Oreibasios, Aetios von Amida und Paulos von Aigina zu nennen, aber auch Auszüge aus Schriften älterer arabischer Ärzte, so besonders aus Texten seines Lehrers Ibn Zain aṭ-Ṭabarī. Mehr systematischen Charakter trägt ein zweites großes Werk, der *Kitāb al-Manṣūrī*, der in zehn Teilen die gesamte Theorie und Praxis der Heilkunde behandelt und dem Samaniden-Herrscher Abū Ṣāliḥ Manṣūr b. Isḥāq gewidmet ist. Als *Liber ad Almansorem* wurde das Werk nach dem Jahre 1175 in Toledo durch den Übersetzerkreis um Gerhard von Cremona ins Lateinische übersetzt. Besonders das Neunte Buch, eine spezielle Therapeutik, diente als «Liber nonus» zahlreichen Generationen von Ärzten als das klassische Prüfungsbuch. Noch Andreas Vesalius hat zu diesem Buch einen Kommentar geschrieben, die *Paraphrasis in nonum librum Rhazae* (Basel 1537). Dieser *Liber medicinalis ad Almansorem* (Ed. Mediolani 1481) bringt in den drei ersten Büchern die klassische Anatomie und Physiologie; das vierte Buch enthält eine allgemeine Gesundheitslehre, die im fünften Buch mit der Kosmetik und im sechsten Buch mit einem «Viaticum» verbunden ist. Als nächste Bücher folgen die Chirurgie und die Toxikologie. Der berühmte «Liber nonus» führt die vielbenutzte Spezielle Therapie (De curatione aegritudinum, quae accidunt a capite usque ad pedes). Das zehnte und letzte Buch stellt eine ausführliche Fieberlehre dar. Ein weiteres beliebtes Schulbuch wurde der Traktat über die Pocken und Masern, der *Kitāb al-ğudarī wa'l-ḥaṣba*. In diesem *Liber de variolis et morbillis* gibt Rhazes neben zahlreichen empirischen Beobachtungen und diätetischen Ratschlägen eine klassische Beschreibung der Symptome: «Schmerzen im Rücken mit Fieber, ferner Stechen, das der Erkrankte am ganzen Leibe fühlt; eine Völle des Gesichts, die zeitweise nachläßt; eine Entzündung der Farbe und heftige Rötung der Wangen; Rötung der

Augen; Druck im ganzen Körper; häufiges Ameisenkriechen; Schmerzen im Rachen und in der Brust mit einer gewissen Beengung beim Atmen und Husten; Trockenheit des Mundes, dicker Speichel, Rauhigkeit der Stimme, Kopfschmerz, Druck im Kopf, Erregung, Angst, Übelkeit, Unruhe, mit dem Unterschied, daß die Erregung, die Übelkeit und die Unruhe bei den Masern größer sind als bei den Pocken, während die Schmerzen im Rücken bei den Pocken ärger sind als bei den Masern.»[2]

Zu den größeren Schriften gehört auch ein Spätwerk, der *Kitāb al-Muršid*, was soviel heißt wie «Der Führer». Im Prolog motiviert Rhazes sein Buch mit der Dunkelheit und Unvollständigkeit der Aphorismen des Hippokrates, die dazu herausforderten, eine neue Einleitung in die Medizin und damit einen Wegweiser für die Studenten zu bieten. Das Werk bringt 377 Aphorismen in 37 Kapiteln, vereinzelt auch Literaturhinweise für interessierte Kollegen und Studenten. Trotz der für Rhazes typischen Zweifel am Erfolg der ärztlichen Kunst verteidigt er hier die Heilkunst: «Wenn die ärztliche Kunst das, was eigentlich notwendig wäre, auch nicht erreichen kann, so wäre es doch töricht, den beschränkten Nutzen, den wir aus ihr ziehen können, beiseite zu lassen, so wie es töricht wäre, auf einem Esel nicht zu reiten, wenn man kein Pferd zur Hand hat.»[3]

Neben weiteren Schriften zur Diagnostik, insbesondere zur Uroskopie, ferner zur Diätetik und Sexualhygiene verdient eine Kampfschrift gegen die Kurpfuscher hervorgehoben zu werden, die den arabesken Titel trägt: «Über die in der medizinischen Kunst wohnenden Umstände, welche die Herzen der meisten Menschen von den achtbarsten Ärzten abwenden und den niedrigsten zuführen, sowie die Verteidigung des achtbaren Arztes in allen Punkten und in all seinem Tun».

Als unecht hingegen sind von der neueren Forschung die Traktate über die Musik, die Gegengifte sowie zahlreiche alchemistische Abhandlungen nachgewiesen worden. Dies gilt besonders für die angeblichen lateinischen Übersetzungen, die unter Titeln wie *Lumen luminum* oder *Arcanum arcanorum de sapientia* dem Rhazes zugesprochen wurden. Als unechte Schrift muß auch der Traktat *De salibus et aluminibus* angesehen werden, der im Übergang vom elften zum zwölften Jahrhundert von einem spanischen Alchimisten verfaßt wurde und schon zu Beginn des 13. Jahrhunderts unter dem Namen des Rhazes ins Lateinische übertragen wurde. Hingegen darf das naturkundliche Buch *Geheimnis der Geheimnisse (sirr al-asrar)* als echt angesehen werden. Dieses Werk stellt nicht allein eine Kompilation älterer griechischer hermetischer Traktate dar, sondern bringt die Grundstoffe, die Apparate und chemischen Operationen in systematischer Abfolge und reiht sich damit der alchemistischen Schule um Ğābir b. Ḥaiyān an, der man nach neuesten Untersuchungen die ersten methodischen Grundlagen der Chemie zu verdanken hat.

In der Ärztebiographie des Ibn abī Uṣaibiʿa (gest. 1269) wird das Urteil über das Gesamtwerk zusammengefaßt: «Rhazes war einsichtsvoll, verständig, gegen die Kranken liebenswürdig und bemüht, ihnen auf jede Weise zu helfen. Mit anhaltendem Fleiße erforschte er die Geheimnisse der Medizin und suchte die verborgensten Wahrheiten zu entdecken. Man weiß viele Fälle, weise Aussprüche und nützliche Taten von ihm, die von seinen durch Übung erlangten Erfahrungen zeugen.» Die moderne Quellenforschung hat darüber hinaus erkennen müssen, daß Rhazes seiner Forschung und selbst Autoritäten wie Aristoteles und Galen gegenüber kritisch eingestellt war, daß er gleichwohl an einen kontinuierlichen Fortschritt wissenschaftlicher Erkenntnis geglaubt hat, um sich im Grunde mit der alten Weisheit zu bescheiden, die er in seinem *Muršid* auf die Formel bringt: «Die Natur ist der größte Arzt.»[4]

Eine endgültige Beurteilung erlaubt der gegenwärtige Stand der Rhazes-Forschung noch nicht. Das heuristische Feld ist indes durch das Vorliegen größerer Ausgaben und die Entdeckung neuer Handschriften nicht unwesentlich erweitert worden. Bei Durcharbeitung dieser Stoffe erst wird man sagen können, ob das allgemeine Urteil der neueren Medizinhistoriker noch seine Gültigkeit hat, wonach Rhazes ein zweiter Galen und der erste humanistisch gebildete und liberal handelnde Arzt gewesen sein soll, der auch zum ersten Male mit empirischem Blick Kasuistik betrieb und so einer nüchternen klinischen Richtung gehuldigt habe. Ferner bleibt zu untersuchen, ob man in Rhazes darüber hinaus einen Pionier der wissenschaftlichen Forschung sehen darf, der bemüht war, die Chemie in den Dienst der Heilkunde zu stellen, der fern aller Dialektik die selbständige Erfahrung in das wissenschaftliche Schema eingebaut habe und der auf diese Weise zum größten Arzt des lateinischen wie arabischen Mittelalters wurde.

II. Haly Abbas
(ca. 10. Jahrhundert)

ʿAli b. al-ʿAbbās al-Maǧūsi (Haly Abbas) lebte und wirkte im zehnten Jahrhundert n. Chr.; genauere Daten kennen wir nicht. Er entstammt einer mazdayasnischen Familie in der persischen Stadt Ahwāz und wurde später Arzt beim Buyidenherrscher ʿAḍud ad-Daula, wobei sein Beiname «Al-Maǧūsi» soviel bedeutet wie «der Magier», genauer: «der Zoroastrier». Sein Hauptwerk trägt den Titel *Kāmil aṣ-ṣināʿa aṭ-ṭibbīya*, auch *Kitāb al-malakī* genannt. Es wurde von Constantinus Africanus als *Liber pantegni* übersetzt, was «Die ganze Kunst» bedeutet; der zweite Übersetzer, Stephanus von Antiochien, gab dem Buch den Titel *Liber regius* (auch *Regalis dispositio*), unter dem es in der lateinischen Scholastik weit verbreitet war.

Der *Liber regius* wurde bereits im hohen und späten Mittelalter neben dem *Ḥāwī* des Rhazes und dem *Qānūn* des Avicenna zu den Klassikern der arabischen Heilkunde gezählt. Bereits 1492 kam er zu Venedig in den Druck, ein zweites Mal – mit lexikalischen Erläuterungen – 1523 in Lyon.

Das Werk des Haly Abbas zeichnet sich durch die Einfachheit seiner diätetischen und therapeutischen Grundsätze wie auch durch die Eigenständigkeit seiner Beobachtungen aus. Bereits in der Vorrede nennt er die Medizin «die trefflichste, ranghöchste, gewichtigste und nützlichste Wissenschaft», da alle Menschen ihrer bedürfen. Unter Berufung auf antike Quellen wie Hippokrates, Galen, Oreibasios und Paulos von Aigina und unter kritischer Abgrenzung gegen die arabischen Autoritäten verspricht Haly Abbas «ein vollkommenes Buch über die Kunst der Medizin», das alles enthalten soll: «Bewahrung der Gesundheit der Gesunden und Wiederherstellung der Gesundheit der Kranken.»[5]

Im ersten Teil bringt der *Liber Regius* die theoretischen Grundlagen der Medizin, die Anatomie und Physiologie sowie eine Hygiene nach dem Schema der «res non naturales». Es folgt dann eine Krankheitslehre mit Ätiologie, Pathogenese und Symptomatologie. Der zweite Teil behandelt die praktischen Maßnahmen der Diätetik und Hygiene, die Fieber- und Geschwulstlehre, Therapien der verschiedensten Krankheiten, die Chirurgie mit ihren Unterabteilungen sowie die einfachen und zusammengesetzten Heilmittel. Bei den Composita betont ʿAli b. al-ʿAbbās ausdrücklich, daß und warum bei jeder Komposition die Quantitäten der Ingredienzien wegen ihrer verschiedenen Wirkungsgrade gesondert zu berücksichtigen sind.

Neben der «ratio» ist offensichtlich auch im therapeutischen Bereich das «experimentum» nicht vernachlässigt worden, wenn auch die Spekulation überwog. Die «ratio» wurde von Rhazes nicht von ungefähr als das einzige Prinzip herausgestellt, «ohne das unser Status der von wilden Tieren, von Kindern oder Irrsinnigen wäre». Dabei darf nicht übersehen werden, daß mit dem Ausgang des elften Jahrhunderts auch einige Schriften verfaßt wurden mit dem Titel *Experimenta (Muǧarrabāt)*. Einen solchen Traktat schrieben Abū'l-ʿAlāʾ Zuhr (gest. 1077 in Cordoba), der Vater des bekannten andalusischen Arztes Avenzoar, ferner der christliche Arzt Ibn at-Tilmūḏ (gest. 1164 in Bagdad), sowie die ägyptischen Juden Ibn al-Mudawwar (gest. 1185) und Ibn an-Nāqid (gest. 1188). Daß aus solchen Experimenten auch praktische Schlußfolgerungen gezogen wurden, zeigt das Axiom des Arztes Ibn al-Ḫaṭīb aus Granada (gest. 1374): «Ein der Tradition entnommener Beweis muß revidiert werden, wenn er sich in offenbarem Widerspruch mit der Evidenz der Sinneswahrnehmungen befindet.» Experimentum ist die sinnlich-unmittelbare Erfahrung am Krankenbett, nicht der Versuch im Laboratorium.

Das «Königliche Buch» des Haly Abbas galt lange als die Grundschrift der Heilkunde, die erst vom *Canon Avicennae* verdrängt wurde. Das

Werk stützt sich auf die einführende Propädeutik des Ḥunain b. Isḥāq, die *Isagoge Johannitii*, wonach sich die Heilkunde in «Theorica» und «Practica» gliedert. Beide Prinzipien dominieren in den folgenden drei großen klassischen Schriften, welche die arabische Medizin der lateinischen Scholastik überliefert hat: dem *Liber de medicina ad Almansorem* des Rhazes, dem *Canon Medicinae* des Avicenna und der *Chirurgia Abulcasis*, die ihrerseits wiederum mit 15 Büchern «Theorica» und 15 Büchern «Practica» das kanonische Gleichgewicht repräsentiert.

III. Abulcasis
(gestorben ca. 1010)

Die Chirurgie ist im islamischen Kulturbereich zu allen Zeiten beachtet und gefördert worden. Gleichwohl klagt der andalusische Arzt Abulcasis Ende des zehnten Jahrhunderts, daß die Chirurgie in seinem Lande und zu seiner Zeit vernachlässigt worden sei, so daß man sie geradezu neu beleben müsse. «Der Grund aber, weshalb in dieser unserer Zeit kein geschulter Chirurg zu finden ist, liegt darin, daß die ärztliche Kunst lang ist. Wer sie ausüben will, muß sich daher zunächst mit der Anatomie vertraut machen, wie sie Galen beschrieben hat. Er muß sich dann mit den Funktionen, den Formen und den Mischungen der Organe und ihren wechselseitigen Zusammenhängen beschäftigen und muß sich schließlich eine genaue Kenntnis der Knochen, Nerven, Muskeln, der schlagenden und ruhenden Adern und der Stellen, von denen sie ihren Ausgang nehmen, verschaffen. So sagt denn auch Hippokrates, daß es zwar dem Namen nach viele, in der Praxis aber nur wenige Ärzte gebe. Und das trifft für die Chirurgie insbesondere zu.» (*Chirurgia*, ed. Channing [1778], Vol. I, S. 2–4).

Schon Rhazes hatte in seinem *Almansor* die Bedeutung der Anatomie betont und sie auch in 26 Kapiteln ausführlich behandelt. ʿAlī b. al-ʿAbbās brachte im Neunten Buche seines *Liber regius* allein 110 anatomische und chirurgische Kapitel, ferner im Zehnten Buche eine chirurgische Heilmittellehre. Auch der *Canon medicinae* des Avicenna führte neben seiner systematischen Anatomie einen eigenen «ʿilm al-ǧirāḥa» (Wissen von der Chirurgie). Nicht übersehen werden sollten gerade die Beiträge des Avicenna zur Chirurgie. So finden wir im *Canon* die Eröffnung der Luftröhre bei Fremdkörperverschluß beschrieben, die Tracheotomie, außerdem die Behandlung von Mastdarmfisteln mittels Unterbindung, Verfahren zur Reposition des Oberarmkopfes oder des luxierten Steißbeins, nicht zuletzt die detaillierte Beschreibung verschiedener Arten der Kindesentwicklung bei abnormen Geburtslagen. Ihren Höhepunkt aber erlebte die arabische Chirurgie erst in dem gewaltigen Werk des Abūʾl-Qāsim, des Abulcasis der lateinischen Scholastiker.

Abū'l-Qāsim Ḫalāf b. al-ʿAbbās az-Zahrāwī wirkte in der zweiten Hälfte des zehnten Jahrhunderts im maurischen Spanien, war Leibarzt der Kalifen ʿAbd ar-Raḥmān III. und Hakam II. zu Cordoba, wo er um das Jahr 1010 starb. Sein Hauptwerk mit dem Titel *At-Taṣrīf* (Die Verordnung) greift zurück auf antike Autoren wie Paulos von Aigina und Oreibasios, bringt aber auch zahlreiche eigene Beobachtungen. Als *Liber theoricae necnon practicae Alsaharavii* kam es 1519 zu Augustae Vindicorum in den Druck. Dieses Werk des Abū 'l-Qāsim ist sowohl im lateinischen wie auch im arabischen Sprachbereich in mehreren Fassungen überliefert worden. Der *Kitāb at-taṣrīf* trägt vielfach auch den Titel *Li-man ʿağiza ʿan at-taʾalīf* (Das Zurverfügungstellen dem, der selbst zusammenstellen kann). An spätantiken Quellen sind vor allem Oreibasios und Paulos von Aigina verwertet worden, an indischen Quellen der bekannte Sušruta. Der *Taṣrīf*, ein Kompendium von 30 Büchern, trägt im ersten Buch in 56 Kapiteln die Kauterisation vor, die aber als «ultima ratio» charakterisiert wird und einer strengen Indikation unterliegt. Die 99 Kapitel des zweiten Buches handeln die chirurgischen und geburtshilflichen Erkrankungen und Operationen ab. Das dritte Buch bringt die Frakturen und Luxationen.

Besondere Bedeutung erlangte die 30. Abhandlung des *Taṣrīf*, die den Titel trägt «al-ʿamal biʾl-yād», die Behandlung mit der Hand, also die Chirurgie darstellt. Das Lehrbuch der Chirurgie geht von der einleitenden Fragestellung aus, warum man heute keine geschickten Chirurgen mehr findet. Die Ursache wird in der Vernachlässigung einer systematischen und theoretischen Anatomie gesehen, die die einzige Voraussetzung für den chirurgischen Eingriff sein könne. Mit dieser Voraussetzung wird alsdann die Chirurgie systematisch in ihrem theoretischen und praktischen Bestandteil abgehandelt. Es finden sich Ausführungen über die Blutstillung, die Ligatur der Arterien, die Kompression, die Anwendung von Kälte wie auch pflanzliche Styptika zur blutfreien Operation. Neben dem Messer wird vor allem die Kauterisation in den Vordergrund gestellt, wozu bestimmte Brennstellen, ähnlich den Moxen der alten Chinesen, angegeben werden. Zur Schmerzbekämpfung dienen neben dem Glüheisen auch Kälte und Kompression, die Verwendung von Schlafschwämmen, die vorwiegend mit Opium, Mandragora, Hyoscyamus infiltriert waren. Die Nahttechnik wird ebenso berücksichtigt wie eine komplizierte Verbandstechnik.

In den arabischen wie auch lateinischen Ausgaben des chirurgischen Lehrbuches von Abū'l-Qāsim ist das Instrumentarium immer wieder abgebildet worden: hunderte von Zangen, Trepanen, Sonden, Messern, Brennkegeln, Schnappern oder Spekula, die bis ins 18. Jahrhundert hinein das operative Feld beherrscht haben. Nährklistiere wurden mittels einer Tierblase gegeben, an die ein silbernes Röhrchen angesetzt wurde. Auch die oftmals erwähnte Ameisennaht, die nach indischen Methoden bei

Darmwunden Verwendung fand, wird von Abū 'l-Qāsim ausführlich beschrieben. Er kennt ferner den Steinschnitt in der Trendelenburgschen Lage, eine Varizenbehandlung durch Exzision von kleinen Schnitten, ferner die Polsterung von Schienenverbänden und die Fensterung beim komplizierten Bruch. Beim Bruch des Schambogens wird zur Hebung der Bruchstücke eine Schafsblase in die Vagina eingeführt und dann aufgeblasen, was unserer Methode mittels eines Kolpeurynters entspricht.

Wie systematisch das Ganze behandelt wurde, zeigt ein Kapitel über die Wundeiterung, wo es heißt: «Hat man eine komplizierte Knochenfraktur mit einer offenen Wunde vor sich, so soll zunächst ein Aderlaß gemacht werden. Fließt Blut aus der Wunde, so versuche man eiligst, dieses zu stillen, indem man gepulvertes Vitriol darüber streut, sofern man nicht ein anderes Styptikum zur Hand hat. Kommt es dann zu einer Eiterung und hat man deren Zeichen zu befürchten und findet man an der betreffenden Stelle einen stechenden Schmerz, dann wird es allerdings nötig sein, daß man dort einen Rautenverband anlegt, der mit einer Hülle aus steifem Leinen verfestigt ist. Sind nun ein oder zwei Tage vergangen, so sollst du nachschauen, ob sich in der Wunde Eiter zu bilden beginnt. Du mußt dann einen Verband, den du mit Wein getränkt darübergelegt hattest, entfernen und darauf kleine weiche Gewebestücke und eine übliche Wundsalbe legen. Nimm hierzu etwa die Salbe Tetrapharmakon oder etwas ähnliches. Es ist dabei für dich wichtig, daß du den Verband lösest und sorgfältigst die Wunde anschaust, und zwar jeden Tag am Morgen wie am Abend, bis sie verheilt ist. Zu beachten ist ferner, daß das fragliche Glied so gelagert wird, daß der Eiter leicht nach außen abfließen kann. Sind einige Tage verstrichen, ohne daß der Heilvorgang eintritt oder der Eiter aus der Wunde entfernt werden konnte, dann sollst du dir schnell darüber klar werden, daß kleinere Knochensplitter in der Wunde vorhanden sind. Dann mußt du diese rasch entfernen, soweit sie gelöst sind, und du mußt sie extrahieren, soweit sie noch nicht entfernt wurden und somit Schmerzen verursachen. Dies sollte auf alle Fälle und mit jedem nur möglichen Mittel geschehen.»

Innerhalb der operativen Fächer spielte die Geburtshilfe eine besondere Rolle. Sie lag vielfach in den Händen geschulter Hebammen. Doch wurde die antike Gynäkologie gleichrangig mit der Chirurgie in den Lehrbüchern tradiert. So wendet Abū'l-Qāsim zur Förderung der Geburt die Hängelage an; er beschreibt nach antiken Autoren Schlingen zur Extraktion des Kindes sowie zahlreiche neuartige geburtshilfliche Instrumente. Darunter befindet sich eine Zange mit gekreuzten Löffeln, die eine nahezu kreisförmige Kopfkrümmung bilden. Auch hier muß auffallen, wie rationell und systematisch alle therapeutischen Maßnahmen begründet und durchgeführt werden.

Bereits im zwölften Jahrhundert von Gerhard von Cremona an der Schule von Toledo übersetzt, hatte der *Taṣrīf* einen kaum abzuschätzen-

den Einfluß auf die italienischen und französischen Chirurgenschulen des
13. und 14. Jahrhunderts, so auf Roger von Parma und Lanfranchi.
«Abulcasis» oder auch «Alzaharavius» wurde zu einer maßgebenden
Autorität bei Wilhelm von Saliceto wie bei Guy de Chauliac. Unter dem
Namen des Guy de Chauliac wurde seine *Chirurgia* erstmals 1497 zu
Venedig gedruckt; andere Teile erschienen – über hebräische Zwischenformen – bereits 1471 als *Liber Servitoris*. Eine relativ geschlossene
Ausgabe erschien 1541 in Basel unter dem Titel *Abulcasis Methodus
medendi cum instrumentis ad omnes fere morbos depictis*, eine jüngere
Ausgabe als *Abulcasis de chirurgia* noch 1778 zu Oxford, herausgegeben
von J. Channing.

IV. Avicenna
(980–1037)

Abū ʿAlī al-Ḥusain ʿAbd Allāh b. Sīnā al-Qānūnī wurde im Jahre 980 in
Afšana in der persischen Provinz Ḫurasān geboren, dem heutigen Usbekistan. In jungen Jahren kam er nach Buḫārā, wo sein Vater, ein talentierter Finanzmann, hoher Staatsbeamter wurde. Früh begabt, kann der
junge Ibn Sīnā bald den Koran auswendig; er beherrscht die Grammatik,
Jurisprudenz, Physik und Philosophie. In seiner Autobiographie berichtet er, daß er die Metaphysik des Aristoteles vierzigmal gelesen habe,
ohne sie verstanden zu haben.

Aufgrund seines theoretischen Wissens in der Medizin wurde er bereits
als 17jähriger zur Konsultation beim Sultan Manṣūr in Buḫārā mit Erfolg
hinzugezogen, so daß er in der Folge die fürstliche Bibliothek benutzen
durfte. In jungen Jahren bereits macht er sich mit umfangreichen Publikationen einen Namen. Er erbt ein bedeutendes Vermögen, beginnt ein
Wanderleben an persischen Höfen, wo er als Staatsmann, als Arzt,
Astronom und Schriftsteller wirkt und endlich Wezir des Šamsaddaula
abū Ṭāhir, des Emir von Hamaḏān, wird. Des Hochverrats angeklagt
muß er flüchten, wird gefangen und erhält Festung, jedoch gelingt ihm
die Flucht nach Isfahān, wo ihm ʿAlā 'ad-Daula b. Dušmanzār von neuem
eine Bleibe bietet, die er zu intensivem Studium benutzt – wobei die
Zeitgenossen seinen undisziplinierten Lebenswandel zu monieren wissen. Schwer erkrankt, ließ er nicht ab von seinem ausschweifenden Leben
und verordnete sich die drastischsten Mittel, an denen er dann wohl auch
zugrunde ging. Er stirbt im Jahre 1037 auf einem Feldzug des ʿAlā 'ad-Daula an einer Kolik. Sein Grab in Hamaḏān wird noch heute verehrt.
Ein arabischer Dichter sagt von ihm sehr treffend, seine Philosophie habe
ihm nicht gute Sitten beigebracht und seine Heilkunde ihn nicht die so
alte wie schöne Kunst gelehrt, Gesundheit und Leben zu erhalten. Sein
Werk aber, zwischen Bett und Becher verfaßt, ist so überragend, daß es

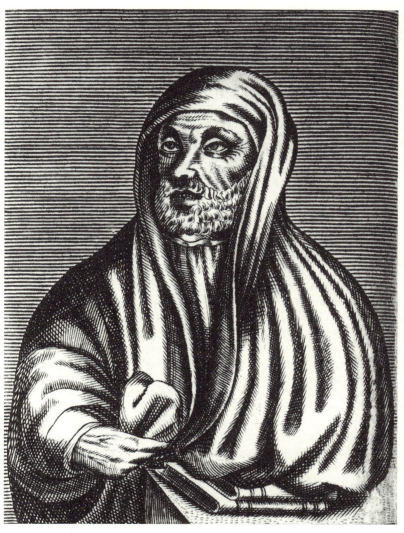

Avicenna (980–1037)

alles, was vor ihm und nachher war, in den Schatten stellt. Schon zu Lebzeiten erhielt er den Titel eines Scheichs, eines «rajīs», was soviel bedeutet wie: der Ehrwürdige, der Erhabene, der Kopf, der Fürst, und als «princeps medicorum» ist Avicenna in die lateinische Literatur eingegangen, wirklich ein «Klassiker der Medizin», der sich mehr als ein halbes Jahrtausend unangefochten hat halten können.

Ähnlich wie Galen fordert auch Avicenna – nach den propädeutischen Disziplinen der Logik und der Mathematik – ein fundiertes naturwissenschaftliches Studium, das Physica, Ethica und Oeconomica und damit alle Realia umgreift und auf das sich dann erst die Metaphysik aufzubauen beginnt. Diesen enzyklopädischen Geist atmen seine 105 Schriften, Traktate über alle Wissensgebiete, insbesondere auch eine 18bändige Synopsis der Wissenschaften unter dem Titel Kitāb aš-Šifā', «Das Buch der Genesung». Es wurde im zwölften Jahrhundert an der Schule von Toledo von Ibn Dāwūd und Dominicus Gundissalinus übersetzt und fand als *Liber sufficientiae* weite Verbreitung. Für das Zusammenwirken der verschiedensten Disziplinen in der Wissenschaft dient Avicenna exemplarisch die Heilkunde. Zu den Prinzipien der Medizin aber zählen zunächst «der lebendige Körper» als physisches Substrat und «die Gesundheit» als ärztliche Aufgabe; beides sind Gegenstände der «Physica». Das formale Objekt der Medizin ist daher die Gesundheit, das materiale der Organismus. Zuständig für beide kann – so in der *Metaphysik* – nur *eine* Wissenschaft sein: die Medizin, wie sie ihren Niederschlag fand im «Kanon» der Heilkunst.

Der *Canon medicinae* behandelt in wahrhaft klassischer Weise das System der Heilkunde in Theorie und Praxis. Dem arabischen Titel *Al-qānūn fī 't-ṭibb* entsprechend bedeutet «canon» soviel wie: Satzung, Grundregel, Gesetz oder Norm. Über Jahrhunderte hinweg konnte das Werk der Kodex für die Grundregeln einer wissenschaftlichen Medizin werden. Eine arabische Edition wurde im Abendland erstmals 1593 in Rom publiziert.

In den beiden ersten Büchern wird nach Anatomie und Physiologie eine ausführliche Arzneimittellehre vorgelegt. Das dritte Buch behandelt nach Galenischem Schema die Krankheiten von Kopf bis Fuß; das vierte Buch befaßt sich mit der Fieberlehre; das letzte Buch schließt mit den Heilmitteln, der «Materia Medica». In formaler Hinsicht läßt die Gliederung an Ausführlichkeit und Präzision nichts zu wünschen übrig. Jedes Buch (kitāb) unterteilt sich in Abschnitte (funūn); jeder «fen» gliedert sich in Unterweisungen oder Doktrinen (taʿlīm). Eine Doktrin zerfällt ihrerseits wieder in Summen (ǧumal), diese wieder in Kapitel (fuṣūl); ein «faṣl» schließlich bildet das Grundelement des wohldurchgliederten Gesamtwerkes.

Der *Canon medicinae* erhebt den Anspruch, der endgültige Abschluß des heilkundlichen Wissens der alten Welt zu sein und wurde zur

Autorität für ein ganzes Jahrtausend. In der Tat zeigt dieses Riesenwerk eine mustergültige Ordnung, Gliederung und Untergliederung bis ins Kleinste und noch in jedem Detail eine bewundernswerte Übersicht. Jedes Einzelteil konnte herausgenommen und Gegenstand des medizinischen Unterrichts werden. Auf diese Weise sind immer wieder Riesenkommentare zu einzelnen Kapiteln des Kanon verfaßt worden.

Nicht umsonst beginnt der Kanon des Avicenna mit den Worten: «Es hat mir am Herzen gelegen, vor allen anderen Dingen das Wort zu ergreifen zu den allgemeinen und gemeinsamen Prinzipien der beiden Teile der Heilkunde, ihre Theorie nämlich und ihre Praxis.» Im weiteren Verlauf dieses Lehrbuches wird der Student dann allerdings darauf aufmerksam gemacht, daß er in der Praxis auch den Aussagen der Empirie vertrauen dürfe. Avicenna hat dabei den Arzt vor Augen, der fähig sein muß, unter provisorischen Bedingungen zu arbeiten, und dabei die ungelösten Probleme ruhig einerseits dem «philosophus», andererseits dem «physicus» überlassen soll.

Wesentlich einfacher als der *Canon* ist ein *Lehrgedicht des Avicenna* (*Urǧūza fī't-ṭibb*) gehalten, das in 1326 Versen dem Studenten das Wissen leicht an die Hand geben soll. Aus der theoretischen Medizin gewinnt der Schüler seine Anthropologie und eine Soziologie, in die dann Nosologie und Pathologie nur noch einzubauen sind. Als praktische Kunst lehrt die Medizin den tätigen Eingriff auf dreifache Weise: mit dem Messer, mit dem Medikament und mit dem diätetischen Rat. Auf diese Weise glaubt Avicenna die beiden Grundsäulen der Medizin und der ärztlichen Bildung am leichtesten gefaßt; durch die Versform will er sie seinem Schüler angenehmer ins Ohr bringen. Avicenna schreibt dazu: «Es ist eine Einführung in die Wissenschaft und in die Kunst, leicht auswendig zu lernen und für längere Zeit zu behalten; denn es tönt im Ohre mit wellenförmigem Rhythmus, bei dem eines mit Notwendigkeit auf das andere folgt.»

Nicht hoch genug veranschlagt werden kann die prinzipielle Bedeutung der Diätetik als einer Wissenschaft von der Stilisierung des privaten wie des öffentlichen Lebens, als einer alle Therapie begründenden und begleitenden Lebenskunde. Der Autorität eines Avicenna – weiterwirkend bis weit in das 16. Jahrhundert, bis in unsere Tage – verdanken wir es nicht zuletzt, daß die so enge Verbindung von Medizin und Philosophie niemals ganz außer Acht gelassen wurde. Die Natur blieb auch im abendländischen Denken eng verknüpft mit dem Wesentlich-Werden des Menschen. Unter dem Impuls des Riesenwerkes von Ibn Sīnā war um das Jahr 1200 die alte rhetorisch-literarische Bildung der «Artes liberales» verblaßt, der Symbolismus des hohen Mittelalters ersetzt worden durch die rationale Naturbetrachtung und ein neues, sehr konkretes Streben zur Lebenswirklichkeit mit all ihren sozioökonomischen Bedingungen.

Irmgard Müller

HILDEGARD VON BINGEN
(1098–1179)

I. Der kulturgeschichtliche Rahmen

Das zwölfte Jahrhundert, das als Hochblüte des Mittelalters bezeichnet wird, ist geprägt von der leidenschaftlichen Auseinandersetzung um die Vorherrschaft zwischen geistlicher und weltlicher Macht. Diese Spannung führte im staatlichen Bereich zu einer politischen Neuordnung des europäischen Abendlandes. Aus ihr ging die staufische Königsmacht in Deutschland gefestigt hervor; zugleich begünstigte die territoriale Umgestaltung den Aufstieg der normannischen Herrschaft in Süditalien und Sizilien. Im monastischen Bereich setzten der kirchenpolitische Streit und die religiöse Unruhe die Reformbewegung der Klöster in Gang und entfachten überdies eine gewaltige Kreuzzugsbewegung, an der sich erstmals auch die Volksmassen beteiligten. Schließlich förderten der Streit um die Vorrangstellung der Heils- oder Vernunftwahrheit sowie die Widersprüche zwischen den kirchlichen Autoritäten und «heidnischen» Philosophen im theologischen Wissenschaftsbetrieb die kritische Beurteilung des Erkenntnisproblems und die Ausbildung der scholastischen Methode. Sie erfuhr als charakteristische Denk- und Arbeitsweise der mittelalterlichen Schulwissenschaft an den sich allmählich formierenden Universitäten ihre spezifische Ausprägung.

Während nördlich der Alpen die Auseinandersetzung zwischen Kaiser und Papsttum das geistige und politische Leben bestimmte, erlebte im Süden Europas – unweit Neapels – die medizinische Wissenschaft in der Schule von Salerno eine erste Blüte. Die Schule hatte sich aus einer freien Korporation von Ärzten seit dem neunten Jahrhundert am Rande der Kathedralschulen zu einer universitätsähnlichen Institution entwickelt. Sie verdankte ihre Förderung nicht zuletzt dem Aufstieg des Normannenstaates in Süditalien im zwölften Jahrhundert, der eine unvergleichliche Synthese der arabischen, byzantinischen und abendländischen Kultur einleitete. In den Kulturraum nördlich der Alpen, nach Deutschland, war zur gleichen Zeit von den Errungenschaften der salernitanischen Medizin, einer geregelten ärztlichen Ausbildung, einer Rezeption der arabischen Medizin oder einem öffentlichen Gesundheitswesen indes nur wenig gedrungen. Noch immer bildeten die mittelalterlichen Klöster die einzigen Refugien, wo der Kranke neben der geistlichen Betreuung auch mit medizinischer Hilfe rechnen konnte, die als Verpflichtung der Mönche in den Ordensregeln – nach dem Muster des Benedikt von Nursia – fixiert war.

In dieser Zeit, als die medizinisch-naturkundlichen Kenntnisse in Deutschland nicht über das enzyklopädische Wissen der antiken Autoren hinausgingen, erscheint Hildegard von Bingen einerseits als Repräsentantin der frühmittelalterlichen Klostermedizin, da ihre Werke noch keine Spuren der neuen, die Naturkunde und Medizin revolutionierenden salernitanischen Medizin erkennen lassen. Andererseits geht Hildegard in Qualität und Quantität ihres Wissens weit über die Grenzen der traditionellen Medizin hinaus. Das von ihr ausgebreitete Material ist nicht nur sehr viel vollständiger und umfassender als das der zeitgenössischen Kompendien, sondern sie bringt darüber hinaus auch das Ergebnis eigener Beobachtungen und Erfahrungen mit ein. Dies trifft insbesondere für ihr naturkundliches Werk, die *Physica* zu, die hinsichtlich Präzision und Totalität der Naturbetrachtung ein in ihrer Zeit einzigartiges Dokument darstellt. In der Interpretation der belebten und unbelebten Natur hält sie sich keineswegs streng an die Überlieferung antiker Autoritäten, sondern verfolgt oftmals ganz eigene Wege, die sich durch ungewöhnliche Kühnheit und schöpferische Phantasie auszeichnen. Dabei liegt ihre Originalität in der eigentümlichen Kombination der Natur- und Heilsgeschichte zu einer grandiosen Gesamtschau der Stellung des Menschen im Kosmos, in der Elemente aus den verschiedensten Traditionen, aus eigener Beobachtung, medizinischer Erfahrung und visionärem Erleben miteinander verschmolzen werden. Eine wesentliche Stütze ihres Denkens bildet hierbei die aus der Antike überlieferte Mikrokosmos-Makrokosmos-Analogie, die Vorstellung, daß der Mensch die gesamte Schöpfung im kleinen darstellt. Hildegard hat diese Analogie mit außerordentlichem Scharfsinn bis in die Details verfolgt und zugleich nahtlos in den Rahmen der christlichen Heilsordnung eingefügt.

Als Äbtissin zweier Klöster beteiligte sich Hildegard überdies aktiv an den Reformbestrebungen der Klöster und an der Frauenbewegung des hohen Mittelalters. Eigenmächtig nahm sie für sich das Recht der öffentlichen Predigttätigkeit in Anspruch. In einer anderen, sozial bedeutsamen Forderung der religiösen Reformbewegung allerdings, die danach strebte, auch niedere Stände zum Klosterkonvent zuzulassen, verhielt sich die Klostergründerin eher konservativ. Sie hatte zwar in ihrem eigenen Kloster die Prioratsverfassung eingeführt, nicht aber die ständische Ordnung abgeschafft und beharrte auf dem Adelsprivileg.

Diese Beispiele zeigen, daß sich die wirkungsreiche, außergewöhnliche Klosterfrau des zwölften Jahrhunderts allen Versuchen einer eindeutigen Zuordnung entzieht.

II. Leben und Wirken

1. Biographie

Hildegard war adeliger Abstammung, sie wurde 1098 in Bermersheim bei Alzey in Rheinhessen als letztes von zehn Kindern geboren. Ihr Vater Hildebert entstammte dem edelfreien Geschlecht derer von Bermersheim. Schon früh – nach Hildegards eigenen Angaben im dritten Lebensjahr – offenbarte sich ihre eigentümliche Gabe, im wachen Zustand Visionen zu erleben. Aus diesem Grund wurde sie bereits mit acht Jahren (1106) mit Willen der Eltern der Inkluse Jutta von Sponheim im Benediktinerkloster Disibodenberg (Nahe/Glan) zur geistlichen Erziehung anvertraut. Hier wurde sie nach den Regeln des Hl. Benedikt und in den Schriften der Kirchenväter, in Liturgie, Psalmen- und Bibelkunde unterwiesen. Außerdem erhielt sie Unterricht in dem herkömmlichen Lehrkanon der Sieben freien Künste. Hildegards Aussage über sich selbst – sie hat sich mehrfach als ungelehrt bezeichnet – ist daher keineswegs wörtlich zu verstehen, ist vielmehr Ausdruck mittelalterlicher Frömmigkeit. Zwischen 1112 und 1115, also 14- bis 17jährig, legte Hildegard die Profeß ab, und 1136, nach Juttas Tod, wurde sie zur Leiterin des inzwischen gewachsenen Konvents gewählt, für den sie auf dem nahe gelegenen Rupertsberg ein selbständiges Nonnenkloster erbaute. Nach der Übersiedlung (1150) übernahm sie dessen Leitung und erkämpfte die materielle und personelle Unabhängigkeit für ihre Klostergemeinschaft. Der Erzbischof von Mainz übernahm die Schutzherrschaft, und Kaiser Friedrich I. versah das Kloster mit einer Schutzurkunde. Im Jahre 1165 gründete sie in dem leerstehenden Augustiner-Doppelkloster in Eibingen oberhalb von Rüdesheim ein Tochterkloster, das sie ebenfalls als geistliche Mutter betreute und verwaltete.

Neben Klosterleitung und schriftstellerischer Arbeit unternahm Hildegard trotz mehrerer schwerer Krankheiten zahlreiche Reisen, die sie zu Fuß, zu Pferde und zu Schiff über Würzburg nach Bamberg (zwischen 1158 und 1161), nach Trier und Lothringen (1160), Siegburg, Köln und Werden (1161 und 1163) und schließlich in die schwäbischen Klöster, vor allem Zwiefalten (1170/71), führten. In wortgewaltigen Predigten zog sie gegen die Verweltlichung und Trägheit des Klerus ebenso wie gegen Mißstände der Kirche zu Felde und warnte vor den Irrlehren der Ketzer. Mutig und unnachsichtig forderte sie Kaiser und Fürsten auf, ihr hohes Amt nicht zu vernachlässigen oder ihre Macht zu mißbrauchen; dabei sparte sie nicht mit drastischen Worten. «Ihr seid Nacht, die Finsternis aushaucht», rügte sie das Verhalten des Klerus in Köln, «wie ein Volk, das nicht arbeitet und aus Trägheit nicht im Lichte wandelt. Wie eine nackte Schlange sich in ihre Höhle verkriecht, so begebt ihr euch in den Gestank des niedrigen Viehes... Ihr aber laßt euch durch jeden daherfliegenden

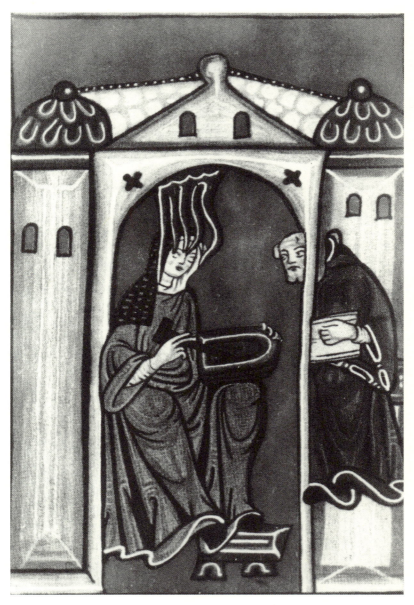

Hildegard von Bingen (1098–1179)
Miniatur aus dem Codex «Scivias»

weltlichen Namen lahmlegen. Bald seid ihr Soldaten, bald Knechte, bald Possenreißer. Mit eurem leeren Getue verscheucht ihr bald bestenfalls im Sommer einige Fliegen.»[1] An anderer Stelle führt sie Kaiser Friedrich I. unerschrocken die drohende Strafe Gottes für seine Taten vor Augen: «Der da ist spricht: Die Widerspenstigkeit zerstöre Ich und den Widerstand derer, die Mir trotzen, zermalme Ich durch Mich selbst. Wehe, wehe diesem bösen Tun der Frevler, die Mich verachten! Das höre, König, wenn du leben willst! Sonst wird Mein Schwert dich durchbohren!»[2]

Die Heilung zahlreicher Besessener, die ihr auf den Reisen an mehreren Orten gelang, verbreitete schon bald ihren Ruf als Heilige in allen Landen. Der ausgedehnte Briefwechsel läßt erkennen, wie weit ihr Ansehen und ihr Einfluß reichten: Nicht nur in Deutschland, auch von England, den Niederlanden, der Schweiz, Italien, Griechenland und Byzanz aus bedrängten sie Mönchs- und Nonnenkonvente, Äbte und Äbtissinnen, Päpste und Kaiser, Adlige und Bürger mit Bitten um Rat in schwierigen Situationen und Glaubenskrisen. Hildegards Korrespondenz liefert daher, über die biographischen Daten hinaus, einen intimen und persönlichen Einblick in die Kirchen- und Klosterverhältnisse des zwölften Jahrhunderts.

Nach ihrem Tode im 82. Lebensjahr, am 17. September 1179, wurde Hildegard zwar weiterhin von der Nachwelt wie eine Heilige verehrt; die päpstliche Kanonisierung blieb jedoch aus. Zwar wurde der Prozeß der Heiligsprechung eingeleitet, wie das erhaltene Protocollum canonisationis aus dem Jahre 1233 bezeugt, er kam jedoch nicht zum Abschluß und scheint im Behördenapparat des Mainzer Erzbistums untergegangen zu sein.

Dieses Kanonisationsprotokoll ist für uns deshalb von besonderer Bedeutung, weil es eine Aufzählung der Hauptwerke Hildegards enthält und neben den Werken theologisch-kosmologischen Inhalts auch zwei naturkundlich-medizinische Schriften anführt. Dadurch hat sich ein frühes Zeugnis für die Autorschaft dieser nur in späteren Abschriften bekanntgewordenen Handschriften erhalten.

2. Werke

Hildegards Opera lassen sich grob zwei Themenbereichen zuordnen: Dem theologisch-geistlichen und dem naturwissenschaftlich-medizinischen Gebiet.

Zu erstem sind die geistlichen Lieder und Dichtungen, das umfangreiche Briefcorpus, die theologisch-kosmologischen sowie hagiographischen Werke zu zählen. In ihnen dominiert durchweg die Mikrokosmos-Makrokosmos-Analogie als Erklärungsfigur, und sie sind sämtlich von Hildegards besonderer charismatischer Begabung geprägt. Hildegard hat über diese eigentümliche Fähigkeit in ihrer Autobiographie geschrieben: «In meinem dritten Lebensjahr sah ich ein so großes Licht, daß meine Seele erbebte, doch wegen meiner Kindheit konnte ich mich nicht darüber äußern...»[3] Nach Hildegards eigenen Angaben im berühmten Brief an den Mönch Wibert von Gembloux empfing sie die Gesichte bei vollem Bewußtsein ohne ekstatisches Erlebnis und unterschied sich damit deutlich von den Visionen anderer Mystiker: «Ich sehe diese Dinge nicht mit den äußeren Ohren, ich sehe sie vielmehr einzig in meiner Seele, mit offenen leiblichen Augen, so daß ich niemals die Bewußtlosigkeit einer Ekstase erleide, sondern wachend schaue ich dies bei Tag und Nacht.

Das Licht, das ich schaue, ist nicht an den Raum gebunden. Es ist viel, viel lichter als eine Wolke, die die Sonne in sich trägt. Weder Höhe noch Länge noch Breite vermag ich an ihm zu erkennen. Es wird mir als der Schatten des lebendigen Lichtes bezeichnet. In diesem Lichte sehe ich zuweilen, aber nicht oft, ein anderes Licht, das mir das lebendige Licht genannt wird. Wann und wie ich es schaue, kann ich nicht sagen. Aber solange ich es schaue, ist alle Traurigkeit und alle Angst von mir genommen, so daß ich mich wie ein einfaches junges Mädchen fühle und nicht wie eine alte Frau.»[4]

Diese seherische Begabung hat Hildegard später den Beinamen «prophetissa teutonica» eingebracht, obwohl sich ihre Prophetien nur ganz selten und dann nur allgemein auf Zukunftswissen bezogen; ihre visionäre Kraft richtete sie vielmehr auf die Heilsgeschichte, auf das kosmische Geschehen und die psychische Konstitution des Menschen. Ihre Visionswerke dienen daher vornehmlich der theologisch-moralischen Belehrung und Deutung der Heilsordnung zwischen Schöpfung und Weltende, Sündenfall und Erlösung, wobei in immer neuen Variationen, in einer Fülle von Bildern und überraschenden Vergleichen aus der Welt der Farben und Klänge Verwandtschaften zwischen den irdischen und himmlischen Kräften, den Proportionen des Menschen und dem Bau der Welt, den Elementen im Mikrokosmos und Makrokosmos hergestellt werden. Die Genauigkeit und Bildhaftigkeit, mit der Hildegard in diesen Visionen die Farben, Raumordnung, Architektur, Personifikationen und phantastischen, bald zoomorphen, bald anthropomorphen Mischwesen wiedergegeben hat, regten schon früh die Schreibkünstler in den Scriptorien der Klöster dazu an, die Texte mit entsprechenden Bildern zu illuminieren; besonders prächtige Beispiele dieser ins Bild umgesetzten Inspirationen sind in den *Scivias-Codices* in Lucca und Heidelberg erhalten.

Hildegard hat bis zum 42. Lebensjahr ihre Gabe verheimlicht. Erst 1141 begann sie mit der Niederschrift ihrer Visionen unter Assistenz ihres klösterlichen Lehrers, des Mönches Volmar von Disibodenberg. Schon sehr bald, auf der Trierer Synode 1147/48, wo insbesondere Bernhard von Clairvaux für die Anerkennung ihrer Visionen eintrat, wurde ihre Sehergabe offiziell durch Papst Eugen III. bestätigt, und Teile ihres ersten Werkes *Scivias* (Wisse die Wege) wurden vorgelesen. Gemäß den unterschiedlichen Zwecken unterscheiden sich die Visionen in ihrer Qualität, Intensität und dem Grad der Verschlüsselung. Die hervorragendsten und eindrucksvollsten Visionen finden sich in den drei großen Offenbarungswerken, die im Zentrum von Hildegards gesamtem Schaffen stehen: zum einen die Glaubenskunde (*Scivias*), ein historischer und kosmischer Wegweiser durch die gesamte Schöpfung vom Engelsturz im Sündenfall bis zum Jüngsten Gericht und dem Heilsgebäude mit dem thronenden Schöpfergott, dann die Weltenkunde (*Liber divinorum operum*), eine monumentale Kosmosschrift über den Aufbau der Welt samt ihren Beziehungen und Entsprechungen im Menschen, und schließlich drittens die Lebenskunde (*Liber vitae meritorum*), eine der Ethik gewidmete Schrift, in der die Personifikationen der Laster und Tugenden paarweise streitend einander gegenübergestellt werden, wiederum eingekleidet in die Schau des Universums und der Heilsgeschichte. In allen drei Werken bedient sich Hildegard desselben Darstellungsverfahrens, der Allegorese, indem sich an die Beschreibung der geschauten Bildkomplexe jeweils die Erklärung des Geschauten im Rahmen des Heilsmysteriums durch die göttliche Stimme anschließt. Bald bleibt der Sinn der aus der Realität genommenen dargestellten res zunächst unsichtbar und erschließt sich erst – gleichsam von hinten her –, wenn die disparaten Einzeldinge insgesamt zu einem Sinnkontinuum zusammengefügt sind. Wieweit der allegorische Bildervorrat dieser Schriften der Tradition verpflichtet ist, wieweit sie individuelle Schöpfungen Hildegards sind, ist bisher nur in den Anfängen erforscht. Diese Trilogie der Visionswerke verbindet nicht nur das formale Prinzip, sondern sie korrespondieren auch inhaltlich: In allen drei Schriften tauchen die gleichen Bildvorstellungen auf und werden von einem zum anderen Werk hin weiterentwickelt.

Im Zusammenhang mit den Visionsschriften steht möglicherweise auch die seltsame, in mehreren Handschriften als *Lingua ignota* (Unbekannte Schrift) überlieferte Zusammenstellung von etwa 900 Wörtern in Form eines Glossars, geordnet nach Klassen und Sachbereichen. Weder sind bisher die sprachlichen Prinzipien dieser Geheimsprache noch der Zweck der Verschlüsselung bekannt, vielleicht läßt sich die Geheimschrift ebenso wie das noch unentzifferte Alphabet (*Literae ignotae*) als Versuch sehen, «die radikale Fremdheit und Unverständlichkeit von Aussagemodus und -medium der göttlichen Mitteilung exemplarisch zu veranschaulichen»;[5] demnach reproduzierte die «Unbekannte Sprache» die visionäre Erfahrung und bestätigte indirekt ihre Authentizität.

Hildegards Visionen sind von zahlreichen Klangassoziationen durchzogen; sie verweisen auf die hohe Musikalität, von der auch ihre Kompositionen zeugen. Denn nicht nur hat Hildegard ein geistliches Singspiel

Ordo virtutum komponiert, sondern es haben sich auch 77 geistliche Liedschöpfungen von ihrer Hand erhalten. Jedoch ist ihre auffallende Affinität zur Musik nicht zufällig oder allein aus ihrer Musikalität zu verstehen. Vielmehr kommt aus Hildegards Sicht der Musik im Rahmen der Heilsgeschichte ein besonders hoher Rang zu, weil das Singen «des Gotteslobes als Widerhall der himmlischen Harmonie seine Wurzeln vom Heiligen Geist (hat). Der Leib aber ist das Gewand der Seele, die der Stimme Leben gibt. Darum muß der Leib seine Stimme im Einklang mit der Seele zum Gotteslob erheben».[6] Die Musik ist für Hildegard überdies das geeignete Instrument, wieder in das Paradies zurückzufinden, wo sich einst die Stimme der Engel im Einklang befand, um das Lob Gottes zu singen.

Die zweite Gruppe der Hildegard-Schriften, die naturwissenschaftlich-medizinischen Werke, sind in den handschriftlichen Quellen als *Liber simplicis medicinae* (LSM = *Physica*) und *Liber compositae medicinae* (*Causae et curae*) getrennt überliefert, bilden aber ursprünglich unter dem von der Autorin selbst bezeugten Titel *Liber subtilitatum diversarum naturarum creaturarum* eine Einheit. Sie nehmen unter Hildegards Werken eine Sonderstellung ein, weil sie unabhängig vom übrigen Handschriftencorpus überliefert sind und ihre Entstehung nicht der visionären Schau verdanken, sondern auf natürlicher Erkenntnis, eigener Beobachtung und volksmedizinischer Erfahrung, antiker Überlieferung und benediktinischer Tradition basieren. Hildegard, so zeigt sich in diesen Schriften, ist mit dem Gedankengut der mittelalterlichen Medizin vertraut; außerdem lassen sich deutliche Anklänge an antike und mittelalterliche Vorstellungen über Bau und Funktion des Körpers sowie die Wirkungsweise von Arzneimitteln erkennen, wenngleich wörtliche Übernahmen aus Texten anderer Autoren fehlen. Die Abgrenzung eigener von überlieferter Erfahrung erweist sich allerdings bei ihr als besonders schwierig, fast aussichtslos, weil sie grundsätzlich, abgesehen von der Bibel, keine Autoren oder Titel zitiert und darüber hinaus das, auf welche Weise auch immer, überkommene Wissen eigenwillig umformt und frei für sich verwendet. Bisher verbieten das beschränkte Quellenmaterial sowie der Umstand, daß keine Handschriften der beiden naturkundlichen Werke aus der Zeit Hildegards überliefert sind – die ältesten bisher bekanntgewordenen Handschriften reichen nicht über das 13. Jahrhundert hinaus – und schließlich die starken Divergenzen in den vorliegenden Codices, eindeutige Aussagen über den tatsächlichen Anteil Hildegards an den ihr zugeschriebenen naturkundlich-medizinischen Schriften zu machen.

Das als *Causae et curae* bekanntgewordene medizinische Werk stellt eine Art Physiologie und Pathologie des Menschen dar, entwickelt aus den frühmittelalterlichen Vorstellungen der Humoralpathologie Galens. Das Buch beginnt mit einer Betrachtung über die Erschaffung des

Universums, den Bau des Kosmos aus den vier Elementen, der Schöpfung des Firmaments, der Gestirne samt ihrem Einfluß auf das irdische Geschehen und den menschlichen Organismus. In den folgenden Kapiteln wird in immer neuen Varianten versucht, die Pathogenese der verschiedensten Krankheiten als Folge des Sündenfalls zu erklären, die körperlichen und geistigen Gebrechen des Menschen als Folge der Übertretung göttlicher Gebote und der damit eingetretenen Säfteverderbnis zu deuten. Ursprung und Wirkung der schwarzen Galle, des häufigsten krankheitsauslösenden Faktors, sind daher nach Hildegards Erklärung in heilsgeschichtlichem Bezug zu sehen: «Ehe Adam das göttliche Gebot übertreten hatte, leuchtete das, was heute die Galle im Menschen ist, hell wie ein Kristall in ihm und hatte den Geschmack der guten Werke in sich. Das, was heute Schwarzgalle im Menschen ist, strahlte damals in ihm wie die Morgenröte und barg das Bewußtsein und die Vollendung der guten Werke in sich. Als aber Adam das Gebot übertreten hatte, wurde der Glanz der Unschuld in ihm verdunkelt, seine Augen, die vorher das Himmlische sahen, wurden ausgelöscht, die Galle in Bitterkeit verkehrt, die Schwarzgalle in die Finsternis der Gottlosigkeit und er selbst völlig in eine andere Art umgewandelt. Da befiel Traurigkeit seine Seele, und diese suchte bald nach einer Entschuldigung dafür im Zorn. Denn aus der Traurigkeit wird der Zorn geboren, woher auch die Menschen von ihrem Stammvater her die Traurigkeit, den Zorn und was ihnen sonst noch Schaden bringt, übernommen haben.»[7]

So wie eine Störung des physiologischen Gleichgewichts der Säfte psychogene Ursachen haben kann, vermag auch umgekehrt ein somatisches Leiden eine seelische oder Geistes-Krankheit auszulösen, die aus einer Störung der Organfunktion erklärt wird: Ein durch Zusammenziehen des Herzens, der Leber und der Gefäße entstandener Rauch kann z. B. in der Galle einen äußerst bitteren Dampf erzeugen. «Mit diesem Dampf zum Gehirn des Menschen hinziehend, lassen beide ihn zuerst im Kopf krank werden, dann steigen sie zu seinem Bauch herab, erschüttern dessen Gefäße und das Inwendige des Bauches und machen den Menschen wie besinnungslos. So bringt der Mensch, wie seiner selbst nicht bewußt, den Zorn zum Austragen... Auch verfällt der Mensch oftmals durch den Zorn in schwere Krankheiten, weil wenn die einander entgegengesetzt wirkenden Säfte der Galle und der Schwarzgalle wiederholt im Menschen in Aufruhr geraten, sie diesen bisweilen krank machen...»[8]

So seltsam dieses Erklärungsmodell uns heute anmuten mag, so bedeutsam erscheint Hildegards Deutung des Krankheitsgeschehens aus dem physisch-psychischen Wechselspiel des Organismus, ihre Betrachtung des Menschen als psychosomatische Einheit, die nicht nur hier, sondern generell Hildegards anthropologisches Konzept charakterisiert – eine Erkenntnis, die unter der modernen Entwicklung der Medizin heute weitgehend verkümmert und nur schwer wiederzugewinnen ist.

Das andere naturkundlich-medizinische Werk, die zwischen 1151 und 1158 enstandene *Physica*, besteht aus fünf Büchern, die eine Beschreibung der Arzneimittel aus den drei Reichen der Natur sowie der Mineralien und Elemente, der Kräuter und Bäume, der Tiere, einschließlich Vögeln und Fischen, enthalten. Den breitesten Raum nehmen die pflanzlichen Mittel ein, insgesamt 300 Arten, die jeweils in Indikation, Zubereitung und Wirkungsweise beschrieben sind. Besonders die Flora des Nahegaus ist reichlich vertreten, ebenso wie in der Liste der Vögel und Fische kaum eine der einheimischen Arten dieser Region unerwähnt bleibt. Die Auswahl der Pflanzen beschränkt sich nicht auf die einheimischen Arten; auch zahlreiche exotische Gewächse und ausländische Gewürze wie Zimt, Galgant, Kampfer, Gewürznelken, Ingwer, Myrrhe, Muskatnuß, Zitronenbaum, Aloe und Pfeffer werden mit ihren Wirkungen erwähnt.

Beide Schriften enthalten neben den lateinischen Termini auch zahlreiche alt- und mittelhochdeutsche Bezeichnungen der Drogen und Krankheiten, insgesamt ca. 900 Fachausdrücke. Diese Reichhaltigkeit ist für die damalige Zeit außergewöhnlich und sichert Hildegards Schriften auch das Interesse der Linguistik. Die eingesprengten deutschen Wörter, die vielfach dort erscheinen, wo ein lateinischer Terminus nicht zur Verfügung stand, lassen vermuten, daß größtenteils die mündliche Überlieferung und eigene Beobachtung, weniger die Orientierung an antiken Vorbildern, die Basis des Wissens geliefert haben mag. Für den Praxisbezug der Schrift sprechen ebenfalls die ausführlichen Angaben über die Arzneizubereitung, die Darreichungsformen und teils langwierigen umständlichen Verarbeitungsprozeduren der Drogen. Die medizinischen Kenntnisse der Angehörigen des Benediktinerordens, dessen Regeln die Mönche zur Pflege und Behandlung ausdrücklich verpflichten, dürfen nicht gering geschätzt werden. Aus der rein naturwissenschaftlich-medizinischen Betrachtung allein sind jedoch Hildegards Aussagen nicht zu begreifen.

Die kosmische Gesamtschau, die der Heilkunde vorangestellt ist und die eine auffallende stoff- und motivgeschichtliche Verwandtschaft zu den Visionswerken, besonders dem *Liber divinorum operum*, erkennen läßt, verweist auf den eigentlichen Sinn der naturwissenschaftlichen Betrachtungen: die Einordnung der natürlichen Heilkräfte der belebten wie unbelebten Natur in den Heilsplan Gottes und das Aufzeigen der Beziehungen von Menschentaten und Naturreaktionen, Sündenfall und Naturkatastrophen, moralischem Vergehen und kosmischen Störungen. Jede äußere Erscheinung deutet Hildegard auf diese Weise zum Sinnbild göttlicher Ideen oder christlicher Tugenden um, kein Faktum wird isoliert, für sich betrachtet. In allem sichtbaren Naturgeschehen sieht sie die Manifestation unsichtbarer, ewiger Wahrheiten, der Gnadenwirkung Gottes oder der zerstörerischen Kräfte Satans. Besonders die Bäume hat Hildegard mit wunderbaren Eigenschaften ausgestattet. Dabei durchdringen sich Reste heidnischen Baumkultes, der Verehrung des Baumes als Sinnbild des Lebens, der sich stets erneuernden Natur, als Weltenbaum, Wohnung der Gottheit, Opfer und Orakelstätte mit christlichen Vorstellungen vom Baum der Erkenntnis, des Lebens und Paradiesbaumes. Diese Sinnüberlagerung erklärt, daß Hildegard in der Baumgestalt ein Ursymbol der leiblich-seelisch-geistigen Einheit des Menschen erblickt: «Was der Saft im Baum ist, das ist die Seele im Körper, und ihre Kräfte entfaltet sie wie der Baum seine Gestalt. Die Erkenntnis (intellectus) gleicht dem Grün der Zweige und Blätter, der Wille (voluntas) den Blüten, das Gemüt (animus) ist wie die zuerst hervorbrechende, die Vernunft (ratio) wie die voll ausgereifte Frucht. Der Sinn (sensus) endlich gleicht der Ausdehnung des Baumes in die Höhe und Breite. So ist die Seele der innere Halt und die Trägerin des Leibes.» (Scivias I,4)

Diese innige Beziehung zwischen Menschen und Pflanzenwelt leitet Hildegard aus dem Symbolcharakter alles Irdischen und der daraus resultierenden Teilhabe am Geistigen ab, die sie in der Praefatio der *Physica* folgendermaßen erläutert: «Als der Mensch geschaffen wurde, ward Erde von der Erde genommen, und diese Erde ist der Mensch. Alle Elemente dienten ihm, weil sie in ihm das Leben spürten. Und sie neigten sich ihm zu in allem Handeln und Wandeln und wirkten mit ihm und er mit ihnen. Da gab die Erde ihre Grüne nach Art und Natur und Charakter und jeglicher Eigenschaft des Menschen. So tut die Erde in ihren nützen Kräutern die Beschaffenheit der geistigen Anlagen des Menschen bezeichnend kund. In ihren unnützen Kräutern aber offenbart sie seine unnützen und teuflischen Anlagen» (*Physica*, Praefatio). Aus den Beispielen wird deutlich, daß Hildegard nicht in erster Linie naturwissenschaftliche Kenntnisse vermitteln, sondern christliches Glaubensgut, wie es in der Bibel präsent ist, darlegen will. Wenn wir heute ihre naturkundlich-medizinischen Schriften in erster Linie als bloßes Kompendium der Physiologie und Phytotherapie betrachten, so erfassen wir deshalb nur einen Aspekt dieser Werke, in denen die Heilkunde untrennbar mit der Heilskunde verflochten ist. Hildegard orientiert die praktische Heilkunde an der Heilsbestimmung des Menschen und relativiert somit ihre Bedeutung.

Krankheit ist für Hildegard nicht ein organischer Defekt, sondern Zeichen eines Versagens auf dieser Welt, einer Deformation. Daher kann die punktuelle Reparatur des Schadens nicht genügen. Die Restitution der körperlichen Gesundheit verlangt die Mitwirkung des ganzen Menschen, die Wiedergewinnung einer geordneten maßvollen Lebensführung, die sich der medizinischen Mittel bedient, aber nicht ausschließlich aus ihnen oder von ihnen lebt. Für Hildegard gibt es daher keine absolut wirksamen oder autonomen Heilmittel; vielmehr ist die Wirkung abhängig von dem jeweiligen Lebensentwurf und der Lebensdisziplin.

Hildegards Resümee aus der Betrachtung der Heilmittel und ihres Heilerfolges lautet daher: «Nun aber werden die für die bisher besprochenen Leiden aufgeschriebenen und von Gott gewiesenen Arzneien dem Menschen entweder helfen, oder er wird sterben, oder Gott will nicht, daß er von seiner Krankheit befreit werde. Denn die verschiedenen und edlen Kräuter, wie auch die Pulver und die aus edlen Pflanzen bereiteten Gewürze werden gesunden Menschen nichts nützen, wenn sie ordnungslos genossen werden, ihnen vielmehr Schaden bringen dadurch, daß sie deren Blut austrocknen und ihr Fleisch mager werden lassen, weil sie in ihnen nicht diejenigen Säfte vorfinden, an denen sie ihre Kräfte ausüben können ... Werden sie aber von jemandem aufgenommen, so soll dies vorsichtig und im vernunftmäßigen Bedürfnisfalle geschehen ... Wie der Staub der Erde, den der Mensch in sich einzieht, ihm schadet, so bringen auch diese Mittel, nicht ordnungsgemäß gebraucht, den Menschen mehr zum Schaden wie zur Gesundheit.»[9]

III. Wirkung

Die schon zu Lebzeiten einsetzende Verehrung Hildegards als einer Heiligen hielt auch nach ihrem Tode zunächst an, allerdings blieb sie regional auf den Rupertsberg und befreundete Klöster beschränkt. Größere Berühmtheit über die Grenzen ihres Klosters hinaus erlangte sie erst durch die immer wieder kopierten Prophezeiungen, die Gebeno von Ebenach zwischen 1220 und 1224 aus den Werken Hildegards als *Speculum futurorum temporum* bzw. *Pentachronon* zusammengestellt hatte. Ihre medizinisch-naturkundlichen Schriften indes scheinen, den wenigen bisher bekannt gewordenen Handschriften nach zu urteilen, keine größere Verbreitung gefunden zu haben. Immerhin war im 16. Jahrhundert das Interesse an Hildegards botanischem Werk noch so lebendig, daß es unter dem Titel *Physica* 1533 und 1544 (Nachdruck) in Straßburg gedruckt wurde. Ihre Heilkunde erschien erstmals in diesem Jahrhundert, 1903, nach der bisher einzigen Handschrift im Druck!

Das zunehmende Interesse an der exotischen Flora neuentdeckter Länder ließ jedoch Hildegards Naturkunde in den Hintergrund rücken. Sie fand fortan keine Beachtung mehr. Erst recht zog sie im 19. Jahrhundert die Verachtung der allein den physikalisch-chemischen Gesetzmäßigkeiten vertrauenden Naturwissenschaftler auf sich, die ihr Werk als ein «kurioses Gemisch von Mystik und Dreckapotheke», als ein «Kompendium alter Drudenweisheit» schmähten und Hildegard als fromme Äbtissin betrachteten, die niemals die Pflanzen in der Natur angeschaut habe.

Neue Impulse erhielt die Hildegardverehrung und -forschung zu Beginn des 20. Jahrhunderts durch die Wiedererrichtung der Abtei Eibingen, die 1802 aufgehoben worden war. Mit dem Einzug der Benediktinerinnen 1904 begann erstmals die systematische Untersuchung der Handschriften und ein intensives Quellenstudium. Insbesondere die Echtheitsfrage des im 19. Jahrhundert in seiner Autorschaft stark bezweifelten Schrifttums wurde in einer grundlegenden Studie der beiden gelehrten Nonnen Maria Schrader und Adelgundis Führkötter geklärt.

In jüngster Zeit haben Hildegards naturkundliche Schriften im Zusammenhang mit der Naturheilbewegung und dem Trend zur Alternativmedizin – nachdem sich das Publikum an den chemischen Arzneimitteln gründlich den Magen verdorben und alle Organe des Tierkörpers durchprobiert hat (A. Tschirch) – die Aufmerksamkeit auf sich gezogen: Seit einiger Zeit propagiert eine sogenannte Hildegardgesellschaft eine sogenannte Hildegardmedizin,[10] die sich auf die Schriften der Binger Klosterfrau beruft und verspricht, auf der Grundlage der Rezeptanweisungen der *Physica* die Defizite und Versäumnisse der modernen Medizin zu beseitigen. Ein reproduzierbarer Beweis dieser Behauptungen steht bislang noch aus.

Heinrich Schipperges

MAIMONIDES
(1135–1204)

I. Zur Rolle der jüdischen Medizin im arabischen Mittelalter

Die Rolle der jüdischen Ärzte bei der Rezeption der griechisch-arabischen Medizin im Islam wie auch bei der Assimilation der arabisch-lateinischen Kultur im Abendland kann kaum überschätzt werden. Unzählige Werke der Antike wie auch der islamischen Hochkultur sind durch hebräische Handschriften vor der Inquisition des elften und zwölften Jahrhunderts gerettet worden.

Jüdische Arztphilosophen sind es in erster Linie, die man zu den großen Botengängern zwischen Ost und West rechnen darf. Daß man Bildung in erster Linie auf Reisen gewinnt, war ein alter Topos jüdischer Gelehrsamkeit; dabei waren die alten Handelswege zugleich auch immer Kulturwege; Studienabsicht und Wirtschaftszweck konnten gleichermaßen Motiv des Reisens sein. In seiner *Heilung der Seelen* schreibt Akuin, «daß der Studierende sich von seinem Wohnsitz weg nach einem Ort begeben soll, wo die Wissenschaft zu Hause ist». Zu Wissen und Weisheit aber rechnete immer auch die Heilkunst, wie es in einem Mahngedicht des Gaon Hai (um das Jahr 1000) heißt: «Lerne Weisheit, und wenn sie dir unbegreiflich ist, so lerne wenigstens die Rechenkunst und lies medizinische Bücher.»

Als eine Station auf der lebenslangen Wallfahrt zu Gott verlangt die Wissenschaft von dem jungen jüdischen Pilger freilich eine besondere Askese, ein geistiges Training. «Pfleget euren Körper» – schreibt Maimonides –, «denn die Gesundheit des Körpers ist eine Vorbedingung für die Gesundheit der Seele, sie ist gleichsam der Schlüssel zu den Pforten der Vollkommenheit.» Wichtig ist nur, daß man das Ziel nicht aus dem Auge verliert, wenn man schon den Weg unter die Füße genommen hat: «Meine Lehrmeister waren die Tage, mein Führer die Erfahrung, mein Zuchtmeister die Zeit. Nun, da ich das Ende meiner Tage herannahen fühle, so empfinde ich es als meine Pflicht, meinen Kindern den Weg zu Gott zu zeigen.»

Was daraus schon für den Schüler resultiert, ist eine besondere Lebenskultur des Gebildeten, der eigene Lebensstil eines jungen jüdischen Gelehrten. Maimonides hat sich darüber in aller Breite ausgesprochen: «Man erkenne den Gelehrten schon an der Art seines Essens und Trinkens, seines Redens und seines Gehens, seiner Kleidung und seines sonstigen Gehabens; alles, was er tut, muß besonders schön und vollkommen sein. Er esse nicht, um sich den Bauch zu füllen, sei nicht erpicht auf Leckerbissen, sondern verzehre nur soviel, als er zum Lebensunterhalt braucht. Auch das Wenige, das der Gelehrte ißt, verzehre er nur an seinem häuslichen Tisch und nicht etwa in einem Laden oder gar auf der Straße; denn er würde dadurch in der Achtung der Leute sinken.»

Über den sittlichen Anspruch im Umgang mit Schülern und Kollegen hat uns Maimonides in zahlreichen weiteren Schriften informiert. Nach Beendigung eines Kommentars im Jahre 1169 schreibt der in der Emigration lebende jüdische Magister: «Wer in meiner Schrift einen Irrtum findet oder eine bessere Erklärung weiß, der erhebe seine Einwände und kritisiere mich; denn was ich erstrebte, war keineswegs wenig, und es lag nicht auf der Hand. Die Gedanken waren überdies beschwert durch die Sorgen der Zeit, die von Gott über uns verhängte Verbannung und die Vertreibungen von einem Ende des Himmels bis zum anderen Ende. Aber vielleicht ist dieses Los eine Gnade, denn Verbannung sühnt die Sünde.» Maimonides will die Auseinandersetzung um der Sache willen, er weicht nicht der Polemik und stellt sich der Kritik. In einem Postskriptum der gleichen Schrift ist zu lesen: «Ich habe mich so ausführlich darüber verbreitet, um meine Kritiker zu rechtfertigen, wenn man sie deswegen angreifen sollte. Solches wäre nicht richtig; denn die Kritik wird von Gott belohnt! Deswegen ist sie mir lieb, weil sie ein göttliches Werk ist.»

Das Lesen wissenschaftlicher Texte lernte man nach alter jüdischer Tradition in erster Linie bei einem alten Meister. In seiner *Mischne Tora* schreibt Maimonides: «Bei einem Lehrer, der nicht selber auf gutem Wege geht, lerne man nicht, auch wenn er ein noch so großer Gelehrter ist und das Volk ihn nötig hat. Wenn der Lehrer aber einem Engel Gottes gleicht, suche man Belehrung aus seinem Munde.» Auch der äußere Habitus des Magisters wird von Maimonides aus dieser hohen Gesittung heraus beschrieben. Das Temperament des weisen Lehrers soll zwischen zwei Extremen liegen. Er sei weder leicht erregbar noch lethargisch. «Er errege sich nur über wichtige Dinge – und auch dies nur nach außen hin, zum Schein, um zu verhindern, daß sie sich wiederholen. Er achte darauf, niemals jemandem Unannehmlichkeiten zu bereiten, z. B. ihm Konkurrenz zu machen und dergleichen mehr. Er gehöre lieber zu den Verfolgten als zu den Verfolgern, lieber zu den Beleidigten als zu den Beleidigern.»[1] Die Lebensreife des gebildeten Meisters strahlt nach allen Seiten aus und schafft die wahrhaft wissenschaftliche Atmosphäre, die wir auch in der arabischen und lateinischen Scholastik so sehr bewundern. Jeder Entwicklungsphase der Schüler weist Maimonides eine Aufgabe zu: «Lernt in der Jugend, denn da ist das Gedächtnis noch stark. Wenn ihr auf eine schwierige Stelle in der Lehre stoßt, so schreibe diese Schwierigkeit eurer Kurzsichtigkeit zu. Liebet die Wahrheit, denn sie ist die Zierde der Seele!»

Maimonides (1135–1204)
Faksimile seiner Handschrift

Unter den Zeitgenossen des Maimonides finden wir zahlreiche Gelehrte, die dieses Ideal des Maimonides zu verwirklichen suchten, so Abraham ben Meir ben Ezra (1089–1167) aus Toledo, der später in Beziehungen zur Akademie zu Béziers trat, ferner Benjamin von Tudela (1100–1177), bekannt durch seine Reiseschilderungen, sowie Moses Sephardi (1062–1110), der nach seiner Taufe als Petrus Alphonsi an die englischen Schulen ging und Leibarzt Heinrichs I. wurde. Unter den großen Übersetzern im südfränkischen Raum ragt Shem Tob ben Isaac (1190–1267) aus Tortosa hervor, der neben Rhazes und Abulcasis auch Averroës-Kommentare zu Aristoteles übersetzt hat. Erst das Konzil zu Béziers (1246) und zu Albi (1254) untersagte den Juden die ärztliche Praxis.

Obschon in Leben und Werk dem islamischen Kulturkreis angehörend und mit seiner Persönlichkeit in die arabische Sprachwelt integriert, gebührt dem Maimonides dennoch eine eigenständige Würdigung, eine Besinnung auf die Prinzipien seines Lebenswerkes, die ihn zu einem «Klassiker der Medizin» haben werden lassen. Sein System band die konkreten Gesundheitslehren in eine ethisch orientierte Lebensordnung ein und stellte die Frage nach dem verantwortlichen Handeln des ganzen Menschen in den Mittelpunkt aller theoretischen Reflexionen.

II. Leben und Werk des Maimonides

Maimonides – mit seinem arabischen Namen: Abū ʿImrān Mūsā b. ʿUbaid Allāh b. Maimūn – wurde am 30. März 1135 als Sohn eines angesehenen jüdischen Richters zu Cordoba geboren, woher er auch den Beinamen «Al-Qurṭubī» führte. Unter den Almohaden mußte die Familie emigrieren; nach Wanderjahren in Marokko (1160 bis 1165) ließ er sich 1166 in Ägypten nieder, vorübergehend in Alexandria und später in Fusṭāṭ in der Nähe von Kairo.

Um das Jahr 1170 begann Maimonides mit der ärztlichen Berufsausübung, zunächst weniger aus Berufung als aus einem bürgerlichen Notstand heraus, zumal ihm nach der *Mischna Aboth* nicht erlaubt schien, die Lehre der Thora als Erwerbsmöglichkeit zu gebrauchen. Nach dem Tod seines Bruders – er mußte nun für den Unterhalt zweier Familien sorgen – hat Maimonides vermutlich ständig ärztliche Praxis ausgeübt (vgl. Leibowitz 1957). Maimonides stand später als Leibarzt im Dienste des ʿAbd al-Rahīm b. ʿAlī al-Baisānī, eines Wezirs des Sultans Saladin. Ob er auch Leibarzt bei Saladin selbst war, ist historisch nicht zu belegen. Hingegen wirkte er wiederum als Hofarzt bei Saladins ältestem Sohn und Nachfolger, bei Al-Afḍal Nūr ad-Dīn. Maimonides starb im Jahre 1204 zu Al-Fusṭāṭ.

In einem Brief aus dem Jahre 1189 bezeichnet er sich selbst als «Arzt der vornehmsten Gesellschaft». Über seinen Alltag schreibt er 1199 an Samuel ibn Tibbon: «Du erwähnst, du wolltest zu mir kommen. Komm, Gesegneter Gottes, gesegnet vor allen, die kommen mögen. Ich freue mich herzlich darauf, verlange sehnlichst nach deiner Gesellschaft und habe den großen Wunsch, dein Angesicht zu schauen, wohl mehr, als du dich auf mich freust, obwohl es mir hart ist, dich der Gefahr der Seereise ausgesetzt zu wissen. Ich muß dir aber meinen Rat kundtun, daß du dich in die Gefahr nicht begeben sollst, – denn durch deinen Besuch bei mir würdest du nicht mehr erreichen, als mich zu sehen und was sonst, nach meinem Vermögen, dir zukommen könnte. Aber einen gelehrten Gewinn, oder mich auch nur eine Stunde tags oder nachts allein anzutreffen, kannst du nicht erwarten, denn mein Tagewerk ist so, wie ich es dir berichten will: Ich wohne in Fusṭāṭ, der König wohnt in Kairo, die Entfernung zwischen den zwei Orten beträgt zwei Sabbatstrecken. Mein Dienst beim König ist sehr schwierig; ich muß ihn täglich morgens besuchen. Fühlt er sich schwach oder ist eines seiner Kinder oder eine seiner Frauen krank, so kann ich Kairo nicht verlassen und bleibe den größten Teil des Tages über im Palaste. Auch kommt es nie vor, daß nicht einer oder zwei Beamten krank sind, mit deren Heilung ich mich beschäftigen muß. Alles in allem: Ich gehe täglich am frühen Morgen nach Kairo, und wenn mich dort nichts aufhält und kein Fall vorliegt, kehre ich nachmittags nach Fusṭāṭ zurück; früher komme ich nie an. Ich habe Hunger, finde aber alle Hallen voll von Menschen, die die Stunde meiner Rückkehr wissen. Ich steige vom Tiere ab, wasche meine Hände und gehe zu den Leuten hinaus und bitte sehr um ihre Freundlichkeit, auf mich zu warten, damit ich eine Kleinigkeit essen kann, was doch nur einmal am Tage geschieht. Dann komme ich, um sie zu heilen, ihnen Arzneien zu verschreiben und Heilungen ihrer Leiden anzuordnen. Das Kommen und Gehen dauert bis in die Nacht hinein, manchmal, bei der Wahrheit der Thora!, bespreche ich mich mit ihnen bis ans Ende der zweiten Morgenstunde oder länger noch, gebe ihnen Anordnungen und rede ihnen zu. Ich muß mich vor Müdigkeit auf den Rücken legen, und mit Eintritt der Nacht kann ich vor äußerster Schwäche nicht mehr reden. Kurz und gut, es kann kein Mensch mit mir sprechen oder mich allein antreffen, außer am Sabbat. An diesem Tage kommt nach dem Gebet die ganze Gemeinde oder ein großer Teil zu mir; ich leite die Gemeinschaft an und sage, was sie die Woche über tun sollen; man lernt ein wenig, bis Mittag, dann gehn sie fort. Ein Teil kommt wieder, und nach dem Nachmittagsgebete lernt man nochmals bis zur Stunde des Abendgebetes. Das ist mein Tagewerk.»

Ein derart intensives Tagewerk macht verständlich, daß Maimonides seine religiösen Schriften zwar bereits in Spanien begonnen, aber erst in Kairo hat abschließen können. Um 1180 vollendet er seine *Mischne Tora*, was soviel heißt wie «Wiederholung der Lehre». Dieses Riesenwerk umfaßt 14 Bände und enthält einen Kodex der jüdischen Dogmatik und Ethik. Um 1190 beendet Maimonides den *Dalatāt al-ḥairīn*, hebräisch *More Nevuchim*, meist übersetzt als *Führer der Unschlüssigen*, oft auch «der Verirrten».

Was das umfangreiche medizinische Schrifttum angeht, so lassen sich seine Traktate in vier Gruppen einteilen: 1. Kommentare zu antiken Autoritäten wie Hippokrates und Galen; 2. Schriften zu therapeutischen Einzelfragen wie: Asthma, Hämorrhoiden, Vergiftungen, Koitus; 3. Regimina zur Regelung der Lebensweise, und 4. ein Glossarium mit Pflanzen- und Drogennamen. Neben den antiken Autoren wurden auch arabische Arztphilosophen herangezogen, so Alfarabi, Rhazes, Avicenna, Ibn Ridwān und besonders häufig Abū Merwān b. Zuḥr.

Die *Aphorismen* des Maimonides sind in zahlreichen arabischen Handschriften erhalten geblieben; sie wurden im 13. Jahrhundert mehrfach ins Hebräische übersetzt. Um die gleiche Zeit wurden erste lateinische Übersetzungen bekannt. Das Werk wurde bereits 1489 in Bologna, acht Jahre später in Venedig gedruckt; weitere Ausgaben folgten 1508 ebenfalls in Venedig und 1579 in Basel. Am weitesten verbreitet wurde das *Regimen Sanitatis*. Neben zahlreichen arabischen Handschriften finden wir frühe hebräische Übersetzungen, so 1244 durch Moses ibn Tibbon. Das Werk wurde um 1290 durch Johannes von Capua aus dem Hebräischen ins Lateinische übersetzt und 1477 in Florenz veröffentlicht. Zahlreiche lateinische Ausgaben – Pavia 1501, Venedig 1514 und 1521, Augsburg 1518, Lyon 1535 – belegen seine Bedeutung.

III. Aufgaben der Heilkunst

Bei der Würdigung von Maimonides' Werk beschränken wir uns auf die Heilkunde, deren Zusammenhang mit seinen theologischen Schriften jedoch immer mitberücksichtigt werden muß. In der Einleitung des Kommentars zur *Mischna Aboth* fordert Maimonides von jedem Gelehrten, daß er sich medizinisches Wissen aneigne; denn das Medizinstudium mache einen Menschen «demütig, gottesfürchtig und sozial gesinnt». Die Heilkunst ist insofern eine propädeutische Wissenschaft, als sie mit ihren Beziehungen zu Ethik wie Hygiene die Wege zur Weisheit weist. Darüber hinaus könnten alle Wissenschaften, und in Sonderheit die Medizin, zu einem tieferen Verständnis der Thora beitragen.

Was seine medizinischen Quellen angeht, so betont Maimonides in seinem *Kommentar zu den Aphorismen des Hippokrates* ausdrücklich, daß er sich grundsätzlich auf die Physiologie und Pathologie des Galen stütze. Im einzelnen geht er jedoch an zahlreichen Stellen über die Erklärungen Galens hinaus, und an Hippokrates hat er zu monieren, er habe aus zu wenig Beobachtungen allgemeine Gesetzmäßigkeiten abgeleitet. Eigenständigkeit verrät auch das im Mittelalter wohl verbreitetste Werk, die *Medizinischen Aphorismen*. Es handelt sich um rund 1500 Aphorismen, die nach thematischen Gesichtspunkten in 25 Kapitel eingeteilt sind. Sie behandeln neben Anatomie und Physiologie die Allgemeine Pathologie, die Zeichenlehre, eine allgemeine und spezielle Therapie, von der Diätetik bis zur Arzneimittellehre.

Die Aufgaben der Heilkunst, so schreibt er, können nur sinnvoll durchgeführt werden, wenn Arzt und Patient in ein rechtes Verhältnis gekommen sind und beide den Bezug zu einem übergeordneten Ziel des Lebens gefunden haben. Körperliche Gesundheit steht in einem sehr konkreten Konnex zur geistigen Haltung, wie auch Arzt und Patient in einer gemeinschaftlichen Verantwortung gesehen werden. «Der Arzt ist daher verpflichtet, die Art des nutzbringenden Verhaltens anzugeben.»[2] Auf der anderen Seite hat aber der Patient «die freie Wahl, die ärztlichen Anordnungen zu befolgen oder zu unterlassen». Damit wird auch und gerade dem Kranken die Rolle des mündigen Partners zugesprochen. Auf diese Weise stehen Arzt und Patient im vollen personalen Gleichgewicht.

So sehr Maimonides körperliche Gesundheit und geistige Haltung aufeinander bezieht, so trennt er doch deutlich Aufgaben und Methoden von Medizin und Religion: «Der Unterschied zwischen den Geboten der Religion und den Verordnungen der Ärzte besteht also darin, daß die Religion befiehlt, das zu tun, was im Jenseits nützt, und dazu zwingt und verbietet, das (zu tun,) was im Jenseits schadet und dafür bestraft. Die Medizin aber weist nur hin auf das Nützliche, sie warnt vor dem Schädlichen, zwingt aber nicht und straft nicht.»[3] Die Entscheidung über die Anwendung ärztlicher Verordnungen bleibt allein dem Patienten überlassen.

Weil vom Ursprung seines Daseins her kein Mensch tugendhaft oder lasterhaft ist, jeder vielmehr von Natur aus lediglich die Anlage zu einer Tugend oder zum Laster hat, kommt zunächst alles darauf an, «daß dem Menschen bei allen seinen Handlungen die freie Wahl gelassen wird». Da der Mensch aber gleichwohl die freie Wahl nur in Grenzen hat und Gutes oder Böses nach seinem Gutdünken tun kann, ist es notwendig, daß man ihn nach den Geboten Gottes leite. Die Lehre Gottes nun «zielt dahin, daß der nach der Natur gebildete Mensch in der Mittelstraße wandle, das, was er hat, genieße, mäßig esse, mäßig trinke, wo es erlaubt ist, mäßig beiwohne, in angebauten Ländern nach Gerechtigkeit und Billigkeit lebe. Die Lehre sagt aber nicht, daß er in Wüsten und Gebirgen seinen Wohnsitz nehmen, ein aus grober Wolle und Haaren verfertigtes Gewand ankleiden, oder sonst seinen Körper martern soll.»[4] Die Gesundheit des Leibes allein macht noch nicht tugendhaft. Es kommt vielmehr darauf an, die «Gesundheitsumstände» gezielt als Mittel zur sittlichen Vollkommenheit einzusetzen.

IV. Theorie der Lebensordnung und Praxis der Lebensführung

Die Erhaltung der Gesundheit ist bei Maimonides eine prinzipielle Forderung der jüdischen Religion. Seine Theorie der Lebensordnung nun hat er in die Form eines Sendschreibens gekleidet, das an den Sultan Al-Malik al-Afḍal von Damaskus gerichtet war, in der berühmten *Maqāla fi' l-tadbīr aṣ-ṣiḥḥa al-Afḍalīya*. Maimonides will seine Gesundheitslehre aber nicht nur als ein theoretisches Lehrbuch verstanden wissen; er hat sie gedacht zum persönlichen Gebrauch, zur praktischen Lebensführung im Alltag.

In seiner «Gesundheitsanleitung» geht Maimonides auf die Einzelheiten dieser Lebensführung ein. Man achte stets auf die Stärkung der natürlichen Kraft durch die Speise und ebenso auf eine Stärkung der seelischen Kräfte durch die Wohlgerüche. «Ebenso dienen der Stärkung der animalischen Kraft Musikinstrumente, die Unterhaltung des Patienten mit heiteren Erzählungen, die seine Seele erfreuen, seine Brust weiten, ferner die Darbietung von Geschichten, die ihn zerstreuen und erheitern. Alles dies ist notwendig bei jeder Krankheit, wenn der Arzt abwesend ist; man bestimme eben die Dinge, wie es gerade erforderlich ist.» Wenn eine Therapie allein durch Verordnen von Speisen möglich ist, so behandle man ohne jedes Medikament. Wenn es nicht ohne Behandlung mit spezifischen Arzneimitteln geht, so beginne man mit dem schwächsten Mittel. «Solange man die Behandlung mit einem einfachen Mittel ermöglichen kann, behandle man nicht mit einem zusammengesetzten, wenn es aber nicht ohne Zusammensetzung geht, so behandle man mit dem Mittel, das am wenigsten zusammengesetzt ist. Man nehme seine Zuflucht zu den komplexen Mitteln nur in der dringendsten Not.» Man wage sich nicht an zu starke Drogen; man sei nicht so unsinnig, viele Heilmittel zu nehmen, man beschränke sich auf die schwächste Form der Behandlung und gewöhne sich daran wie eine zweite Natur. «Das ist das Maß, das wir empfehlen wollten hinsichtlich dieser Sachlage.»[5]

Maimonides hebt alsdann heraus, daß er sich in seinen Empfehlungen an die anerkannten Regeln der Autoritäten halte, so besonders an die *Aphorismen* des Hippokrates. Die Sorge um die Gesundheit sei dem Menschen keine natürliche Sache: «Würde der Mensch auf sich selbst so achtgeben, wie er auf sein Tier achtet, auf dem er reitet, so würde er vor vielen ernsten Krankheiten verschont bleiben.»[6] Mit seinem Körper geht er leider um, ohne auf seine Pflege zu achten, die doch zu einer zweiten Natur werden sollte. «Aus alledem geht hervor, daß der Mensch in jedem Zustand und zu jeder Zeit der Anleitung des Arztes bedarf.» Nur dumme Menschen seien der Ansicht, man könne sich den Arzt für den Krankheitsfall aufsparen. Aber auch innerhalb der Heilkunst sei es evident, daß es keine absoluten Gesetze gebe, daß vielmehr jeder Zustand eine individuelle Berücksichtigung verlange, insbesondere im Hinblick auf die allgemeine Gesundheitspflege, die dann im einzelnen nach folgendem Schema der «Res non naturales» abgehandelt wird.

Von der Umwelt: Aus der Idee des «natürlichen Pneumas» erwächst die Forderung nach sauberer Luft und klarem Wasser. Der Gesunde wie der Kranke sind abhängig von den «feinen Dünsten», die der Organismus aus seiner Umgebung aufnimmt.[7] Hier orientiert sich Maimonides weitgehend an der Hippokratischen Schrift *Von der Umwelt*, die von dem arabischen Arztphilosophen ausgiebig zitiert und modifiziert wurde.

Essen und Trinken: Alle großen Ärzte geboten, das Essen zu beenden, solange man noch Appetit hat. Eine zu reiche Mahlzeit wirkt auf den Körper wie ein Gift und ist die Hauptursache vieler Krankheiten. Darum ißt der Weise nicht wie der Hund oder Esel alles, was der Gaumen begehrt.[8] Man esse nie, bis der Bauch voll ist, begnüge sich vielmehr mit einem Viertel weniger als bis zur vollen Sättigung.

Bewegung und Ruhe bilden den Rhythmus des Alltags. «Es gibt keine Sache, die das Training übertrifft. Durch Übungen kommt die Zirkulation der Körpersäfte ins Rollen, und alle Schlacken werden entfernt. In der Bewegungslosigkeit aber erstickt der Stoffwechsel, und die Schlacken stauen sich.»[9] Bei täglicher Gymnastik würden nicht nur die Glieder erwärmt, sondern auch der Geist frischer. «So lange der Mensch Gymnastik treibt, körperlich viel arbeitet, nicht ganz satt ist und leichten Stuhlgang hat, stellen sich keine Krankheiten ein.»[10]

Schlafen und Wachen: Von den 24 Stunden hat der Mensch ein Drittel zu schlafen. In den *Responsen* heißt es: «Ärzte und Philosophen berichten, daß der bei langsam gedämpften Saitenspiel eingeleitete Schlaf ein erholsamer ist, der auch auf die Seelenkräfte günstigen Einfluß hat, indem er Charaktereigenschaften verbessert und eine bessere Beherrschung der körperlichen Funktionen bewirkt.»[11] Man schlafe nie unmittelbar nach dem Essen, warte vielmehr drei bis vier Stunden. Man schlafe auch niemals am Tage.

Excreta und Secreta (Ausscheidungen und Absonderungen): Neben der Verdauung und einem geregelten Stuhlgang wird besonders auf Baderegeln und die Sexualhygiene verwiesen. Man solle alle drei Tage ein Bad nehmen und täglich – mit anschließender Massage – Gymnastik treiben. Maimonides begrüßt einen nur gemäßigten Geschlechtsverkehr,[12] da der Körper bei jedem Akt «lebenswichtige Säfte» verliert und damit an «Lebenskraft» einbüßt. Deshalb wird auch die Beschneidung befürwortet, weil sie «die Erektionskraft schwächt und die Sinnenlust mindert». Im *Führer der Unschlüssigen* heißt es: «Auch die Reinigung der Gewänder, das Baden des Körpers und die Reinigung vom Schweiße gehören zu den Zielen des Gesetzes, stehen jedoch hinter der Reinheit des Herzens von unlauteren Gesinnungen und schlechten Sitten zurück.» Als die wichtigste Aufgabe der Gesundheitslehre aber nennt Maimonides die Regelung der Affekte und Emotionen.

Beherrschung der Leidenschaften: Maimonides beschreibt «das richtige Verhalten der Menschen untereinander» sehr konkret am Benehmen des gebildeten Menschen, «seiner Art des Essens und Trinkens, seines Verhaltens beim Beischlaf, beim Verrichten einer Notdurft, bei seiner Unterhaltung, seiner Kleidung, seinem Gang, seiner Haushaltsführung und seinem Umgang mit Menschen».[13] Ein tüchtiger Arzt soll daher keine Behandlung durchführen, ehe er nicht durch eine psychische Kur alle Emotionen beseitigt hat. «Der Arzt trachte danach, daß jeder Kranke stets ebenso wie jeder Gesunde heiteren Gemüts sei, und daß von ihm die seelischen Affekte genommen werden, die einen psychischen Kampf verursachen, denn damit behauptet sich auch die Gesundheit des Gesunden.» Die Aufgaben der Seelenkräfte des Menschen werden in der *Abhandlung* noch einmal zusammengefaßt: «... seine Absicht bei Essen, Trinken, Beiwohnen, Schlafen, Wachen und Ruhen soll sich einzig und allein auf die Gesundheit des Körpers beziehen. Mit der Gesundheit soll er dahin zielen, daß die Seele ihre Werkzeuge gesund und vollkommen finde, um Wissenschaften erlernen zu können, und die Sitten- und Verstandestugenden zu erwerben, damit er den obgedachten Zweck erreiche.»[14]

V. Nachwirkung

Als «RAMBAM» – nach den Anfangsbuchstaben seines hebräischen Namens – ist Maimonides in die mittelalterliche Philosophiegeschichte eingegangen. Seinen Zeitgenossen bereits galt sein System als die reife Synthese zwischen Glauben und Denken, da es den traditionellen Aristotelismus mit der biblischen Religion zu versöhnen vermochte. Als «Adler der Synagoge» wurde er zum Prototyp der jüdischen Philosophie im abendländischen Mittelalter.

Der zeitgenössische arabische Arzt und Dichter Al-Said ibn Sīnā al-Mulūk (1156–1212) soll von Maimonides gesagt haben: «Galen heilte den Körper allein, Abū Amrām aber den Leib und den Geist zugleich.» Und in seiner Ärztebiographie schreibt Ibn Abī Uṣaibi'a: «Er war einzig in seiner Zeit auf dem Gebiete der theoretischen und praktischen Medizin.»

Als «Rabbi Moyses» erscheint Maimonides im hohen Mittelalter als einer der großen Autoritäten vor allem bei Albertus Magnus. Erste Spuren des *Führers der Unschlüssigen*, des «dux neutrorum», lassen sich bereits bei Wilhelm von Auvergne nachweisen. Die *Diätetik* (Regimen) wird des öfteren von Henri de Mondeville erwähnt. Als Modell einer Verbindung von Wissenschaft und Religion hatte der «dux neutrorum» Einfluß auf Leibniz, auf Moses Mendelssohn, besonders aber auf das ethische System von Spinoza, der sich vor allem in seinem *Tractatus theologico-politicus* auch kritisch mit Maimonides auseinandersetzt.

Moderne Wissenschaftshistoriker wie Süssmann Muntner (1973) haben aus den Schriften des Maimonides die Forderung nach experimenteller Forschung herausgelesen und ihn als einen Vorläufer von Roger Bacon, Giordano Bruno oder gar Francis Bacon hingestellt. Demgegenüber muß betont werden, daß Maimonides in allen wesentlichen Lebensfragen ein Kind seiner Zeit war, daß er aber den Zeitgeist in exemplarischer Weise repräsentiert und in diesem Sinne als «Klassiker der Medizin» zu gelten hat.

Hingewiesen sei schließlich auf das «Morgengebet eines Arztes», das, stilisiert zum «Gelöbnis des Arztes», als «Eid des Maimonides» in Konkurrenz zum Hippokratischen Eid trat. Dieses Gelöbnis, das nach neueren Forschungen nicht von Maimonides stammt, wurde erstmals 1783 in der aufgeklärten Zeitschrift *Deutsches Museum* unter der Überschrift «Tägliches Gebet eines Arztes, bevor er seine Kranken besucht» veröffentlicht und trug den Untertitel: «aus der hebräischen Handschrift eines berühmten jüdischen Arztes in Egypten aus dem zwölften Jahrhundert.» Es stammt von dem Berliner Arzt Marcus Herz (1747–1803), wurde 1790 von Isaac Euchel ins Hebräische übersetzt und erlangte – wie über 50 Stellen der Maimonides-Literatur belegen – Weltruhm.

Der Text lautet: «Laß mich beseelen die Liebe zur Kunst und zu Deinen Geschöpfen. Gib es nicht zu, daß Durst nach Gewinn, Haschen nach Ruhm oder Ansehen sich in meinen Betrieb mische, denn diese Feinde der Wahrheit und Menschenliebe können leicht mich täuschen und der hohen Bestimmung, Deinen Kindern wohl zu tun, entrücken. – Stärke die Kraft meines Herzens, damit es gleich bereit sei, dem Armen und Reichen, dem Guten und Schlechten, dem Freund und dem Feind zu dienen. – Laß im Leiden mich stets nur den Menschen sehen; möge mein Geist am Lager des Kranken stets Herr seiner selbst bleiben und kein fremder Gedanke ihn zerstreuen, damit alles, was Erfahrung und Forschung ihn lehrten, ihm stets gegenwärtig sei; denn groß und selig ist die sinnende Forschung in der Stille, die der Geschöpfe Wohl erhalten soll. – Verleihe meinen Kranken Zutrauen zu mir und meiner Kunst, sowie Befolgung meiner Vorschriften und Weisungen. – Verbanne von ihrem Lager alle Quaksalber und das Heer ratgebender Verwandter und überweiser Wärterinnen, denn es ist ein grausam Volk, das aus Eitelkeit die besten Absichten der Kunst vereitelt und Deine Geschöpfe oft dem Tode zuführt. – Wenn Unkundige mich tadeln und verspotten, so möge die Liebe zur Kunst wie einen Panzer meinen Geist unverwundbar machen, damit er, auf Ruf, Alter und Ansehen seiner Feinde nicht achtend, beim Wahren verharre. – Verleih, Gott, mir Milde und Geduld mit verletzenden und eigensinnigen Kranken, gib mir Mäßigung in allem, nur nicht in der Erkenntnis; in dieser lasse mich unersättlich sein, und fern bleibe mir der Gedanke, daß ich alles wüßte und könnte. Gib mir Kraft, Muße und Gelegenheit, mein Wissen stets mehr und mehr zu erweitern; mein Geist kann heute Irrtümer in seinem Wissen erkennen und entdecken, die er gestern nicht ahnte: Die Kunst ist groß, aber auch des Menschen Verstand dringt immer weiter.»

Der dem Maimonides lediglich zugeschriebene Text aus dem Geist der jüdischen Aufklärung des ausgehenden 18. Jahrhunderts gibt gleichwohl eindrucksvoll die Gesinnung des von hippokratischem Denken wie jüdischem Glauben geprägten historischen Maimonides wieder, der in seinem *Regimen Sanitatis*, dem Sendschreiben an den Sultan Al-Afḍal, seiner Überzeugung darüber Ausdruck gegeben hatte, «daß der Mensch der Anleitung des Arztes bedarf in jedem Zustand und zu jeder Zeit. Zur Zeit der Krankheit allerdings ist der Bedarf nach dem Arzt erhöht und sein Nichtvorhandensein kann Lebensgefahr bedeuten.»[15] Abermals wird an dieser Stelle betont, daß das Tätigkeitsgebiet eines Arztes ein dreifaches sei, nämlich: 1. «die vorhandene Gesundheit zu erhalten und vorzubeugen, daß sie nicht verloren gehe»; 2. die beratende Anleitung und ärztliche Behandlung der Kranken, und 3. die Anleitung derjenigen, «die zwar nicht völlig gesund sind, aber auch nicht krank, wie die Anleitung der Rekonvaleszenten, die noch nicht völlig genesen sind, sowie die Anleitung der Greise».

Jörn Henning Wolf

GIROLAMO FRACASTORO
(ca. 1478–1553)

I. Persönlichkeit und Lebenswelt

Fracastoro verkörpert eine außergewöhnliche Erscheinung der Medizingeschichte. Bewundernswerte wie merkwürdige Züge treten nicht nur bei historisch oberflächlicher Betrachtung der Persönlichkeit hervor, sondern Staunen und Befremden zugleich löst auch die eingehendere Beschäftigung mit der Gestalt des in Oberitalien hauptsächlich im frühen bis mittleren Cinquecento wirkenden Veroneser Arztes aus. Der zwiespältige Eindruck, den sein Tun und Können vor allem in handlungsethischer und erkenntnisproduktiver Hinsicht hinterläßt, ergibt sich aus dem offensichtlichen Kontrast zwischen Fracastoros eher leidenschaftslos wirkendem Berufsengagement und statt dessen hingebungsvollem Literatentum auf der einen Seite und seiner gedanklich forschenden Energie, seinem eigenständigen Naturverständnis sowie dem tatsächlichen, durch Anschauung und gezielte Beobachtung untermauerten Erkenntnisfortschritt auf der anderen Seite, den er in einem bestimmten medizinischen Problemfeld erzielt.

Zur Illustration der Eingangscharakteristik, die in der Persönlichkeitsstruktur Fracastoros den Vorrang der noetischen und poetischen Neigung und Schaffenskraft vor der pragmatischen Willensintention betont und durch die Akzentuierung dieser Präferenz zugleich die Ambivalenz im historischen Erscheinungsbild erklärt, lassen wir zunächst im Streiflicht eine Facette der Lebenswelt des Arztes Fracastoro aufscheinen und versetzen uns in das zweite Jahrzehnt des 16. Jahrhunderts.

Im Bewußtsein der Menschen in Oberitalien, vor allem der Bevölkerung in den westlichen Regionen der Republik Venedig, ist vermutlich die Erinnerung an das fatale Geschehen vom 14. Mai des Jahres 1509 noch wach: die Schlacht von Agnadello, die Venedig gegen die Truppen der Liga von Cambrai verlor, ein Ereignis während der vielen Kriege, in die sich seinerzeit die rivalisierenden Mächte Frankreich und das spanisch-habsburgische Kaiserreich in ihrem Verlangen nach Hegemonie auf dem Kontinent und darüber hinaus nach Weltherrschaft stürzen, wechselnd unterstützt von Kampfbündnissen mit dem Papst und mit Venedig.[1] Fracastoro, der als Freund und Arzt den Heerführer Bartolomeo d'Alviani begleitet hat, ist nach dessen Niederlage und Gefangennahme sowie auf die Nachricht vom Tod seines Vaters hin in die Heimatstadt Verona zurückgekehrt.[2] Die Menschen hier leiden, wie überall die Bewohner

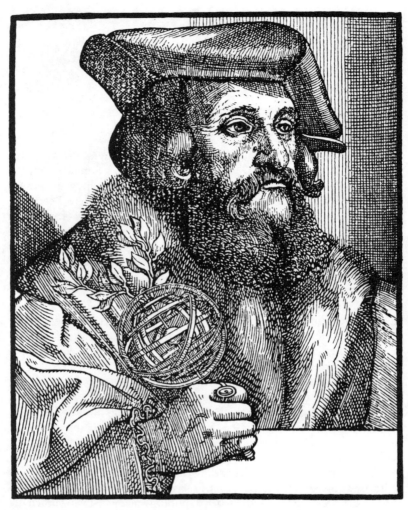

Girolamo Fracastoro (ca. 1478–1553)

monatelang belagerter und verwüsteter Städte, nicht nur unter entsetzlichem Hunger, sondern sind auch vermehrt der Ansteckungsgefahr ausgesetzt, durch grassierende Infektionskrankheiten wie Flecktyphus, Ruhr oder andere Epidemien. Daß ebenfalls die Pest, obschon mit größeren Intervallen, nach wie vor auftritt, in begrenzten Seuchenzügen mehrere Gebiete Italiens erneut heimgesucht und auch in Verona 1511 gewütet hat[3], erhöht das Potential der Lebensbedrohung für die Bevölkerung gewaltig. Es verlangt anhaltende medizinische Vorsorge und steigert den Bedarf an ärztlicher Hilfeleistung fast unermeßlich.

Eine Krankheit jedoch erregt zu Lebzeiten Fracastoros die Aufmerksamkeit der Menschen in weiten Teilen Italiens und des gesamten Kontinents ganz besonders, seit sie 1495 im Raum Neapel aufgetaucht ist und sich auszubreiten begonnen hat. Allein die Vielzahl der damals aufkommenden Bezeichnungen für die Seuche, unter denen der vordergründig auf den Ausgangspunkt der Epidemie zielende Name «Franzosenübel» («Malfranzos» oder «Morbus gallicus») dominiert, sind Zeugnis dafür, daß die Krankheit[4] von den meisten Menschen im alten Europa an der Wende vom 15. zum 16. Jahrhundert als eine unheimliche Neuigkeit erlebt wird.

Wo – so fragen wir uns angesichts der geschilderten Ereignisse – finden wir den Arzt Fracastoro in diesem Geschehen? Was unternimmt er als einer der fachkundigen Ratgeber zur Verhütung von Seuchenausbruch und Massensterben in der Stadt und zur Versorgung der von Ansteckung und Erkrankung betroffenen Einwohner? Die Antwort: Wir wissen so gut wie nichts darüber. Aber wir wissen demgegenüber aus authentischer Quelle,[5] daß Fracastoro keineswegs selten den Vorgängen, zumal in den Folgejahren anhaltender Gesundheitsbedrohung der Bevölkerung, den Rücken kehrt. Wie allzuoft Ärzte in Pestzeiten, entzieht er sich aus Furcht vor Ansteckung[6] zugleich dem Anblick von Kranken, Sterbenden und ihrem Leiden. Fracastoro sucht statt dessen die Idylle seines Landsitzes an den Abhängen des Monte Baldo, einige Wegstunden von Verona entfernt. Dort, in der auch von befreundeten Augenzeugen als paradiesisch empfundenen Landschaft zwischen der Etsch und dem Gardasee, hält sich der Arzt oftmals wochenlang auf, gönnt sich beschauliche Distanz von der Unruhe der Stadt und der Anstrengung des ärztlichen Dienstes, gibt sich leidenschaftlich der Sternbeobachtung hin oder seiner Lieblingsbeschäftigung, der Schaffung von Dichtwerken, widmet sich der literarischen Gestaltung seiner von endlos wißbegieriger Lektüre angeregten theoretischen Studien und Diskurse über astronomische, naturphilosophische, poetologische oder medizinische Gegenstände, erörtert im Gespräch mit Gleichgesinnten musische, weltanschauliche und wissenschaftsdogmatische Fragen oder pflegt die geistreiche Unterhaltung. Ungezählte Stunden solcher Aufenthalte an dem vom Praxisalltag entrückten Ort verwendet Fracastoro unter anderem darauf, sich im Verlauf von nicht weniger als eineinhalb Jahrzehnten dem Thema zu verschreiben, welches das Erforschungsbemühen der Ärzte seines Zeitalters herausfordert: die neue Volkskrankheit des «Malfranzos». Aber Fracastoro tut dies nicht in Form einer artgerechten epidemiologischen oder klinischen Abhandlung, sondern in einer unverwechselbaren Weise, indem er seine Ansichten über Ursache und Verbreitung der Seuche sowie alles das, was er über die Symptome und die Behandlungsmöglichkeiten der Erkrankung weiß, in ein stilistisch elegantes, den sachgebundenen Stoff phantasievoll anreicherndes Sprachgewand kleidet.

Die Frage nach dem Motiv läßt den Gedanken aufkommen, Fracastoro habe in erster Linie die Lust am eigenen poetischen Können und vielleicht der erhoffte Beifall im Kreis der Dichterfreunde dazu angespornt, in einer Versdichtung – nach dem erhabenen Vorbild Vergils – einen so prosaischen Gegenstand wie die Lues zu schildern, zumal der Arzt in ihm das erschreckende Erscheinungsbild sowie den Leib und Leben des Erkrankten gefährdenden Leidensverlauf kannte, in dessen schicksalhaftem Angesicht niemand wohl auf die Idee gekommen wäre, nach der Stimme des Dichters und nach einem sprachlichen Kunstwerk über die Krankheit zu verlangen. Eine andere traditionelle Absicht, die Fracastoro zu seinem Epos über den Morbus gallicus beflügelt hat, liegt ebenfalls nahe. Ihm schwebte offenbar vor, durch Ersinnen einer den fachlichen Aussagekern umrankenden Fabel und durch die artifizielle Versform des Lehrgedichtes den medizinischen Sachverhalt möglichst plausibel und einprägsam dem gebildeten Publikum zu vermitteln. Fehlen auch für einen derartigen Vorsatz und Effekt die Beweise, so ist Fracastoro unverhofft aus heutiger Sicht zumindest zweierlei gelungen: Seine von dem erfundenen Namen Syphilus nach römischem Muster abgeleitete Wortschöpfung «Syphilis»[7] hat sich zum einen bis in die Gegenwart als gleichberechtigte Krankheitsbezeichnung neben dem umständlicheren Ausdruck «Lues venerea» und der deshalb unkorrekt geläufigen Kurzform «Lues» erhalten und gegen hunderte von zeitgenössischen landessprachlichen Krankheitsbenennungen als formal atypischer Terminus durchgesetzt. Die hohe dichterische Qualität zum anderen, die diesem mit 1346 Hexametern groß angelegten berühmtesten medizinischen Beispiel innerhalb der literarischen Gattung seit je klassischen Rang sichert, vermag zwar den Autor von dem angesichts berufsethischer Maximen denkbaren Vorwurf nicht zu befreien, er habe die vom poetischen Schaffen absorbierten physischen wie inspirativen Kräfte seinem ärztlichen Auftrag entzogen und die in das Dichtwerk investierte Zeit den Patienten vorenthalten. Aber ein solches Urteil respektiert nur ungenügend das geistesgeschichtliche Klima und die biographischen Bedingungen, unter denen sich Fracastoros Persönlichkeit entwickelt und seine Mentalität in einer Weise geformt hat, daß wir in ihm weniger den tatkräftigen Arzt als vielmehr den kontemplativen Gelehrten, erst recht nicht den leidenschaftlich von seinem Beruf besessenen Arzt vom Schlage eines Paracelsus erblicken, sondern in erster Linie den Mann der Muße, der Strapazen und Konflikten aus dem Wege ging.

II. Äußerer Werdegang und geistige Entwicklung

Girolamo Fracastoro, in latinisierter Namensfassung Hieronymus Fracastorius, entstammt einer Veroneser Patrizierfamilie, deren väterliche Vorfahren seit mehreren Generationen in der Stadt ansässig waren.[8] Als sechster Sohn des hochangesehenen Paolo Fillipo Fracastoro und seiner aus Vicenza gebürtigen Frau Camilla Moscarelli kam Girolamo in Verona zur Welt. Angesichts der Herkunft aus einer gehobenen Bürgerschicht und der geordneten Lebensverhältnisse, unter denen Fracastoros Dasein begann, überrascht es, daß weder Tag noch Jahr seiner Geburt eindeutig überliefert sind. Das in der neueren Forschungsliteratur überwiegend genannte Geburtsjahr 1478 ist nicht gesichert.[9]

Zwei vielleicht später zur Legende verdichtete Ereignisse in Fracastoros ersten Lebensjahren fanden ältere Biographen erwähnenswert:[10] So mußten anscheinend bei dem aufgrund einer Mißbildung mit verschlossenem Mund geborenen Kind die zusammengewachsenen Lippen durch einen chirurgischen Eingriff getrennt werden. Spuren davon lassen sich auf den in reiferen Jahren entstandenen Bildnissen Fracastoros nicht entdecken, deren zeittypische Darstellungsweise allerdings die individuelle Physiognomie zu idealisieren neigt. Verschont blieb indessen der Knabe auf den Armen der Mutter, als ein Blitzschlag sie, nach familiärer Überlieferung, lebensgefährlich traf. Ihr bald darauf folgender Tod ließ den Sohn unter der alleinigen Obhut des Vaters gemeinsam mit drei Schwestern und drei Brüdern aufwachsen. Die häusliche Erziehung und der Unterricht, der dem jungen Fracastoro, sei es privat, sei es in einer der aus Guarinos einstigem Reformwerk in Verona hervorgegangenen Schule,[11] zuteil geworden war, haben es offenbar vermocht, in dem Heranwachsenden nicht nur Verständnis für die Erscheinungen der natürlichen Welt, sondern auch einen Sinn für die Gestaltung literarischer Stoffe zu wecken, das in ihm aufbrechende Verlangen nach einem universell ausgerichteten Wissen zu fördern und ihn gleichermaßen mit dem elementaren Bildungsgut des Zeitalters, insbesondere mit dem ideellen Gehalt und der moralischen Bedeutung klassischer Werke der Antike vertraut werden zu lassen.

Die Fracastoro so im Milieu des Elternhauses wie auch durch die lokale Pflege neuzeitlicher Bildung eröffnete Gedankenwelt des Humanismus, welche als orientierendes Grundmuster nicht nur seine Mentalitätsentwicklung geprägt, sondern auch seine spätere Denkweise geformt, sein ethisches Verhalten und seine geistigen Wertschätzungen bestimmt wie auch das wissenschaftliche Blickfeld des künftigen Forschers erschlossen und nicht zuletzt sein literarisch künstlerisches Schaffen inauguriert hat, begann er – seit den früheren neunziger Jahren am Paduaner Gymnasium immatrikuliert – durch die an den Universitäten damals vorwiegend der Tradition verpflichteten Lehrinhalte eines Hochschulstudiums zu ergänzen. Die in Padua ansässige Hohe Schule war seinerzeit nicht nur für einen Veroneser Bürgerssohn wie für alle Landsleute die Universität der Wahl, sondern sie zählte auch unter den ältesten profanen Einrichtungen des akademischen Unterrichts in Europa zu den ehrwürdigen Stätten der abendländischen Bildungsgeschichte.

Obgleich Fracastoro von seinem Vater dem aus Veroneser Tagen befreundeten Girolamo della Torre anvertraut worden war, der zu den führenden Professoren der medizinischen Fakultät zählte, ließ er sich jedoch vom Haupt der Familie, in der er Gastrecht genoß und häufig verkehrte, bei seiner Studienwahl nicht beeinflussen. Vielmehr entschloß er sich zu einem Studium der Mathematik und Astronomie wie auch der Philosophie, beschäftigte sich also anfänglich mit Wissensgebieten, die in der Fächersystematik der modernen Universität den zumeist getrennten Bereichen der Naturwissenschaften und der Philosophie angehören. Zur Zeit, als Fracastoro in Padua studierte, hatten indes Mathematik und Astronomie erst allmählich in jenem für die Geschichte der theoretischen und der beschreibenden Naturwissenschaften bedeutsamen Verselbständigungsprozeß den Rang autonomer Universitätsdisziplinen erlangt, ein Vorgang, der durch die Evidenz der realen und mathematisch faßbaren Phänomene, wie zum Beispiel die Bewegungen der Gestirne auf naturgesetzlichen Bahnen, Überzeugungs- und Antriebskräfte entfaltet hatte. Und gerade von diesen Himmelserscheinungen mit ihren vielfältigen astronomisch-astrologischen Erklärungsmöglichkeiten war Fracastoro zeitlebens fasziniert. So wurde die Astronomie für den heranreifenden Wissenschaftler ein Gebiet, das ihn nicht nur zu unermüdlicher und systematischer Sternbeobachtung verleitete, sondern darüber hinaus verlockte, die Sphäre dieser und auch anderer sichtbarer Naturerscheinungen gedanklich zu durchdringen, um die ihnen zugrundeliegenden Gesetzmäßigkeiten zu erforschen.

Neben den für Fracastoro neuartigen Wissensgebieten knüpft seine Neigung zur Philosophie an die humanistische Propädeutik an, die ihn zuvor mit dem antiken Denken und seinem Wiederaufleben in Berührung gebracht hatte. Während des Universitätsstudiums jedoch war es vor allem die starke persönliche Ausstrahlung akademischer Lehrer, die sein Interesse für philosophische Fragen belebte und weiter entfaltete.

Unter den Professoren, denen Fracastoro im Verlauf seines Hochschulstudiums begegnete, übte Pietro Pomponazzi[12] offenbar den stärksten Einfluß aus. Dieser wirkte während der gesamten Zeit, die Fracastoro als Student und später als Dozent in Padua verlebte, mit Ausnahme der Jahre zwischen 1496 und 1499, an der Seite und – nach dessen Tod – als Nachfolger seines Lehrers Nicoletto Vernia in der Artistenfakultät. Im Rahmen der die akademischen Kollegs damals beherrschenden Auseinandersetzung mit den großen Systemen der griechischen Philosophen und deren abendländischen Interpreten vertrat Pomponazzi einen am spätantiken Kommentar Alexanders von Aphrodisias orientierten Aristotelismus Paduaner Prägung.[13] Treten Pomponazzis philosophische Lehren für uns greifbar erst in seiner 1516 verfaßten und im Todesjahr 1525 veröffentlichten Hauptschrift über das Problem der Unsterblichkeit der Seele zutage,[14] so können wir annehmen, daß er bereits während der neunziger Jahre in Vorlesungen seine die averroistischen Positionen der Vorgänger weiterführende Aristoteles-Interpretation vorgetragen hat. Die sichtlich bei einem Studenten wie Fracastoro jedoch nicht in allem widerspruchslos erfolgte Aufnahme von Pomponazzis Naturphilosophie und seine Auseinandersetzung mit dessen die Trennung von Philosophie und Glaube erneut besiegelnder Theorie der Vergänglichkeit der Seele einschließlich des Intellekts hat Fracastoro zu einem eigenständigen Renaissance-Aristoteliker heranreifen lassen. So legte seine Begegnung mit der Paduaner peripatetischen Tradition des ausgehenden Quattrocento den Keim für Fracastoros empirische Gegebenheiten respektierenden Rationalismus, der zur Überwindung der spätmittelalterlichen scholastischen Aristoteles-Rezeption beitragen sollte.

Wann und aus welchen Beweggründen sich Fracastoro in den folgenden Jahren dem Studium der Medizin zuwandte, wissen wir nicht. Als maßgeblichen Lehrer in der theoretischen Heilkunde können wir Girolamo della Torre vermuten. Das von ihm vermittelte Wissen hatte, wie es dem Geist und den Intentionen des akademischen Unterrichts im Zeitalter der Renaissance entsprach, seinen Angelpunkt ebenfalls in der Rezeption antiker Schriften, und zwar hauptsächlich griechischer Ärzte. Der Bogen wissenschaftlicher Autoritäten, welche damals noch immer den Lehrkanon der Heilkunde beherrschten, spannte sich von den vorsokratischen Denkern und frühen Naturphilosophen über die Häupter der Ärzteschulen im klassischen und hellenistischen Griechenland – Hippokrates von Kos, Herophilos in Alexandria – bis zum großen Synthetiker der Spätantike, dem in Pergamon und Rom wirkenden Galen.

Ob auch der eigenwillige Alessandro Benedetti einen Eindruck auf Fracastoro ausgeübt hat, ist fraglich. Zwar lehrte er während der neunziger Jahre in Padua Anatomie und praktische Medizin, andererseits war er jedoch vielfach unterwegs, unternahm eine mehrjährige Forschungsreise in den östlichen Mittelmeerraum, war als Militärarzt der venezianischen Armee auf einem Kriegszug gegen das Heer des französischen Königs und versah in der Zwischenzeit seine Praxis in Venedig. Benedettis Verdienst als Universitätslehrer beruht in erster Linie darauf, daß er frühzeitig, und zwar ein halbes Jahrhundert, bevor der Vollender der anatomischen Unterrichtsreform Andreas Vesalius die Bühne betrat, im Paduaner Gymnasium turnusmäßige Sektionsveranstaltungen für Studenten und Ärzte einführte und eins der ersten anatomischen Theater der Welt schuf, wenn auch zunächst als provisorische Einrichtung in Form einer mobilen Holzkonstruktion für die gelegentlichen Zergliederungsdemonstrationen.[15] Daß sich Fracastoro die durch unmittelbaren Anschauungsunterricht begünstigten Studienmöglichkeiten am Ort zunutze gemacht und auf diese Weise gründliche Kenntnisse auf anatomischem Gebiet erworben hat, liegt nahe. Offenbar erwies er sich allmählich als so kundig, daß ihm 1502 das Amt eines Conciliarius anatomicus übertragen wurde. Obwohl er im Jahr zuvor eine Tätigkeit als Lektor für Logik aufgenommen hatte, versah er auch diese Aufgabe mit Eifer.

In besonderem Maße förderten Fracastoros Persönlichkeitsentwicklung während des langjährigen Paduaner Aufenthaltes freundschaftliche, über die Studienzeit hinaus fortwirkende Bindungen zu einer Reihe von Kommilitonen; denn sie beflügelten einander durch gemeinsame Vorstellungen und wechselseitige Impulse in ihrem Bildungsstreben. Dabei kam – stärker als dies in der vergleichsweise als Ganzes noch traditionell gebliebenen Institution der europäischen Universität an der Wende vom 15. zum 16. Jahrhundert und ausgeprägter als es in dem nach wie vor auf dem wissenschaftlichen Autoritätsprinzip und auf kanonischen Lehrinhalten beharrenden Lehr- und Studienbetrieb der Fall war – in der Kommunikation der jungen Akademiker verwandter geistiger Vorbildung und Zielsetzung eine ausgesprochen humanistische Mentalität zum Tragen: Nicht allein Belesenheit und Kenntnis überkommener autoritativer Doktrinen, sondern kritische Vernunft, neuartiges Wissen, Forschergeist und poetische Schöpfungskraft spielten im Menschenbild allgemein wie im persönlichen Selbstverständnis der Weggefährten eine ebenbürtige Rolle.

Bei diesem Kreis um Fracastoro handelte es sich um eine Gruppe intellektuell begabter Söhne sozial und kulturell gehobener Herkunft aus privilegierten Familien. Die Bestimmung der damaligen Jugendfreunde zu einem erfolgreichen, durch illustre Stellung gekrönten Lebensweg war das gemeinsame Merkmal der Adepten jener Studia humanitatis. Unter ihnen begegnen Persönlichkeiten wie Gasparo Contarini, der künftige Diplomat mit Kardinalswürde, Mittler zwischen Kaiser und Papst, der öfters auf weltgeschichtlicher Bühne auftrat. Ebenfalls gebürtiger Venezianer war Andrea Navagero, der schließlich Botschafter der Republik Venedig in Spanien und Frankreich war und darüber hinaus ein vielgerühmter lateinischer Dichter. Aus Mantua stammte Giangiacomo Bardulone, der später als Philosoph Ansehen genoß. Die Gebrüder Pomponio und Luca Gaurico erwiesen sich als äußerst kenntnisreiche Astronomen. Giovanni Battista Ramusio, der vorzüglich die griechische Sprache beherrschte und in der antiken Literatur ebenso bewandert war wie in der Kosmographie und Geographie, stieg eines Tages auf zum Sekretär des

Rats der Zehn in Venedig. Engere Freundschaft verband Fracastoro mit den drei ebenfalls in Verona aufgewachsenen Brüdern Marcantonio, Giovanni Battista und Raimondo della Torre,[16] mit denen er im Studienkonvikt ihres Vaters zusammentraf. Marcantonio unterstützte Leonardo da Vinci bei der Schaffung des anatomischen Forschungswerkes. Das Bild der jeweils eine andere imposante Karriere einschlagenden Mitglieder des einstigen Kreises der Studienfreunde läßt rückblickend etwas von dem inspirativen Milieu erahnen, in dem sich Fracastoros vielfältige Entwicklung vorbereitete und vollzog und aus dem er als der naturwissenschaftlich universell Gelehrte, kenntnisreiche Mediziner und zugleich Repräsentant klassischer humanistischer Bildung hervorging.

Die langjährige akademische Studien- und wissenschaftliche Reifezeit an der Universität endete plötzlich, als im Kriegsjahr 1508 bei Ausbruch der Kämpfe zwischen den Ligatruppen und der venezianischen Armee das Paduaner Gymnasium geschlossen wurde. Seinen ursprünglichen Plan, nach Verona zurückzukehren, änderte Fracastoro kurzentschlossen und begab sich nach Friuli, weil der Kondottiere d'Alviani ihn zusammen mit Navagero und Giovanni Cotta an eine auf eigene Initiative errichtete Akademie in Pordenone berufen hatte. Nur wenige Monate dauerte der Aufenthalt der jungen Dichter und Intellektuellen an dem neuen Literatenzentrum, da im Jahr darauf die militärische Pflicht den Mäzen auf den Kriegsschauplatz nötigte. Der Umstand zwang die Musensöhne, ihr fruchtbares dichterisches Schaffen zu unterbrechen. Fracastoro vernahm statt dessen Waffenlärm an der Seite von d'Alviani, bis er den Heerführer und Förderer der Dichtkunst in der Schlacht von Agnadello verlieren sah. Danach kehrte er endgültig in die Vaterstadt zurück.

Fracastoro war ungefähr vierzig Jahre alt, als sein zweiter Veroneser Lebensabschnitt begann. Die Stadt wurde der Ort und Ausgangspunkt seiner praktischen ärztlichen Tätigkeit. Diese bestand im wesentlichen in diagnostischer, prognostischer und therapeutischer Beratung und nahm vor allem Sinnesorgane, Verstand und Gedächtnis des Arztes in Anspruch, während die manchmal weiten und beschwerlichen Wege über die Grenzen Venetiens hinaus zu prominenten Patienten Fracastoro zusätzlich körperlichen Einsatz abverlangten. Aber auch die Bürger Veronas pflegten ihn zu sich zu rufen und am eigenen Wohnsitz zu konsultieren.

Der Ort hingegen, an dem in ländlicher Abgeschiedenheit die schöpferische Muße, das Literaturstudium und die schriftstellerische Tätigkeit sowie die Begegnung mit Dichtern und Gelehrten Fracastoros Tage ausfüllten, war außer dem genannten Landsitz ein zweiter in Malcesine am Gardasee. Diese stillen Refugien haben durch ihre Naturschönheit Fracastoro nicht nur als Stätten geistiger Sammlung und physischer Regeneration gedient, sondern für sein Idealbild humanistischer Lebensführung ebenso essentielle wie für sein Werk kreative Bedeutung gehabt.

Um so erstaunlicher ist die Tatsache: Dieser Arzt, der einen so begrenzten Teil seiner Kraft der Ausübung des Berufes widmete und damit nur in beschränktem Maße über Quellen der ärztlichen Erfahrung verfügte, die sich im Umgang mit dem Kranken und mit dem verschiedenartigen Krankheitsgeschehen ergeben, wurde dennoch als Kundiger gesucht. Der merkwürdige Sachverhalt erklärt sich aus der damaligen methodischen Verfassung der von Universitätsabsolventen betriebenen wissenschaftlichen Medizin, in der noch immer die Empirie im Schatten der Buchgelehrtheit stand und geringere Beweiskraft besaß als der Nachweis der möglichst einem berühmten antiken Autor zukommenden Urheberschaft einer Erkenntnis (auctoritas) sowie deren logischer Schlüssigkeit (ratio). Der Arzt vielmehr, der ein Höchstmaß an Bildung und die Beherrschung der «Scientiae humaniorum literarum» repräsentierte, galt infolgedessen zugleich als ausgezeichneter Mediziner. So wird begreiflich, daß Fracastoros Renommee als Arzt bei seinen Zeitgenossen in Anbetracht des universellen Wissensfundus sogar außergewöhnlich war, zumal in Klerikerkreisen. Als Indiz dafür kann die überlieferte Beziehung zwischen Fracastoro und seinem einstigen Patienten, dem Domherrn Christoph Madruzzo in Trient, gewertet werden, der als Fürstbischof der Konzilsstadt eine mächtige Stellung innehatte und womöglich darauf hinwirkte, daß Papst Paul III. Fracastoro, obwohl dieser bereits im siebten Lebensjahrzehnt stand, dazu bestimmt hatte, dem am 15. Dezember 1545 eröffneten Tridentinum als ärztlicher Betreuer der Legaten beizuwohnen. Der Auftrag, Fracastoros erstmalige ärztliche Mission von offiziellem Charakter, endete im Frühjahr 1547 mit einer zwiespältigen Situation. Aus der Wahrnehmung ärztlicher Für- und Vorsorgepflicht, die wegen einer sich ausbreitenden Typhus-Epidemie in Trient die Empfehlung zum Verlassen der Stadt gebot, erwuchs dem Konzilsarzt unversehens eine heikle Rolle: Er wurde, sei es in eigener Regie, sei es als vorgeschütztes und mißbrauchtes Instrument, zum Promotor jener folgenreichen päpstlichen Entscheidung, die das Konzil vom mühsam erstrittenen Tagungsort im Territorium des kaiserlichen Reiches nach Bologna, auf den Boden Italiens und in den Machtbereich des Papstes verlegte. So verwickelten medizinische Ereignisse in der Ausübung des Amtes den höchste Reputation genießenden ärztlichen Schirmherrn der Konzilsväter unverschuldet in eine religionsgeschichtliche Prozeßwende, die nämlich das Ende der ökumenischen Zusammensetzung und Bewandtnis des bedeutenden Reformkonzils im Zeitalter der Glaubensspaltung herbeiführte. Natürlich konnte Fracastoro die Tragweite seiner seuchenprophylaktischen Maßgabe nicht bewußt werden, sie hätte seinem konfliktscheuen Wesen unerträglich zugesetzt.

Fracastoros Leben endete am 8. August 1553. Wie wenn der Kreis zwischen Geburt und Tod durch Wiederkehr verwandter Symptome erkennbar sich schließen sollte: Er starb, nachdem er einen Schlaganfall erlitten hatte, unter vorzeitigem Verlust der Sprache. Die zeitgenössische Schilderung seiner letzten Lebensstunden läßt das in Fracastoro eng verflochtene Miteinander von Arztberuf und Literatentum noch einmal aufscheinen: Der nicht bei einer medizinischen Verrichtung, sondern in der Welt seiner unermüdlichen Studien vom nahen Tod Überraschte besinnt sich, als Arzt präsent und therapeutisch geistesgegenwärtig, auf ein von ihm selbst erprobtes Mittel, das erkrankte Gehirn hilfreich zu entlasten. Er verlangt, wenn auch nur noch zu einem Handzeichen fähig und überdies – durch den Unverstand seiner Umgebung – vergeblich, ihm einen Schröpfkopf zu setzen.

Als Zeugnisse seines unmittelbaren Wirkens und seiner persönlichen Ausstrahlung können die von Freunden anläßlich des Todes verfaßten Trauergedichte[17] gelten. Zeichen der öffentlichen Anerkennung sind die in Padua und Verona an repräsentativem Ort errichteten Bildnisse.[18]

III. Das literarische Werk

Schlägt man die von Weggefährten und geistigen Nachfahren besorgte Werkausgabe auf, die unter dem etwas anmaßenden Titel *Opera omnia*[19] 1555 die Reihe der auf Fracastoros Tod folgenden Editionen der zweiten Jahrhunderthälfte eröffnete,[20] so wird man im Inhaltsverzeichnis ein getreues Spiegelbild der Fracastoro kennzeichnenden thematischen Interessenvielfalt erblicken: Den insgesamt acht wissenschaftlichen Prosaschriften stehen drei teils umfangreiche Versdichtungen gegenüber, eingeschlossen das Lehrgedicht über die Syphilis; unter den gelehrten Prosatexten beschäftigen sich allenfalls drei Abhandlungen mit medizinischen Gegenständen im engeren Sinne, andere zum Beispiel mit Problemen aus den Gebieten Astronomie, Dichtungstheorie, Naturphilosophie oder Psychologie. Das angedeutete Spektrum reflektiert aber auch Fracastoros Selbstbewußtsein, auf all den Wissensgebieten über ein Gedankengut zu verfügen, das er nicht nur der Mitteilung an ein universell gebildetes Lesepublikum, sondern auch einer Darstellung in sorgfältig verfaßter Textgestalt für würdig erachtete.

Folgen wir in unserer kurzen, nur bei den medizinischen Abhandlungen etwas ausführlicheren Inhaltscharakteristik der Schriften nicht der Entstehungschronologie, sondern der in den Juntinen des Cinquecento getroffenen Anordnung, so ist an erster Stelle der astronomische Traktat *Homocentrica sive de stellis* zu nennen. Mit einer Vorrede an Papst Paul III. versehen, in welcher der Verfasser der anregenden Förderung seines Mäzens, des Veroneser Bischofs Giovanni Matteo Giberti, wie auch einiger Erkenntnisse gedenkt, die er dem befreundeten Astronomen Giovanni Battista della Torre verdankt, legt Fracastoro in der zweiundneunzig Seiten umfassenden Abhandlung sein Wissen über die beweglichen Himmelskörper dar. Die Schrift eröffnet ein Kapitel «Über den Rang und Nutzen der Astronomie» (De dignitate utilitateque astronomiae). Der mit zahlreichen Skizzen und Berechnungstafeln ausgestattete übrige Teil der Schrift bietet Fracastoros Vorstellung von den Kreisbahnen der Planeten; sie folgt in Gegnerschaft zur epizyklischen Theorie dem in der Tradition der aristotelischen Physik überkommenen System homozentrischer Sphären, einem erstmals auf Beobachtungsergebnissen gestützten Modell, das der Mathematiker Eudoxos von Knidos im vierten vorchristlichen Jahrhundert begründet hat. Außer einigen in den Abschnitten über die Planeten Saturn, Venus und Merkur sowie über den Mond vorgetragenen eigenen Erklärungen der Phänomene tritt Fracastoro auch mit physikalischen Kenntnissen auf dem Gebiet der Optik und besonders der Refraktionserscheinungen hervor.[21]

Mit seiner schmalen, nur sechzehn Druckseiten füllenden Schrift *De causis criticorum dierum* wendet sich Fracastoro der Medizin zu, allerdings ohne astrologische Bezüge aus dem Auge zu verlieren. Fracastoro knüpft mit dieser Abhandlung an eine ursprünglich von den Althippokratikern stammende[22] Idee der auf den Tag präzisierbaren Vorhersehbarkeit jener ‹Krisis› im Krankheitsverlauf an, die über Heilung oder Tod entscheidet. Die vielleicht von zahlenmystischen Vorstellungen pythagoräischer Philosophie beeinflußte Lehre von den kritischen Tagen, die im Kern auf sorgfältiger Krankenbeobachtung beruht, hat Galen[23] besonders in dem Sinne weiterentwickelt, daß er die zeitliche Gesetzmäßigkeit des Krankheitsverlaufs von dem Einfluß der Himmelskörper abhängig macht. Darin liegt der Angelpunkt für die Faszination, die von Spekulationen über die Ursachen der kritischen Tage ausgeht, zumal im Zeitalter wieder aufblühender und die Medizin stärker durchsetzender Astrologie.[24] Fracastoro jedoch erleben wir in diesem Zusammenhang als Kritiker. Er negiert die Abhängigkeit der zeitlich je nach Krankheitsart determinierten Verlaufstypik von astralen Phänomenen und ordnet vielmehr die Regelmäßigkeit der pathogenetischen Zeitstruktur und das Auftreten der kritischen Tage den Funktionsgesetzen der Physis zu. Damit richtet sich Fracastoro nicht nur gegen das vorherrschende Anschauungsgut der Astrologenmediziner, sondern wendet sich auch von der spätantik-mittelalterlichen Tradition der galenischen Lehre samt deren Rezeption in seiner eigenen Zeit ab. Mit wissenschaftlich mutiger Entschiedenheit gesteht er am Schluß seiner detaillierten Erwägungen die Abkehr von der konventionellen Auffassung ein. Darin liegt nicht nur, epochenimmanent betrachtet, die erkenntniskritische Pointe, sondern auch, im Horizont künftiger wissenschaftlicher Entwicklung gewertet, die eigentliche Bedeutung des fracastorianischen Einwandes, zumal er ihn mit einem methodischen Plädoyer verknüpft.

Unmißverständlich fordert Fracastoro, der Erfahrung und Beobachtung höheren Erkenntniswert beizumessen als überkommenen Verlautbarungen der Autoritäten. Letzteres allerdings spricht er nicht offen aus. Der partielle antigalenistische Vorstoß Fracastoros in dessen eigenen vorsichtigen Worten lautet: «Dies ist, was ich über die Ursachen und Schlußfolgerungen bezüglich der kritischen Tage durch lange und sorgfältige Untersuchung in Erfahrung gebracht habe und was ich als den wahren Sachverhalt alsbald auch selbst sowie durch Beobachtungen bestätigt habe. Ebendies mahne und bitte ich auch die übrigen Ärzte zu tun. Ich meine, so nämlich können sie meiner Arbeit sowohl vertrauen als auch mich rechtfertigen, wenn ich vom Vater der Medizin, Galen, den wir in allen übrigen Dingen wie einen Gott verehren und hochhalten, in dieser einen Sache abzuweichen gewagt habe.»[25] Allerdings: So fortschrittlich Fracastoro mit seinem Methodenpostulat und angesichts seiner Widerlegung astraler Ursachen der kritischen Tage erscheint – bei ihrer Rückführung auf die Natur der Krankheit und die ihr zugrundeliegende Störung ausgewogener Verhältnisse der vier Säfte und Qualitätenmischungen im Körper bedient er sich dennoch des unvermindert anerkannten Erklärungsmodells der Antike. Damit wird deutlich, daß Fracastoro sich keineswegs in allen Punkten aus den Fesseln tradierter Lehrmeinungen zu lösen vermag.

Mit der Kardinal Alessandro Farnese gewidmeten Schrift *De sympathia et antipathia rerum* begibt sich Fracastoro auf das Gebiet der Naturphilosophie und gewinnt neben dem etwas jüngeren Arzt Girolamo Cardano sowie dem Mathematiker Bernardino Telesio Profil als einer der führenden Vertreter dieser Denkrichtung in ihrer eigenständigen italienischen Ausprägung der Frühneuzeit. In der genannten Schrift zum theoretischen Problem erhebt Fracastoro das obschon offenkundige Phänomen – zum einen der stofflichen Wechselbeziehungen und organischen Bildungen innerhalb der Natur, zum anderen der seelisch-geistigen Kommunikation der menschlichen Individuen untereinander. Fracastoro sieht die Erklärung in dem die gesamte natürliche Welt durchwaltenden Wirkgeschehen von Sympathie und Antipathie. Es begegnet, um nur einige der bei ihm angeführten Beispiele wiederzugeben, als Feuchtigkeit anziehende Kräfte zwischen trockenen Substanzen oder organischen Gebilden wie Kalk, Mehl, Schwämmen, Knochen, Textilien ebenso wie es die Prozesse der Wahrnehmung über räumliche Entfernungen hinweg, Konsens- oder Dissenserscheinungen der Sinne oder der Phantasie, emotionale Bindungs- und affektive Diskrepanzverhältnisse begreiflich macht und besonders Gemütsreaktionen beziehungsweise vegetative oder animalische Seelenregungen wie Freude und Appetit, Traurigkeit und Haß, Furcht und Zorn, Bewunderung und Bescheidenheit, Ekstase und Lachen erklärt. «Da in der natürlichen Welt kein aktiver Vorgang geschieht außer durch Kontakt... die Dinge sich als gleichartige aber nicht berühren und nicht von Natur aus bewegt werden – eins zum anderen –, ist es notwendig, sofern sie wechselseitig einander zustreben müssen, daß etwas vom einen zum anderen strömt, welches in äußerster Nähe die Berührung bewirkt und die Grundlage ihrer wechselseitigen Beziehung bildet. Dabei dürfte es sich entweder um einen Körper (etwas Korpuskulares) oder aber um eine – sei es materiale, sei es spirituale – Form handeln»[26] – so der Kernsatz, welcher zugleich den Schlüssel für das Verständnis der fracastorianischen Infektions- und Ansteckungstheorie enthält.

In diesem Zusammenhang verweist Fracastoro auf Demokrit, Epikur sowie, in deren Nachfolge, auf Lukrez[27] und ihre Bezeichnung «Atome» für solcherart Ausströmungen der Körper als Ursache der Anziehungsvorgänge. Ungeachtet der Widerlegung der Ansicht durch Alexander von Aphrodisias und Galen greift Fracastoro sie wieder auf und legt sie seinen eigenen Ausführungen zugrunde. Danach charakterisiert er die von den Dingen ausströmenden und die Anziehung sowie die Bewegung der gleichartigen Dinge zueinander bewirkenden, nicht wahrnehmbaren Korpuskeln als ganze und für sich bestehende, aber ungeformte Bestandteile der Dinge.

Zusammen mit der Abhandlung *De sympathia et antipathia rerum* erschien 1546[28] Fracastoros – nach heutigem Ermessen – medizinisches Hauptwerk *De contagionibus et contagiosis morbis et eorum curatione*.[29] Die beiden Schriften verbindet nicht nur die gleiche Entstehungszeit, sie sind auch erkenntnistheoretisch eng miteinander verknüpft: Man kann Fracastoros Kontagionsschrift als sachbezogene Illustration seiner vorausgeschickten übergreifenden Sympathie-Antipathie-Theorie betrachten. Die inneren Wechselbezüge klingen bereits in dem für beide Traktate verfaßten einheitlichen Widmungsbrief an Kardinal Alessandro Farnese an.

Wie es für Fracastoros wissenschaftlich-literarisches Werk allgemein zutrifft, deren einzelne Abhandlungen keine dickleibigen Bücher ausmachen, sondern durch knappe Texte imponieren, so gilt dies gleichermaßen für die Kontagionsschrift. Obschon eine durch den Reichtum an Details bedeutungsvolle Darstellung neuartiger und grundlegender Erkenntnisse, tritt sie nicht als voluminöses Opus hervor, sondern begegnet mit nur achtundsechzig Druckseiten wie eine äußerlich beinahe unscheinbare Publikation. Daß Fracastoro damit dem traditionsverhafteten Erkenntnisstand von Zeitgenossen vorauseilte und einige wesentliche Bausteine zu der erst im nachfolgenden Jahrhundert mit ersten Schritten sowie in der zweiten Hälfte des 19. Jahrhunderts unter apparativ und methodisch adäquaten Voraussetzungen vollends entwickelten Lehre von den Ansteckungsvorgängen geliefert hat, begründet die herausragende Stellung der fracastorianischen Kontagionsschrift. Sie erweist den Autor, obgleich er die Phänomene nur theoretisch erschlossen hat und noch nicht empirisch ermitteln konnte, retrospektiv als einen indirekten Wegbereiter der modernen mikrobiologischen Infektionstheorie.

Die Schrift gliedert sich in drei Abschnitte. Im ersten Buch, das den Gegenstand unter allgemeinen Gesichtspunkten behandelt, legt Fracastoro in dreizehn Kapiteln seine Ansichten über Wesen, Arten und Ursachen der Ansteckung sowie über deren Unterschiede und Wechselbeziehungen zu nichtkontagiösen Vorgängen wie Vergiftung und durch Luftinfektion hervorgerufene epidemische Krankheiten nichtansteckender Natur dar. Das zweite Buch bietet in fünfzehn Kapiteln die – nach dem Sprachgebrauch der älteren Klinik – «Spezielle Pathologie» einer Reihe von übertragbaren Krankheiten, das dritte Buch in elf Kapiteln Grundlagen und spezifische Mittel der Therapie einiger der erörterten kontagiösen Krankheiten.

Mit einer begrifflichen Erörterung und dezidierten Zuweisung des Phänomens unter der einfachen Frage, was denn Ansteckung sei, beginnt die Abhandlung. Fracastoro ordnet den Vorgang der Ansteckung oder Kontagion (contagio) der Kategorie der Infektion (infectio) zu. Darunter versteht man in seinem Zeitalter traditionell eine durch krankmachende Ursachen unterschiedlicher Art hervorgerufene Verderbnis der Mischungsverhältnisse im Körper (corruptio misti), die sich in den Körperteilen und besonders in den Kardinalsäften abspielt und deren qualitative Beschaffenheit und Zusammensetzung krankhaft verändert. Wesentliches Merkmal der Kontagion als gewissermaßen Spezialfall der Infektion ist, daß diese Verderbnis der Mischungsverhältnisse von einem Individuum auf das andere übergeht, indem sie sich über die Substanz der Körperorgane nach erfolgter Primärinfektion der kleinsten und nicht mehr wahrnehmbaren Teile vermittelt.

Unterschieden werden grundsätzlich drei Arten der Krankheitsübertragung: erstens die Ansteckung allein durch unmittelbare körperliche Berührung (contagio solo contactu) zwischen einem Erkrankten und einem Nichtinfizierten; zweitens die Ansteckung durch den sogenannten Zündstoff (contagio per fomitem). Dieser entsteht zum Beispiel in Geweben oder Gewächsen, wenn ein Infizierter Berührung mit Dingen aus textilem porösem Naturstoff hatte und es dabei zur Einnistung des Giftes (virus) in Gewebskrypten, Holzporen und dergleichen gekommen ist. Derartige Gebilde haben die Eigenschaft, die primären Samen der Ansteckung (contagionis seminaria prima)[30] unverdorben zu bewahren und durch diese für sich eine Ansteckung zu bewirken (per se ipsa afficere); die dritte Form der Kontagion erfolgt ohne Berührung, es ist die Ansteckung, die über eine Entfernung hinweg zustande kommt (contagio, quae ad distans fiat). Alle drei Ansteckungsmodi[31] schließen bei ihrem Wirksamwerden einander nicht aus. So ist direkter Körperkontakt zwar potentiell und faktisch häufig, aber nicht notwendigerweise bei allen Infektionsvorgängen im Spiel, während bei einigen allein oder zusätzlich die durch Berührung infizierten Gegenstände als Reservoir der primären Ansteckungssamen in Aktion treten und als solche sekundär kontagiös sind. Auch für die durch Ansteckung auf Distanz erfolgenden Krankheitsübertragungen gilt generell und unabhängig von besonderen Auswirkungen der so hervorgerufenen Krankheiten, daß sie sich außerdem durch unmittelbaren Kontakt oder mittelbar durch den Zündstoff fortpflanzen können. Als der von Natur aus vorherrschende Modus gilt indes die durch körperliche Berührung zustande kommende Ansteckung.

Die Kontagion steht in naher Beziehung zum innerkörperlichen Fäulnisgeschehen (putrefactio). Dies insofern, als es bei beiden Vorgängen aufgrund der Mischung von warmen und feuchten kleinsten Teilen unter Entdampfen der eingeborenen Wärme zu einer Auflösung der Mischung (dissolutio mistionis) im infizierten Körper kommt. Der Prozeß wird unterstützt durch die Einwirkung äußerer Wärme, bei der es sich auch um die Verdunstungswärme des erstinfizierten Lebewesens handeln kann; sie begünstigt ihrerseits die Fäulnis im zweiten Individuum. Generell findet bei dem Geschehen eine Vermengung der ausdünstenden mit den in Fäulnis übergehenden Teilchen statt. Die Infektion ausschließlich durch körperliche Berührung ist dadurch gekennzeichnet, daß die Ansteckungssamen eine schwache und nicht zähe Mischung aufweisen; im Unterschied dazu ist ihre Beschaffenheit kräftig und zäh bei der Ansteckung durch Zündstoff.

Was die von Fracastoro offenkundig als Erfahrungstatsache gewertete und vor dem Hintergrund seiner naturphilosophisch geprägten Sympathie-Antipathie-Lehre als Phänomen begriffene Ansteckung auf Distanz (contagio ad distans) betrifft, bleiben, wie er selbst einräumt, die ursächlichen Vorgänge ziemlich rätselhaft. Es genügt naturgemäß der physiologische körperimmanente Erklärungsrahmen nicht. Vielmehr enthält Fracastoros Deutung geradezu magisch erscheinende Vorstellungskomponenten, die in seinem Verständnishorizont jedoch kosmologisch zu erklären sind. Gleichwohl irritiert eine auf den ersten Blick unkritisch und irrational anmutende Behauptung wie die, daß ein an Lippitudo[32] Erkrankter in der Regel alle infiziert, die ihn anblicken.[33] Immerhin bergen Fracastoros Erläuterungen einige aufschlußreiche Differenzierungen seiner Infektionstheorie, die freilich nicht wie aus einem Guß vollendet dasteht, sondern die Fracastoro für den Leser nicht immer leicht nachvollziehbar unter Ausleuchtung einzelner Aspekte entwickelt.

Im Extrakt lassen sich seine Ausführungen so wiedergeben: Die nicht durch körpergebundene Manifestation begrenzte Ansteckung auf Distanz entspricht ihren Impulsen und Kräften nach den Bewegungen der Spiritus im Kosmos, vergleichbar der Ausbreitung von Giften. Auch dieser Infektionsvorgang ähnelt dem geschilderten Fäulnisprozeß (putrefactio), den aber über Verderbnis (corruptio) hinaus – als einer von mehreren Modi der Sameninvasion – die Erzeugung und Ausbreitung von sogenannten Sprößlingen kennzeichnet, wobei nämlich die ersten Samen andere ihnen ganz ähnliche erzeugen und ausbreiten.[34] Sie sind das

Resultat einer Mischung aus materialen und spiritualen Qualitäten, entsprechend der Erzeugung artgleicher Lebewesen aus dem Blut durch die Spiritus. Die aus feuriger, obgleich träger Mischung bestehenden und eine vielfache Verrichtung zeigenden Fäulnissamen haben materiell und spirituell eine Antipathie in bezug auf ein Lebewesen.[35] Was auf die Ferne eine Ansteckung hervorruft, überdauert im Zündstoff, in der Luft und wird sogar über die Meere hinweg übertragen.[36] Als in ihrer Vielzahl korpuskulare Bestandteile der Ausdünstungen in der Luft können sie sich jedoch nur eine Zeitlang, kürzer als im Zündstoff, erhalten und, durch den Widerstand von Luft oder Gegenständen nach abwärts bewegt, als Ansteckungssamen die Mitmenschen infizieren. Sie haben, den Spiritus analog, eine erhebliche Macht über die Säfte und Spiritus, weshalb sie binnen weniger Stunden den Tod des infizierten Lebewesens herbeiführen können. Nur Feuer und sehr kaltes Wasser zerstört die Samen aller Ansteckungsvorgänge. Die Wege, auf denen sie in bestimmte Körperteile eines Menschen gelangen, sind verschieden: So können sie vom erkrankten Auge eines Individuums in das gesunde Auge eines anderen Menschen geworfen werden (eiaculari),[37] oder sie gelangen durch Anziehung (per attractionem), zum Beispiel beim Einsaugen der Atemluft (inspiratione per anhelitum) in den Körper, oder sie dringen mit höchster Geschwindigkeit durch kleine Poren, Venen und Arterien in größere Gefäße bis hin zum Herzen (usque ad cor), oder sie entfalten sich durch Vermehrung und Nachkommenschaft (propagatio et soboles) im Milieu der sie umgebenden Säfte, die sie dann gänzlich durchsetzen.[38] Die modifizierte Gleichsetzung des Ansteckungsvorgangs mit dem ebenfalls durch Auflösung der Mischung, durch Ausdünstung des Feuchten und der eingeborenen Wärme, indes lediglich durch Ausbleiben der Neubildung abweichend charakterisierten Fäulnisgeschehen ist maßgeblich für Fracastoros Kontagionslehre. Sie erlaubt ihm mancherlei Schlußfolgerungen, allerdings erst auf der Grundlage einer weiteren Qualifikation der kontagiösen Fäulnis. So sucht er die scheinbare Diskrepanz, daß in ihrer Symptomatik sanfter und milder verlaufende Krankheiten eine größere Kontagiosität besitzen, folgendermaßen zu erklären:[39] Ansteckungsfähigkeit entspricht zwar einem heftigen und akuten Geschehen (vis et actio), einer Überhitzung (adustio) und einer massiven Fäulnis (putrefactio multa), ohne die es generell keine Kontagion gibt und deren spezifisch kontagiöser Charakter sich außer durch Schärfe (acumen) und Wirkkraft (potentia agendi) sowie zähe Konsistenz (lentor) und feste Mischung (fortis elaborata mistio) der Bestandteile der Säfte im besonderen dadurch auszeichnet, daß in dieser Fäulnis Samen entstehen können.[40] Aber dies alles erfolgt nur bei der – nach Fracastoros Begrifflichkeit – unreinen Fäulnis, die abgeschlossen in der Tiefe des Körpers vonstatten geht und bei der die Teilchen gut zusammen- und lange Zeit in Aktion gehalten werden.[41] Gerade deshalb eignet den sich im Körperinneren abspielenden

Fäulnisprozessen eine stärkere Kontagiosität, obschon der entsprechende Verlauf der Krankheiten, besonders der Fieber, sich milder gestaltet, zumal bei den mit heftigeren Erscheinungen und stärkerem Hitzegefühl einhergehenden Fiebern mehr warme und trockene Partikel an der Körperoberfläche verdunsten und schon aus diesem Grund keine Fäulnis einsetzt, auf der die Kontagiosität beruht.

Daß nicht nur in Fracastoros Kontagionstheorie allgemein, sondern auch in seinem Konzept der Fern-Ansteckung die Fäulnis ausschlaggebende Bedingung der Kontagion ist, verdeutlicht sich gleichfalls in der Gegenüberstellung von Ansteckung und Giftwirkung. Der Vergleich zeigt sowohl Gemeinsamkeiten als auch Unterschiede. Stimmen beide Vorgänge in der Eigenschaft überein, daß sie aus Feindseligkeit und trügerischer Verborgenheit ein Lebewesen vernichten,[42] so trennen voneinander abweichende Aktionsweisen die ansteckende Materie von den Giften (venena) vor allem in einem Punkt: Kontagionen allein rufen Fäulnis hervor, Gifte aber, sofern von warmer und trockener Qualität, brennen und bilden Schorf, oder sie machen starr, sofern von kalter Qualität, bewirken jedoch in keinem Fall Fäulnis. Des weiteren tritt nur bei Kontagionen auch im zweiten Lebewesen nach Übertragung das auf, was im ersten Ursprung und Saat (principium et seminarium) der Infektion gewesen ist, während Vergiftete für andere nicht ansteckend sind,[43] weil sie ihrerseits keine dem in ihnen wirksamen Gift gleichende Substanz – wie zum Beispiel das Sekret einer Giftschlange – produzieren.

Durch einen zusätzlichen Vergleich, der die Ansteckungsvorgänge mit einem der Ausbreitung von Giften – analog den Spiritus im Kosmos – nahekommenden Phänomenen in Beziehung setzt, sucht Fracastoro die Besonderheit der Kontagionen noch schärfer zu konturieren: der Gegenüberstellung von Massenerkrankungen durch Ansteckung[44] und von Krankheiten nichtkontagiöser Natur, die gleichzeitig an mehreren Orten auftreten, also Epidemien im erweiterten hippokratischen Begriffssinn. Die Abgrenzung beider epidemischer Krankheitsarten ist in Fracastoros Argumentation allerdings nicht radikal.

Vorherrschende Ursache nichtkontagiöser epidemischer Krankheiten, die in Stadtgemeinden oder der Bevölkerung weiter Landstriche grassieren,[45] ist die Luft, zum einen aufgrund ihrer Bedeutung als lebensnotwendiger Umweltkomponente, zum anderen wegen ihrer Empfänglichkeit für Infektionen. Die Disposition der Luft für das Entstehen von Epidemien wechselt in Abhängigkeit von den Schwankungen des Wärme- und Feuchtigkeitsgrades und nimmt mit dem Gehalt an Dünsten zu. Die potentiell krankmachende Disposition der Luft ändert sich indessen spezifisch, wenn Ansteckungssamen in den Dünsten auftreten, die sich durch ihre feste Mischung von den einfachen Dünsten unterscheiden. Folge dieses epidemiologischen Umschlages ist, daß mit der Atemluft die in den Dünsten enthaltenen Ansteckungssamen in den

Körper der Lebewesen eindringen, sich den Säften beimischen und als diesen unliebsame sowie den Körperteilen unwillkommene Bestandteile wieder ausgeschieden und von Natur aus zurückgelassen werden und so in Fäulnis übergehen.[46] Dabei vermehren sich die Ansteckungssamen, die dann in andere Menschen und schließlich auf eine größere Bevölkerungsgruppe übertragen werden. Bei einer unter diesen Bedingungen entstandenen Epidemie handelt es sich also um eine ansteckende Massenerkrankung (aegritudo contagiosa). Die spezifisch infizierte, das heißt kontagiöse Luft fungiert bei diesem Vorgang als Medium der Passage für das Übel (vitium).

Auch Wasser und Erde erlangen eine der Mittlerfunktion der Luft vergleichbare ursächliche Bedeutung im Rahmen einer weitgespannten geoklimatographisch, meteorologisch und astrologisch orientierten Epidemiologie und Seuchenätiologie. Sie sind dem Faktor Luft unter Umständen zeitlich vorgeordnete Bedingungen, die naturgesetzlich abhängig sind von kosmologischen Kräften, im speziellen von der Beschaffenheit und Konfiguration der Gestirne (syderum constitutiones). Aufschlußreich ist in diesem Zusammenhang Fracastoros implizit antimagische Feststellung, die seine zumindest rationale, wenn auch keineswegs empirisch begründete Deutung der Phänomene gegenüber zeitgenössischen astrodämonologischen Anschauungen offenbart, daß nämlich vom Himmel an sich, das heißt ursächlich und unmittelbar, keine Kontagien entstehen können, durchaus hingegen akzidentell, das meint als mittelbares und symptomatisches Geschehen.[47] Darunter versteht Fracastoro bestimmte Konstellationen wie Planetenkonjunktionen oder Zeichen der Fixsterne, die nicht nur in den Augen der Astrologen als Indizien für die Prophezeiung zum Beispiel von Monstren oder für die Vorhersage von Seuchen gelten; vielmehr spielen nach Fracastoros Auffassung die Gestirne ihrerseits eine faktische Rolle, und zwar als gewissermaßen reale Etappenursache eines Wirkmechanismus, den er folgendermaßen erklärt: Die Sterne als solche können sich erhitzen, was zu einem vermehrten Aufsteigen von Dünsten aus den Gewässern und zu einer Auflockerung der Erde führt, dies wiederum hat rasch eintretende verschiedenartige und breitgestreute Luftverderbnisse bald gewöhnlichen, bald gewaltigen Ausmaßes zur Folge.[48] Das physikalisch gedachte Erklärungselement einer astrogenen Änderung der Luftkonstitution stellt die Brücke her zu der epidemiologisch und kontagionstheoretisch fundamentalen Bewertung der Luftdisposition als entscheidender Bedingung für die Entstehung epidemischer beziehungsweise im besonderen kontagiöser Massenerkrankungen.

Im Konnex der heterogenen und teils spekulativen Ansätze, mit denen Fracastoro, vermutlich unter dem Eindruck verwirrend vielfältiger Krankheitsbilder, wie sie ihm im aktuellen Seuchengeschehen begegneten, das der konventionellen Miasmentheorie antiker Provenienz verpflichtete Deutungsschema für das Zustandekommen von Epidemien nuancenreicher zu gestalten sucht, ergeben sich zahlreiche weitere spezifische Differenzierungen und teils originelle Merkmalsbestimmungen der Kontagionen beziehungsweise Ansteckungssamen. So konstatiert Fracastoro – um nur einige Beispiele grundlegender Definitionen oder ergänzender Qualifikationen zu geben – die Identität von Ansteckungsursache und Ansteckungssamen.[49] Auch daß die neu gebildeten und übertragenen Ansteckungssamen hinsichtlich ihrer Beschaffenheit und Wirkung mit den im ersten Lebewesen vorhandenen übereinstimmen,[50] ist von biologisch grundsätzlicher Bedeutung. Neben der stofflichen Spezifikation der Ansteckungssamen in Analogie zur Krankheitsmanifestation entweder im Körperinneren oder an der Körperoberfläche führt eine ähnliche Klassifikation zu dem für Fracastoros pathogenetisches Verständnis wichtigen Gedanken einer Wechselbeziehung zwischen qualitativen Merkmalen der Ansteckungssamen und dem Verlaufscharakter einzelner Krankheiten.[51] Die materielle und aufgrund der Analogie zu den Spiritus in gewisser Hinsicht vitale Eigenschaft, die Fracastoro den Ansteckungssamen zuerkennt, ohne damit ihre eigenständige Natur als animalisches Lebewesen zu behaupten, deutet sich in der Formulierung folgender Vorstellung an: Die Ansteckungssamen sind überaus scharf und fein, und ihnen eignet insbesondere eine Analogie entweder zu den Spiritus und allen spirituellen Phänomenen, oder zu den galligen Säften; aus diesem Grunde führen einige Ansteckungsvorgänge binnen weniger Stunden zum Tod, sofern die Ansteckungssamen den Spiritus und spirituellen Phänomenen analog sind, und alle Kontagien haben eine nicht nur materielle, sondern auch spirituelle Antipathie.[52] Aus dieser Analogie zu den Spiritus und der dadurch bedingten organadäquaten Antipathie erwächst die Annahme einer den jeweiligen Funktionen entsprechenden Ansteckungsprädilektion in bezug auf einzelne Organe, zum Beispiel die Lunge.

In Übereinstimmung mit der Annahme einer von stofflichen Eigenschaften bedingten Fähigkeit der Ansteckungssamen, in die Körpertiefe einzudringen, läßt sich für Fracastoro die Erfahrungstatsache anschaulich begründen, daß Menschen in ungleichem Maße anfällig sind für Kontagionen. So neigen feuchte, fleischige und unreine Körper mit verstopften Poren zu endogenen, warme und feuchte Körper mit offenen und schlaffen Poren hingegen zu exogenen Ansteckungsvorgängen. Den von somatisch-strukturellen und funktionellen Faktoren abhängigen Regeln fügt Fracastoro noch solche hinzu, die sowohl lebensalterspezifischen Merkmalen der Körperkonstitution als auch diätetischen Momenten verhaltenstypologischer Natur entsprechen: Danach erschweren und verzögern eine kalte, trockene und dichte Beschaffenheit des Körpers wie auch eine mußevolle Lebensweise die Ansteckung, umgekehrt zeigen junge Leute und ebenso rührig geschäftetreibende Personen eine größere Anfälligkeit.[53]

Im speziellen Teil (Buch II) der Kontagionsschrift widmet sich Fracastoro einer umfassenden Auswahl sogenannter kontagiöser Fieber. Unter den hier erörterten Infektionskrankheiten handelt es sich um Pocken und Masern, einige nach zeitgenössischer Auffassung pestähnliche Krankheitsbilder, wie zum Beispiel unter der Bezeichnung «ephemere Pestilenz in Britannien» der neu aufgetretene Englische Schweiß, ferner um den zu Beginn des 16. Jahrhunderts erstmals in seiner nosologischen Eigenständigkeit gewerteten Flecktyphus, dessen glänzende Beschreibung von Fracastoros eindringlicher Beobachtungsgabe zeugt. Weitere Kapitel sind der Pest im engeren Sinne (‹vera pestifera febris›; ‹pestilentia›) gewidmet, sodann der als kontagiöse Phthise oder Tabes bezeichneten Tuberkulose, der Tollwut (rabies) sowie der von Fracastoro natürlich besonders eingehend dargestellten Syphilis. Es folgen spezielle Nosographien der Lepra und Skabies, letztere als leichte Form der Elephantiasis gedeutet, und schließlich eine Gruppe heterogener Krankheitsbilder, deren gemeinsames Merkmal exanthematische beziehungsweise tumoröse Hautaffektionen sind und deren differentialdiagnostische Einordnung seinerzeit als schwierig galt. Die lehrbuchartig knappen Abhandlungen der einzelnen kontagiösen Fieber beginnen in der Regel mit einer von Fracastoro vorgenommenen terminologischen, an die Symptomatik geknüpften Abgrenzung der betreffenden Krankheit vor dem Hintergrund oft zahlreich kursierender oder überkommener Bezeichnungen sowie entsprechender Beschreibungen für keineswegs immer identische, sondern oft anders klassifizierte Krankheitsentitäten. Epidemiologische Kennzeichen, Fragen der Erkrankungsdisposition und Befallspräferenz, das klinische Bild mit den für die Diagnose beziehungsweise Prognose aufschlußreichen Initialzeichen und charakteristischen Verlaufssymptomen, den sogenannten accidentia, sowie Hinweise für das pathogenetische Verständnis der jeweils erörterten Krankheit ergänzen die Ausführungen im ersten Abschnitt der speziellen Krankheitslehre. Das von ihrem Verfasser dargebotene Erfahrungswissen beruht zum einen auf den in der Ausübung seiner ärztlichen Tätigkeit aus persönlicher Anschauung, praktischer Empirie und theoretischer Gedankenarbeit gewonnenen Erkenntnissen,[54] zum anderen schöpft Fracastoro aus fremden Quellen. Als Urheber der Informationen nennt er teils kollektiv ‹die alten Ärzte› (antiqui medici), teils mit Namensnennung bekannte Vertreter der griechisch-römischen sowie der arabisch-mittelalterlichen Medizintradition. Daneben figurieren als Gewährsleute zeitgenössische Ärzte, sei es in pauschaler Anonymität (recentiores medici), sei es unter namentlicher Hervorhebung.[55]

Im zweiten Abschnitt (Buch III), der die Lehre von den kontagiösen Krankheiten vervollständigt und damit das medizinische Hauptwerk des Universalgelehrten abschließt, entfaltet Fracastoro sein folgerichtig an der Ätiologie und Pathogenese ansteckender Krankheiten orientiertes, von den herrschenden pharmakodynamischen Vorstellungen der Zeit geprägtes Heilungskonzept. Der in die Darlegung genereller Prinzipien und spezieller Behandlungsformen einzelner Fieberarten gegliederte Abriß imponiert durch den Grundsatz strikter Ursachenbeseitigung. Mit dem therapeutischen Imperativ, keine Symptomkuren zu treiben, verknüpft sich die Forderung nach durchaus radikalen Maßnahmen. Sie zielen darauf, die als treibende Kraft inkriminierten Samen der Ansteckung auszulöschen (extinguere), zu vernichten (enecare), zu entfernen (educere), unschädlich zu machen (frangere) oder zu vertreiben (repellere). Die Indikation des jeweils geeigneten Mittels wird bestimmt durch den Infektionsmodus, die Qualität der Krankheitssamen und den Manifestationsort der Krankheitsprozesse im Körper. Das Konzept der nicht nur ätiologisch konsequenten, sondern darüber hinaus präventivmedizinischen Therapie verlangt, im Frühstadium der Erkrankung mit der Behandlung einzusetzen und am pathogenetischen Ausgangspunkt der die Ausdünstungen hervorrufenden und die Ansteckungsvorgänge bedingenden Fäulnis entgegenzuwirken. Insofern ist die Therapie im individuellen Fall Prophylaxe der Krankheitsprogression, bezogen auf eine Population Verhütung der Krankheitsinzidenz und -dissemination. Welche Arzneimittel aufgrund der ihnen eigentümlichen Qualitäten und Wirkungen bei den betreffenden kontagiösen Krankheiten anzuwenden sind, unter Umständen gepaart mit wundärztlichen und pflegerischen Standardmaßnahmen (Blutentziehung, Geschwürreinigung, Entleerungen), wird als spezielles Behandlungsregime gegen die zuvor erörterten Krankheiten Pocken, Masern, Pest, Flecktyphus, Schwindsucht, Tollwut, Syphilis und Elephantiasis ausgeführt.

Nicht nur der spezielle Teil der Kontagionsschrift enthält, in Weiterführung der im allgemeinen Teil dargelegten Vorstellungen und Gedanken, einige Bemerkungen, mit denen Fracastoro sein Konzept der Ansteckung erneut zu erläutern sucht. Auch in das erwähnte, 1530 vollendete und veröffentlichte Lehrgedicht über die Syphilis hatte der ärztliche Verfasser seine Ansichten und Thesen in bezug auf das Kontagionsphänomen eingearbeitet. Überblickt man die von dem Veroneser Arzt und Gelehrten im Verlauf von rund fünfunddreißig Jahren wiederholt durchdachte Theorie der Krankheitsfortpflanzung und Seuchenentstehung nicht zuletzt unter dem wirkungsgeschichtlich ausschlaggebenden Aspekt, nämlich der in Fracastoros Gedankenwelt entwickelten Vorstellung von der Natur der sogenannten Ansteckungssamen, dann ergibt sich folgendes hier noch einmal zusammengetragenes Erkenntnismosaik: Die Ursachen der Ansteckungsvorgänge sind mit den Samen gleichbedeutend, die Samen sind das ätiologische Prinzip der Infektionsausbreitung im Körper sowie der Infektionsübertragung auf ein weiteres Individuum. Die Eigenschaften der Samen variieren nach dem Wortlaut der Texte in einem breiten Spektrum, das zugleich die Genese vom Ausdruck poetisch staunender Deutung bis zum Zeugnis wissenschaftlich-kognitiver Erfassung reicht. So ist von wunderbarer und verschiedenartiger Natur der Ansteckungsvorgänge[56] gleich wie der Samen die Rede, welche auf geheimnisvolle Weise hineinzukriechen[57] pflegen, durch alle Blutadern gehen und die Säfte selbst und die künftige Nahrung besudeln[58] und äußerst selten zu sehen[59] sind. Überaus scharf und fein,[60] besitzen sie Kraft und Aktion in reichem Maß, eine starke und gut durchgearbeitete Mischung sowie eine Zähigkeit, verbunden mit einer nicht nur materialen Antipathie in bezug auf die natürliche Wärme und auf die Seele, sondern auch spiritualen.[61] Im Umkreis und im Zuge des Fäulnisvorgangs werden die Samen hervorgebracht beziehungsweise entstehen neue Samen, welche die Ansteckung auf ein anderes Individuum zu übertragen geeignet sind, einen Dritten infizieren können.[62] Kontagionen vermögen die Infektion stets nur im lebenden Körper auszusäen, im toten nicht.[63] Die unterschiedliche Qualität der Samen schlägt sich auch in ihrem organspezifisch analogen Verhalten nieder; so sind gemäß dem Prinzip des Agierens, der Materie und der Anpassung an die organische Beschaffenheit und Funktion bestimmte Samen für diesen Körperteil kontagiös, andere Samen für andere Körperteile.[64]

Einige der von Fracastoro formulierten Kennzeichen, mit denen er im unbestrittenen wissenschaftlichen Geist das seiner theoretischen Phantasie vorschwebende Wesen der Ansteckungssamen charakterisiert, legen die Frage nahe, ob insbesondere das Kriterium der Hervorbringung und Neuentstehung, damit der Vermehrung und gewissermaßen Reduplikation der Ansteckungssamen die Vorstellung impliziert, daß sie über eine Form organismischer Vitalität verfügen, wie wir sie mikrobiellen «Keimen» zubilligen. Dies ist jedoch zu verneinen, wie es scheint. Denn obschon Fracastoro die pathogenetische Wirkung der Ansteckungs-«Samen» präzise erschlossen hat, kommt ihm, zumal er im Unterschied zu späteren Forschergenerationen, welche über Mikroskope verfügten, selbst die Krankheitssamen niemals gesehen hat noch hätte sehen können, offenbar nicht in den Sinn, ihnen autonomes Leben gemäß dem zeitgenössischen Begriff zuzuerkennen. Ihrer stofflichen Natur nach handelt es sich bei Fracastoros «seminaria contagionis» um unsichtbare Gebilde von infolgedessen indefinibler Gestalt und Größenordnung und aus einer zwischen fester, flüssiger und gasförmiger Beschaffenheit interferierenden Materie, deren ‹vitale› Qualität man am ehesten mit derjenigen vergleichen kann, die wir nach modernem mikrobiologischen Verständnis den Viren zuerkennen.[65]

Mit der Anknüpfung an das Syphilisgedicht wenden wir uns einer früheren Schaffensperiode zu und verlassen die Ebene der Fachprosa. Fracastoros Dichtwerk jedoch unter poetologischen und literarhistorischen Gesichtspunkten angemessen zu würdigen, kann hier nicht der Ort sein. Vom Standpunkt einer phänomenrezeptions- und problemgeschichtlich orientierten Medizinhistorie aus wird man, ungeachtet der durch eindrucksvolle Editionszahlen[66] belegten Resonanz sowie darin sich spiegelnden kontemporanen und diachronen Wirkungen des Lehrgedichtes über die Syphilis, heutzutage darin weniger das Dokument eines zeitgenössischen Informations- und Bildungsreichtums entdecken, als vielmehr an der Dichtung im ganzen trotz der metrisch kunstvollen Literarisierung und des über weite Strecken im Text vorherrschenden fiktionalen Stoffes den spürbaren authentischen Erlebnis- und Erkenntnisniederschlag zu schätzen wissen. Daß Fracastoros Gedicht ein originäres Musterbeispiel didaktischer Poesie des italienischen Renaissancehumanismus darstellt und zugleich ein zeitlos klassisches Meisterwerk von hohem gestalterischen Vollendungsgrad, dem es gelingt, die in ihrem Erscheinungsbild schaurige Seuche mit all ihren Facetten als packendes Schicksal nachvollziehbar zu vermitteln und einem kosmologischen Geschehenszusammenhang überirdisch bedingter Konstellationen zuzuordnen, vermögen die auszugsweise wiedergegebenen Verse nur ungenügend zu verdeutlichen.

«In den Höhen des Aethers der Sonnengott schaute den Frevel,
Er, dessen leuchtendem Auge kein ird'sches Ereignis verborgen.
Da entbrannte sein Zorn. Es verpestet der Glanz seiner Strahlen
Länder und Meere und Luft. Eine neue Seuche verbreitet
Rasch sich auf unserer Insel. Ihr erstes gepeinigtes Opfer
Syphilus wird, der Hirt, der's gewagt, dem König zu Ehren
Hohe Altäre zu bauen und blutige Opfer zu schlachten.
Eitergefüllte Pusteln und Borken bedecken die Haut ihm;
Heftige Schmerzen in schlafloser Nacht in den Gliedern ihm bohren.
Syphilis haben nach ihm benannt die Bauern die Seuche.
Schon durchzieht sie im Sturme der Insel Dörfer und Städte;
Selbst Alcithous fällt ihrem grimmigen Wüten zum Opfer.»

Das in drei Abschnitte gegliederte Gedicht widerlegt zu Beginn des ersten Buches unter Berufung auf vielfach beobachtete nichtkontaktuelle Ansteckung die seit den Anfängen der Syphilispandemie aufgekommene Hypothese einer Herkunft der Seuche vom neuentdeckten amerikanischen Kontinent und führt den Ausbruch der Krankheit auf eine durch astrale Konstitutionen bedingte pathogene Luftveränderung zurück. Die genaue und detaillierte Beschreibung des personifizierten Krankheitsbildes scheint mit exakten Konturen auch durch das Gewand des sprachlichen Kunstwerks hindurch und verrät die Sachkenntnis des Autors, dessen Absicht darauf ausgerichtet ist, des Lesers Mitleid mit dem Los des Erkrankten zu erwecken und ihn zugleich in den realen Gegebenheiten zu engagieren.[67] Das zweite Buch entfaltet die zeitgenössischen Versuche der Syphilistherapie. Dazu zählen traditionell die sich auf Ernährungs- und Verhaltensvorschriften, Blutentziehung und Darmentleerung erstreckende Diätetik im weiteren Sinne sowie die Verabreichung von Arzneimitteln. Ihrer durchschlagenden, aber auch risikobeladenen

Wirkung wegen wird im dichterischen Stoff die Quecksilbertherapie motivisch stilisiert und erscheint in Gestalt einer mythisch umrankten Allegorie. Erst im dritten Buch wird die arzneiliche Behandlung mit einem damals hoffnungsvoll gepriesenen Pharmakon, dem Guajakholz, geschildert. Dessen Einführung nach Europa aus der Neuen Welt gibt den Anlaß zu einer thematischen Ausschweifung, die inhaltlich um die Entdeckung der wunderbaren Droge, mehr noch des fernen Erdteils kreist[68] und Reflexionen über die Eroberungsgewalt europäischer Mächte des Zeitalters einschließt.

Das weitere literarische Œuvre Fracastoros ist Gegenständen gewidmet, die wir nach moderner Wissenschaftssystematik nicht mehr unmittelbar der Medizin zuordnen würden. Für einen Gelehrten in der Epoche des Humanismus bedeutete Differenz der Themen jedoch nicht zugleich Distanz der Experten. Die vielmehr charakteristische Einheit des Wissenschaftskosmos und Universalität der Gelehrten beruhten auf der näheren Verwandtschaft der Erkenntnismethoden beziehungsweise der Vorherrschaft deduktiver Ratio, spekulativer Theorie und gedanklich induktiver Analyse vor experimenteller Forschung. Dies gilt auch für einen nach modernem Dualismus eher «geisteswissenschaftlich» zu nennenden Typus, wie ihn Fracastoro repräsentiert. Sein Profil im medizingeschichtlichen Rahmen nachzuzeichnen, erfordert Beschränkung und verlangt Verzicht. So begnügen wir uns hier mit der Benennung der übrigen Schriften, der Anordnung in der zitierten Gesamtausgabe folgend.

Ungefähr ein Jahrzehnt nach dem Abschluß und der erstmaligen Publikation des Syphilisgedichtes entstand Fracastoros dichtungstheoretischer Traktat, in dessen Titel, *Naugerius, sive de poetica*, er seinem Musenfreund Andrea Navagero ein Denkmal setzt. Die Schrift, in der über die Stellung des Dichters unter den übrigen Künstlern gehandelt und seine Aufgabe dahingehend bestimmt wird, daß er durch nachahmende Vergegenwärtigung von Personen samt ihrem Schicksal dafür sorgt, weise Voraussicht zu bewirken und Erkenntnis der natürlichen Dinge zu erzeugen, gelangte erst 1555 in der postumen Werkedition an die Öffentlichkeit.[69] Wie diese war auch dem Gedächtnis eines Studienfreundes, Giovanni Battista della Torre, Fracastoros psychologische Abhandlung gewidmet, die unter dem Titel *Turrius, sive de intellectione* erschien. Die Fragestellung der mit vierundfünfzig Druckseiten vergleichsweise umfangreichen, ebenfalls in Dialogform abgefaßten Schrift zielt auf die Verstandestätigkeit der menschlichen Seele. Fracastoro behandelt die Physiologie der Sinneswahrnehmung unter Berücksichtigung von Nerven- und lokalisierten Gehirnfunktionen und erörtert aufgrund offenkundig sorgfältiger theoretischer Untersuchungen und vielfältiger Erfahrungen die verschiedenen Ausprägungen und heterogenen Beeinträchtigungen der Denkfähigkeit. In detaillierter Betrachtung werden qualitativ und graduell unterschiedliche Geisteskräfte wie das Vorstellungs-, Urteils- und Gedächtnisvermögen mit ihren Leistungen wie Phantasie und Imagination, Behauptung und Negation, Erinnerung und Vergegenwärtigung beschrieben, ferner die verminderte Wahrnehmung (subnotio) und die unter physiologischen Bedingungen beziehungsweise pathologischen Einflüssen wie Schlaf, Temperament, Fieber, Weingenuß oder Geistesverwirrung veränderten oder gestörten Verstandesoperationen wie zum Beispiel Sinnestäuschung, Fehlurteil oder Wahnvorstellung analysiert. Ethische Erörterungen sowie affekt- und verhaltenspsychologische Erwägungen im Zusammenhang mit der seit der Antike fortwirkenden Temperamentenlehre und schließlich begabungstypologische Überlegungen im Hinblick auf variierende Veranlagungen und Neigungen differenter Geistesvertreter, wie sie Philosophen, Dichter, Mathematiker und Musiker verkörpern, bilden weitere Perspektiven in dem vom Humanisten Fracastoro weitgespannten und im Bewußtsein jener zeitgenössischen Idee von der Unsterblichkeit der Seele erhellten Horizont verstandespsychologischer Thematik.

Ein dritter Dialog, dessen Adressat Giovanni Battista Ramusio ist und der den Titel *Fracastorius, sive de anima* trägt, tritt nicht nur als konsequent durchstrukturierter Repräsentant der literarischen Gattung, sondern vielmehr – in Abhängigkeit vom Gegenstand und im Vergleich zur empirisch untermauerten Betrachtungsebene der astronomischen, medizinischen und psychologischen Schriften – durch eine ausgeprägte spekulative Denkweise hervor. Es geht in diesem Disput um die Wesenseigenschaften und den Begriff der ‹anima› im philosophischen Sinne und zugleich um die Frage der Unsterblichkeit der in ihrer mundanen Existenz als Geschöpf Gottes aufgefaßten Seele, um ihre Beziehungen zur Natur des Menschen mit dessen vergänglichem geistigen Vermögen unter ideengeschichtlicher Auseinandersetzung mit aristotelischen und sophistischen Lehrmeinungen.

Zum Schluß sei im Feld der Poesie jene Reihe lyrischer Schöpfungen genannt, darunter bewegende Gelegenheitsdichtungen anläßlich des Todes von Fracastoros Söhnen und von Freunden, sowie das umfangreiche, obschon unvollendet gebliebene Joseph-Epos, insgesamt qualitätvolle Beispiele neulateinischer Versdichtung.[70] Auch sie lassen das originäre dichterische Schaffen als Ausdruck der humanistischen Bildung und Geistigkeit dieses Mannes erkennen, in dessen Gesamtbild die individuelle Vielfalt seines Ingeniums gleichermaßen imponiert wie die persönliche Gestalt seiner intellektuellen Beiträge. Deren Ziel und Ergebnis waren nicht Revolution, durchaus aber Revision tradierten Wissensgutes, nicht stürmisch vorgetragen, sondern diskret und so im Einklang mit dem Forschergeist des Renaissancezeitalters.

Heinrich Schipperges

PARACELSUS
(1493–1541)

Wenn von «Klassikern der Medizin» die Rede ist, denkt man neben Hippokrates, Galen oder Virchow an eine der abenteuerlichsten Gestalten zwischen Mittelalter und Neuzeit, an Theophrastus von Hohenheim, der später seinen Familiennamen latinisierte und sich «Paracelsus» nannte. Im Übergang vom Mittelalter zur Neuzeit, mitten schon in der sogenannten «Entdeckung der Welt und des Menschen», begegnet uns bei Paracelsus ein eindrucksvolles, aber auch erschütterndes Bild von der Situation des Arztes in dieser Welt der Not und des Elends. Wir finden den Arzt verloren in einem gewaltigen Irrgarten, dem «Labyrinthus medicorum errantium», darin der Minotaurus haust, der «monoculus», das «Einaug», der Mann mit seiner szientistisch einäugigen Optik und der daraus folgenden methodischen Einseitigkeit.

Das beeindruckende Bild findet sich im *Labyrinthus* aus dem Jahre 1538, wo es in der «Vorrede» heißt: Weil das Irregehen nichts taugt und einer im Irrgang nicht weiß, wo ein noch aus, «ist von nöten den heraus zu füren der hineingegangen ist» (*Sämtl. Werke* Bd. IX, S. 166).[1] Wie aber kommt man heraus aus diesem Labyrinth, das uns nicht nur die verwirrende Varietät der Welt repräsentiert, sondern auch die armseligen Möglichkeiten des Menschen mit seinem «viehischen Verstand»? Wie kommt man heran an die Wirklichkeit der Dinge? Wie finden wir weiter, wenn Kausalität und Induktion und die ganze formalistische Logik kaum noch helfen? Die Augen als solche verhelfen nur zum «Experiment», aber eben nicht zur «Experienz», nicht von «Erfahrung» zur «Erfahrenheit». Erst wenn Denken und Wahrnehmung zu einer Verbindlichkeit kommen, werden sie eine «Scientia».

Diese Art von Erkennen im Geist des Ganzen, auch «augenscheinliche Erfahrenheit» genannt, heißt bei Paracelsus «Erkennen im Licht der Natur», ein Erkennen, das in allen Belangen nötig ist – wie wichtig aber erst bei einem «Ding, das Leib und Leben berührt». Aus dem Irrgarten also, wo «das monoculatus regirt», das «Einäugige», dem «Minotauro gleich», dessen eines Auge nur die eine Seite sieht, «das andere ist finster», will Paracelsus mit der Fackel der Erfahrenheit die Ärzte herausführen an das «Licht der Natur», um dort «den Irrgang zu entdecken, wo er seinen Ursprung nimmt». Er will «die rechte Tür» zeigen, die in die volle Wirklichkeit führt, unsere Existenz mit ihren fünf Daseinsbereichen, die bei Paracelsus heißen: «Ens astrale», «Ens veneni», «Ens naturale», «Ens spirituale» und «Ens Dei».

Von diesen fünf fundamentalen Kategorien, Seinsbereichen des kranken und auch gesunden Menschen, hat das anatomische Zeitalter unserer naturwissenschaftlich orientierten Medizin nur noch den mittleren Strang wahrnehmen wollen und entwickeln können, das «Ens naturale», unsere genetische Matrix und die natürliche Konstitution, während zur Interpretation des gesunden und kranken Leibes doch auch gehören: das «Ens astrale», ein weiterer kompletter Kosmos an Zeitlichkeit, unsere Geschichte eben und damit unser biographisches Schicksal, ferner das «Ens veneni», unsere Umwelt mit all ihren toxischen Belastungen, das «Ens spirituale» schließlich mit seinem psychosozialen Kontext und – von diesen vier profanen Daseinskategorien deutlich abgesetzt – das «Ens Dei», das alles verbindende und einen jeden von uns verpflichtende absolute Bezugssystem.

Mit diesen fünf Daseinskreisen erst, die Paracelsus auch die «fünf Fürsten» nennt, die unser Dasein regieren, ruht das «Haus der Heilkunde» auf «vier Säulen»: der «Philosophia», der «Astronomia», der «Alchimia» und der «Virtus». Damit aber wird der Arzt zum gebildeten Fachmann für den Menschen, der nun auch den anderen Fakultäten – der Theologie, der Jurisprudenz, der Philosophie – den Eckstein setzt: Die Medizin wird zum «Eckpfeiler der Universität»!

I. Leben

Theophrast von Hohenheim wurde 1493 in der Nähe der Teufelsbrücke bei Einsiedeln im Kanton Schwyz geboren; er verlor früh seine Mutter; mit dem Achtjährigen zog der Vater, Wilhelm von Hohenheim, im Jahre 1502 nach Villach in Kärnten, um dort eine neue ärztliche Praxis aufzubauen. Paracelsus hat rückblickend immer wieder auf seine früheste Jugend hingewiesen, auf dieses einfache Leben, ein Leben in Armut, oft auch in Not. Seine Mutter hat er gepriesen als seinen Stern und Planeten. Immer wieder bedankt wird auch der Vater, der ihm alle Elementarkenntnisse beibrachte. Zu Beginn des 16. Jahrhunderts finden wir den jungen Theophrastus in Villach. Die werksärztliche Tätigkeit des Vaters und eigene Eindrücke in den Villacher Bergwerken haben das Interesse und die Phantasie des Knaben entscheidend geprägt. Die schichtartige Lagerung der Mineralien wird ihm zu einem Bild für die vielfältig geschichtete Ordnung der Natur (*Sämtl. Werke* Bd. III, S. 147), in der auch der Mensch sein «verordnet Wesen» (ebd. Bd. VIII, S. 110) hat. Sein Glück liegt in nichts anderem, «denn Ordnung zu halten mit wissentheit der natur» (ebd. Bd. I, S. 181). Aus seinen Kenntnissen, Techniken und Erfahrungen gelangte Paracelsus nach und nach zu einer eigenen Synthese der chemischen Wirkkräfte, wie sie seinem Vater und seinen Lehrern noch nicht bekannt waren.

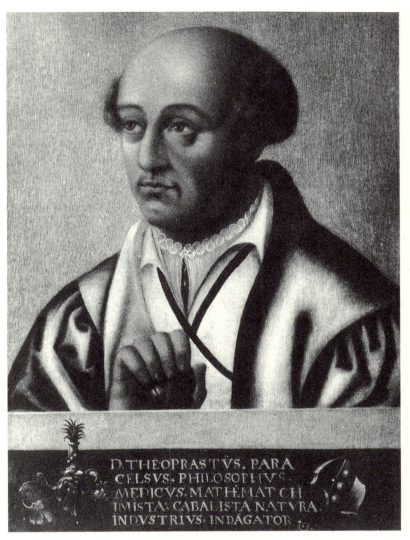

Paracelsus (1493–1541)

Unter seinen Lehrern erwähnt Theophrastus den Bischof Scheit von Settgach, einen Bischof Erhard von Sankt Andrä im Lavanttal, Bischof Matthäus Schach von Preisingen sowie einen Abt von Spanheim, hinter dem man Johannes Trithemius vermutet. Um 1509 beginnt der junge Hohenheim, in der Absicht, Arzt zu werden, das Studium der «Artes liberales», sehr wahrscheinlich in Wien. Dort wird er im Jahre 1511 Baccalaureus. 1513 finden wir ihn an der Universität Ferrara, wo damals Niccolò Leoniceno (1428–1524) und Giovanni Manardo (1462–1536) lehrten. 1516 schließt er sein Medizinstudium in Ferrara vermutlich mit der Promotion ab.

Der Lehrzeit folgen ausgiebige Wanderjahre durch Süditalien und Sizilien. Im Winter des Jahres 1517 auf 1518 zieht der junge Doktor auf den alten Handelswegen des Mittelmeeres über Montpellier und Barcelona nach Cartagena und Andalusien, erreicht über Lissabon das Pilgerzentrum Santiago de Compostela und wandert die mittelalterlichen Pilgerstraßen ins Frankenreich zurück. Der junge Theophrast wird zu jenem leidenschaftlichen Wanderarzt, der in nachgehender Fürsorge seine Erfahrungen im *Codex naturae*, der hohen Schule der Erfahrenheit, sammelt. «Darumb wil ein arzt ein theoricus sein, so muß er perambulanisch hantlen, peregrinisch und mit lantstreichung die bleter in büchern umkeren, nicht der muter in der schoß braten feigen an eim spißlein essen» (*Sämtl. Werke* Bd. XI, S. 27). In der Stube daheim erfährt man nichts, als was die Phantasie hergibt; die Augen aber, «die dan in der erfarenheit iren lust haben, dieselbigen seind deine professores» (ebd. Bd. XI, S. 29).

Wer die Natur durchforschen will, «der muß mit den Füßen ihre Bücher treten», der muß auf Wanderschaft gehen. Paracelsus bereist die skandinavischen Länder und nimmt 1520 am dänischen Feldzug gegen Schweden teil. Nach Reisen durch Litauen, Polen und Ungarn, durch Siebenbürgen und die Walachei kehrt er 1524 nach Villach zurück und versucht, sich als Arzt in Salzburg niederzulassen. Er gerät in Verdacht, mit den aufständischen Bauern zu sympathisieren, und gibt seine Praxis wieder auf. Der anhaltenden Bauernunruhen wegen muß er aus Salzburg fliehen, treibt sich um im schwäbischen Land, in Wildbad, Liebenzell, Hirsau, und wird schließlich abermals ansässig, diesmal in Straßburg. Er tritt in die Zunft der Luzerne ein, der Müller und Wundärzte, wie ein Eintrag im Bürgerbuch unter dem 5. Dezember 1526 bezeugt: «Theophrastus von Hohenheim, der Artzney Doctor, hat das Bürgerrecht kaufft.» Als vielgesuchter Konsiliarius wird er bald in das benachbarte Basel gerufen. Sein Heilerfolg beim Buchhändler Froben und eine therapeutische Beratung des Erasmus von Rotterdam bringen ihm eine Anstellung als Stadtarzt zu Basel ein mit dem Recht, öffentliche Vorlesungen zu halten.

Paracelsus kündigt in einem lateinischen Flugblatt vom 5. Juni 1527, der berühmten *Intimatio*, an, er würde nicht aus alten und längst überholten Autoren dozieren, sondern seine eigene, auf Erfahrung beruhende Lehre vortragen. Er fühlt sich als ordentliches Mitglied der Fakultät, auch wenn er sich nie in die Matrikel eingeschrieben hat, es auch für unnötig hält, die Fakultät um eine «Venia legendi» oder das Recht zur Promotion zu bitten. Paracelsus liest *De Gradibus*, eine Rezeptlehre nach Galenischem Schema, sowie in deutscher Sprache über chirurgisch zu behandelnde Krankheiten. Eine weitere Vorlesungsreihe über die Syphilis findet nicht mehr statt, denn schon bald kommt es zu Konflikten mit der Fakultät, mit dem Magistrat, mit den Kollegen, auch mit den Studenten. Immer systematischer wird seine Position erschüttert. Im November 1527 war der Buchhändler Froben verstorben, in dessen Haus Erasmus, Oekolampadius und andere Gönner verkehrt hatten. Paracelsus reizt durch seine oft anmaßende Selbstsicherheit die Behörden, die Kollegen, die Schüler. Eine Verhaftung wegen «Aufsässigkeit» droht.

Der Weggang aus Basel gleicht einer Flucht bei Nacht und Nebel; Ruhe findet er erst wieder bei Lorenz Fries in Kolmar. Aus der Hoffart und Unfruchtbarkeit der akademischen Ziergärten sieht Paracelsus sich verpflanzt in einen andern Garten, transplantiert auf die Äcker der Notdurft, in den Garten der Erfahrenheit (*Sämtl. Werke* Bd. VII, S. 373). In Kolmar beginnt er die erste große Syphilisschrift niederzulegen, verbittert, gedemütigt, aber ungebrochen: «darum aber, das ich allein bin, das ich neu bin, das ich deutsch bin, verachtet drumb meine schriften nit und lasset euch nicht abwendig machen. dan hie herdurch muß die kunst der arznei gehen und gelernt werden und sonst durch kein andern weg nit» (ebd. Bd. VIII, S. 201).

Im Jahre 1530 kommt der Wanderarzt in Beratzhausen vor Regensburg zu einer ruhigen Arbeit. Hier, im Schloß des Freiherrn Hans Bernhard von Stauff, erfolgt die letzte Bearbeitung des Buches *Paragranum*, das den Untertitel trägt «Liber quatuor columnarum artis medicae» (*Sämtl. Werke* Bd. VIII, S. 133). Mit *Paragranum* gibt Paracelsus der Heilkunde die Basis, jenen Grund, «ohne den kein arzt wachsen mag». In der Vorrede bereits lesen wir die dezidierten Sätze: «...und sez meinen grund, den ich hab und aus dem ich schreib, auf vier seul, als in die philosophei, in die astronomei, in die alchimei und in die tugend: auf den vieren wil ich fußen» (*Sämtl. Werke* Bd. VIII, S. 54).

Die nächsten Jahre finden wir ihn wieder auf der Landstraße, von Regensburg über Nördlingen nach St. Gallen, wo er sich für längere Zeit niederläßt. Es ist der Lebensabschnitt, in dem der Arzt Paracelsus «in andere händel gefallen» (ebd. Bd. X, S. 20), um sich mehr und mehr in theologische Probleme zu vertiefen. Die Zweifel an seiner Berufung wachsen. Nach Diskussionen mit Theologen verfaßt er die *Auslegung der Psalmen* und andere theologische und sozialkritische Schriften, die von dem Motto getragen sind: «Selig und mehr denn selig ist der, dem Gott gibt die Gnade der Armut.»

Nach Aufenthalten in verschiedenen Orten Kärntens finden wir Paracelsus im August 1540 zum zweiten Male in Salzburg; auch diesmal versucht er offensichtlich, sich als Arzt niederzulassen. Dazu mag ihn sein Schirmherr, Bischof Herzog Ernst von Baiern bewogen haben. Dankbar preist Paracelsus sein Schicksal, «daß wir in Armut und Hunger unsre Jugend verzehrt haben und freuen uns des Tags des Ends unsrer Arbeit und der Ruhe» (*Sämtl. Werke* Bd. XIII, S. 249). Besinnung und Bekenntnis kommen zum Einklang: «Was ist aber, das den medikum reut?» Und die lapidare Antwort: «Nichts; dan er hat sein tag vollbracht mit den arcanis und hat in got und in der natur gelebt als ein gewaltiger meister des irdischen liechts» (ebd. Bd. VIII, S. 321). Ende September 1541 diktiert der Frühgealterte im Wirtshaus «Zum weißen Roß» seinen letzten Willen, «schwachen Leibs auf einem Reisebett sitzend, aber der Vernunft, Sinnen und Gemüts ganz aufrichtig». Zu Erben seiner nachgelassenen Hab' und Güter benennt er «arme, elende, dürftige Leut, die da keine Pfründ noch andere Fürsehung haben», wobei man weder Gunst noch Ungunst berücksichtigen möge, «sondern allein die Notdurft und Gebrechen derselbigen armen Personen ansehen». Drei Tage nach diesem Testament, am 25. September 1541, stirbt er und wird noch am gleichen Tage auf dem Armenfriedhof von Sankt Sebastian zu Grabe getragen. Kaum 48 Jahre ist er alt geworden, ein Kämpfer gegen seine Zeit, ein Mann, der alle Hoffnung auf das Zukünftige gesetzt hat, das seiner Zeit folgen werde. «Ich wird grünen werden, so ir werden des dürren feigenbaums fluch tragen. dan die axt ligt am baum, der himel mag nimer sein eigen ubel sehen, er wird sein astronomos machen und die erden ihre philosophos und das liecht der natur sein alchimisten» (ebd. Bd. VIII, S. 41).

II. Das Haus der Medizin

Wie ein Testament muten die beschwörenden Worte an, mit denen uns Theophrastus seine Säulen der Medizin für eine Heilkunde der Zukunft vor Augen stellt. Mit diesem Vermächtnis sind wir nun auf die Bahn gesetzt, den Dimensionen des gesunden und kranken Menschen nachzugehen. Nach dem Muster der griechisch-arabischen Medizin gründete auch Paracelsus seine Krankheitslehre zunächst auf die Theorie als die «Wissenschaft der Kunst», auf jene «Erfahrenheit mit langer Zeit», die auch als «geübte Praktik» umschrieben wird. Der Arzt muß dabei durch «der Natur Examen» gehen, um im «Licht der Natur», als der «Mutter der Experienz», zum ausgeglichenen Gleichgewicht von «Theorica et Practica» zu finden. Denn im Practicus wirkt bereits der Theoricus, im Wissen um Grund, Weg und Ziel der Heilkunst.

Auf diesen methodologischen Grundlagen baut sich das Haus der

Heilkunde sicher auf. Paracelsus begreift den Organismus als einen zweiten Kosmos, ein Unendliches an Vielschichtigkeit, das er nach der Tradition «Mikrokosmos» nannte und das uns in seiner Geschlossenheit die anthropologischen Wurzeln der Heilkunst vor Augen stellt. Die Theorie der Heilkunst stützt sich auf die vier Säulen Philosophie, Astronomie, Alchimie und Physica. In der Praxis erhält der Arzt die Aufgabe, die Not zu wenden, wobei sich sein Tun als konkrete Philosophie erweist.

Philosophie hat nichts mit unserem Verständnis des Fachs zu tun, sie darf aber auch keineswegs als Naturwissenschaft oder als Theosophie gedeutet werden. Philosophie ist eher Natur-Kunde vom Menschen oder Anthropologie; sie verbindet ärztliches Denken mit medizinischem Wissen. *Astronomie* ist weder Himmelskunde noch Astrologie; sie ist eine Zeit-Kunde und begleitet alle pathischen Prozesse, die Existenz des Menschen eben in seinem leibhaftigen Werden und Verfallen. *Alchimia* sollte nicht verwechselt werden mit banaler Goldmacherei und ebensowenig mit einer Vorwegnahme moderner pharmakologischer oder biochemischer Prozeduren. Gemeint ist damit die Kenntnis der biophysikalischen Energetik eines Organismus. *Physica* bedeutet das praktische Tun des Arztes. Im Kern dieser «physica» steht die «virtus» als vierte und letzte Säule, die Trefflichkeit und Redlichkeit, die Meisterschaft eines Arztes, seine «Tugend».

1. «Philosophia», die erste Säule der Heilkunst

In den Vorarbeiten zum *Buch Paragranum* lesen wir: «Der erste grund der arznei, welcher ist philosophia» (*Sämtl. Werke* Bd. VIII, S. 68). In der letzten Bearbeitung (1530) heißt es dann programmatisch und systematischer: «Der erste tractat, von der philosophia».

Die erste und grundlegende Säule der Medizin ist die Philosophie. Ärztliche Erkenntnis nimmt ihren Ausgang von der äußeren Welt, vom «examen naturae». Aus dem Wissen um die Natur erst können wir das innere Wesen ableiten. Zu wissen, wie die Natur sei und was sie macht, das allein ist philosophisch gedacht und ärztlich gehandelt (ebd. Bd. VIII, S. 140). Es kann keinen anderen Weg geben, «zu ergründen die Wahrheit, des Leibes Anliegen und gesundes Wesen». Philosophie meint demnach das Umfassende der sichtbaren und der unsichtbaren Natur, die beide ein Arzt möglichst genau untersuchen soll. Der Arzt ist zunächst auf die sichtbare Natur angewiesen; unsre Augen durchdringen die Haut nicht; er wird daher immer versuchen müssen, den Elementen nachzuspüren. Das allein gibt die rechte Erfahrung, daß man alle Dinge erkenne trotz ihrer Unsichtbarkeit, um vertraut zu werden mit ihrem innersten Wesen und ihrer Wirkkraft.

Für Paracelsus ist dabei der Leib, das «corpus», der äußere Ausgang, um an das Wesen des gesunden und kranken Menschen zu kommen; der Körper ist damit aber auch der methodische Schlüssel, der die Geheimnisse des Ganzen öffnet. Dieser Leib ist nicht nur ein Medium zwischen dem Makrokosmos und dem Mikrokosmos; er ist eine ganze Zwischenwelt für sich. Mit dieser leibhaftigen Welt, mit diesem welthaften Leib, sieht sich der Arzt auf eine Fährte gesetzt, als ein Jagd- und Spürhund: «und wie es der Hund in der Nase hat, so sollt ihr es in den Augen haben und die Formierung des Leibes durch die Anatomie hindurch sehen lernen». Sind wir aber einmal auf dieser Fährte der Natur, dann beschenkt uns auch die Jungfer Experientia reichlich aus dem Füllhorn dieses «Ens naturale». Sie weist uns an, wie man über das Äußere zum Inneren gelangen kann und im äußeren Ansehen das Innere anschaut. Als der fachkundige Interpret menschlicher Leiblichkeit weiß der Arzt um Krankheit und Gesundheit, er «begreift den Puls im Firmamente, die Physiognomie in den Gestirnen, die Chiromantie in den Mineralien, den Atem in den Winden, die Fieber im Erdbeben usw.» (ebd. Bd. VIII, S. 77). So umfassend soll diese Philosophie sein und darin eingeschlossen das Mittel der Heilung, daß sie wisse, was dies alles seinem Wesen nach sei. «Und wenn ihr sprecht, ob ich mich unterstehen wolle, eine neue Philosophie zu machen? So sage ich ja – und billig ja!»

Eine Medizin ohne Philosophie ist für Paracelsus nicht denkbar. Die Philosophie macht den Arzt und nichts anderes; denn: «es ist ein grob Ding an einem Arzt, der sich einen Arzt nennt und ist der Philosophei leer und kann ihr nit» (ebd. Bd. IX, S. 122). Philosophie meint das Sichtbare an jener Natur, die der Arzt zu untersuchen hat (ebd. Bd. VIII, S. 71). Die Philosophie aber soll im «Licht der Natur» derart gelehrt werden, «daß in ihr der Mensch ganz erscheine und begegne, daß man in ihr finde alle Krankheiten und Zufälle, Gesundheit und Trübsal, alle Glieder und Gliedmaßen, alle Teile und der Glieder Teilung, so viel am Menschen und im Menschen ist oder sein mag und soviel man in der Natur sehen, wissen und erfahren kann, so viel vom ersten Menschen bis zum letzten einfallen mag oder eingefallen ist –, so ganz und vollkommen, daß auch die Augen, die Ohren, die Stimme, der Atem in der Welt gefunden wird, auch die Beweglichkeit, die verdauenden Organe, die austreibenden, die anziehenden und alles, was im Leibe not wäre zur Hülfe, zur Gesundheit, zu allen Dingen... Und so das alles auswendig an dir erfahren worden ist und du somit in diesen Dingen erfahren bist, alsdann geh' in den inneren Menschen» (ebd. Bd. VIII, S. 144). Im Inneren, da ist nun die ganze Welt noch einmal wiederzufinden, ein Endokosmos, oder wie Goethe das nannte: «Im Innern ist ein Universum auch».

Aus dieser wachsenden Erkenntnis der Welt und der Individuen in ihr kann der Arzt dann eingreifen, kundig seine Hand anlegen, also behandeln, wobei diese Praxis wiederum Instrument einer immer intensiveren

Erfahrung von Welt und Mensch ist. In diesem inneren Menschen ist die ganze Welt, das Universum noch einmal abgebildet. «Der nun also ein philosophus ist, der sol als dan in die fakultet der arznei treten und das eußer in das inner wenden; das umbwenden gibt den arzt, so aus der großen welt die kleine wird» (ebd. Bd. VIII, S. 86). Wer diesen Weg nicht geht, der bleibt ein «experimentator», was besagen will: «ein geratwoler und verzweifelter hoffer» (ebd. Bd. VIII, S. 87).

Diese Philosophia, die da trägt den «Bau der Medizin» (ebd. Bd. VIII, S. 154), beinhaltet die Forderung, «daß ein Arzt einen Menschen also lauter durchsehe, als durchzusehen ist ein destillierter Tau, in dem sich kein Fünklein verbergen mag, das nit gesehen werd'. Und also durchsichtig soll er hinein sehen als durch einen quellenden Brunnen, wie viel Stein und Sandkörner, mit was Farben, Formen etc. sie sind, also offenbar sollen ihm sein die Glieder im Menschen auch. Dieselben Glieder soll er also durchsichtig haben wie der auspolierte Kristall, in dem sich kein Härlein möcht' verbergen. Das ist die Philosophei, auf die der Grund der Arznei gesetzt ist» (ebd. Bd. VIII, S. 71).

2. «Astronomia» als Säule der Heilkunst

Der Mensch steht weder autonom noch isoliert in der Natur, er ist vielmehr einem weiteren Kosmos anvertraut, dem «astrum», was sicherlich auch die Naturordnung meint, mehr aber noch den Ordnungsbereich der Zeit, die Geschichte. Auch dafür werden verschiedene Schlüsselbegriffe herangezogen, etwa «der Himmel», «das Gestirn», das «Siderische» oder «Astralische»,[2] Grundbegriffe, die ein weiteres philosophisches Prinzip für die Medizin einfordern: die «Astronomia».

Mit Bedacht hat Paracelsus daher zur Grundlegung der zweiten Säule der Medizin das *Buch des Firmaments* erwählt: «Und der dies Buch nicht erfährt, der kann kein Arzt sein noch geheißen werden.» Aus der «firmamentischen Sentenz» erst, aus dem Kontext von Natur und Geschichte, erfahren wir Anfang und Ausgang der Krankheiten: Nur durch die Kunde von der Zeit kommen wir in die «hohe Schul der Arznei». Über das Firmament erst, also die Erkenntnis des Zusammenhangs von Natur und Geschichte, erfährt der Arzt das Wesen jener Elemente der Natur, der Luft wie des Feuers, der Erde und des Wassers, die uns so sehr auf den Leib geschnitten sind. «Denn die Elemente und der Mensch sind näher und gefreundeter denn Mann und Weib.» Gerade als ein Arzt, der aus dem Licht der Natur handelt, muß der Astronomus «nicht allein den leiblichen Lauf der Natur, sondern auch den Lauf des Himmels erkennen» (*Sämtl. Werke* Bd. IX, S. 577). Die Gesetzlichkeit der Natur wird kompensiert durch eine Gesetzlichkeit der Zeit, die dem Arzte «des Himmels Inwurf» zeigt. Ohne diese zweite Kategorie wäre er gezwungen, bei all seiner Naturkenntnis doch nur «verworren in seiner practik umbzugehen» (ebd. Bd. VII, S. 189). Wir haben daher möglichst genau zu erkennen «den Eingang des Himmels in uns und daß er sich in uns solle leiben (verkörpern)».

In seiner Leibhaftigkeit ist der Mensch durch das Gestirn zwar geleitet, aber keineswegs naturhaft determiniert; das Gestirn bestimmt weniger die Natur als die Zeit. Die Gestirne formieren gerade nicht den Körper, «sie verleihen nur die Zeit». Beide Aspekte sind maßgebend: «Im Leib und im Gestirn ist die ganze Welt geordnet» (ebd. Bd. X, S. 643). Die genetische Konstellation – so scheint es – wird durch den «Himmel» lediglich symbolisiert: «Der Himmel ist nichts anderes als ein Vater gegen sein Kind.» Das Kind ist mit seinem Erbgut zwar weitgehend determiniert, kann aber dennoch «sich selbst anderst ziehen und anderst lernen oder durch andere in andere impressiones werfen» (ebd. Bd. VIII, S. 166). Des «himmels inwurf» läßt uns gleichwohl einen Freiraum, wie am Beispiel des Essens und Trinkens gezeigt wird. Denn weil der Mensch ein Teil der Erde ist, «muß er aus der erden essen», desgleichen beim Wasser und bei der Luft, jedoch so, «wie der lauf sie führt» (ebd. Bd. VIII, S. 167), das heißt: wie es die natürlichen Gegebenheiten erfordern.

Für die Krankheitslehre des Paracelsus bedeutet dies, daß es eine geschichtslose Naturordnung nicht gibt; die Zeit verändert alle Dinge, läßt sie immer neu erscheinen wie ein Gewölk (ebd. Bd. VII, S. 188). Die «astra» erst lassen uns das Zeitgefälle verstehen. Die Zeit ist ihrem Wesen nach alles andere als der flüchtige Augenblick zwischen dem Noch-nicht und einem Nicht-mehr: sie ist ein ganzer Kosmos! Daher: «Ein jeglich ding, das in der zeit stet, das stehet im himel» (ebd. Bd. VIII, S. 173). Vor einem solchen welthaften Hintergrund erst gewahren wir die Einmaligkeit des individuellen Erlebens, des individuellen Schicksals. Und wenn auch Tag und Nacht zehntausende von Kindern geboren würden, sie hätten doch nimmermehr den gleichen Himmel (ebd. Bd. VIII, S. 101). Jeder hat seinen eigenen Zeitraum und darin «viel tausend wege» (ebd. Bd. II, S. 316), jeder reift zu seiner Vollendung, jeder Augenblick wird zur «zeit einer neuen blume» (ebd. Bd. II, S. 216).

Während unter dem Leitbild der «Philosophia» die große Welt als ein Modell für die kleine aufgezeigt wurde, versucht das Schlüsselwort der «Astronomia» diese Naturordnung ihrer historischen Struktur nach zu deuten. Das Gestirn erst bildet den Menschen in seiner konkreten Leiblichkeit aus, um aus dem animalischen Substrat eine humane Existenz zu machen. Die Zeitdimension erklärt nicht zuletzt auch die mögliche Umkehrung und Veränderung aller Naturkräfte innerhalb einer befristeten Existenz. In die Strukturen werden mit dem zweiten Schlüsselbegriff die Prozesse gedacht: Zum Aufbau der Welt tritt der Ablauf der Zeit. Das Geschichtete und das Geschichtliche, sie beide kommen im Menschen zur Einheit. «Eine jegliche Stunde gibt eine neue Art, damit nichts gleich bleibt» (ebd. Bd. VI, S. 370).

Nun ist freilich auch diese Zeit nirgendwo absolut zu fassen, und sie wäre nicht einmal von ihren Polen her – der Vergangenheit und der Zukunft – zu begreifen: Sie ist vielmehr nur in jener dynamischen Funktion zu erfahren, die Paracelsus «Zeitigung» nennt, im Prozeß der Reifung, in einer «maturatio», die vom Menschen her gesehen nichts anderes sein kann als die «erwartung seiner zeit» (ebd. Bd. VII, S. 245).

Mit einem seiner faszinierendsten Schlüsselbegriffe, dem «astrum», will Paracelsus zeigen, daß die Wirklichkeit noch eine vierte Dimension hat, die Zeit nämlich, die ebenso zum Grund des Wachstums wie allen Verfalls wird. Zeit und Wachstum erst offenbaren das Wesen der Natur wie der Geschichte. Astronomie zeigt keineswegs ein Strukturgefüge, wie es die Anatomie vermittelt; sie weist vielmehr auf ein Beziehungssystem hin. Wie «ein stern den andern tingirt und hat kein corporalischen gang des adern nit an im», so verhalten sich auch die astralischen Bezugsfelder im Leibe (ebd. Bd. VIII, S. 161). «Astrum» meint keine Astrologie, erst recht kein Horoskop (davon heißt es lapidar: «das ist nix!»), sondern weist hin auf ein Universum innerer Wahlverwandtschaft, das den Menschen in Bewegung hält und anhält zur Entscheidung, das ihn aber gerade nicht magisch zu determinieren vermag.

Diese zeitgebundene Wirklichkeit manifestiert sich als «greiflicher» Leib, ein Leib, der auch den psychischen Kosmos repräsentiert: Das sind «unsichtige Ding und doch leibliche Ding» (ebd. Bd. I, S. 34). Hier geht es nicht allein um handgreifliche Erfahrungstatsachen, sondern um greifbare Erfahrungen von Kräften, nicht nur um Objekte, sondern um das Subjectum; «der Lauf des Himmels» macht einen bald fröhlich, bald wieder traurig. Gerade diese unberechenbaren Störungen gehören zur Existenz. Sie beruhen jedoch nicht auf Einflüssen der Gestirne und schon gar nicht auf Einwirkungen von Zaubergeistern oder Teufeln! (Ebd. Bd. XI, S. 589)

Darum soll ein Arzt die Zeit bedenken, «damit er die zeit wisse, wie er sich were und herrschen wölle womit. nicht das genug sei den heutigen tag betrachten, sonder auch den morgigen tag und alle zukünftige hernach von puncten der stunt bis in den terminum, und in der zeit sehen, was dem doch zu ton sei. und nit so unverstanden sein, das er die zeit in luft schlahe und sich selbs für einen unwissenden zu erkennen geb» (ebd. Bd. IV, S. 495). Die Zeit wird immer wieder scharf und akut genannt, «denn sie gibt alle Krankheit und Zufälle und alle Widerwärtigkeit». Wer könnte ihre Absicht verstehen? «Wer kan nun ir scherpf, ir heimlikeit und fürnemen versten und erkennen? darumb sol sich der arzt nicht zuvil austun; dan es ist ein herr uber in, ist die zeit, die mit dem arzt spilet wie ein kaz mit den meusen» (ebd. Bd. IV, S. 496).

Mit dem Leitbild der «Astronomia» ist ein Novum in die Krankheitslehre eingeführt, das die alte kosmologisch orientierte Humoralpathologie prinzipiell in Frage stellt, um nunmehr am Leitfaden des Leibes das anthropologische Prinzip in das Weltverständnis der Wissenschaften einzuführen. Die Fülle und Folge durch die Welt und in der Zeit aber weist mit innerer Konsequenz auf einen weiteren Weg: War es bisher immer noch eine Ordnung der Strukturen des Lebendigen, die in Natur wie Geschichte gesucht wurde, so kommt Paracelsus nunmehr auf das uns eher geläufige Problem zu sprechen, wie daraus wohl auch eine konkrete Ordnung der materiellen Prozesse werde. Diese Umwandlung haben wir zu erwarten von der dritten Säule der Medizin, der «Alchimia», die unser aller Lehrmeister ist (ebd. Bd. IX, S. 44), auf daß die Natur dahin gebracht werde, daß ein jedes Ding komme in seine «ultima materia» (ebd. Bd. IX, S. 46).

3. «Alchimia» als Säule der Medizin

Als den «dritten grund medicinae» führt Paracelsus die «Alchimia» ein, die Feuerkunst, das «Werk Vulcani». Denn die Natur «gibt nichts an tag, das auf sein stat vollendet sei, sonder der mensch muß es vollenden. dise vollendung heißet alchimia« (ebd. Bd. VIII, S. 181). Die Naturordnung in ihrer zeitlich gerichteten Funktion läßt sich letztlich nur als Stoffwechselprozeß verstehen: «dan die natur wil, das in alweg die bereitung bei dem menschen sei wie in ir, das ist, das ir nachgehandelt werde und nicht den tollen köpfen nach» (ebd. Bd. VIII, S. 188). Mit den «Augen des Feuers» (ebd. Bd. IX, S. 44) muß der Arzt den Sinn der Natur gleichsam durchdringen, sie offenbar machen in Produkten, in leibhaftigen Werken.

Mit der Philosophie des Leibes und über die Gestaltung der Geschichte wird der Arzt vertraut mit dem Prozeß der Stoffe. Die Alchimie setzt dabei das in Gang, was ohne das «Amt Vulcani» nicht geschehen könnte. Da die Welt der Naturstoffe aber nicht fertig bereitet vor uns liegt, vielmehr in den Schlacken verborgen ist, ist es die Aufgabe der «Kunst Vulcani», das Unnütze vom Nützlichen zu trennen, um die Welt in ihre «ultima materia», in ihr heiles Wesen, zu bringen. So macht es der Vulcanus im Magen, der «Archaeus», so auch der Vulcanus da draußen, die Technik. Alle die Bilder von Präparieren und Destillieren, vom Zirkulieren und Sublimieren, alle diese Teilprozesse an der Materie, sie sind auch «alle im menschen als wol als in der eußerlichen alchimei, die dise praefigurirt» (ebd. Bd. XI, S. 188).

Paracelsus nennt die Alchimia «Kunst» und «Werk»; ihre Virtus ist sowohl im innerorganischen Archaeus als auch im makrokosmischen Vulcanus unaufhaltsam, bis hin zur «ultima materia», am Werke. Der «Vulcanus» ist der Schmelzer, der «Apotheker», ein «Laborant» der Arznei: «Das was die Augen am Kraut sehen, ist nicht die Arznei, oder an Gesteinen oder an Bäumen. Sie sehen allein die Schlacken, inwendig aber unter der Schlacke, da liegt die Arznei. Nun muß am ersten die Schlacke der Arznei genommen werden, dann ist auch die Arznei da. Das ist Alchimia und das Amt Vulcani» (ebd. Bd. XI, S. 187). Vulkanus ist demnach der archaische Feuergott, der im Mikro- wie im Makrokosmos wirkt: «was das feur tut, ist alchimia» (ebd. Bd. XI, S. 187). Es allein macht die Welt der Naturstoffe zu einer Welt der Kunststoffe: Aus der primitiven Natur wird die reiche Zivilisation. Von daher versteht sich der Kernsatz: «Alchimia ist eine kunst, vulcanus ist der Künstler in ir» (ebd. Bd. XI, S. 186). Auf diese Weise wird Vulcanus zum «Bereiter» der großen Welt, der die Schöpfung erst vollendet.

«Natur» ist jetzt nicht mehr die statisch abgeschlossene Schöpfung, sondern der dynamische Auftrag des Menschen zur Transmutation der Welt. Auf die gleiche Weise wird auch das Pharmakon zu einem wirksamen Naturstoff, der in ein Ordnungsgefüge eingreift, um es zu verändern, zu wandeln, zu bessern. Der Alchimist wäre damit nichts anderes als jener große Künstler im «opus magnum», der die einzelnen Aspekte der vorgegebenen Stoffe ganz genau unterscheidet: Das Gift tut er in seinen Sack, und das Gute läßt er dem Leibe. Denn der Mensch wird ständig gezwungen, beides in sich aufzunehmen und so auch Gift, Krankheit, Tod zu essen und zu trinken. Es bleibt uns keine andere Möglichkeit, als jenen Alchimisten einzusetzen, «der uns vom Schöpfer gesetzt ist und gegeben: der uns soll das Gift vom Guten scheiden, damit wir keinen Nachteil davon empfangen» (ebd. Bd. I, S. 193).

In seinen *Defensiones*, den berühmten Verteidigungsreden aus dem Jahre 1537, hatte Paracelsus seinen Gegnern die provozierende Frage gestellt: Ob sie denn wohl wirklich wüßten, was Gift sei und was nicht? «Oder aber ob im gift kein mysterium der natur sei?» Soll ich, nur weil der eine Teil Gift enthält, den anderen auch mitverachten? Sollte man nicht lieber unterscheiden lernen: das Giftige verwerfen, aber seine Heilkraft suchen? «Der gift verachtet, der weiß umb das nit das im gift ist. dan das arcanum, so im gift, ist gesegnet dermaßen, das im das gift nichts nimpt noch schat» (*Sämtl. Werke* Bd. XI, S. 137). Wollte man aber jedes Gift gerecht auslegen, was gäbe es dann noch in der Natur, was nicht Gift wäre? «Alle ding sind gift, und nichts ohn gift; alein die dosis macht, das ein ding kein gift ist. als ein exempel: ein ietliche speis und ein ietlich getrank, so es über sein dosin eingenommen wird, so ist es gift; das beweist sein ausgang. ich geb auch zu, das gift gift sei, das aber darum möge verworfen werden, das mag nicht sein, dieweil nun nichts ist, das nit gift sei, warumb corrigirt ir? allein darumb das das gift kein schaden tu» (ebd. Bd. XI, S. 138). Darum sollte man sich durchaus klar darüber sein, wo man Gift anwenden darf und wo nicht, wie man es jeweils zu korrigieren und zu dosieren hat, auf daß es nicht zu sehr schade!

Grundgesetzlichkeiten dieser Dimension sind vielleicht erst uns heute klar geworden, wo wir Tag für Tag erfahren, daß keine Substanz wirkt ohne Nebenwirkung, und daß die Schädigung wächst mit dem Treffereffekt, und zwar so sehr, daß an die Stelle der seuchenartigen Infektionen die nicht weniger seuchenhaften Intoxikationen getreten sind. So knapp gegeneinander abzumessen sind sie immer noch, damals wie heute: der Nutzen und die Noxen einer Medizin. So eng ist die Pforte! «So nun geht das Tor in die Arznei, also ist der Weg in sie, also muß sie gelernt werden. Und was außerhalb von dem ist, das ist ein erdacht' Ding, Fantasei, ohne Grund. Darum so bewegt's der Wind hin und her wie das Rohr, das ist: sie können keinen beständigen Grund finden, der gewiß sei» (ebd. Bd. X, S. 265). Bei Paracelsus finden wir somit die konsequente Ausweitung des anthropologischen Konzeptes auf die Umwelt und Mitwelt und damit auch zum ersten Male eine ökologisch orientierte Medizin, eine Heil-Kunde, die noch einmal am Paracelsischen Begriff der «virtus» dargestellt werden soll.

4. «Virtus» als die letzte Säule der Heilkunst

Es ist kein Zufall, daß Theophrast von Hohenheim zu den drei wissenschaftlichen Fundamenten noch eine ethische Säule zählt, die er als «virtus» bezeichnet, als das Können und Taugen, als die «Tugend» des Arztes. Immer wieder und immer energischer wird dabei herausgestellt, daß des Arztes «Redlichkeit» nur auf der «Wissenheit der Kunst» aus dem «Licht der Natur» beruhen kann, dessen Anzünder der Hl. Geist ist (ebd. Bd. VIII, S. 208). Dies ist denn auch der letzte Grund dafür, daß Gott unter allen Künsten und Fakultäten den Arzt am liebsten hat (ebd. Bd. VIII, S. 205).

In seiner Vorrede *Über die podagrischen Krankheiten* hatte Paracelsus noch einmal an seine Wanderwege durch ganz Europa erinnert, an seine Enttäuschungen über die Wolfsärzte und die Polsterprofessoren, den Unverstand der Apotheker und ihre «unziemlichen Geldforderungen». «Da verließ ich», so schließt er, «der alten Skribenten Bücher und Schriften mitsamt ihrem Geschwätz, das da pflegen die von den hohen Schulen». Aus den akademischen Ziergärten sieht er sich in einen anderen Garten verpflanzt, auf die Äcker der Notdurft. Denn die Natur ist es, die die Arcana gewaltig gesetzt und zusammen komponiert hat, was da zusammengehört: «die natur ist der arzt, du nicht; aus ir mußtu, nicht aus dir; sie sezt zusamen, nicht du. schau du, das du lernest, wo ire apoteken seien» (*Sämtl. Werke* Bd. VIII, S. 85). Im Licht der Natur haben wir zu suchen, was unsichtig am Werke ist.

Das allein aber ist «die Art des Lichts der Natur», daß der Mensch wachsen und reifen soll. «Der ist ausgewachsen, der sein Selbst empfindet; der ist fremd, der in ein Unbekanntes geht». Daher kommt für Paracelsus alles darauf an, daß «der arzt ganz werde», daß er wissen soll «von der art des leibs», daß er wachsen soll wie der Feigenbaum und so groß und so reif werde, daß er «nicht allein der mensch für sich selbst ist, sonder auch für all ander» (ebd. Bd. VIII, S. 212).

III. Die therapeutischen Prinzipien

In seinen *Sieben Defensiones* hat Paracelsus mit großer Energie die Originalität seiner neuen Konzeption verteidigt, die er nicht verwechselt haben will mit der Denk- und Sprechweise der Scholastiker: «Man hat mir entgegengehalten, daß ich den Krankheiten neue Nomina gebe, die niemand erkenne noch verstehe, und warum ich nit bleibe bei den alten Nominibus?» Darauf die eindeutige Antwort: «Wie kan ich die alten nomina brauchen, dieweil sie nicht gehen aus dem grunt, aus dem die krankheit entspringt!» (*Sämtl. Werke* Bd. XI, S. 135).

Der Grund aber, aus dem die Krankheit entspringt, das ist kein einfacher, sondern ein fünffach gegliederter Grund, eine Seinsweise (ens) auf fünferlei Art. Mit den fünf Entien haben wir nichts weniger vor uns als den geschlossenen Lebenskreis des Menschen mit all seinen Lebenskrisen, und damit die anthropologische Konzeption einer Lebensordnung und Lebensführung in gesunden wie in kranken Tagen. Dem modernen, axiomatisch reduzierten und monokularen Denken gegenüber entwirft Paracelsus eine großangelegte Kategorientafel des ärztlichen Denkens und Handelns und damit einen Leitfaden, der allein herauszuführen vermag aus dem Labyrinth.[3]

Die erste Kategorie nennt Paracelsus das «Ens astrorum», ein gleichermaßen kosmologisches wie historisches Gerüst, das den Menschen in seiner Umwelt und mit seiner Geschichte umfaßt und das uns zeigt, wo und wie der Mensch im ökologischen Verbundsystem eines Miteinander existiert. Mit dem zweiten Feld, dem «Ens veneni», sind wir einem Gegenüber konfrontiert, das nützen, aber auch vergiften kann, das als toxische Situation Schaden stiftet, bei einer Beherrschung der Umwelt aber unermeßlichen Segen verspricht. Der dritte Punkt betrifft das «Ens naturale», jenen natürlichen, konstitutionsbedingten Lebenslauf von der Wiege bis zur Bahre, der unsere Individualität ausmacht. Eng damit verknüpft ist das «Ens spirituale», das Feld der geistigen und damit aller personalen wie sozialen Begegnungen. Dahinter aufstrahlend, aber deutlich vom profanen Bereich getrennt, steht das «Ens Dei», der Mensch in seinem Verhältnis zum Absoluten. Erst aus dem Wissen um diese fünffache Eingebundenheit des Menschen kann der Arzt seinem Auftrag gerecht werden, nämlich: einzugreifen, um die Not zu wenden, zu heilen oder wenigstens zu lindern, zu trösten. Dabei steht ihm das ganze Instrumentarium der «Heilmittel» zur Verfügung: die diätetische Beratung, die Anwendung von Medikamenten sowie die chirurgischen Maßnahmen.

«Nun sol die bereitung wol verstanden werden und ist von nöten weiter davon zu erklären...» (ebd. Bd. VII, S. 272). Bei seiner Erklärung der Aufbereitung der Arznei geht Paracelsus noch einmal auf die therapeutischen Prinzipien ein, wenn er bestimmt, daß nichts anderes die

Aufgabe des Arztes sei, als «die krankheit zu vertreiben». Und wie Gott, der Herr, die Krankheiten der großen Welt wegnimmt, so soll auch der Arzt die Krankheit nehmen: «so nun der arzet der kleinen welt got ist, also am statt gottes beschaffen, wo sol er seinen grund nennen und lernen als allein bei dem eltesten arzet, das ist bei got?» (ebd. Bd. VII, S. 272/73). Aus alledem folgt, daß Gott dem Arzt befohlen hat, die Not zu wenden, was nicht anders vor sich gehen kann als durch die Bereitung und Reinigung des Leibes: «dise reinigung ist ein werk wie das feuer.» Mit dieser Reinigung aber bereiten wir nicht nur die Welt, sondern auch den Leib: «aus welcher reinigung der mensch unzerbrüchlich wie golt wird, on welche reinigung nichts bei solchen menschen ist, dan teglich zerbrechung» (ebd. Bd. VII, S. 273).

Vor diesem geistigen Hintergrund aber werden wir auch erst der therapeutischen Kriterien gewahr, von denen Paracelsus behauptete: «der höchste grund der arznei ist die liebe; dan in welcher maß die liebe ist, dermaßen wird auch das Wetter über uns gehen. das ist, ist unser liebe groß, so werden wir große frucht in der arznei dardurch schaffen» (ebd. Bd. VII, S. 369). Aus diesem Prinzip holt Paracelsus gleichsam seinen kategorischen Imperativ, der für «das Amt des Arztes» maßgebend wird: «schwezen, süß reden, blandiren ist des mauls ampt, helfen aber, nuz sein, erschließlich ist des herzen amt. im herzen wechst der arzt, aus got get er, des natürlichen liechts ist er, der erfarenheit. also wil ichs, das ir lernen: so euch oder den nechsten sein not anfelt, das ir in wissen zu helfen» (ebd. Bd. VIII, S. 321).

IV. Werk und Wirkung

Seit wir vertrauter geworden sind mit Hohenheims weitgespanntem theologischem Schrifttum wie auch mit seinen sozialkritischen Traktaten, wundert es uns nicht, daß dieses Werk nicht im kurativen Bereich des Individuums stehen bleiben konnte, daß es vielmehr mit all dem ihm eigenen Pathos in die sozialen und politischen Räume durchstoßen mußte, um zu einem Heilplan im großen zu kommen. Paracelsus ging es nicht so sehr um die «restitutio ad integrum», wie sie unsere auf das Modelldenken reduzierte Heiltechnik anstrebt, sondern um die «restitutio ad integritatem». Worauf Paracelsus mit seinem «Haus der Heilkunst» zielte, war nichts Geringeres als die Architektonik des Endokosmos Mensch. Mit seinen anthropologischen Voraussetzungen konnte der theoretisch geschulte Arzt zum gebildeten Fachmann für den Menschen an sich werden, der nun auch den anderen Fakultäten den Eckstein legte. Erst nach ihm kommt der Theologe, der um den Leib wissen soll; danach erst der Jurist, der diese edle Kreatur nicht zu verurteilen hat. Endlich folgt der praktizierende Arzt, der das göttliche Bildnis im Menschen bedenken möge, um damit seine Bildung zum Heil einzuleiten. An die Stelle der längst verblaßten «Artes liberales» stellte Paracelsus seine Theorie der Medizin auf jenen «Fuß der Arznei», ohne den ein Arzt nicht eingreifen darf.

Paracelsus' Werk greift in die kosmischen wie spirituellen Bereiche aus, deshalb kann von einer abgrenzbaren Pathologie oder Physiologie, geschweige einer autonomen Therapeutik, in diesem Welt- und Menschenbild keine Rede sein. Einer dermaßen weit konzipierten Heilkunst und Lebenskunde sind nicht zuletzt auch die großen Kulturaufgaben anvertraut, die im «opus magnum» verdeutlicht werden und die dem Arzt als die Aufgabe der Zukunft gestellt bleiben.

Paracelsus' weitreichende Entwürfe sind freilich von seinen Zeitgenossen nicht aufgenommen worden, und sie wurden von den unmittelbaren Nachfolgern bereits weitgehend verfremdet. 30 Jahre nach seinem Tod begannen Naturforscher und Ärzte Hohenheims Ideen aufzugreifen und vielfältig zu modifizieren. Diese Verfremdung des Hohenheim'schen Wirkens, die zu seinen Lebzeiten bereits eingesetzt hatte, wird bald nach seinem Tode systematisch gefördert.

Adam von Bodenstein, der erste Herausgeber der *Opera Paracelsi,* konnte zu einem frühen Druck (1574) noch schreiben, bei Theophrastus finde man das ganze Corpus der Medizin, die Sache selbst und die Substanz in «philosophia und medicina», eben die «einige Wahrheit». Dieses Wissen um die Substanz ist bald schon verlorengegangen. Am Ausgang des 17. Jahrhunderts feiert Colberg in seinem Buch *Das Platonisch-Hermetische Christentum* (1690) Hohenheim als den «Anfänger der Platonischen Theologie», als einen Repräsentanten des Neuplatonismus, auf den sich alle Zeitgenossen als auf ihren «Lehrmeister» berufen würden. Valentin Weigel spricht bereits von einer «Theologia Paracelsi» (1618). Michael Toxites (der Sterzinger Arzt Schütz) schreibt in seinem *Testamentum Philippi Theophrasti Paracelsi* (1574): «Es wird viel von Theophrastus ausgegeben, das nit ist! Warum sollt man dann darzu still schweigen?» Noch deutlicher klingt diese Skepsis in der *Wahren Chymischen Weisheit Offenbarung* (1720) des Chymophilus an, wo es heißt: «So sind des Theophrastus Bücher sehr verfälscht worden und unter seinem Namen viel Schriften in den Druck gegangen, an die er nimmer gedacht hat, zu schweigen, daß sie die Früchte seiner Arbeit und Gedanken sein sollten.» Nicolaus Hunnius, der 1622 zu Wittenberg eine *Christliche Betrachtung der Newen Paracelsischen und Weigelianischen Theology* veröffentlicht hatte, konstatiert kurz und bündig: Er halte alle die Sachen, die unter Paracelsus' Namen «in die mysticam Philosophiam gebracht» worden, samt und sonders für unecht, weil sie gar nicht mit seinem «Schweizerischen deutschen Stilum» übereinstimmten, so «daß ein jeder, der nur wenig Linien conferiret, verstehen kan, sie seyen beiderseits von einem Autor nicht entstanden».

Was aber wäre denn der «echte Paracelsus»? Wir müssen eindeutig festhalten, daß nur wenig zu seinen Lebzeiten in den Druck kam: die *Intimatio*, ein fliegendes Blatt mit der Einladung an seine Basler Studenten (1527), die *Guajak-Schrift* und eine weitere *Syphilisschrift* (1529/30), ein Traktat über das *Bad Pfeffers* (1535) und die *große Wundartzney* (1536), ferner einige Practica und Prognosticationes, Gelegenheitsschriften also nach Kalendermanier. Zwischen 1549 und 1557 kam es zu zahlreichen Neudrucken; um 1560 beginnt man mit der Herausgabe des Nachlasses, mit den Ausgaben von Bodenstein, Dorn, Toxites. 1589 bis 1658 folgt dann die Periode der großen Sammelausgaben: die Husersche Quartausgabe mit 4800 Seiten in zehn Bänden bei Conrad Waldkirch zu Basel (1589–1590), die Husersche Folioausgabe in sechs Teilen, bei Wechselers Erben in Frankfurt (1603) sowie die dreibändigen *Opera Paracelsi* bei Lazarus Zetzner in Straßburg (1603–1605).

Seit der Mitte des 17. Jahrhunderts setzt eine Flut von Neudrucken ein mit immer phantastischer wuchernden Titeln wie: die *Glück-Rute zu Paracelsi Chymischem Schatz* (1679) oder des *Paracelsi kleine Hand- und Denck-Bibel* (1684), des Paracelsus *Geheimnüß aller Geheimnüsse* oder auch die *Paracelsische Rüst-Kammer der Gesundheit* (1709), von all den alchymischen Wunderbüchern und Lexika gar nicht zu reden, die voll sind von Paracelsischer Rezeptur.

Direkten Einfluß hatten die Schriften Hohenheims auf Jan Baptista Van Helmont und Robert Boyle, indirekten noch auf die großen Ärzte in Barock und Aufklärung, auf Thomas Willis, Ernst Stahl und Herman Boerhaave. Dabei war es vor allem das ethische Prinzip, das weiterwirkte, demzufolge ärztliches Handeln mit einem Kulturauftrag verbunden ist. Mit der Aufklärung freilich ist dieses säkulare Transfigurationsprogramm, getragen aus dem alten Gleichgewicht von Theorie und Praxis, zu Ende gegangen, und damit wohl auch der Anspruch auf eine Universalwissenschaft vom Menschen, auf eine Medizinische Anthropologie, endgültig aufgegeben worden. Die Medizin sollte in der Folge einen ganz anderen, den rein pragmatischen Weg gehen, um sich immer konsequenter von den «curiosa» weg auf die «utilia» zu konzentrieren. Paracelsus war es, der mit seinem Wissen vom Zustand, vom Verlust und von der Wiederherstellung der Gesundheit zum letzten Male eine überzeugend in sich geschlossene Theorie der Medizin vorgelegt hat.

Marielene Putscher

ANDREAS VESALIUS
(1514–1564)

Eine Gestalt aus der Vergangenheit zu rufen, auf daß sie sich zeige, bedeutet zunächst, die Voraussetzungen des eigenen Sehens zu überprüfen. Denn die großen Künstler oder Wissenschaftler der Geschichte erscheinen uns Heutigen ja zunächst so wie sie die Dichter oder Historiker früherer Generationen beschrieben haben. Das gilt auch von Vesalius, dem «Begründer der Anatomie». Aber schon diese Klassifizierung ist fragwürdig. Ist Vesalius vor allem Arzt? Gegen eine Segmentierung der Wissenschaft und die damit verbundene Spezialisierung von Fachgelehrten hat er sich selbst nachhaltig ausgesprochen. Und was bedeutet im Hinblick darauf sein großes Werk, die *Fabrica*, zur Zeit ihres Erscheinens, im Jahr 1543? Selten kommt es vor, daß ein einziges Werk so sehr zur Grundlage einer ganzen Wissenschaft wird, daß noch vier Jahrhunderte nach seinem Erscheinen nicht nur Anatomen, sondern auch die meisten Ärzte etwas davon wissen – wenn sie sich dabei vielleicht auch weniger an Vesal selbst erinnern, so doch wahrscheinlich an einige Bilder. Die nämlich sind vor allem berühmt geworden. Die 17 ganzseitigen Tafeln der *Fabrica* waren bis weit ins 18. Jahrhundert für den Typus der anatomischen Abbildung wegweisend.

I. Der Mensch und seine Zeit

Andreas Vesalius wurde am 31. Dezember 1514 in Brüssel geboren, er starb am 5. Oktober 1564 auf der Insel Zantos im ionischen Meer. Vesal entstammte einer deutschen Familie, die ursprünglich Witing hieß und in Wesel ansässig war. Seit dem Urgroßvater Vesals standen seine Vorfahren im Dienst des deutschen Kaisers. Sein Vater war Leibapotheker Karls V.

In der Widmung (Dedicatio) an den Kaiser, aus der die folgenden Zitate in eigener Übersetzung stammen, erwähnt Vesal selbst seine Ausbildung in Paris, wo er, dem Geist der Renaissancezeit entsprechend, sich mit den Autoritäten der Antike, insbesondere mit Galen vertraut machte, aus dessen Texten er seine Terminologie gewinnen wird. Weiter ist dieser Dedicatio zu entnehmen, daß er eine Zeit in Löwen verbrachte und von dort dann nach Padua ging. Aus den Jahren davor ist manches bekannt: die Schulzeit in Brüssel, der Beginn des Studiums in Löwen, wo er sich vor allem den alten Sprachen widmete, und sein erwachendes Interesse an der Anatomie. Auch die Vertrautheit mit den Mächtigen am Kaiserhof,

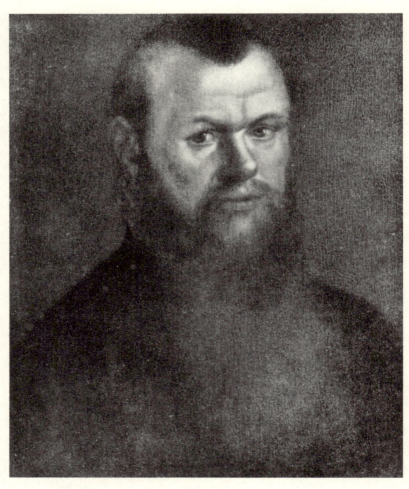

Andreas Vesalius (1514–1564)

zu dem ja sein Vater als Leibapotheker gehörte, reicht in die frühesten Jahre zurück. In seiner Dedicatio beschreibt der erst 28jährige Autor, von dem vollendeten Werk zurückblickend, was ihn bis dahin geführt hat. Im einleitenden Absatz spricht er von der Wiedergeburt der Medizin zur Zeit Karls V. und daß anatomische Kenntnisse dringend nötig wären. Diese Lücke will er schließen helfen, wobei er sich zur Legitimation seiner Tätigkeit in gut humanistischer Manier auf die Antike bezieht.

«Diese Absicht hätte ich freilich niemals ausführen können, wenn ich nicht, als ich in Paris Medizin studierte, mit eigener Hand zugefaßt, sondern fraglos die verschiedenen mehr zufälligen und oberflächlichen Demonstrationen einiger Organe hingenommen hätte, wie sie mir und meinen Mitstudenten von ungelernten Badern in einer oder zwei öffentlichen Sektionen vorgeführt wurden. So interesselos war die Darstellung der Anatomie dort, wo wir zuerst die wiedergeborene Medizin sahen, daß ich – erfahren durch mehrere Tiersektionen unter der Leitung des nicht hoch genug zu preisenden Jacobus Sylvius – bei der dritten Sektion, an der ich je teilnahm, von meinen Mitstudenten und Lehrern dringend gebeten, diese Sektion öffentlich und auch vollständiger durchführte, als es jemals geschehen war. Als ich dies zum zweiten Mal ausführte – die Bader hatte ich inzwischen weggescheucht –, versuchte ich, die Muskeln des Armes besser darzustellen und auch eine genauere Sektion der Eingeweide zu machen, denn außer den acht Bauchmuskeln (die noch dazu schändlich zerstückelt und in falscher Reihenfolge präpariert wurden) ist kein anderer Muskel, geschweige denn Nerven, Venen und Arterien, jemals von irgend jemandem demonstriert worden.

Später, in Löwen, wohin ich wegen des Kriegsausbruchs zurückkehren mußte, und wo die Ärzte seit 18 Jahren sich nicht einmal von Anatomie hatten träumen lassen, habe ich – um den Studenten dieser Universität zu helfen und um selbst größere Geschicklichkeit in einer noch immer dunklen, aber für die Medizin höchst wichtigen Sache zu gewinnen – mit noch größerer Genauigkeit als in Paris seziert und über den Bau des ganzen menschlichen Körpers gelehrt. Infolge dessen scheinen die jüngeren Professoren dieser Universität nun ernsthaft bestrebt zu sein, Kenntnis der Teile des menschlichen Körpers zu gewinnen, denn sie wissen, welch wertvolles philosophisches Material [d. h. hier: wertvolle Sachkenntnis für philosophische Überlegungen] aus solcher Kenntnis gewonnen werden kann.

In Padua, an der berühmtesten Universität der ganzen Welt, gab ich Unterricht in medizinischer Chirurgie, denn ich wollte mich nicht von der übrigen Medizin trennen, und – veranlaßt durch das Gehalt, das der hochberühmte Staat von Venedig (bei weitem der freieste gegenüber wissenschaftlichen Studien) mir bot – gab ich mich ganz (weil Anatomie so eng mit der Chirurgie verbunden ist) der Erforschung des menschlichen Körpers hin. So habe ich inzwischen die Anatomie dort und in

Bologna aber häufig weitergeführt, und ich demonstrierte – abwerfend die lächerlichen Gewohnheiten der Schulen – und lehrte (zugleich) in einer Weise, daß in meinem Vorgehen nichts von der antiken Tradition abwich, und der Bau keines Teiles (des Körpers) der (mir) begegnete, unstudiert blieb.» (Dedicatio)

Als Lehrer in Padua sowie als «Gastdozent» in Bologna, Basel und Pisa hat Vesal an der Reform der Ausbildung seinen Anteil. Als Arzt verbringt er die nächsten beiden Jahrzehnte bis zu seinem Tode vorwiegend in Brüssel, wo er eine Familie gründet und ein großes Haus erwirbt, ist oft auch auf Reisen im Dienste des Kaisers, zuletzt am spanischen Hof in Madrid. Einige wichtige Zeugnisse seiner ärztlichen Tätigkeit, so die acht *Konsultationen*, haben sich im Wortlaut erhalten.

Die Beschäftigung mit der Anatomie des Menschen ist zu Vesals Zeit gut zwei Jahrhunderte alt, gerechnet von Mondino dei Luzzi an, der selbst mehrere Sektionen durchführte. Sie war im übrigen nicht nur für Mediziner von Interesse, sondern ebenso für Künstler. Die vielgeschmähte Lehrmethode, aus den Schriften der Antike, vor allem Galens, vorzulesen und gleichzeitig am menschlichen Leichnam zu demonstrieren, war eine entscheidende Neuerung des 15. Jahrhunderts. Leonardo, der in Pavia seziert und gezeichnet hatte, gehört zur Großvätergeneration Vesals, – Tizian, Hofmaler des Kaisers seit 1533, zur Generation seiner Väter. Inzwischen hatten der Buchdruck und graphische Techniken der Vervielfältigung einen hohen Stand erreicht: «alle Welt» will nun die Ergebnisse der anatomischen Forschung im Bild sehen; auf diese Situation trifft die *Fabrica*, nach deren Erscheinen die Verteidiger Galens argumentierten, wenn neuere Anatomien von dessen Schriften abwichen, so müsse man annehmen, daß sich der Mensch seit der Antike verändert habe. Einleuchtend, daß gerade ein Künstler, Tizian nämlich, auf das Gegenargument verfällt, es seien «genügend Statuen aus der Antike auf uns gekommen, so daß man an ihnen prüfen könne, ob sich Knochen und Muskeln des Menschen seitdem verändert hätten.

Tatsächlich reicht die Umorientierung der Medizin zur Zeit Vesals und durch ihn tiefer und ist folgenschwerer, als es die Trennung der Anatomie von der «Physiologie» – die sich im Streit um die Sektion von Tieren und den Vergleich der Tieranatomie mit den Beobachtungen am menschlichen Leichnam, kurz: im «Streit um Galen» abzeichnet – zunächst ahnen läßt. Die Wandlung betrifft die gesamte Medizin, die im Mittelalter Physiologie, Pathologie und Therapie umfaßte und als solche eine Kosmologie enthielt. «Physiologie» ist die Lehre von der Gesundheit als Harmonie der Säfte im «Mikrokosmos Mensch», die den Elementen im «Makrokosmos Welt» entsprechen; «Pathologie» ist die Lehre von den Störungen (Dyskrasien) dieser Harmonie, die durch «Therapie» wieder ins Gleichgewicht (Eukrasie) zurückgeführt werden müssen. Der Bau des menschlichen Körpers ist in diesem System noch ohne jedes Interesse, doch sind die Merkmale einer

Störung vielfältig. Es gibt einen großen Bereich praktischer Erfahrung, der aus der antiken Diätetik (als Lehre von der richtigen Lebensführung) und der Materia medica (als Beschreibung des reichen Heilmittelschatzes) gespeist wird. Diese ärztliche Erfahrung will Vesal durch die Chirurgie erweitern – und stellt damit die gesamte Kosmologie in Frage. Denn nun tritt die Anatomie an die Stelle der Physiologie.

Vesals Anatomie ist eine neue Lehre vom Mikrokosmos Mensch – sie ist damit auch eine Anthropologie. Nach der Analogie zum Makrokosmos wird von nun an so wenig gefragt wie vorher nach dem Bau des menschlichen Körpers. Durch diese Grundlegung einer Anthropologie aber hat die Anatomie ein Doppelgesicht: Als Grundlage der Chirurgie ist sie Praxis und vor allem «praxisorientiert». Denn nicht nur in Italien wird seit einem Jahrhundert dauernd Krieg geführt, die Reformation in Deutschland und die alte Rivalität der französischen Könige zum «Heiligen römischen Reich deutscher Nation» führen zu einem gewaltigen Bedarf an Chirurgen, die mehr können müssen als die Bader. Sie müssen als Wundärzte mit in den Krieg ziehen – wie zur Zeit Homers und wie im Römischen Reich, zur Zeit Galens und danach.

Das andere Gesicht der neuen Anatomie des Menschen aber ist nicht der Praxis zugewandt, sondern der Philosophie. Als Anthropologie gibt sie dem Philosophen «Material für seine Gedanken», wie Vesal in seiner Widmung formulierte. Die alte Analogie des mittelalterlichen «Mikrokosmos» Mensch zur Welt, dem «Makrokosmos», noch bis ins 17. Jahrhundert wichtiger Gegenstand der Philosophen, ist damit aus den Angeln gehoben: Das Wissen ist nun so differenziert, daß jene «Physiologie», die – wie jede Generalisierung – die Wirklichkeit ungeheuer vereinfachte, vor der Komplexität nur einer einzigen Funktion – z.B. allein schon der Bewegung einer Hand – nicht mehr bestehen kann. Die schlichte Analogie wird ungültig, sobald sich diese Komplexität der Realität erweist und den Gedanken an eine ähnliche Vielfältigkeit auch des Makrokosmos nahelegt. Die Physiologie im modernen Sinne, nämlich als Lehre von den Organfunktionen, wird dadurch von der Kosmologie entlastet und somit nun frei für die Einzelforschung, die dann im 17. Jahrhundert mit Macht einsetzt.

II. Vesals *Fabrica*

Die präzise Abstimmung von Text und Bild macht die *Fabrica* zum ersten großen Lehrbuch der Anatomie. Schon vorher hatte Leonardo zusammen mit dem Anatomen Marc Antonio della Torre ein Lehrbuch für Ärzte und Künstler schreiben wollen, das die Anatomie des Menschen von Zeugung und Geburt an bis ins hohe Alter darstellen sollte. Die Aufgabe, die Leonardo und della Torre, bedingt durch dessen Tod im

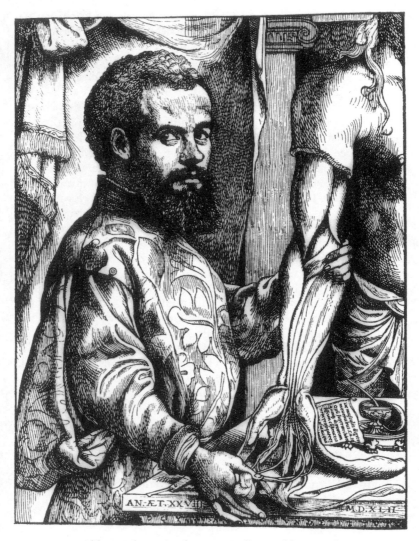

*Abb. 1: Johann Stephan von Kalkar, Bildnis Vesals.
Holzschnitt, 19,8 × 14,8 cm.*

Jahr 1506, ungelöst hinterlassen mußten, lebte im Bewußtsein der Künstler und Universitätslehrer weiter. So verwundert es nicht, daß Tizian, vermutlich nachdem er in Mailand die Zeichnungen Leonardos gesehen hatte, sich nach Padua begab, bei dem jungen Vesal Anatomie lernte und die Notwendigkeit eines großen anatomischen Werkes erkannte.

«Fabrica» bedeutet sowohl Werkstatt wie den Prozeß der Herstellung, aus dem ein Werk hervorgeht, Vesal meint hier den ganzen lebendigen Körper. Die *Fabrica* ist ein Folioband von rund 43 × 29 cm Blattgröße. Die erste Auflage hat 663, die zweite 824 Seiten. Die Zahl der Abbildungen, außer den berühmten 17 ganzseitigen Tafeln (14 «Muskelmänner» und 3 Skelette), beträgt mehr als 250 Holzschnitte. Bekannt ist ferner das Titelblatt, das Vesal bei der Sektion in einem großen Saal zeigt, und das Bildnis Vesals (Abb. 1). Ungewöhnlich für ein Werk dieser Zeit steht das Bildnis des Autors vor dem Text, in einigen Exemplaren sogar vor der Widmung. Erst im 17. Jahrhundert kommt es öfter vor, daß das Porträt eines Wissenschaftlers in seinem Buch erscheint. Der noch junge Autor blickt dem Betrachter entgegen. Sein Alter (AN.AET. XXVIII) ist auf dem Bild ebenso vermerkt, wie er in der Widmung darauf hinweist, daß er erst im 28. Lebensjahr stehe. Das Bildnis zeigt Vesal bei der Demonstration der Muskeln des Unterarms, die die Finger bewegen.

So ungewöhnlich wie dieses Bild zu Anfang ist auch die Widmung, die mehr ist als eine Dedicatio: Es ist ein Rechenschaftsbericht, persönlich dem «Herrn der Welt» erstattet – dem Kaiser, nicht dem Papst oder einem hohen Geistlichen –, denn die Medizin ist nun eine weltliche Wissenschaft, die mit diesem Werk sichtbar aus dem Schatten der Theologie heraustritt:

«So sehr der gründlichen Erlernung und segensreichen Anwendung der Künste und Wissenschaften auch manches im Wege stehen mag, allergnädigster Kaiser Karl, ist doch die allzu starke Zersplitterung der Gebiete, die der Erfüllung irgendeiner (einzelnen) Kunst dienen, von beträchtlichem Nachteil, und noch viel mehr die höchst eigenwillige Aufteilung der Tätigkeit in einer solchen Kunst auf verschiedene Fachgelehrte. Daher kommt es, daß die, die sich in einer Kunst ein Ziel gesetzt haben, einen Teil von ihr so beherrschen, daß sie alles übrige, mag es auch eng mit diesem Ziel zu tun haben und von ihm nicht zu trennen sein, hintansetzen. Folglich leisten sie niemals etwas Außerordentliches, erreichen niemals ihr gestecktes Ziel und weichen immerzu vom wahren Wesen ihrer Kunst ab.

Ich will gar nicht von den anderen (Künsten) reden, sondern nur etwas von derjenigen sagen, die über die Genesung der Menschen gesetzt ist: Obwohl sie von all den übrigen, die der menschliche Geist gleichfalls ersonnen hat, die weitaus förderlichste ist und dazu besonders notwendig, schwierig und mühsam (auszuführen), ... hätte sich wahrhaftig nichts Verderblicheres einschleichen können, als daß einst die Medizin anfing, sich so weit zu zersplittern, daß ihr wichtigstes Werkzeug, die Hand, die sich um die Behandlung kümmert, so vernachlässigt wurde, daß es gleichsam dem Pöbel überlassen wurde (mit ihr zu arbeiten) und solchen, die von den (anderen) der ärztlichen Kunst zugehörigen Gebieten überhaupt keine Ahnung haben. Denn wenn es einstmals auch drei Ärzteschulen gab, nämlich die Dogmatiker, die Empiriker und die Methodiker, so richteten ihre Vertreter doch das Ziel der gesamten Kunst auf die Erhaltung der Gesundheit und die Vertreibung der Krankheiten. So bezogen sie auf dieses Ziel alles, was jeder für sich in seiner Schule als für die Kunst notwendig erachtete, und machte von ihren dreifachen Hilfsmitteln Gebrauch: das erste war die Lebensweise (victus ratio), das zweite aller Gebrauch von Arzneien (omnis medicaminum usus), das dritte die Chirurgie (manus opera). Sie vor allem erweist wunderbar, daß die Medizin ein Hinzufügen von Fehlendem und ein Wegnehmen von Überflüssigem ist. Diese dreifache Art zu heilen, war den Ärzten, welcher Schule auch immer sie angehörten, in gleichem Maße vertraut, und selbst diejenigen, die ihre Hände der Behandlung je nach Art der Krankheit widmeten, waren mit ihnen nicht weniger fleißig als für die Verordnung der Lebensweise oder die Unterscheidung und Zusammenstellung von Arzneien.

Das legen, neben den übrigen Büchern des göttlichen Hippokrates, diejenigen eindrücklich klar, die er über den Beruf des Arztes, über Knochenbrüche, Gliederverrenkungen und derlei Gebrechen am klarsten von allen verfaßt hat. Auch Galen, nächst Hippokrates der Fürst der Medizin, betont häufig..., wieviel Freude ihm die Chirurgie gemacht und wie eifrig er sie mit den übrigen Ärzten Asiens ausgeübt habe. Ja es scheint, daß jeder von den Alten die Behandlung mit der Hand und die, welche sich auf Ernährung und Arzneien stützt, gleich sorgsam seinen Nachfolgern überliefert hat.

Aber es ist, erhabenster Kaiser Karl, keineswegs meine Absicht, ein Werkzeug der Medizin den anderen vorzuziehen. Denn die genannten drei Wege der Hilfe können auf keinen Fall getrennt werden und sind in Gänze die Aufgabe *eines* Fachmannes.»

Wie schon angedeutet, handelt es sich bei der Anatomie Vesals nicht um eine Untersuchung des Körpers als Mechanismus, sondern um die Rekonstruktion des Lebendigen aus der genauen Kenntnis von Morphologie und Funktion. Letztere ist in jener Zeit nur durch Vivisektion zu gewinnen. Vesal hat keine Scheu davor und beschreibt das richtige Vorgehen genau. Er demonstriert, da Affen schwierig zu beschaffen sind, vor allem an Hunden und Schweinen. Wie wichtig ihm dies war, geht aus dem Text am Schluß der *Fabrica* ebenso hervor wie aus dem Anfang des ganzen Werkes: Das als letzter Holzschnitt abgebildete, auf ein Brett fixierte Tier ist in die erste Initiale Q übernommen, mit dem die Widmung an den Kaiser beginnt (Abb. 2).

Der Text über die Vivisektion am Ende des 7. Buches ist für heutige Leser fast unerträglich, ich gebe hier nur eine zusammenfassende Übersicht.

Während die Sektion von Toten Anzahl, Sitz, Gestalt und Substanz eines Körperteils verrät, zeigt die Vivisektion seine Funktion und Aufgaben. Deshalb sollen die Studenten zuerst am toten Körper sezieren, dann am lebendigen. Es gibt so viele Vivisektionen, wie es Körperteile gibt. Ihnen und dem jeweiligen Forschungsziel geht Vesal nach. Objekt ist ein lebender Hund. Da aber z. B. Anzahl und Anordnung der Nerven bei Hunden und Menschen verschieden sind, sollte man bei der Sektion eines Hundes immer einen Toten zum Vergleich haben. Es folgt die Beschreibung der Sektion der Nerven, einzelner Organe und des Fötus. Dem folgen genaue Anweisungen über die Sektion, z. B. eines trächtigen Schweines.

Dann beschreibt Vesal detailliert sein «Schnittmuster». Zwischendurch erfährt der Leser, daß der Blutverlust dem Tier bislang wenig Unannehmlichkeiten bereitet habe, weil der Gehilfe die unter dem Brustbein liegenden Blutgefäße sorgfältig mit Daumen und Zeige- oder Mittelfinger verschließt.

Wie der Buchstabe Q, so gibt auch das O eine runde Fläche für die Darstellung einer Szene frei, und hier findet sich nun gleichsam das Gegenbild zur Vivisektion. Das O leitet als zweite der großen Initialen den Text des ersten Buches der *Fabrica* ein, das von den Knochen handelt, und steht damit dem Bildnis Vesals gegenüber. Dargestellt ist das Abkochen von Knochen, um das Skelet wieder zusammensetzen zu können, oder – wie hier – einen Schädel zu säubern (Abb. 3).

Die Abbildung von Skeletten (von vorn und von hinten, oft auch von der Seite) findet sich schon in vor der *Fabrica* gedruckten Anatomiebüchern. Johann Stephan von Kalkar, Tizians Schüler und vor allem durch seine Porträts berühmt, hat für die 1538 erschienenen *Tabulae sex* drei Skelette gezeichnet, in Holz schneiden lassen und das dritte mit seinem Namen signiert (Abb. 4). Ein Vergleich mit dem entsprechenden Skelett der *Fabrica* (Abb. 5) müßte eigentlich jedem vor Augen führen, daß diese Tafel nicht von Kalkar stammen kann, wie es Vasari in seiner *Vite de' piu' eccellenti pittori* nahegelegt und wie dann auch Medizin- und Kunsthistoriker noch lange annahmen. Wir können heute davon ausgehen, daß die Gestalten der 17 Tafeln auf Umrißzeichnungen Tizians zurückgehen, die mit einigen skizzenhaften Angaben zum Knochengerüst und der tiefer gelegenen Muskulatur versehen wurden. Von Tizian stammt die Gebärde, die Abfolge der Gestalten bis hin zu dem gleichsam Erschöpften, der sich an die Wand lehnt und mit Stricken gehalten werden muß (Abb. 6), während Vesal auf die Richtigkeit der Darstellung geachtet haben wird. Die enge Zusammenarbeit zwischen Tizian und Vesal ist für die Vollendung der *Fabrica* die wohl wichtigste Voraussetzung gewesen. Vasari, auf

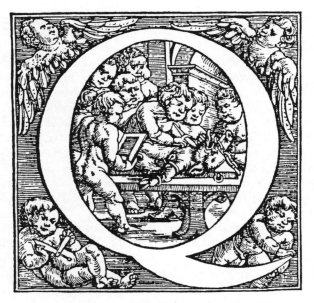

Abb. 2: Widmung der «Fabrica» an Karl V. mit Initial Q und Textbeginn.

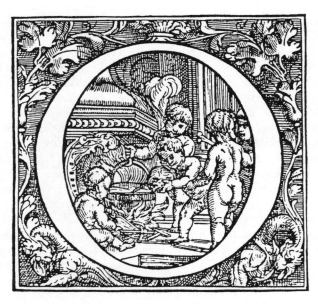

Abb. 3: Initial O zu Beginn des ersten Buches (S. 1 der «Fabrica»).

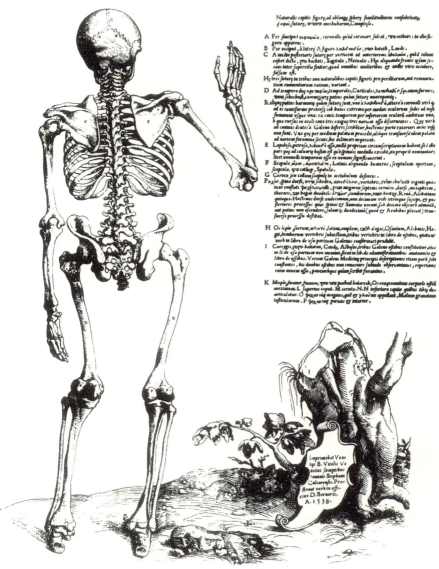

Abb. 4: Johann Stephan von Kalkar (sign.),
Das dritte Skelett der «Tabulae sex».
Holzschnitt, Blattgröße rund 51×34 cm.

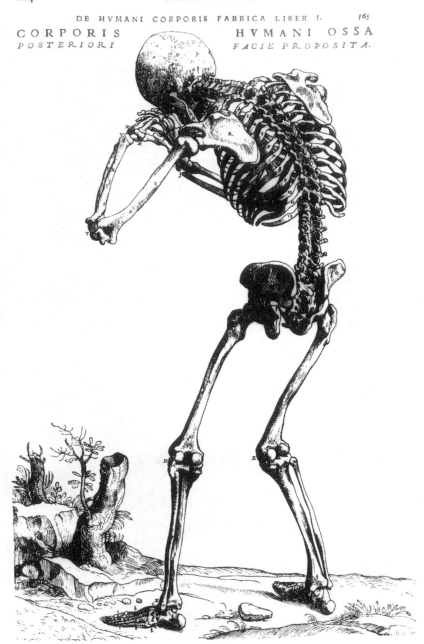

Abb. 5: Tizian, Skelett a Tergo der «Fabrica».
Holzschnitt, Blattgröße rund 42×29 cm.

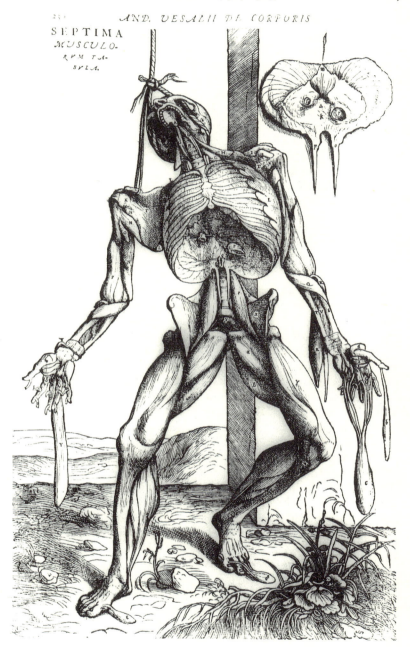

Abb. 6: Tizian, Die 7. Figur der Muskeln. «Fabrica».
Holzschnitt, Blattgröße rund 42×29 cm.

den die klassische Unterscheidung der malerischen Mittel, des «disegno» und des «colorire», der genauen, umrißbetonten Zeichnung gegenüber der Hervorhebung der Farbigkeit zurückgeht, bemerkt bedauernd, Tizian habe es versäumt, als junger Mann beim etwa gleichaltrigen Michelangelo «zeichnen zu lernen»; vielmehr habe Tizian erst als alter Mann, als er die Sechzig schon überschritten hatte, Anatomie gelernt – und dies offenbar im nahen Padua, wo um 1540 der junge Vesal Anatomie lehrte.

Die Tafeln Vesals und Kalkars bestimmten zwar besonders die Chirurgie der folgenden Zeit, die 17 großen Tafeln Tizians wirken aber, zusammen mit dem Bildnis Vesals in der *Fabrica*, in den Bereich, aus dem sie kommen, zurück: die Darstellung des Menschen und seines Tuns in der bildenden Kunst. Rembrandts «Anatomie des Dr. Tulp» (1632) ist dafür ein ebenso wichtiges Beispiel wie die anatomischen Tafeln des bedeutenden Barockmalers Pietro da Cortona (1617–20). Die Spur der *Fabrica* in ihrer Wirkung auf Kunst und Wissenschaft reicht weit ins 18. Jahrhundert hinein. Noch als der Augsburger Verleger Andreas Maschenbauer die originalen Holzstöcke der *Fabrica* erwarb und die 17 Tafeln mit dem Zusatz «Die Figuren von Tizian gezeichnet» (1706) herausbrachte, war dies eine «Künstleranatomie»: Erst die zweite Auflage von 1723 enthält im Titel den Zusatz, daß dieses Werk nicht nur den «Malern und Bildhauern», sondern «Ingleichem auch denen der Medicin und Chirurgie Zugethanen sehr dienlich und erwünscht ist».

Die Aufgabe, die Leonardo und della Torre ungelöst hatten hinterlassen müssen, verlieh dem Vorhaben eine ungeheure Schubkraft. Mit der inzwischen fast zur mythischen Größe angewachsenen Gestalt Leonardos im Rücken hat Vesal die *Fabrica* vollenden können. Insofern ist sein Werk wirklich ein Ende, Vollendung eines Vermächtnisses, das zur Basis von Zukünftigem wird.

Daß Vesal auch selber gezeichnet hat, ist durch zwei Nachschriften seiner Vorlesungen belegt. Um das langsame Fortschreiten und die wahren Anstrengungen Vesals zu verstehen, darf man sich nicht von den schönen Tafeln Tizians fesseln lassen. Der Anatom interessiert sich für die Details, die jeweils höchst mühsam präpariert werden müssen. Die übergeordneten Systeme – außer dem Skelett mit den Muskeln – sind die drei «Bäume», die von je einem Zentralorgan (Leber, Herz, Gehirn) ausgehen und sich bis in die Finger- und Zehenspitzen verzweigen (Abb. 7).

Die *Fabrica* ist der Höhepunkt in einer langen Kette von Bemühungen um die Darstellung der Gestalt des Menschen und zugleich ihr Ende. Denn die anatomische Forschung wird hinfort zwar weiter ins Detail getrieben, geht aber grundsätzlich vorerst nicht über Vesal hinaus: Die «lebendige Anatomie» wird erst im 17. Jahrhundert durch Casserius (Spieghel) bis ins manieristisch-spielerische weitergetrieben, die Untersuchung der inneren Organe, die ohne Vivisektion nicht auskommt, führt über Harvey und Haller zu ganz neuen Erkenntnissen, die Erforschung

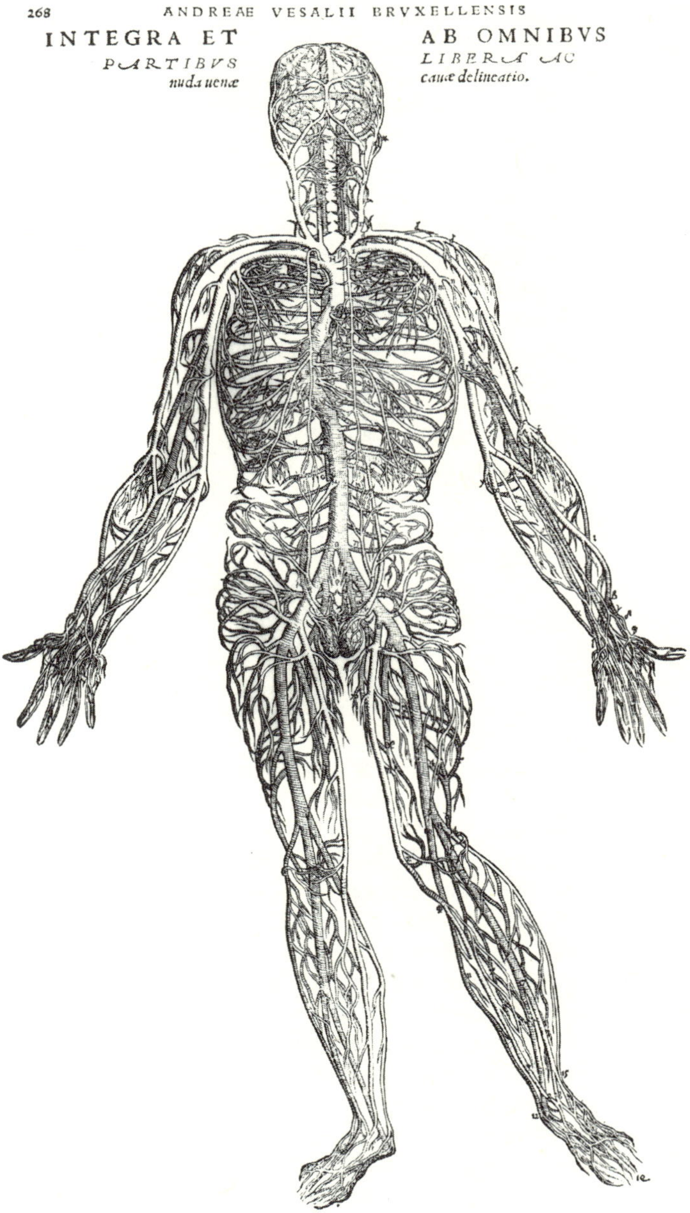

268 ANDREAE VESALII BRVXELLENSIS
INTEGRA ET   AB OMNIBVS
   PARTIBVS   LIBERA AC
      nudæ uenæ   cauæ delineatio.

*Abb. 7: Zeichnung Vesals, Dezember 1537 in Padua,
nachgezeichnet von einem aufmerksamen Hörer:
Vitus Tritonius Athesinus*

der Sinneswahrnehmung und der Embryologie sind die großen neuen und höchst schwierig zu verstehenden Felder einer Forschung, die erst im 19. Jahrhundert gleichsam Boden unter die Füße bekommt. Mit ihrer Loslösung von der Ausdruckskunde, die vor allem den Künstler interessiert, wird die medizinische Anatomie zur Mechanik (Borelli 1680), womit die schon von Leonardo begonnene vergleichende Anatomie ihre stolzen Erkenntnisse der Anthropologie zu bieten vermag.

Als solches ist das Opus zur Grundlage späterer Forschung sowie der Ausbildung von Ärzten und Künstlern noch über Generationen hin geworden. Es ist jedoch keineswegs der Beginn einer Anatomie, die den menschlichen Körper nur noch als eine Maschine betrachtet – auch wenn nicht erst Vesal, sondern schon Leonardo die wunderbare Mechanik der Muskeln und Knochen in vielen Einzelheiten immer wieder darstellte. Anders die Erforschung der Organfunktion: Die von Leonardo schon analysierte Hydraulik des Herz-Kreislauf-Systems und die von Vesal bis ins einzelne untersuchten Systeme der Venen und Arterien wurden erst durch William Harvey in ihrer Funktion verständlich. Bei Vesal aber bahnt sich die Trennung von «Anatomie» (als Kenntnis des «Bewegungsapparates» und der peripheren Nerven) und «Physiologie» (als Kenntnis der Tätigkeit der inneren Organe) an. Die Beziehung Mensch – Kosmos hat sich so fast unmerklich gelöst.

III. Die Wirkung Vesals

In der Medizin hat die *Fabrica* auf zwei Wegen gewirkt: über die Texte und durch die Bilder. Die Erneuerung der Terminologie ist unmerklich aufgenommen worden und hat wohl – gleichsam wie Wasser das Wachstum der Pflanzen erst ermöglicht – die genaue Verständigung der Lehrer aller Fakultäten und damit die weitere Forschung gefördert. Die Bilder sind offenbar mit gleicher Selbstverständlichkeit hingenommen und bald auch durch zahlreiche Nachdrucke verbreitet worden. Dabei erstreckt sich die spätere Forschung zunächst, vor allem im 17. Jahrhundert, auf die Organe, so daß die *Fabrica* zwar Basis bleibt, doch im einzelnen bald überholt ist. Die Funktion der Muskeln wird erst im 18. Jahrhundert wieder interessant: Die anatomischen Tafeln der *Fabrica* ebenso wie die des Eustachius (1555) und des Pietro Berrettini (1617–20) werden nun, z. T. erstmals, gedruckt.

Allgemeine Folgerungen für die Therapie werden später von den großen Klinikern des 18. Jahrhunderts gezogen – etwa von Boerhaave, der die Werke Vesals 1725 gemeinsam mit Albinus herausgab.

Die langen Diskussionen nach dem Erscheinen der *Fabrica* über Galen und die antike Medizin, die sich bis zum Ende des 16. Jahrhunderts hinziehen, sind Geschichte. Seit Ende des 19. Jahrhunderts wurden sie von den Medizinhistorikern (Moritz Roth 1893) wieder aufgegriffen. Sie haben damit zum guten Teil die Vorstellung von Vesal als dem Begründer der Anatomie und insofern als einem «Klassiker der Medizin» geprägt. Doch ist es die Anatomie eben dieser Zeit, nämlich die des ausgehenden 19. Jahrhunderts, die das von den damaligen Historikern entworfene Bild Vesals bis heute zu prägen versucht.

Inzwischen muß auch die Geschichte der medizinischen Anatomie neu verstanden werden: Seit dem 13. Jahrhundert wird in Europa (wieder) seziert, und sehr bald werden die Abbildungen, die die überlieferten Texte ergänzen, wichtig: Sie schieben sich zwischen die Beschreibung und Demonstration.

Seit Leonardo wird deutlich, wie wichtig der Anteil der Künstler in diesem Bereich ist: Sie interessieren sich vor allem für den »Bewegungsapparat«, insbesondere die Ausdrucksbewegungen, während das medizinische Interesse seit der Antike mehr den Eingeweiden galt. Vesal ist nicht der «Begründer» der Anatomie, sondern er steht an dem vorläufigen Ende der Bemühungen des Abendlandes um genaue Beobachtungen, die das Ende der antiken Säftelehre bedeutet. Die *Fabrica* ist daher als die Vollendung jener Anatomie anzusehen, die noch keine Trennung der wissenschaftlichen Forschung von der künstlerischen Darstellung kennt, auch wenn medizinische Sektionen bereits durchgeführt wurden: Als die große Pest 1348 Europa überzog, regte Papst Klemens VI. selbst die Öffnung der Leichen von Pestopfern in Avignon an, «damit die Ursprünge der Seuche erkannt werden könnten». Nach der Veröffentlichung der *Fabrica* wendet sich das medizinische Interesse fast völlig den inneren Organen zu, – und insofern ist Vesal als Vollender der älteren Anatomie zugleich der Begründer der späteren Forschung.

Rolf Winau

WILLIAM HARVEY
(1578–1657)

Im Katalog für die Frühjahrsmesse 1628 in Frankfurt am Main wurde ein Buch angekündigt, das im Herbst desselben Jahres erschien und dem der Verleger einen Zusatz anfügen mußte, in dem er die vielen Druckfehler entschuldigte, die durch die Drucklegung im Ausland, durch die Abwesenheit des Verfassers, durch den erschwerten Briefverkehr, durch die schwer leserliche Schrift des Autors, aber auch durch die Neuartigkeit des Gegenstandes bedingt seien. Hätte er gewußt, welch grundlegendes Werk der Medizingeschichte er damit vorlegte, hätte er sich sicherlich mehr Mühe gegeben.

Das schmale Bändchen des englischen Verfassers William Harvey trug den Titel: *Exercitatio anatomica de motu cordis et sanguinis in animalibus* (Anatomische Abhandlung von der Bewegung des Herzens und des Blutes in Lebewesen). Der Autor war beim Erscheinen des Buches ein fünfzigjähriger Mann, in Zentraleuropa wenig bekannt, und es bleibt bis heute unklar, warum er sein Werk in Frankfurt bei dem Verleger Wilhelm Fitzer erscheinen ließ und nicht in England, seinem Heimatland. Möglicherweise waren finanzielle Gründe dafür ausschlaggebend.

I. Werdegang

William Harvey ist am 1. April 1578 in Folkstone in der Nähe von Dover geboren. Sein Vater war ein angesehener und erfolgreicher Kaufmann, der sich auch politisch betätigte. Die erste Schulbildung erhielt Harvey an der King's Grammar School in Canterbury, wo er in die klassischen Sprachen, Griechisch und Latein, ebenso eingeführt wurde wie in das Denken der Antike. 1593 wechselte er an das Gonville and Caius-College in Cambridge über. Im Gegensatz zu vielen anderen Ausbildungsstätten wurde hier neben dem Unterricht in der Artistenfakultät auch medizinischer Unterricht angeboten. Der zweite Gründer des College, John Caius, war nämlich selber Arzt und hatte seine Ausbildung in Padua erhalten. Dort hatte er zum Begründer der modernen Anatomie, Andreas Vesal, freundschaftliche Beziehungen unterhalten. Schon bald nach seiner Rückkehr nach England hatte er Sektionen in der Barber-Surgeon's Compagny in London gehalten. Harvey erwarb zunächst den Grad eines Bachelor of Arts und begann dann sein Medizinstudium, das er 1599 in Padua fortsetzte.

Padua war zu dieser Zeit nicht nur die berühmteste, sondern auch die bedeutendste Lehrstätte der Medizin in Europa. Hier hatte Andreas Vesal gewirkt und durch sein grundlegendes Buch *De humani corporis fabrica* die Grundlagen für die moderne Anatomie gelegt. Sein Nachfolger war Realdo Colombo geworden, dem wiederum Gabriele Faloppio folgte. Als Harvey nach Padua kam, lehrte dort Hieronymus Fabricius ab Aquapendente, den Harvey Zeit seines Lebens als seinen Lehrer ansah.

Harvey hat aber in Padua nicht nur Medizin studiert, er wurde auch Councillor der englischen Nation und spielte so eine wichtige Rolle in der studentischen Selbstverwaltung. Am 25. April 1602 wurde er zum Doktor der Medizin promoviert und hat wohl bald darauf Italien verlassen. Ab 1604 wohnte er in London und begann seine ärztliche Tätigkeit, nachdem er die Prüfungen vor dem College of Physicians erfolgreich absolviert hatte. Noch im selben Jahr heiratete er die Tochter des Leibarztes der Königin Elisabeth, Lancelot Browne, Elizabeth. 1607 wurde Harvey Fellow des College of Physicians und 1609 erhielt er eine Anstellung am St. Bartholomew's Hospital, wo er bis 1643 tätig war.

Wichtiger für Harvey war indes sein Engagement im College of Physicians. 1613 wurde er zum Zensor, 1615 zum Dozenten für die Lumleian Lectures gewählt, Fortbildungsvorlesungen, die über einen Zeitraum von jeweils sechs Jahren stattfanden und außer Vorlesungen in Latein mit einer englischen Zusammenfassung auch Sektionen und anatomische Demonstrationen beinhalteten. 1627 wurde Harvey zu einem der acht Vorsitzenden des College gewählt, 1628 wurde er auch Schatzmeister. Daneben war er Leibarzt der Könige James I. und Charles I. Über die äußeren Lebensumstände Harveys in den dreißiger und vierziger Jahren ist wenig bekannt. Er versah seinen Dienst bei Hofe, begleitete König und Prinzen auf ausgedehnte Reisen, gehörte zur Gesandtschaft an den habsburgischen Hof unter Lord Arundel und wurde in die Auseinandersetzung zwischen König und Parlament hineingezogen. So siedelte er von London nach Oxford über, wo er Rektor des Merton-College wurde. Als die Parlamentstruppen Oxford besetzten, mußte Harvey seinen Platz als Königstreuer wieder räumen.

Nach dem englischen Bürgerkrieg litt Harvey wohl zunehmend an Alterskrankheiten, ohne daß seine Forschung davon wesentlich beeinflußt worden ist. 1654 wurde er zum Präsidenten des Royal College of Physicians gewählt. Am 3. Juni 1657 starb er an den Folgen eines Schlaganfalls.

Der französische Medizinhistoriker Charles Daremberg hat die Medizingeschichte eingeteilt in die vorharveyanische und die nachharveyanische Medizin. Er hat damit deutlich gemacht, daß Harvey wie kein anderer das Konzept der Medizin verändert hat.

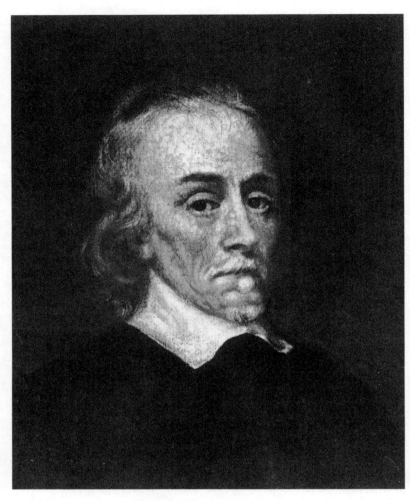
William Harvey (1578–1657)

II. Das Hauptwerk: Konzept und Beweis des Blutkreislaufs

Harveys Ruhm über Englands Grenzen hinaus begründete seine 1628 publizierte Entdeckung des großen Kreislaufs des Blutes. Die Vorstellungen vom Bau und von der Funktion des Herzens und von den Aufgaben des Blutes waren für mehr als ein Jahrtausend durch die Vorstellungen der hippokratischen Medizin, wie sie in der Ausführung Galens kodifiziert worden war, geprägt gewesen. Der Annahme der Hippokratiker entsprechend ist das Herz ein kräftiger, fleischiger Muskel von Gestalt einer Pyramide, der vom Herzbeutel umgeben ist. Im Raum zwischen Herz und Herzbeutel befindet sich eine geringe Menge Flüssigkeit, gerade so viel, wie nötig ist, um die eingepflanzte Wärme des Herzens auf einer moderaten Temperatur zu halten. Diese Flüssigkeit stammt aus der Lunge, die das Wasser beim Schlucken aufnimmt, es über die Pulmonalvenen an das Herz weitergibt, das den Überschuß in den Herzbeutel filtriert. Wie diese Flüssigkeit, so dient auch die Lunge selber zur Kühlung des Herzens. Neben den beiden Herzkammern kennen die Hippokratiker auch die Vorhöfe, die sie allerdings nicht als Teil des Herzens, sondern als Teil der großen Gefäße betrachten. Ihre Aufgabe ist es, durch rhythmisches Zusammenziehen und Ausdehnen wie ein Blasebalg zu wirken, Luft ins Herz zu blasen und so das Feuer der eingepflanzten Wärme zu unterhalten. Das Blut wird in den Därmen aus der Speise bereitet und gelangt von dort teils in die Venen, teils in die Arterien. In den Arterien ist freilich nur so viel Blut, wie zur Ernährung dieser Gefäße gebraucht wird, die Hauptmasse befindet sich in den Venen und im rechten Herz, das als Blutreservoir dient. Ins linke Herz kommt kein Blut, da die Aortenklappe dicht schließt. In den Gefäßen gibt es keine deutliche Strömung in einer bestimmten Richtung. Alle Versuche, aus den Hippokratischen Schriften ein Kreislaufdenken zu konstruieren, haben nicht standgehalten. Denn das Herz steht hier nicht im Zentrum der Blutversorgung, seine zentrale Stellung ist vielmehr bedingt dadurch, daß es der Sitz des Verstandes und der eingepflanzten Wärme und damit die Quelle des Lebens ist.

Auch für Aristoteles ist das Herz Zentrum des Lebens. Auch seine Anschauung ist nicht primär naturwissenschaftlich, sondern natur-philosophisch. So wie er den vier Elementen Feuer, Wasser, Erde und Luft den Äther als Quinta Essentia hinzufügt, so fordert er für den menschlichen Körper neben den vier Säften Blut, Schleim, Galle und schwarze Galle das Pneuma als Lebenswärme des Herzens. Sie bewegt die Säfte, die sich dem gemeinsamen Lebenszweck unter Leitung der Psyche teleologisch unterordnen. Wie die Bewegungen des Kosmos durch einen unbewegten Beweger zustande kommen, so müssen auch die Bewegungen des Körpers auf einen solchen unbewegten Beweger zurückgeführt werden, es muß einen unverursachten, unbewegten Anfang geben. Diesen Anfang sieht Aristoteles in einer dritten unbewegten Herzkammer. Von diesem Ausgangspunkt aus entwickelt sich vom ersten Sichtbarwerden des punctum saliens bis zur völligen Ausdifferenzierung hin ein auf Übereinstimmung von Form und Funktion zielender Lebensplan.

In den beiden bewegten Herzkammern erfolgt nach Aristoteles die endgültige Kochung des Blutes, die unter Aufwallen und Verdampfen geschieht. Dies treibt das Herz auseinander und wird im Herzspitzenstoß und dem Puls der Gefäße sichtbar. Durch die Gefäße der Lunge gelangt Luft ins Herz, kühlt es mitsamt Inhalt ab und führt so zum Zusammenfallen. Obwohl für Aristoteles die Kreisbewegung der Sphären als höchste Form der Bewegung galt, hat er diese nicht auf den Körper übertragen, eine Kreisbewegung des Blutes gibt es bei ihm nicht.

Ausschlaggebend für die medizinischen Anschauungen des Mittelalters und der frühen Neuzeit wurde vor allem die Lehre Galens. Er hatte seine Anschauungen nicht nur aus theoretischen Überlegungen, sondern auch aus eigenen Versuchen gewonnen. Galen beschreibt das Herz anatomisch korrekt und ordnet es dann in seine physiologischen Vorstellungen ein. Das Herz ist eingeschaltet in die drei Digestionen, die drei Stufen der Verdauung. In der ersten entsteht im Magen und Darm aus der Speise der Chylus, aus dem in der zweiten Digestion in der Leber das animalische Blut entsteht. Von dort gelangt das Blut durch die Venen in alle Teile des Körpers, wo es verbraucht wird. Ein Teil des Blutes gelangt durch die Vena cava ins rechte Herz. Dabei entsteht eine Art Ruß, der durch die Arteria pulmonalis – Galen nennt sie die «arterielle Vene» – ins Freie gelangt. Das gereinigte Blut dringt durch kleinste Poren in der Herzscheidewand ins linke Herz, verbindet sich dort mit der Atemluft, die durch die Venae pulmonales kommt, zum Pneuma, dem Lebensprinzip, das nun durch die Arterien in die Peripherie gelangt und dort verbraucht wird.

Wie schon bei Aristoteles, so geht auch bei Galen die Bildung des Lebensgeistes unter Aufbrausen einher, das die Diastole begleitet. Diese wird indessen nicht als rein passive Phase gesehen, sondern das Herz beteiligt sich aktiv an ihr durch Zusammenziehen der Längsfasern. Die Entstehung des Pulses legt auch Galen in die Diastole des Herzens. In der Systole werden gleichermaßen Ruß aus dem rechten Herz wie pneumatisiertes Blut aus dem linken Herzen ausgetrieben.

Man fragt sich, wie Galen zu einer solchen Ansicht kommen konnte, obwohl er das Herz in zahlreichen Experimenten beobachtete. Experiment und Beobachtung dienten ihm jedoch nicht dazu, neue Ergebnisse zu gewinnen; vielmehr haben sie die Funktion, die spekulativ-philosophisch gewonnene Meinung zu bestätigen. Und die Theorie war in sich logisch und geschlossen. So konnte sie auch für mehr als ein Jahrtausend unangefochten gelten. Erst im 13. Jahrhundert hat sich der arabische Arzt Ibn an-Nafis mit dem Problem der Poren in der Herzscheidewand auseinandergesetzt. Er hält an der Meinung fest, daß das Blut im Herzen gekocht und verfeinert werde. Als Ort dieses Geschehens nimmt er die rechte Herzkammer an. Aber das verfeinerte Blut kann seiner Meinung nach nicht durch die dicke Herzscheidewand in die linke Herzkammer fließen, sondern es sucht sich seinen Weg durch die Vena arteriosa zur Lunge, wird dort mit Luft vermischt und kehrt über die Arteriae venosae ins Herz zurück. Die Mischung von Blut und Luft kann gar nicht im Herzen stattfinden, da dieses in ständiger Bewegung ist, sie muß aber nahe beim Herzen erfolgen, damit das Gemisch nicht zu sehr abkühlt. Dieser Ort kann also nur die Lunge sein.

Ibn an-Nafis hat ohne ein einziges Tierexperiment den kleinen Kreislauf rein theoretisch exakt beschrieben. Obwohl er sich damit klar gegen die Autoritäten Avicenna und Galen stellt, verläßt er nicht das Legitimationsschema der mittelalterlichen Medizin, das die Autorität der Alten höher bewertete als die eigene Überlegung und den eigenen Augenschein. «Mithin», so beschließt er das Kapitel, «haben wir uns bei der Erörterung... größtenteils auf des großartigen Galens Lehre verlassen, abgesehen von einigen geringfügigen Punkten, von denen wir glauben, daß sie auf Fehlern der Kopisten beruhen.»[1]

Auch Vesal, der die Anatomie aus den Fesseln der Galenischen Doktrin löste, blieb in seinen physiologischen Anschauungen zunächst ganz Galen verhaftet. Im elften Kapitel des sechsten Buches der *Fabrica* heißt es in der ersten Auflage von 1543 über das Herz: «Die Fläche jedes Ventrikels ist sehr unregelmäßig und überzogen von einer Art kleiner Gruben, die zahlreich tief in die fleischige Substanz eindringen... jede dieser Vertiefungen reicht vom rechten in den linken Ventrikel. Man kann sie allerdings kaum wahrnehmen, so daß wir gezwungen sind, die Kunst des Schöpfers zu bewundern, durch welche das Blut mittels unsichtbarer Kanäle vom rechten in den linken Ventrikel sickert.»[2] Bleibt Vesal hier noch im Galenischen System gefangen, so liest sich die gleiche Stelle der zweiten Auflage von 1555 ganz anders: «Und so gut diese Gruben auch zu sehen sind, keine von ihnen durchdringt das Septum vom rechten in den linken Ventrikel, soweit man das mit den Sinnen nachprüfen kann. Ich wenigstens habe diese Gänge, auch wenn sie noch so fein wären, die das Septum durchdringen sollen, niemals angetroffen, obwohl die Professoren sie bei ihren Sektionen beschreiben, weil sie überzeugt sind, daß das Blut von der rechten in die linke Herzkammer gelange. Und das macht mich nicht wenig Zweifeln über die Aufgabe des Herzens in diesem Punkt. Ich werde es anderswo genauer erklären.»[3] Diese Erklärung ist uns Vesal allerdings schuldig geblieben.

Wie aber kam er zu seiner neuen Sicht? Zwei Jahre zuvor, 1553, war in Vienne ein Buch mit dem Titel *Christianismi restitutio* erschienen, das sich kritisch mit der Trinitätslehre auseinandersetzte. Der Autor wagte nicht, seinen vollen Namen zu nennen. Lediglich die Initialen MSV weisen ihn aus: Michael Servetus Villanovanus. Serveto benutzt in seinem theologischen Werk physiologische Ausführungen zur Interpretation bestimmter Bibelstellen. So steht die Beschreibung des Lungenkreislaufs in einem Kapitel, in dem es um das Wirken des Heiligen Geistes geht. Die Arterialisierung des Blutes in der Lunge wird exakt beschrieben, die Gefäßkaliber werden verglichen, und die Farbe des venösen dunklen Blutes wird der des arteriellen hellen Blutes gegenübergestellt. Serveto hat offensichtlich diesen Unterschied im Tierversuch gesehen. Wir wissen heute nicht, ob Serveto die Überlegungen des Ibn an-Nafis kannte, und wir wissen auch nicht, ob Vesal Servetos Schrift je gelesen hat, was eher unwahrscheinlich ist, wurde doch Servetos Werk mit ihm selber auf dem Scheiterhaufen in Genf am 27. Oktober 1553 verbrannt.

Auch Realdo Colombo wird es wohl kaum gekannt haben, der als dritter, vermutlich unabhängig von den beiden anderen, den kleinen Kreislauf beschrieb. In seinen postum 1559 erschienenen 15 Büchern *De re anatomica* erläutert er nicht nur exakt anatomische Details, sondern er führte auch eine polemische Sprache: «Die Herzscheidewand ist nicht durchlässig, alle, die das behaupten, sind auf dem Irrweg... Das Blut gelangt durch die Lunge von der rechten in die linke Herzkammer... die Anatomen schreiben darüber (mit Verlaub möchte ich das sagen) wenig gescheit. Eben diese Anatomen meinen, die Gefäße nähmen irgendwelche rauchigen Dämpfe aus dem Herzen auf. Wie sehr ihnen dies gefällt, kann man kaum sagen. Sie meinen doch gewiß, im Herzen ginge es zu wie in einem Ofen, als ob im Herzen grünes Holz vorhanden wäre, das Rauch von sich gibt, wenn es brennt... Deshalb kann ich mich über jene Anatomen nicht genug wundern, die eine so völlig klare Angelegenheit von so großer Bedeutung nicht bemerkt haben, für wie berühmt sie auch gelten. Aber ihnen genügt es ja, daß Galen es gesagt habe, als wären sie Schüler des Pythagoras. Ja, manche schwören sogar in unserer Zeit noch auf die Lehre des Galen in der Anatomie und wagen zu behaupten, Galen müßte wie der Evangelist aufgefaßt werden.»[4]

In der zweiten Hälfte des 16. Jahrhunderts begann der Wandel der Legitimationsstrategie in der Medizin sichtbar zu werden. Nicht mehr blindes Vertrauen in die Autorität der Alten, sondern Beweis durch den eigenen Augenschein, durch das eigene Experiment werden zur Grundlage der Medizin. So war, als William Harvey sich mit dem Problem der Bewegung des Herzens und des Blutes zu beschäftigen begann, eine Reihe von Tatsachen bekannt, die sich nur schwer mit der Galenischen Lehre in Einklang bringen ließen. Vor allem aber hatte sich der Forschungsansatz gewandelt. Harvey schreibt selbst: «Als ich mein Sinnen und Trachten zum ersten Mal der Beobachtung aufgrund von Vivisektionen zuwendete, um den Zweck und Nutzen der Herzbewegung bei den Lebewesen durch eigene Anschauung und nicht durch Bücher und Schriften anderer herauszufinden, da fand ich die Sache rundheraus beschwerlich und unausgesetzt voll Schwierigkeiten» (*Bewegung*, S. 26).

Von diesen Schwierigkeiten bemerkt man kaum etwas, wenn man das Büchlein, die *Exercitatio anatomica,* studiert; der Aufbau ist klar, einleuchtend werden die Schlußfolgerungen gezogen. Mehr als zehn Jahre lang hatte sich Harvey mit dem Problem beschäftigt, es mit Freunden diskutiert, wohl auch in seinen Vorlesungen behandelt. «Da dies einigen Leuten gefallen, anderen weniger gefallen hat, so zerfleischten und verklagten mich die einen, und sie rechneten es mir als Fehler an, daß ich den Lehren und dem Glauben aller Anatomen abtrünnig geworden bin. Die anderen versicherten, die Sache sei wohl einer Untersuchung wert» (*Bewegung,* S. 27).

Nachdem Harvey die Gründe für seine Arbeit in einem einleitenden Kapitel ausführlich dargelegt hat, legt er schrittweise die Beweise für seine These vor. Er beschreibt die Herzbewegungen, die er in unzähligen Vivisektionen an Kalt- und Warmblütern gesehen hat, und schließt daraus, daß die aktive Phase des Herzens die Systole ist. In ihr erfolgt die Kontraktion der Muskulatur, der Herzspitzenstoß, das Austreiben des Blutes aus den Ventrikeln. Gleichzeitig mit der Systole des Herzens «erweitern sich die Arterien, sie geben einen Schlag und befinden sich in der Diastole» (ebd. S. 31). Dies gilt für alle großen Arterien, auch für die arteriose Vene, die Arteria pulmonalis.

Diesen Zusammenhang kann man auch durch ein einfaches Experiment nachprüfen: Öffnet man eine Arterie, so «wird das Blut aus der Wunde im Augenblick der Spannung der linken Kammer mit Gewalt herausgetrieben» (ebd. S. 32). Als nächstes erläutert Harvey die Funktion der Vorhöfe, die er «Herzohren» nennt. «Zuerst zieht sich das Ohr zusammen und schleudert seinen Inhalt an Blut in die Herzkammer. Ist diese gefüllt, so richtet sich das Herz auf, es spannt ununterbrochen alle seine Nerven an, zieht seine Kammern zusammen und vollzieht den Pulsschlag. Durch diesen Pulsschlag drängt die rechte Kammer das aus dem Ohr eingeflößte Blut unaufhaltsam in die Lunge durch das Gefäß, welches Vena arteriosa heißt, in Wahrheit, sowohl seiner Zusammensetzung als auch seiner Verrichtung nach und in allem eine Arterie ist, die linke Kammer in die Aorta und durch die Arterien in den ganzen Körper.» (Ebd. S. 38 f.)

Einer polemischen Auseinandersetzung mit Galens Meinung über den Inhalt der Gefäße folgt dann eine exakte Beschreibung der Blutwege im Herzen und in den benachbarten großen Gefäßen bei lungenlosen Lebewesen, beim fetalen und beim erwachsenen Tier. Geschickt benutzt Harvey hier Galenzitate, um seine eigene Anschauung zu untermauern. Im Anschluß daran wird der Lungenkreislauf genau und korrekt beschrieben. Erst danach kommt Harvey zu seinem eigentlichen Thema, dem Blutkreislauf, für dessen Existenz er drei Gründe anführt:

«Erstens, daß das Blut ununterbrochen und anhaltend aus der Hohlvene in die Arterien in so großer Menge durch den Herzschlag hinübergeleitet wird, daß es durch die aufgenommene Nahrung nicht nachgeliefert werden kann und so, daß die gesamte Menge binnen kurzer Zeit dort hindurchgeht;

zweitens, daß das Blut gleicherweise ununterbrochen und anhaltend in jedes beliebige Glied und jeden Körperteil mittels des Arterienpulses hineingetrieben wird und eintritt in einer viel größeren Menge, als dies für die Ernährung genügt bzw. als durch den Gesamtvorrat nachgeliefert werden könnte; und ähnlich

drittens, daß die Venen selbst dieses Blut immerwährend in das Herz zurückführen.

Wenn dies sichergestellt ist, wird es meiner Meinung nach greifbar werden, daß das Blut aus dem Herzen in die Gliedmaßen und von hier wieder zurück in das Herz kreist, zurückrollt, vorwärts getrieben wird, zurückströmt und so gleichsam eine Art Kreisbewegung vollführt.» (Ebd. S. 56)

Zum ersten Mal führt Harvey eine quantitative Aussage in die Diskussion ein. Wenn das Herz in seinem linken Ventrikel auch nur zwei Unzen Blut enthält, und wenn man weiter annimmt, daß davon bei jeder Kontraktion nur ein ganz geringer Teil ausgetrieben wird, und sei es auch nur eine Drachme, dann kommt man durch eine einfache Rechnung zu dem Ergebnis, daß das Blut nicht immer wieder neu aus der Nahrung gebildet und in den Organen verbraucht werden kann.

«Das Herz macht in einer halben Stunde mehr als tausend Schläge, ja bei einigen Menschen und zu gewissen Zeiten zweitausend, dreitausend oder viertausend. Multipliziert man dies mit Drachmen, so wirst du sehen, daß binnen einer halben Stunde entweder dreitausend oder zweitausend Drachmen bzw. fünfhundert Unzen oder irgendeine derartige verhältnismäßige Menge Blutes durch das Herz in die Arterien strömt, immer in einer größeren Menge, als es eine solche im ganzen Körper aufzufinden gelingt... Mag man aus einem beiläufigen Überschlag, wobei wir für die Überleitung so wenig Blut annahmen, als wir nur konnten, und aus der Zählung der Pulsschläge ersehen, daß die gesamte Blutmenge aus den Venen in die Arterien durch das Herz und ähnlicherweise durch die Lungen hindurchgeht. Gesetzt aber, dies dauert nicht eine halbe, sondern eine ganze Stunde, oder einen Tag..., so wird es begreiflich, daß durch das Herz vermöge seines Pulsschlages ununterbrochen mehr Blut geleitet wird, als entweder die eingeführte Nahrung nachzuliefern vermöchte oder in den Venen auf einmal enthalten sein könnte». (Ebd. S. 57)

Um die Existenz des Kreislaufs zu demonstrieren, macht Harvey Stauungsversuche am menschlichen Arm. Bindet man den Arm straff ab, so ist distal von der Ligatur kein Puls mehr zu tasten, der Arm wird blaß, während sich proximal die Arterien deutlich abzeichnen und pulsieren. Lockert man dann die Ligatur soweit, daß der Puls distal zu tasten ist, so schwillt die Hand an, die Venen werden prall voll Blut.

«So ist es für einen jeden genaueren Beobachter leicht, daraus kennen zu lernen, daß das Blut durch die Arterien eintritt... Der Unterschied zwischen der straffen Ligatur und der mittelmäßigen besteht darin, daß jene den Blutlauf nicht nur in den Venen, sondern auch in den Arterien unterbricht, diese die Pulskraft nicht hindert, sich über die Ligatur hinaus zu erstrecken und das Blut bis zu den Endpunkten vorzutreiben, so daß folgende Erwägung gestattet sein mag. Da wir gesehen haben, daß die Venen bei einer mittelmäßigen Ligatur strotzend geschwollen sind und die Hand sich mit gar soviel Blut füllt: Woher kommt es? Das Blut kommt nämlich unter der Ligatur entweder durch die Venen oder durch die Arterien oder durch unsichtbare Porositäten an. Aus den Venen kann es nicht kommen, noch weniger durch blinde Gänge, also muß es im Sinne des Gesagten notwendig durch die Arterien kommen.» (Ebd. S. 66)

Harvey war der erste, der die Funktion der Venenklappen richtig deutete, die schon vor ihm bekannt waren. Charles Estiennes hatte sie zuerst um 1540 in den Lebervenen gesehen, Giovanni Battista Canano hatte sie danach in der Vena azygos gefunden, Amatus Lusitanus hatte sie 1547 demonstriert, und Jacques Sylvius hatte sie für das gesamte Venensystem angenommen. Aber erst 1603 erschien das Buch von Harveys Lehrer Fabricius ab Aquapendente mit dem Titel *De venarum ostiolis*. Hier werden erstmals die Klappen im gesamten Venensystem nachgewiesen. Ihre Bedeutung aber blieb noch immer ungeklärt. Fabricius war der Meinung, daß die Klappen einen übermäßig schnellen Fluß des Blutes in die Peripherie verhindern sollten. Harvey erläuterte die Funktion der Venenklappen anhand eines eben so einfachen wie überzeugenden Experiments.

«Damit aber diese Wahrheit offener einleuchtet, schnüre man einen Arm am lebenden Menschen oberhalb des Ellbogens wie zum Aderlaß. Durch Abstände getrennt, besonders bei Landleuten und mit Krampfadern behafteten Menschen, erscheinen gleichsam gewisse Knoten und Höckerchen nicht nur, wo eine Abweichung besteht, sondern auch dort, wo keine vorhanden ist, und diese Knoten rühren von den Klappen her. Wenn sie derart zum Vorschein kommen, und du an der Außenseite der Hand oder am Vorderarm unterhalb eines Knotens das Blut durch Druck des Daumens oder eines Fingers von diesem Knoten bzw. von der Klappe verstrichen hast, so wirst du sehen, daß (weil die Klappe dies überhaupt verhindert) keines nachfolgen kann und das Stück Vene unterhalb des Knötchens unter dem verschobenen Finger verschwunden ist, und dennoch oberhalb des Knötchens bzw. der Klappe, welches sattsam ausgedehnt ist – besonders, wenn du das verdrängte Blut und die leergewordene Vene festhältst und mittels der anderen Hand gegen den erweiterten oberen Teil der Klappe abwärts drückst –, daß das Blut keiner Gewalt weicht oder über die Klappe hinaus zu vertreiben ist, sondern mit je mehr Anstrengung du dies tust, um so mehr wirst du sehen, daß die Vene an der Klappe oder am Höckerchen strotzend erweitert und dennoch unterhalb leer ist. Da dies jedermann an beliebig viel Stellen erproben kann, so leuchtet daraus hervor, daß die Aufgabe der Klappen in den Venen dieselbe ist wie die jener drei c-förmigen, die an der Mündung der Aorta und der arteriosen Vene angebracht sind, und zwar sich genauest zu schließen, um das zurückweichende Blut nicht zurückströmen zu lassen. Außerdem wirst du sehen, wenn du den Arm wie vorher umschnürt hast und die Venen strotzen, falls du eine Vene etwas unterhalb irgendeines Höckerchens oder einer Klappe fest niederdrückst und nachher das Blut bis oberhalb der Klappe mittels des Fingers verdrängst, daß jenes Stück Vene leer bleibt und daß das Blut wegen der Klappe nicht zurückgehen kann; wenn du aber den Finger wegziehst, daß sie sich wieder von unten her füllt, so daß es daher völlig feststeht, daß sich das Blut in den Venen von unten nach oben und zum Herzen hinauf und nicht in verkehrter Weise bewegt. Und wenn auch Klappen, die sich nicht so genau schließen, an einigen Stellen oder dort, wo nur eine einzige Klappe vorhanden ist, den Fortgang des Blutes von der Mitte her anscheinend nicht gänzlich verhindern, so zeigt sich dies doch meistens so, oder ist wenigstens das, was anscheinend irgendwo etwas nachlässig vor sich geht, hinterher durch die Aneinanderreihung der Klappen oder deren Anhäufung oder Genauigkeit oder auf andere Weise ersichtlich ausgeglichen, so daß die Venen offene und freie Wege sind für das zum Herzen zurückkehrende Blut, für das vom Herzen fortgehende jedoch überhaupt verschlossen sind.

Überdies ist jedoch zu merken, wenn die Venen an einem beim lebenden Menschen wie vorher umbundenen Arm strotzen und die Knoten oder Klappen zum Vorschein kommen und du unterhalb irgendeiner Klappe dort, wo du noch eine nachfolgende gefunden, den Daumen ansetzt, um die Venen festzudrücken, damit kein Blut von der Hand aufwärts geht, so verstreiche dann das Blut mittels des Daumens aus jenem Abschnitte der Vene aufwärts über die Klappe hinaus, wie dir vorher gesagt worden, und nachdem du den Finger abgehoben hast, lasse das Stück sich wieder von unten her füllen und drücke den Daumen neuerlich an und verdrücke das Blut abermals aufwärts und tue dies binnen kurzer Zeit tausend Mal. Wenn du dann einen Überschlag anstellst, indem du ansetzt, wieviel Blut bei einem einzigen Verstreichen über die Klappen hinaus aufwärts geht, und dies mit tausend multiplizierst, so wirst du finden, daß auf diese Weise durch ein Stück einer einzigen Vene binnen nicht allzu langer Zeit soviel Blut durchgelassen wurde, daß ich meine, du könntest dich vom Kreislauf des Blutes und der Geschwindigkeit seiner Bewegung vollkommen überzeugt fühlen.» (*Bewegung*, S. 74–76)

Das einzige noch offene Glied in der Kette des Kreislaufs konnte Harvey nicht finden, den Übergang vom arteriellen in den venösen

Schenkel des Systems: er forderte Porositäten im Gewebe. Erst durch den Einsatz des Mikroskops konnte Marcello Malpighi 1661 diese Lücke schließen, die Kapillaren erstmals sichtbar machen.

Harveys neue Lehre wird in einem kurzen abschließenden Kapitel zusammengefaßt: «Da all dies sowohl durch Erwägungen als auch durch augenfällige Versuche festgestellt ist: daß das Blut infolge der Pulsation der Herzkammern durch die Lungen und das Herz hindurchgeht und in den ganzen Körper hineingetrieben und versendet wird und dort in die Venen und in die Porositäten des Fleisches eindringt und durch die Venen selbst allseits her von der Peripherie nach der Mitte, von den kleinen Venen in die großen zurückströmt und von dort in die Hohlvene und endlich zum Herzohr gelangt und in so großer Menge in so mächtiger Strömung und Rückströmung von hier aus durch die Arterien dorthin und von dort durch die Venen her zurück, daß es von der aufgenommenen Nahrung nicht nachgeliefert werden kann, und zwar in viel größerer Fülle (als für die Ernährung genügt), so muß man notwendigerweise schließen: das Blut bewegt sich bei den Lebewesen in einem Kreise vermöge einer gewissen Kreisbewegung, und es ist in immerwährender Bewegung, und dies ist die Tätigkeit bzw. Betätigung des Herzens, die es mittels seines Pulses zustande bringt, und überhaupt: die Bewegung und der Schlag des Herzens sind die einzige Ursache.» (Ebd. S. 78)

Fragen wir uns, wie Harvey zu seiner Beobachtung kam, dann sind viele Antworten möglich. Harvey stand im wissenschaftlichen Gespräch seiner Zeit, beeinflußt vor allem durch seinen Lehrer Fabricius ab Aquapendente. Die vielfältigen Anregungen fielen bei ihm auf fruchtbaren Boden, er wagte es, die Forderung nach einer neuen Wissenschaft radikal umzusetzen. Gedanken und Überlegungen, die im Zeitgeist lagen, haben ihn dabei sicher unterstützt und zu seinen neuartigen Versuchen angeregt. So hatte schon 1571 Andrea Cesalpino die Kontinuität der arteriellen und venösen Blutströmungen gelehrt und sogar schon von einem Kreislauf – circulatio – gesprochen, freilich in einem ganz anderen, in einem chemisch-alchemistischen Sinn einer Destillation, die das Blut immer wieder in der Lunge durchmache.

Die Vorstellung von einem Kreislauf war um die Wende des 17. Jahrhunderts Allgemeingut der Wissenschaften. In der Astronomie war die Kreisbewegung der Planeten entdeckt worden. Giordano Bruno hatte sein Weltbild unendlich vieler sich kreisförmig bewegender Systeme entwickelt und analogisch ein solches System auch im Menschen postuliert. All dies geht zurück auf die neue Aristoteles-Rezeption, und auch Harvey beruft sich ausdrücklich auf ihn. Darüber hinaus bahnen sich noch andere Entwicklungen an: Francis Bacon hatte gefordert, das Experiment zur einzigen Grundlage der Wissenschaft zu machen. Vom Bankwesen fand das Bilanzdenken Eingang in die Wissenschaften. Die Umstrukturierung von einer statischen zu einer dynamischen Betrachtungsweise setzte sich durch. Maß und Zahl wurden zum Instrument des Experiments. In dieser Welt des beginnenden Barock müssen wir Harvey sehen. Das schmälert in keiner Weise sein Verdienst, aber es zeigt, daß ein Forscher nur in seiner Zeit und aus seiner Zeit begriffen werden kann.

III. Die Zeugungslehre

In all diesen Wirren entstand Harveys zweites bedeutendes Werk, *Exercitationes de generatione animalium,* das 1651 in London erschien. Es ist sicher nicht mit dem Kreislaufbüchlein zu vergleichen, aber es weist doch gleiche Prinzipien auf: die eigene Anschauung stellt er über das Festhalten an der Lehre der Alten; experimentelle Überprüfung der eigenen Hypothesen wird zum wissenschaftlichen Experiment. Seit der Antike hatte es im Bereich der Zeugungslehren kaum neue Ansätze gegeben. Aristoteles hatte seine Zeugungslehren an bebrüteten Hühnereiern gewonnen, seine Vorstellung von der Epigenese entwickelt. Das aktive Prinzip des männlichen Samens drückt sich nach seiner Vorstellung im passiven des mütterlichen Menstrualblutes ohne stoffliche Verschmelzung ein und bewirkt so die Ausbildung des Keims. Dagegen hatte Galen eine präformatorische Theorie vertreten, nach der sowohl im männlichen wie im weiblichen Samen der neue embryonale Organismus zumindest zu Teilen stofflich vorgeformt ist und sich lediglich entfaltet.

Harvey hat seine Versuche an Hühnereiern, aber auch an den Hirschen und Rehen aus den königlichen Gärten durchgeführt. Er wies nach, daß sich der Keim langsam aufbaut, daß Organe und Glieder nacheinander entstehen. Für diese Differenzierung sollten immaterielle Kräfte zuständig sein. Neben dem Nachweis der Epigenese hat Harvey insbesondere die Diskussion um das Ei als Ursprung allen Lebens wieder aufgenommen. Ei meint hier nicht Eizelle im eigentlichen Sinn, sondern es ist Sammelbegriff für den Ursprung eines Lebewesens schlechthin, nach Harvey ein natürlicher Körper, ausgestattet mit vitaler Kraft, der sich mit der Entwicklung entfaltet. Wenn er auch dem weiblichen Ei einen hohen Stellenwert für die Entwicklung zumißt, so unterschätzt er nicht die Bedeutung des männlichen Samens, die er freilich eher immateriell als materiell deutet. Auf Einzelheiten seiner Forschungen kann hier nicht eingegangen werden, bemerkt sei aber, daß er die Bastardbildungen ebenso einbezog wie die Frage nach Hemmungsmißbildungen. Trotz aller Erkenntnisse hat Harvey an der Idee der Urzeugung festgehalten.

IV. Wirkung

Harveys Entdeckung des Blutkreislaufs spaltete für fast ein Jahrhundert die medizinische Welt in zwei Lager. Begeisterter Zustimmung stand ebenso schroffe Kritik gegenüber. Zu den ersten Kritikern gehörte Harveys Schüler James Primerose in London, der schon 1630 seine *Exercitationes et animadversationes in librum de motu cordis et circulatione sanguinis* erscheinen ließ. Zu den Befürwortern der neuen Theorie gehörten Robert Fludd, Francis Glisson und John Wallis. In Italien erschien 1635 ein Buch von Emilius Parisanus, in dem Harveys Buch kapitelweise nachgedruckt und mit Gegenargumenten versehen war. In Deutschland war Harveys berühmtester Gegner der Professor der Medizin in Altdorf, Caspar Hofmann, zu den Anhängern gehörten Werner Rolfinck und Paul Marquardt Schlegel. In den Niederlanden schlug sich vor allem Jan de Wale, überzeugt durch eigene Experimente, auf Harveys Seite. In der Debatte wird wiederum deutlich, daß es in dieser Auseinandersetzung um mehr geht als nur um eine anatomisch-physiologische Entdeckung. Die Grundfesten der Medizin sind erschüttert, das Jahrhunderte gültige Medizinkonzept gerät mit der Anerkennung der Kreislauftheorie ins Wanken, ebenso wie alle medizinischen Berufungsinstanzen.

Keiner hat dies so deutlich erkannt und ausgesprochen wie der Pariser Anatom Jean Riolan der Jüngere. In seinem 1648 erschienenen *Encheiridium anatomicum et pathologicum* unterzog er Harveys Lehre einer kritischen Prüfung aus seiner Sicht. Er versuchte durch Konzessionen an Harvey insgesamt die Galenische Medizin zu retten. So sollte teilweise ein Kreislauf existieren, der eine geringe Menge Blut durch die Aorta und Anastomosen in die Vena cava fließen lasse. Die Peripherie des Körpers stehe aber außerhalb des Kreislaufs, für sie habe unverändert das Galenische Konzept zu gelten. Auch die Durchlässigkeit der Herzscheidewand verteidigte er, ebenso trat er für die Unmöglichkeit des Durchflusses von Blut durch die Lungen ein – jeder Hustenstoß müsse es herausbefördern – und vertrat die Lehre von der Eigenentstehung des Pulses in den Gefäßen.

Aber dies alles ist nicht das Entscheidende. Riolan erkannte, daß die Anerkennung von Harveys Entdeckung in weit stärkerem Maße das medizinische Weltbild erschüttern mußte als Vesals neue Anatomie. Während diese gestattete, an den alten Auffassungen von Krankheit und Gesundheit, an der Humoralpathologie festzuhalten, forderte Harveys Entdeckung hier einen radikalen Wandel. Sämtliche Vorstellungen von Krankheitsentstehung und -heilung mußten verlassen, ein neues Konzept entwickelt werden. Riolan formulierte es so: «Deutet man die Zirkulation auf diese Weise, so bleibt die Heilkunde Galens wohlbehütet und unversehrt bestehen, und zwar sowohl im physiologischen Bereich, in der Blutbildungslehre wie auch in ihrer Krankheitslehre.»[5]

Während Harvey sich in die Diskussion um seine Entdeckung nicht oder doch nur sehr selten eingemischt hatte, hat er auf Riolans Buch sofort reagiert. Noch im folgenden Jahr erschienen seine *Exercitationes duae anatomicae de circulatione sanguinis*, zwei Briefe an Riolan, in denen er sich mit dessen Argumenten auseinandersetzte, vor allem aber neue Beweise für seine Theorie vorlegte. Im Gegensatz zur Kreislauflehre hat sich Harveys Epigeneselehre nicht durchsetzen können, im Gegenteil, im ausgehenden 17. und im 18. Jahrhundert wandte sich die Forschung geschlossen der Präformationstheorie zu.

Heinrich Schipperges

JAN BAPTIST VAN HELMONT
(1579–1644)

I. Van Helmonts Stellung in der Wissenschaftsgeschichte

Mit dem beginnenden 17. Jahrhundert offenbaren sich unter den verschiedensten Aspekten die Grundzüge der modernen Wissenschaften; in dieser Perspektive ist auch das Lebenswerk Van Helmonts zu sehen und zunächst einmal zu suchen. Wie Theophrastus von Hohenheim gilt Van Helmont als einer der großen neuzeitlichen Reformatoren der Medizin, der, unzufrieden mit dem Wissen seiner Zeit und skeptisch gegenüber abgelebten Traditionen, gegen die alten Autoritäten zu polemisieren beginnt. Heinrich Haeser (1881) nennt ihn einen «der bedeutendsten Naturforscher seiner Zeit» und bezeichnet ihn gar als den «Faust des 17. Jahrhunderts».[1] Die Medizingeschichtsschreibung der Aufklärung hingegen wußte mit diesem «Faust» kaum etwas anzufangen. Er habe zwar versucht – so Gruners Almanach (1782) –, «die damalige Medicin zu reformieren, und das Galenische System zu stürzen», sein «Archeus» aber sei weiter nichts gewesen als ein Götze, der Gesundheit, Leben und Tod mache. Geradezu lächerlich sei es, sein System zu verstecken hinter «unverständliche Töne, z. B. Gas, Blas, Bur, Leffas, Duelech»; Gruner schließt: «Er ist, wie mehrere solche eigenmächtige Reformatoren mit und ohne Bart, bereits vergessen.»[2]

In einer frühen Studie hat Walter Pagel ihn dagegen als «Bahnbrecher der Naturwissenschaft und Medizin» gewürdigt, während er in einer späten Synopsis eher Van Helmonts «pessimism, scepticism, and criticism» herausgestellt hat.[3] Der Schweizer Wissenschaftshistoriker Hans Fischer nennt ihn einen der «Begründer der modernen Pathologie»; wie Nicolaus Cusanus (1401–1464) habe er darüber hinaus erstmals die physikalisch-chemischen Methoden in die Medizin eingeführt.[4] Das *Biographische Lexikon der hervorragenden Ärzte aller Zeiten und Völker* (1962) schreibt recht allgemein und wenig kritisch: «Van Helmont suchte die Wurzel des Lebens zu ergründen. Sein System war für die nüchternen Naturen seines Zeitalters zu mystisch, zu überschwenglich, für die richtigen Mystiker wiederum zu erhaben, zu ehrlich.»[5] Wie bereits Paracelsus habe ihm letzten Endes als Ziel vorgeschwebt, «die antike Säftelehre zu widerlegen und den chemischen Vorgang der organischen Entwicklung zur Geltung zu bringen».

Der neueren Wissenschaftsgeschichte gilt Van Helmont – als Naturforscher wie als Naturphilosoph – eher als ein typischer Exponent seines

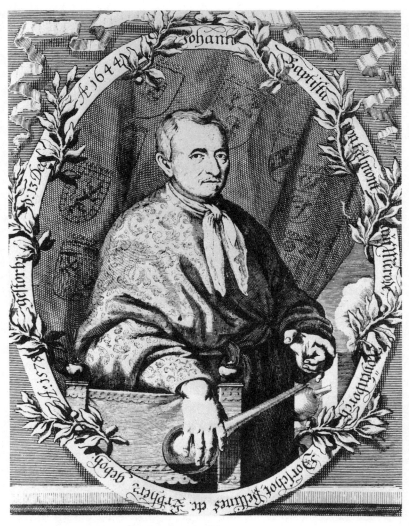

Jan Baptist Van Helmont (1579–1644)

Zeitalters. Sein System muß daher im Zusammenhang mit den verschiedenen Aspekten des Zeitgeistes dargestellt werden. Sein Werk erweist sich beim Eingehen auf Quellen erster Hand als ungemein komplex und ist kaum mit gängigen Schlagworten zu fassen; seine Gestalt – schillernd zwischen Aufklärung und Renaissance – ist nicht auf eine Formel zu bringen. Van Helmont freilich hat sich selbstbewußt als «Vater der Medizin» (novus medicinae author) bezeichnet, wenn er schreibt: «So ist neu und unerhört all mein Forschen; daher werde ich nicht die Erfindungen anderer glossieren, auch keine Prioritätsstreitigkeiten zu fürchten haben. Ich glaube so, ein neuer Vater der wirklichen Medizin zu sein, die bisher nur dem Namen nach bekannt ist.»

II. Leben und Werke

Johann Baptist Van Helmont wurde am 12. Januar 1579 in Brüssel geboren, studierte in Löwen Philosophie und Naturkunde und erhielt im Jahre 1599 die Doktorwürde in der Medizin. Nach kurzer Dozentenzeit in Löwen begab er sich auf eine Studienreise in die Schweiz sowie nach Italien, Frankreich und England. Nach seiner Rückkehr (1605) wählte er Vilvorde bei Brüssel als Wohnsitz, heiratete 1609 Margarite Van Ranst aus der vornehmen Familie der Merode und erhielt dadurch den Titel eines «Lord (toparcha) von Merode, Royenborch, Oorschot und Pellines». Am 30. Dezember 1644 starb Van Helmont in Vilvorde an einer Pleuritis.

Von Jugend an habe er die Wissenschaft allen Reichtümern vorgezogen.[6] In seiner Autobiographie weiß er über sein frühes Philosophiestudium zu berichten: «Anno autem 1594 cursum Philosophiae absolveram, qui erat mihi decimus septimus» (*Ortus medicinae* [1651] «Studia Authoris», S. 7). An medizinischen Autoren führt er Hippokrates und Galen, Avicenna und weitere Araber, Fuchs und Fernel, Paulos von Aigina und Guy de Chauliac an. Die Heilkunst vor allem – so bekennt der reifere Helmont – fließt nicht aus Büchern oder dem Wortglauben der Schulen; sie werde vielmehr vom Himmel her, vom «Vater des Lichtes», den Fähigen und Bereiten offenbart.

Am Ende seines rastlosen Schaffens bekennt er sich zum Spruch Salomonis, daß alles Wissen eitel sei und all unser Streben seine Grenze habe.[7] Und so sei er bei aller Erforschung der verborgenen Dinge letzten Endes ein nutzloser alter Mann geworden («En sic adolevi, factus vir, et nunc quoque senex inutilis, et ingratus Deo, cui omnis honor!»). Sein Schrifttum überläßt er seinem Sohn Mercurius zur weiteren Bearbeitung und Veröffentlichung. Die Herausgabe seiner Schriften aber hat ihr eigenes dramatisches Schicksal. Eine frühe Streitschrift *Über die magnetische Kur der Wunden* ist 1621, vermutlich gegen den Willen des Verfassers, in Paris gedruckt worden. Seine Gegner machten ihm den Vorwurf, den «Lauf der Natur umgestürzt» und durch seine chemischen Forderungen (pyrotechnice philosophando) nur Dunkelheit verbreitet zu haben. Die Medizinische Fakultät in Löwen fällte dieses Verdikt 1634. Bereits 1625 war eine Verurteilung durch die spanische Inquisition erfolgt, dahingehend, daß «monströses abergläubiges Zeug aus der Schule des Paracelsus, das heißt, des Teufels selbst» verbreitet worden sei.

Infolge dieses geistlichen wie weltlichen Verdiktes schreibt Van Helmont unter Ausschluß der Öffentlichkeit. 1642 kamen kleinere Schriften in den Druck, so die *Febrium doctrina inaudita* zu Antwerpen. Eine erste Sammlung seiner Schriften in flämischer Sprache erschien 1659 zu Amsterdam unter dem Titel *Dageraad*. Das Gesamtwerk hingegen konnte erst vier Jahre nach dem Tode Van Helmonts durch seinen Sohn Franciscus Mercurius herausgegeben werden; als *Ortus Medicinae* hat es zahlreiche Auflagen und Übersetzungen erlebt, die bekannteste aus der Feder des Christian Knorr von Rosenroth unter dem Titel *Aufgang der Artzney-Kunst* (1683).

III. Naturphilosophischer Hintergrund

Um dem Hauptwerk *Ortus Medicinae* gerecht zu werden, wird es notwendig sein, einen kritischen Blick auf den naturphilosophischen Hintergrund von Van Helmonts Lebenswerk zu werfen. Seine naturphilosophische Verwurzelung geht – bei aller Polemik – auf Aristoteles zurück; der Einfluß des Stagiriten läßt sich in allen Schriften dokumentieren. Seine medizinischen Schriften zeugen von einer eingehenden Kenntnis des Dioskurides und Galens, aber auch der arabischen Autoritäten; als sein direkter Vorläufer gilt Paracelsus, der immer wieder genannt und bekämpft, aber auch berücksichtigt wird.

Das Gesamtwerk erscheint durchgängig abhängig von der aristotelischen Entelechie, aber auch von neuplatonischen Emanationslehren, insofern wirklich nur das Unsichtbare, Spirituelle gilt, die Idee oder ein Bild, nach welchen der Plan des zu Disponierenden ausgeführt wird. Eine rein formale Logik hingegen, die in sich selber kreist, hält Van Helmont für «nutzlos» und sie als Logik zu «verkaufen», für einen Betrug. Neben den naturphilosophischen Strömungen und hinter aller neuplatonischen Ausrichtung machen sich zunehmend mechanistische Tendenzen («per nostram mechanicam scientiam») bemerkbar, wobei die «Venatio sapientiae» des Nikolaus von Kues in Analogie zu Helmonts «Venatio scientiarum» erscheint.

Alles das, was bisher über die Mischung der Elemente oder den Wechsel der Komplexionen und damit über Leben und Tod und auch die Arzneimittel «geplaudert» (*Artzney-Kunst*, S. 226b) worden ist, will Helmont «gänzlich umstoßen und zu Boden werfen». Jeder Organismus enthält und gestaltet nunmehr sein eigenes Lebensprinzip, das seiner Selbsterhaltung (philautia) dient und wieder auf andere Körper einwirkt. Dieses Prinzip führt – wie schon bei Paracelsus, wenn auch in anderer Interpretation – den Namen «Archaeus» oder «der inwendige Werk-Meister». «Archaeus» wird zum Träger einer Entelechie, einer Disposition, die er auf chemische Weise (philosophus per ignem) sichtbar zu machen versucht und die er mit dem «neuen» Namen «Gas» belegt.[8] «Gas» wäre demnach so etwas wie der Träger der individualisierenden Spezifität, ein verborgenes, vitales Prinzip, das jeweils bloßgelegt werden muß, um in die Optik des Naturforschers zu kommen: «Der Samen aber ist eine Substantz/darinnen schon ein sämlicher Geist (Archeus) enthalten ist; dieser aber ist ein geistlicher subtiler Dunst (Gas) und enthält in sich den Urheb (fermentum), das Bild des Dinges» (*Artzney-Kunst*, S. 153 b).

Es ist vor allem der Grundstoff des Wassers, der sich verwandeln läßt in den «subtilsten Dunst» (= Gas), in die «Reife des Wasser-Geistes» (*Fundamenta*, 1683, 31: «Gas ergo vitale, quia lumen est atque balsamus, praeservans a corruptione...»). Als ein besonderes Gas gilt das «gas sylvestre», worunter wir am ehesten die konkrete Kohlensäure zu verstehen haben. Gänzlich anders hingegen wirkt das «Blas», das die Dinge in Bewegung versetzt und Veränderungen bewirkt, daher mehr als allgemeine, «astralische» Kraft aufzufassen ist, die im zeitlichen Geschehen, als ein «movens», zum Ausdruck kommt, als «vis motus».

Alle Naturdinge sind somit durch das Zusammenkommen von zwei Prinzipien, Materie und Archaeus, bestimmt: «Es gibt nur zwei und nicht mehr Grundelemente der Körper und Körperbeweger: das Element des Wassers als materiellen und das Ferment oder Samenhafte als dynamischen Urgrund.» Jeder Körperteil hat seinen Archaeus (influus), der den Organismus als Ganzes vertritt. In diesem Sinne wird der Archaeus zum dominierenden Mittler zwischen dem Reich der Ideen und der sinnlichen Welt. Van Helmont wendet sich ausdrücklich gegen dualistische Vorstellungen, wonach ein «seelisches» Lebensprinzip von außen an die materiellen Körper herantrete, um den passiven Stoff zu dirigieren. Es gibt vielmehr nur soviel seelische Aspekte, wie es individuelle Naturobjekte gibt; das Seelische ist in der Form des Samens dem Körper von Anfang an immanent; es kommt im Samen lediglich zur Entfaltung.

Der Untertitel der deutschen Übersetzung Knorr von Rosenroths (1636–1689) weist nicht von ungefähr auf die «Grund-Lehren von der Natur» hin, genauer: «Nie erhörte Grund-Lehren von der Natur, zu einer neuen Beförderung der Artzneysachen, sowohl die Kranckheiten zu vertreiben als ein langes Leben zu erlangen» (1683). Van Helmont war sich durchaus der Eigenständigkeit seines Denkens bewußt.[9] In der Vorrede zu seiner *Lehre vom Stein im Menschen* führt sich Van Helmont ein als «Erbherr von Brüssel auf Royenborch und Pellines» und als einer, «der durchs Feuer ein Philosophus worden» (*Artzney-Kunst*, S. 406 a). Auf allen Gebieten hätten Künste und Wissenschaften Fortschritte gemacht, jedoch: «In dem aber/was das Leben und Gesundheit angehet/ist man in einem stetswährenden Schlaff fortgelegen und geblieben» (ebd. S. 407 a). Was sich als eigene Konzeption hinter aller Kritik verbirgt, ist eine Biologie im weitesten Sinne des Wortes, Biologie als «logos» von «bios», wobei das Leben der Schöpferkraft Gottes entströmt und somit am ehesten die Wege weist zu einem wahren Wissen, einem Wissen von der Wirklichkeit der Dinge. Van Helmont hat versucht, die vielen Aspekte dieser Wirklichkeit zu einer großen Synthese zu verknüpfen. Dies wird besonders deutlich in seinen medizinischen Schriften.

IV. Das System der Medizin

Von einem «System der Medicin» bei Van Helmont hat bereits Gustav Adolf Spiess (1840) gesprochen. Dessen Grundzüge und Konturen entnehmen wir dem *Ortus Medicinae*, der zwar erst nach Van Helmonts Tod in den Druck kam, in seiner Gesamtkonzeption aber bereits Anfang der vierziger Jahre des 17. Jahrhunderts vorlag.

Bereits seine naturphilosophischen Voraussetzungen machten deutlich, daß die Seele als das Formprinzip nicht unmittelbar auf die Materie zu wirken vermag; sie bedient sich dabei eines besonders dynamischen Prinzips, das – in Analogie zu Paracelsus – als «Archaeus» bezeichnet wird. Der Archaeus ist der Spiritus rector im Organismus; er hat seinen Sitz in der Magengrube und beeinflußt als «Archaeus influus» weitere, jedem Organ eigene «Archaei insiti»; so wird insbesondere der Pylorus als «Pylorus rector» herausgehoben. Der Archaeus bedient sich bei seinem Wirken des «fermentum», als eines Urhebers, um auf die Materie zu wirken. Das Ferment selbst wird dabei als «Geruch» (odor) umschrieben, das als feinste, spirituelle Substanz zur Wirkung kommt.

Diese naturphilosophischen Prämissen sollten von größter Bedeutung für die neue Krankheitslehre werden. Krankheit wird in der Folge als ein eigenes Naturwesen aufgefaßt (ignotus hospes morbus est); sie wirkt durch die «Idea morbosa», die wiederum den Archaeus veranlaßt, inaktiv zu bleiben. Unterschieden werden zwei Gruppen von Krankheiten. Zur ersten Gruppe zählen: 1. die erblichen Leiden, bei denen die «Idea morbosa» bereits dem Archaeus des Samens einverleibt war; 2. die «morbi latentes», die erst durch äußere Umstände manifest werden; 3. die «torturae noctis», abhängig von Einflüssen des Mondes; 4. Krankheiten infolge ungleichmäßiger Verteilung der Lebenskraft. Zur zweiten Krankheitsgruppe zählen 1. Krankheiten, hervorgerufen durch «recepta» (angezauberte, selbstverschuldete, eingeatmete), und 2. durch «retenta», als Produkt früherer Erkrankungen.

Krankheit ist nun nicht mehr – wie nach der antik-mittelalterlichen Säftelehre – ein Defekt, den man ergänzen muß, auch keine Störung in einem Gleichgewicht, die es zu kompensieren gilt. Krankheit ist nichts Privatives, kein «modus deficiens», sondern etwas Positives, Gegenständliches, wirksam wie ein «Samen». Krankheit, die einer «samenartig wirkenden Ursache» entstammt, bildet daher auch sehr spezifische Symptome aus, nach «Art und Ordnung»; sie ist wie ein eigenes Wesen, wie «ein fremder Gast», ein Parasit, der nun einen gezielten Angriff auf das Lebenszentrum des Organismus, auf den Archaeus, unternimmt. Krankheit erscheint gleichsam als eigenständige «Kreatur», die ihrer eigenen monströsen Idee (idea morbi) nachlebt und dann auch ihren eigenen Zerstörungsplan zu entfalten in der Lage ist. Die Krankheitsursachen erscheinen dabei konkret faßbar wie ein «eingestochener Dorn» (spina infixa). Jede Krankheit hat somit eine dirigierende Idee, weshalb es auch so viele Krankheiten gibt wie «Entia morbi» oder «Characteres morbosi». Es wird so etwas wie ein dirigierendes Prinzip angenommen, das die körperlichen Umwandlungen gleichsam anordnet – deutliche Hinweise schon hier auf einen zu objektivierenden ontologischen Krankheitsbegriff.

Ein weiteres Helmontianisches Prinzip will hierbei durchlaufend beachtet sein: Da der Mensch nach dem Sündenfall nicht mehr in der Lage ist, die Dinge der Außenwelt, etwa die Nahrung, völlig zu assimilieren, entwickeln sie im Zustand herabgesetzter Vitalität ein eigenes sogenanntes «Mittelleben». So kommt es zu einem merkwürdigen «Verkehr der Geister», einem «archealen Dialog», wenn etwa der Archaeus des Pest-Virus zum Partner (consort) des eigenen Archaeus wird, einem Dialog also zwischen Parasiten und Autositen,[10] Vorstellungen, wie sie im Traktat vom «Großen Müssen», dem *Magnum Oportet*, im einzelnen entwickelt werden. Durch das «Große Müssen» wird angezeigt, daß die Beschaffenheiten des «Mittel-Lebens» in allen seit der Erschaffung verwandelten Dingen übrig bleiben. Ohne ein solches «Mittel-Leben» wäre weder eine Krankheitsursache noch die Kraft der Arznei denkbar. Die Eigenschaften des Mittel-Lebens bleiben daher notwendig in allen gewachsenen Dingen, wie auch in allem, was der Ernährung bedarf.

Aus der Idee vom Krankheitswesen resultiert somit ein völlig neues nosologisches Schema, das zu einer weitausgefächerten Klassifikation spezifischer Krankheitsbilder führt. So gibt es ein «Ens apoplecticum», ein «Ens podagricum» etc. Als «Ens» wird der «Character morbi» gleichsam zum Siegel, das dem Archaeus eingebrannt ist.

Van Helmont zeigte des weiteren, daß sich der Verdauungsprozeß im Magen im sauren Milieu, im Dünndarm im alkalischen abspielt. In der Urindiagnostik kam er zu einer spezifischen Gewichtsbestimmung des Harns. Ihm verdanken wir weitere quantitative Methoden wie die Zeitmessung mit Hilfe des Pendels, den Gebrauch der Waage in der Chemie, ferner eine frühe Beschreibung des Thermometers. Ihm verdanken wir aber auch eine neue Philosophie der Zeit, die sich weniger an der Zahl als an der Dauer (duratio) orientiert, an einem individuellen Lebensrhythmus.

Im Mittelpunkt seiner Krankheitslehre finden wir die polemischen Auseinandersetzungen um die Katarrhe (Asthma, Pleuritis, Tuberkulose), die von der Humoralpathologie nicht erklärt werden konnten und zu unverantwortlichen therapeutischen Konsequenzen (Aderlaß, Purgieren etc.) geführt hatten. Van Helmont führt die Galenische Lehre vom Katarrh als «Schleimherabfluß» ad absurdum, betont dagegen die örtliche Schleimbildung und damit die Rolle der spezifischen Schleimhäute und der ihnen entsprechenden Drüsen. Hierbei wird die Wichtigkeit der Lymphe («latex») herausgestellt. Lokalisation und Funktion werden gleichermaßen beachtet, wodurch Van Helmont – so Pagel (1930, S. 134) – nicht zuletzt zum «eigentlichen Vater eines modernen, des anatomischen Gedankens» geworden sei. Im Gegensatz zu Paracelsus, der – so im Prolog des *Volumen Paramirum* – die Heilkunst bei der Heilung und nicht bei den Ursachen ansetzt, betont Van Helmont die Wichtigkeit der Krankheitsursache und glaubt, daß die Unkenntnis der Ursachenlehre es gewesen sei, welche die Verlegenheit um das Heilmittel gebar («Nescitae hactenus causae pepere ignorantiam remedii»).

Unter den Therapeutika dominieren die spezifischen Arzneimittel, die Van Helmont – wieder in Analogie zu Paracelsus – «Arcana» nennt. Allein das «Arcanum» ist imstande, die «Idea morbosa» zu beseitigen. Daneben bekennt sich Van Helmont durchaus zum alten Heilmittelschatz.[11] Der Arzt aber ist letzten Endes und zu allen Zeiten – wie es im *Dageraad*, 3. Vorrede heißt – der Vermittler zwischen Gott und dem Patienten.

V. Nachwirkungen

Im Frontispiz zum *Aufgang der Artzney-Kunst* (1683) erscheint ein gewaltiges Schaubild vom Höhlengleichnis, aus dem hervorgeht, daß der große Paracelsus – bei allem Graben nach den Quellen – nicht ans Ziel gelangt sei, während es Van Helmont gelang, das Licht von oben in die Höhle einströmen zu lassen. Als «monumentaler Markstein» in der Geschichte der Naturwissenschaften ist Van Helmont von Walter Pagel (1970), dem wohl besten Kenner des Helmontianischen Weltbildes, bezeichnet worden. Von diesem Markstein sind nicht von ungefähr ebenso weitreichende wie weitverzweigte Wirkungen ausgegangen.

Als Begründer der Pneumatischen Chemie, als Entdecker der Gase, hatte Van Helmont Einfluß auf Robert Boyle (1627–1691), indirekt sicherlich auch noch auf Antoine Laurent Lavoisier (1743–1794). Weitere

Einflüsse können nachgewiesen werden auf die Systeme von Georg Ernst Stahl (1660–1734) und Théophile de Bordeu (1722–1776) ebenso wie auf Franz Anton Mesmer (1734–1815). Walter Pagel verdanken wir nicht zuletzt die Herausarbeitung von Fernwirkungen des Helmontischen Opus, so auf die Naturhistorische Schule, etwa bei Ferdinand Jahn (1804–1859), vor allem aber auf die Zellularpathologie Rudolf Virchows (1821–1902), wo der ontologische Krankheitsbegriff zu seiner letzten Konsequenz kam. Beziehungen zur Lichtmetaphysik eines Jakob Böhme (1575–1624) sind nicht auszuschließen; darauf verweisen allein schon verwandte Titel wie Böhmes *Morgenröte im Aufgang* (1612) und Helmonts *Ortus* (1648) oder *Dageraad* (1659), zuletzt auch Knorr von Rosenroths *Aufgang der Arztney-Kunst* (1683).

Neben den Persönlichkeiten finden nicht minder Beachtung die Organisationen, die sich der Tradierung von Van Helmonts Ideen verschrieben haben. So gründeten in Opposition zum College of Physicians die Helmontianer ein eigenes College, die Society of Chymical Physitians.[12]

Das Weltbild des Van Helmont vermag uns aber auch wie kein zweites in diesem so reich differenzierten frühen 17. Jahrhundert zu zeigen, wie tief verwurzelt auch die moderne Naturwissenschaft noch in einem Boden ist, der gedüngt und bearbeitet wurde von inzwischen längst vergessenen und verdrängten Wissenschaften: von der «Alchimia», der «Astrologia», vor allem aber von einer hermetisch orientierten «Magia Naturalis».

Fritz Hartmann

THOMAS SYDENHAM
(1624–1689)

In Leiden erzählte man sich, daß der große Lehrer der europäischen Ärzte des 18. Jahrhunderts, Hermann Boerhaave (1668–1738), jedesmal sein Barett lüftete, wenn er im Kolleg ehrfurchtsvoll den Namen Sydenham aussprach. Sein Schüler Albrecht von Haller nennt im zehnten Band seiner *Bibliotheca medicinae practicae* (1776–1788) Thomas Sydenham als Leitfigur einer Epoche. In Italien übernahm Giorgio Baglivi (1668–1707) die klinische Methode Sydenhams und wurde der «italienische Hippokrates». Den Beinamen eines «amerikanischen Hippokrates» bekam Benjamin Rush (1745–1813), der 1809 die Werke Thomas Sydenhams neu herausgab. Der von John Locke begründete englische Empirismus hat wesentliche Wurzeln in den Erfahrungen, die der Medizinstudent und junge Arzt bei Krankenbesuchen mit seinem verehrten Meister Sydenham gemacht hatte, den man bis heute den «Europäischen Hippokrates» nennt. Was ist nun das Außergewöhnliche, das Sydenham zum Klassiker und zum Vorbild macht, ihm sogar einen maßstabsetzenden Einfluß auf die klinische Medizin bis in die Gegenwart sichert? Dabei kam Sydenham verhältnismäßig spät zum Medizinstudium, erwarb erst mit 52 Jahren den Doktorgrad in Cambridge, wurde nur Licentiat, aber nie Fellow des Royal College of Physicians; es wurde ihm kein öffentliches Amt in einem Krankenhaus und kein Lehramt an einer Universität übertragen. Zudem sind Sydenhams Veröffentlichungen, zu denen er von Freunden überredet und ermutigt werden mußte, nicht eben zahlreich. Er schrieb englisch und ließ seine Bücher ins Lateinische übersetzen.

Sydenhams Verdienste für die praktische Medizin liegen vor allem in seinen Krankheitsbeschreibungen. Sie sind nicht neue Entdeckungen, aber sie werden auf eine besondere Weise dargestellt: die Fieber, besonders die Blattern; die Unterscheidung von Scharlach und Masern als Beispiel für Differentialdiagnose; die Hysterie und die Gicht; schließlich der Veitstanz, der nach ihm «Chorea minor Sydenham» genannt wurde, und die Lungenschwindsucht. Sydenham erkannte die spezifische Wirkung des Chinin bei Malaria; es war sein therapeutisches Ideal, für jede Krankheit spezifische Heilmittel zu finden. Solange es die nicht gab, folgte er in seinen Kuren den Selbstheilungswegen der Natur eines Kranken; lieber wartete und beobachtete er – und leitete damit eine therapeutische Haltung ein, die später z. B. in den Hallenser Schulen von Ernst-Georg Stahl (1659–1734) und Friedrich Hofmann (1660–1742) als «Expectationismus» bezeichnet wurde.

Zum Klassiker gemacht hat ihn seine Methode: die genaue Beschreibung der Naturgeschichte, der natürlichen Zeitgestalten der Krankheiten. Er, der die Beobachtung am Krankenbett weit über das Bücherstudium stellte, berief sich aber nur auf zwei Vorbilder: Hippokrates, den der Epidemienbücher, und Francis Bacon, den Befürworter der induktiven Erkenntnis- und Forschungsmethode. Sydenham verließ sich auf die Wahrnehmung seiner fünf Sinne und nutzte nicht die in seinem Oxforder Freundeskreis um Robert Boyle (1627–1691), Christopher Wren (1632–1723), Richard Lower (1631–1691), John Mayow (1643–1679) und Robert Hooke (1635–1703) erarbeiteten experimentellen Ergebnisse und Methoden. Wohl versuchte er sich – angeregt durch Boyle – in Theorien zur Erklärung der Entstehung von Krankheiten, die aber nur von medizingeschichtlichem Wert sind. Sie trugen nicht seine Therapien. So hat Sydenham den modernen klinischen Empirismus begründet, den John Locke dann zu einer die englische Philosophie kennzeichnenden Theorie der menschlichen Erkenntnis ausformte.

I. Das Leben Thomas Sydenhams

Sydenham wurde 1624 als fünfter Sohn eines wohlhabenden Gutsherrn in Winford Eagle (Dorsetshire) geboren; er wurde streng puritanisch erzogen. Im Bürgerkrieg diente er wie seine Brüder im parlamentarischen Heer Oliver Cromwells. Sein 1642 in Magdalene Hall, Oxford, begonnenes Studium wurde dadurch nach zwei Monaten für vier Jahre unterbrochen. Nach einem Gespräch mit Dr. Coxe, in dem er seine Unentschiedenheit in der Studienwahl bekannte, entschied er sich für die Medizin und erhielt bereits 1648 den Grad eines Bachelor of Medicine im Rahmen eines Graduierungsschubes, der die freien Stellen in den Colleges auffüllen sollte. Nach einigen Monaten schon wurde er Fellow im All Souls-College und dort bald Senior Bursar. Das sicherte ihm zusammen mit einer Pension als entlassener Soldat den Lebensunterhalt. Zu dieser Zeit studierte mit ihm Christopher Wren, später einer der bedeutendsten Naturforscher, die in Oxford physiologische Experimente durchführten. 1651 trat Sydenham als Hauptmann wieder in die Armee Cromwells ein. Mit seinen Soldaten machte er auch erste praktisch-ärztliche Erfahrungen. Er selbst wurde, wie schon im ersten Feldzug, verwundet. Nach Oxford zurückgekehrt, begann die fruchtbare Freundschaft mit dem als Chemiker bekanntgewordenen Robert Boyle. Boyle regte ihn zu den späteren epidemiologischen Studien an. Sydenham versuchte sich vorübergehend auch an einer von Boyles chemischer Theorie angeregten atomistischen Theorie der Fieberentstehung.

1654 gab Sydenham sein Fellowship auf, als er für seine Militärdienste eine Belohnung erhielt und für ein öffentliches Amt vorgeschlagen wurde. Er heiratete 1655 und kaufte sich in der Londoner King Street ein Haus, in dem er eine Praxis eröffnete. Das versprochene öffentliche Amt – eine einträgliche sine cura – hat er nur 1659 für kurze Zeit innegehabt, bis die Restauration es ihm nahm. Wohl unter dem Einfluß seines als Heerführer und Parlamentarier hervorgetretenen Bruders William hatte er bis dahin auch politische Ambitionen und bewarb sich um einen Parlamentssitz. Nachdem er 1663 Lizentiat des College of Physicians geworden war, siedelte er 1664 in die Pall Mall in die Nähe der Apotheke «Pestle and Mortar» und des Hauses von Boyles Schwester über. Seine Praxis lag einerseits in einem vornehmen Wohnviertel. Zur Themse hin erstreckte sich aber das Sumpfgelände von St. James, Quelle der von Sydenham eingehend beobachteten und genau beschriebenen Malariaformen. Nachweislich besuchte er aber auch arme Kranke in den Hospitälern (wahrscheinlich St. Bartholomews oder Bridewell). Er nahm auch Lernwillige auf seine Krankenvisiten mit; so insbesondere John Locke, Robert Boyle, Thomas Hooke, John Goddart, Hans Sloane. Vor allem John Locke diente ihm als Famulus und als Sekretär, dem er Entwürfe für klinische Essays diktierte.

Spätestens ab 1661 machte Sydenham sich detaillierte Aufzeichnungen über seine Beobachtungen der epidemischen Fieber. Vor der großen Pestepidemie 1665 wich er mit seiner Familie und den meisten Kranken aufs Land aus. Seinem Traktat über die Pest liegen also wohl wenig eigene Erfahrungen zugrunde. Auf Krankheitserfahrungen am eigenen Körper hingegen kann sich Sydenhams Schrift über die Gicht berufen, an der und an den mit Blutharnen einhergehenden Koliken er seit seinem 30. Lebensjahr litt.

Den ersten Protokollen über die endemischen Fieber von 1661–64 folgten dann erweiterte Beobachtungen und Jahresberichte von besonderen Krankheitsformen und -verläufen bis zum Jahr 1675. Sie wurden 1676 als *Observationes medicae* zusammengefaßt. Den Doktorgrad erwarb Thomas Sydenham erst 1676 am Pembroke College in Cambridge, wohl weil einer seiner drei Söhne, William, dort Medizin studierte.

II. Sydenham und die zeitgenössische Wissenschaft

Kennzeichnendes Merkmal der Persönlichkeit Sydenhams ist ihre Eigenständigkeit. So wie Sydenham in puritanischer Gläubigkeit gegen angemaßte weltliche Macht über Menschen politisch rebellierte, so hielt er auch kritischen Abstand zu den pathogenetischen Theorien seiner Zeit, dem Bücherwissen, ja sogar zur experimentellen Physiologie seiner Oxforder Freunde: Ein Einfluß der 1628 von William Harvey veröffentlichten Entdeckung des Blutkreislaufs und der von seinen Oxforder Freunden daraus abgeleiteten Versuche über Bluttransfusionen (Lower 1665)

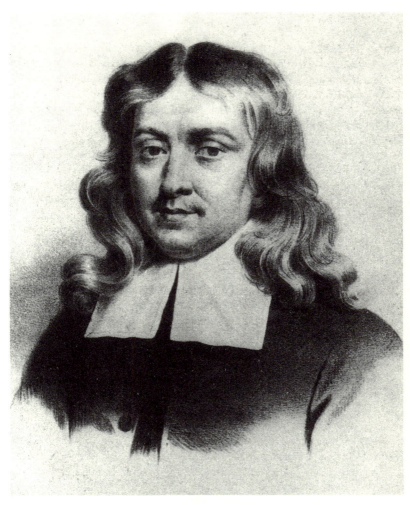

Thomas Sydenham (1624–1689)

und intravenöse Injektionen (Wren 1656) in Sydenhams Werk ist nicht festzustellen.

Das Studium in Oxford war nicht geeignet, einen zukünftigen Arzt auf eine erfahrungsgeleitete Praxis vorzubereiten. Unterricht am Krankenbett gab es nicht. Es wurde aus Hippokrates und Galen vorgetragen. Die Anatomie lehrte Dr. William Petty. Botanik war die Grundlage der Materia Medica, der Heilmittellehre. Sein Mitstudent John Ward berichtete später, Sydenham habe gesagt, Medizin könne man nicht auf Universitäten lernen, weil der Arzt Fertigkeiten erwerben müsse; ebensogut könne man einen Menschen nach Oxford schicken, um das Schuhmacherhandwerk zu erlernen wie die ärztliche Tätigkeit. Oft wird ihm und John Locke unterstellt, sie hätten Anatomie und Chemie abgelehnt. Das von Locke niedergeschriebene Bruchstück über die Anatomie spricht dagegen; sie wollten nur vor Einseitigkeit und Überschätzung anatomischer Studien warnen.

In der an Dr. Thomas Short gerichteten Widmung zur Abhandlung über die Gicht schreibt Sydenham: «Es ist meine Natur zu denken, wo andere lesen, weniger danach zu fragen, ob die Welt mir zustimmt, als danach, ob ich mit der Wahrheit übereinstimme, die Meinung und das Lob der Menge gering zu achten.»[1] Jedoch läßt gerade diese Stelle auch eine gewisse Empfindlichkeit gegen Kritik erkennen, von der Sydenham wegen seiner einfachen und unorthodoxen Heilweisen nicht verschont blieb. An anderer Stelle bekennt er: «Ich habe es sehr genau abgewogen, ob es besser ist, dem Menschen zu dienen oder von ihnen gelobt zu werden; ich ziehe ersteres vor.» Seiner wegweisenden Bedeutung war er sich wohl bewußt.

Auf der Universität, im Schrifttum und in der Praxis seiner Kollegen fand er eine Gemengelage von Theorien zur Krankheitsentstehung vor. Die antike, kosmologische Anthropologie wirkte in der Form der vier Elemente, Körpersäfte und Grundeigenschaften fort. Nur einmal erwähnt Sydenham Galen, Hippokrates dagegen zwölfmal. Unter dem Eindruck der Erfolge in der Physik und Physiologie (Galilei, Santorio, Harvey) und unter dem Einfluß der mechanistischen Anthropologie von René Descartes hatten sich eine physikalisch argumentierende Physiologie und Pathophysiologie herausgebildet (Iatrophysik). Unter Berufung auf Paracelsus, Van Helmont, Glauber und Francis de la Boë (Sylvius) stützte sich eine chemisch denkende Gesundheits- und Behandlungslehre auf Begriffe wie Fermentation, Acidität und Alkalität (Iatrochemie). Das hatte zur Folge, daß gleiche Krankheiten sehr unterschiedlich behandelt wurden – und das schädigte Glaubwürdigkeit, Wissenschaftlichkeit und Ansehen der Ärzte.

Sydenhams nüchterner Abstand zu den Krankheits-Theorien seiner Zeit ermöglichte es ihm, die vorurteilslose Beobachtung am Krankenbett in den Rang einer handlungsleitenden Methode ärztlicher Wissenschaft zu erheben. Ein Beispiel dafür hatte Francis Glisson (1597–1677) mit der Beschreibung der Rachitis 1650 gegeben. Sydenham fügte Malaria, Scharlach, Masern, Diphtherie, Gelenkrheumatismus, Lumbago, Chorea minor, Typhus, Gicht und Lungenschwindsucht hinzu. Seit der Systematisierung dieser Methode durch Sydenham bezeichnet man die genauen Beschreibungen neuer Krankheitsbilder als «klassisch»: die Angina pectoris durch William Heberden 1768 und der Nierenkrankheiten durch Richard Bright (1789–1858) sind Beispiele klinischer Forschung späterer Ärztegenerationen in England.

Das Vertrauen auf die Erfahrung am Krankenbett als Königsweg der praktischen Medizin hielt Sydenham auch auf Abstand zu den Einladungen seiner Oxforder Freunde, an ihren chemischen und physiologischen Experimenten teilzunehmen, die immerhin zu Erkenntnissen führten, die 200 Jahre später für die praktische Medizin fruchtbar wurden: Messungen der Zusammensetzung des Blutes, der Luft und von Acidität/Alkalität (Lackmuspapier) durch Robert Boyle, erste Versuche mit Bluttransfusionen durch Richard Lower und Christopher Wren, Nachweis eines durch die Atmung aus der Luft entnommenen Stoffes durch John Mayow, Einblicke in die kleine Welt des Organischen mit dem Mikroskop durch Robert Hooke, mit dem Sydenham über viele Jahre sich in Jonathans Kaffeehaus traf. Sydenham lehnte all dies zwar nicht ab, nahm es aber auch nicht als Möglichkeit mittelbarer Erfahrungsgewinnung auf. Er wollte die unmittelbare Sinneserfahrung. Wohl aber haben die experimentellen Erfolge seiner Freunde sein Vertrauen in die empirische Methode gestärkt, gründen experimentum und experientia in der gleichen Erkenntniseinstellung. Allerdings setzt das Experiment ein künstliches Arrangement voraus – und das wollte Sydenham nicht. Eine Theorie des methodischen Empirismus hat er nicht entwickelt, er scheint sie vielmehr der antiken Empirikerschule entnommen zu haben, und weder Locke noch Sydenham benutzten den Begriff; mit ihm kennzeichnet erst Immanuel Kant die von Locke ausgehende englische Philosophie.

Ein Licht auf Sydenham als Person und auf seine Skepsis gegen die orthodoxe Medizin wirft eine Anekdote, die der spätere Dichter Richard Blackmore berichtet. Als dieser Sydenham um Rat fragte, welche Bücher er zur Vorbereitung auf die ärztliche Praxis lesen solle, antwortete Sydenham: «Lies Don Quichote; es ist ein sehr gutes Buch; ich selbst lese darin noch immer.» Blackmore selbst deutete diese Antwort als Zeichen von Sydenhams Abneigung gegen medizinisches Bücherwissen. Mit anerkennendem Staunen schreibt er: «Es ist offenkundig, daß ein gutgesinnter, lebhafter und geistvoller Mann zum bedeutendsten Arzt aufsteigen kann, ohne Hilfe großartiger Gelehrsamkeit und Kenntnis von Büchern.» Bezeichnend ist auch, welchen Rat Sydenham Hans Sloane, dem späteren Gründer des British Museum, gab, als dieser bei ihm praktizieren wollte und sich mit einem Empfehlungsschreiben an ihn wandte, in dem er als «reifer Student, guter Botaniker und geschickter Anatom» vorgestellt wurde: «Das ist alles gut und schön, aber was soll das – Anatomie, Botanik. Unsinn, mein Lieber. Ich kenne am Covent Garden eine alte Frau, die von Botanik mehr versteht; und was die Anatomie betrifft: jeder Metzger kann ein Gelenk ebensogut auseinandernehmen. Nein, junger Mann, all dies ist dummes Zeug. Sie müssen an das Krankenbett gehen. Nur dort können Sie etwas über Krankheiten lernen.»

Sydenhams Utilitarismus – «gut ist, was nützt» – und seine Bescheidenheit sind puritanisches Erbe. In der Widmung der Gicht-Schrift schreibt er: «Übrigens darf man sich nichts darauf zugute halten, wenn man seine Bürgerpflicht ausübt und für das allgemeine Wohl arbeitet... Auch der einzige Lohn, der mir in Aussicht steht, der Ruhm nach dem Tode, reizt mich nicht. Was kann es mir nützen, die acht Buchstaben meines Namens später von Menschen im Munde geführt zu wissen, die gar keine Vorstellung von meiner Persönlichkeit sich werden machen können.»

Samuel Johnson sagt im Hinblick auf die Werke Sydenhams in *The life of Dr. Sydenham* 1742 im *Gentelman's Magazine:* «Sein Hauptaugenmerk galt dem Wohl der Menschheit, das Hauptmotiv seines Werkes war der Wille Gottes.»

III. Beschreibungen von Krankheits-Bildern

Sydenham entschloß sich nicht leicht, seine Erfahrungen und Gedanken niederzuschreiben. Andere mußten ihn dazu anregen und drängen, so Robert Boyle, der die erste Fieberschrift und die epidemiologischen Studien anregte, John Mapletoft, der die *Observationes* in ein elegantes Latein übersetzte, John Locke, der manche Entwürfe im Diktat aufnam. Die Gesichtspunkte, unter denen Sydenham von 1661–1675 die «epidemischen Konstitutionen» beschrieben hat, sind für den heutigen Leser nicht so interessant wie die Beschreibung von Bildern und Verläufen einiger Krankheiten, die der heutige Arzt mit Gewinn lesen und an denen er sich methodisch schulen kann. Die Vielfalt der wechselnden Erscheinungen wird sorgfältig beschrieben. Dann aber werden die Bilder, die Typen, das Wesentliche und Bleibende der Krankheiten herausgearbeitet. Krankheiten sind aus Zeichen gebildet, die zum Teil solche der schädigenden Einflüsse, zum Teil solche der Abwehrleistungen des Organismus sind. Zu letzteren gehören auch die Fieber. Der Begriff ist nicht bestimmt durch gemessene Körpertemperatur, sondern durch klinische Zeichen, wie Frösteln, Hitzegefühl, Rötung der Haut, Pulsbeschleunigung, Benommenheit, Erbrechen, Appetitmangel, belegte Zunge. Unterschieden werden die akuten Fieber, zu denen auch die Schübe der Wechselfieber gehören; dazu bietet er gleich eine Erklärung an: «Denn wenn sie (die

Natur) ein Fieber zu Hilfe nimmt, wodurch sie die fremden Teile vom Blut entfernt und durch Schweiß, Durchfall, Ausschläge und andere Ausleerungen austreibt, so geschieht dies mit gewaltsamer Bewegung, die plötzlich in Gesundheit oder Tod des Kranken endet. Tatsächlich erreichen die hitzigen Krankheiten ihren Höhepunkt schnell mit Ungestüm und Gefahr. Dazu gehören auch diejenigen, die in der Entwicklung des Anfallsgeschehens langsam fortschreiten, bei denen sich die einzelnen Anfälle aber schnell entwickeln und schnell ihr kritisches Ende erreichen. Das sind die Wechselfieber.»

In ähnlicher Weise behandelt er die chronischen Krankheiten: «Wenn aber die schädliche Materie von der Art ist, daß das Fieber sie nicht bewältigen kann oder wenn die Materie sich an irgendeinem Teil festsetzt oder wegen schlechter Bildung oder Mangel an natürlicher Wärme oder auch wegen ständigen Zuflusses neuer schädlicher Materie die Körperorgane befällt; in diesen Fällen wird die schädigende Materie entweder langsam oder gar nicht zur Reife gelangen. Daher nennt man diese Krankheiten ‹chronisch›.»

«Epidemisch» nennt er die Krankheiten – und nicht nur die mit Fieber einhergehenden –, die er auf bestimmte, die Jahresklimate prägende atmosphärische Einflüsse zurückführt: «Was die akuten Krankheiten anlangt... so entstehen einige aus einer verborgenen und unerklärbaren Veränderung der Luft, die auf den menschlichen Körper wirkt, nicht aber von einer besonderen Mischung von Blut und Säften, wenn nicht verborgene Einflüsse der Luft solche hervorbringt. So lange diese geheime Konstitution (Hi durante arcana illa aeris constitutione) anhält, dauern diese Krankheiten an, kommen aber zu anderen Zeiten nicht vor. Diese Krankheiten nennt man epidemisch.» Bemerkenswert ist, wie Sydenham sich hier von der antiken Humoralpathologie abwendet zu einer pneumato-chemischen Denkweise, wie sie in seinem Oxforder Freundeskreis gepflegt und experimentell begründet wurde. Die epidemischen Fieber werden in Frühjahrs- und Herbstfieber unterteilt. Die Pocken gehören zu den Frühjahrs-, die Ruhr und die Malaria zu den Herbstfiebern. Die Regelmäßigkeit solcher epidemischer Fieber wird unterbrochen durch sporadische und dazwischenlaufende Krankheiten (sporadici et intercurentes).

Durch eine mit der Konstitutionenlehre begründete Vielfalt von Ursachen herrschen in den verschiedenen Jahreszeiten, Jahren oder Jahresperioden bestimmte Krankheitsarten vor. In den Jahren 1665/66 verdrängte die Pest alle anderen anhaltenden Fieber; acht Millionen Menschen starben daran. Zwar sind die Grundvorgänge der Krankheitsentstehung im wesentlichen immer gleich. Aber ihre wahrnehmbaren Erscheinungen treten in geprägten Mustern von Zeichen hervor, eben den typischen Krankheitsbildern. Sydenham gesteht aber ein, daß das Panorama der Krankheitenverteilung und das Bild der Krankheiten auch unterschiedlich bei gleichem Jahreszeitenverlauf sein können. In dieser Verlegenheit rettet er sich dann doch in Zusatzhypothesen atmosphärischer Einflüsse. Andererseits kann ein Fiebertyp mehrere Jahre das Spektrum der Krankheiten beherrschen, obgleich die klimatischen Eigenschaften dieser Jahre, die Jahreskonstitutionen, sich nicht gleichen. Solche Fieber nennt er dann «stehende» (stationariae).

Sydenham erkannte zuerst die Gutartigkeit der Blattern, wenn man sie vorsichtig und sachgemäß behandelt. Bösartige Verläufe rechnete er unzweckmäßigen und zu gewalttätigen Behandlungsweisen zu. 1674 verliefen sie atypisch und bösartiger. Erst im Laufe jahrelanger Beobachtungen der unter den Sammelbegriff «smallpox» subsummierten, mit Hautausschlägen einhergehenden Fieber, unterschied man Masern und Scharlach. Das Scharlachfieber wird im sechsten Teil der *Observationes* in folgender Weise knapp beschrieben: «Obwohl das Scharlachfieber zu jeder Zeit auftreten kann, erscheint es in der Regel doch am Ende des Sommers, an dem es ganze Familien, vor allem aber Kinder befallen kann. Wie bei anderen Fiebern frieren und zittern die Befallenen zu Beginn, sind aber in der Regel nicht schwer krank. Danach wird die ganze Haut mit kleinen roten Flecken überzogen, welche zahlreicher, breiter, dunkler rot und nicht so gleichförmig sind wie die der Masern. Diese Flecken dauern zwei bis drei Tage, verschwinden dann, und nachdem die Häutchen abgefallen sind, verbleiben kleienartige Schuppungen (furfuraceae quaedam squamulae), als ob der Körper mit Mehl bestreut sei. Diese Flecken zeigen sich zwei- oder dreimal und fallen dann ab.» Die folgende Behandlung gibt einen klaren Einblick in Sydenhams vorsichtiges Vorgehen: «Da diese Krankheit mir nichts anderes zu sein scheint, als eine mäßige von der vorhergehenden Sommerhitze oder auf andere Weise erzeugte Aufwallung des Blutes, so tue ich nichts, was die Selbstreinigung des Blutes von der krankmachenden Materie durch die Poren der Haut verhindern könnte. Ich enthalte mich deswegen der Aderlässe und der Klistiere. Außerdem gebe ich keine herzstärkenden Mittel, damit das Blut nicht noch stärker erregt wird. Es genügt, wenn die Kranken sich des Fleisches enthalten und keine spirituösen Flüssigkeiten einnehmen, im Hause aber nicht dauernd im Bett bleiben. Nachdem die Haut abgeschuppt ist und die Krankheitszeichen sich zurückgebildet haben, halte ich es für angezeigt, vorsichtig abzuführen unter Rücksichtnahme auf das Alter und die Kräfte der Kranken. Mit dieser einfachen und natürlichen Methode heilt die Krankheit ohne Beschwerden und Gefahren leicht.»

Dort, wo Sydenham wie in den wiedergegebenen Beispielen Neues gesehen und von Bekanntem abgegrenzt hat, lernen wir seine Methode am besten kennen. Als Beispiel möge hier noch seine Beschreibung des Keuchhustens stehen: «Im folgenden Jahr 1679 traten Anfang Juli die Fieber von neuem ein und nahmen im Monat August täglich zu, verliefen unmenschlich und töteten viele. Weil ich das aber schon behandelt habe, will ich nur erwähnen, daß wir einer neuen epidemischen Krankheit, die von einer deutlichen Verderbnis der Luft abhing, im Monat Mai gänzlich den Platz überließen. Denn Anfang November begannen die Husten auf eine Weise, die ich in den vorigen Jahren nicht beobachtet hatte, denn in einzelnen Familien erkrankten fast alle. Einige dieser Husten bedurften keiner Behandlung, andere aber erschütterten die Lungen so stark, daß der Kranke zuweilen gezwungen wurde, das im Magen Enthaltene durch den Mund auszuwerfen. Ferner wurde er wegen der starken und mühsamen Anstrengung vom Schwindel ergriffen. In den ersten Tagen war der Husten trocken ohne wesentlichen Auswurf. Dann wurde er heftiger. Mit einem Wort, der Husten schien sowohl hinsichtlich des geringen Auswurfs wie auch der heftigen Anstrengung und Dauer der Hustenanfälle dem konvulsivischen Husten der Kinder ähnlich, nur daß er in der Regel leichter verlief. Von diesem unterschied er sich aber dadurch, daß die Kranken Fieber und die damit verbundenen Krankheitszeichen hatten, was ich bei Kindern niemals beobachtet habe.»

Klassisch ist die Gegenüberstellung von entzündlichem Rheumatismus – auch wenn rheumatisches Fieber und chronische Polyarthritis noch nicht voneinander unterschieden werden – und Gicht: «Diese Krankheit kommt zu jeder Zeit, besonders im Herbst vor, besonders bei denen, die in der Blüte ihrer Jahre stehen. Sie entsteht, wenn der Kranke sich der Kälte aussetzt, nachdem er sich durch heftige Bewegung oder auf andere Weise erhitzt hat. Die Tragödie beginnt mit Frösteln und Schütteln, gefolgt von Hitze, Unruhe, Durst und den übrigen Zeichen der Fieber. Nach ein oder zwei Tagen, manchmal auch früher, befallen den Kranken heftige Schmerzen bald in diesem bald in jenem Glied, besonders aber an den Händen, Schultern und Knien; sie verändern zuweilen ihren Ort, befallen die genannten Körperregionen wechselweise und hinterlassen eine Rötung und Schwellung. In den ersten Tagen treten Fieber und die genannten Zeichen gelegentlich gleichzeitig auf. Dann verschwindet das Fieber, der Schmerz aber bleibt, nimmt sogar zu, wenn sich nämlich die Fiebermaterie in den Gelenken abgelagert hat. Das wird oft durch das Wiederauftreten von Fieber angezeigt, wenn die krankhafte Materie durch den unzeitigen Gebrauch äußerer Mittel zurückgetrieben wird. Man nennt diese Krankheit gelegentlich auch Gicht, wenn sie nicht mit Fieber verbunden ist, obgleich sie wesentlich von dieser unterschieden ist. Das ist auch wohl die Ursache dafür, daß die bisherigen ärztlichen Autoren diese Krankheit übergangen haben; denn ich glaube nicht, daß es eine neue Krankheit ist... Denn wenn sie nicht ordentlich behandelt wird, so quält sie den Kranken nicht nur Monate, sondern auch Jahre und das ganze Leben hindurch, obwohl sie in diesem Falle nicht immer mit der gleichen Heftigkeit, sondern in periodisch wiederkehrenden Schüben, wie die Gicht, verläuft. Ja, es kommt auch vor, daß wenn die erwähnten Schmerzen lange gedauert haben, sie von selbst aufhören.

Gleichzeitig wird der Kranke aber aller Bewegungen der Glieder bis zu seinem Tode beraubt; die Finger werden einwärts gekrümmt, und es erheben sich an den inneren und äußeren Teilen der Finger knotige Erhabenheiten, wie bei der Gicht. Nichtsdestoweniger ist der Magen und das übrige gesund.» Akute und chronische Polyarthritis werden noch als Einheit gesehen. In diesem Kapitel beschreibt Sydenham dann auch die Lumbago, die er zu den rheumatischen Erkrankungen rechnet.

Der Schrift über die Gicht liegen, wie erwähnt, auch 30jährige Selbsterfahrungen mit dieser Krankheit zugrunde. Sydenham selbst nennt 34 Jahre und beginnt ironisch: «Zweifellos wird man entweder das Wesen der Krankheit, die den Gegenstand dieser Abhandlung bildet, für dunkel und unbegreiflich halten oder mich selbst, der ich selbst nahezu 34 Jahre von der Krankheit heimgesucht bin, für stumpfsinnig und geistesträge, da meine Beobachtungen über die Affektionen selbst und ihre Behandlung so wenig den Erwartungen entsprechen»:

«Gicht befällt meistens diejenigen alten Leute, die in früheren Tagen üppig gelebt, bei reichlichen Mahlzeiten dem Wein und anderen Spirituosen stark zugesprochen und schließlich, träger geworden, die Leibesübungen vernachlässigt haben, an die sie von Jugend auf gewöhnt waren. Auch besteht eine gewisse Anlage zu der Krankheit bei Individuen mit großem Schädel, kräftigerem Körperbau, aufgeschwemmtem schlaffen Gewebe, üppiger Konstitution und solchen, die in guten unbeschränkten Verhältnissen leben.»

Man hat Sydenham die Erkenntnis zugeschrieben, daß Hysterie nicht nur eine Krankheit der Frauen sondern auch der Männer ist. Das gleiche hatte aber auch Thomas Willis beschrieben. Sydenham widerspricht der lange gültigen Auffassung, die Hysterie hinge mit einer Unruhe der Gebärmutter zusammen. Sydenhams Begriff der Hysterie umfaßt aber auch die Hypochondrien und depressive Syndrome. Die Hypochondrie der Männer und die Hysterie der Frauen verschmelzen bei ihm zum gleichen Krankheitsbild.

Die Aufrichtigkeit Sydenhams zeigt sich gerade in diesem Kapitel: «Die Erkenntnis und Heilart dieser Krankheit ist vor allem übrigen schwer», so beginnt er und bekennt später: «Meine Tage sind zu kurz, wenn ich alle Symptome erzählen wollte; sie nimmt unterschiedliche und widersprüchliche Gestalten an. Sie hält auch keinen ordentlichen Typus ein.»

Die Darstellung der Schwindsucht könnte noch heute in jedem Lehrbuch stehen: «Die Phtise beginnt zwischen dem 18. und 35. Lebensjahr. Der ganze Körper wird abgezehrt. Es besteht ein quälender hektischer Husten, der bei Nahrungsaufnahme zunimmt. Dieser wird begleitet von einer Beschleunigung des Pulses und von Rötung der Wangen. Der mit dem Husten geförderte Auswurf ist blutig oder eitrig. Wenn er erhitzt wird, riecht er faulig. Wird er in Wasser gelegt, so sinkt er unter. Nachts bricht Schweiß aus. Im Laufe der Zeit werden die Wangen livide, das Gesicht blaß, die Nase scharf. Die Schläfen sinken ein, die Nägel biegen sich einwärts, die Haare fallen aus, und es entleert sich ein schleimigeitriger Stuhlgang – Vorzeichen des Todes.»

Sydenhams letzte Schrift verbindet seinen Namen mit dem Veitstanz, der Chorea minor, ohne daß Sydenham den Zusammenhang mit Angina und rheumatischem Fieber erkennt: «St. Veitstanz ist eine Art von Krämpfen, die Jungen und Mädchen vom 10. Lebensjahr bis zum Ende des Wachstumsalters befällt. Zunächst stellt er sich als Lahmheit dar oder als ein unstetes Bewegen eines Beines, das der Kranke wie ein Narr hinter sich herzieht (post se trahit fatuorum more). Dann greift es über auf die Hand der gleichen Seite. Der Kranke kann sie nicht einen Augenblick ruhig halten, ob sie auf seiner Brust oder einem anderen Körperteil liegt. Er mag tun, was er will, sie wird krampfhaft hin- und hergeworfen. Wenn man ihm ein flüssigkeitsgefülltes Gefäß in die Hand gibt, führt er, ähnlich einem Gaukler (circulatorum instar), tausend gestikulierende Bewegungen aus, bevor es den Mund erreicht. Er hält das Gefäß in Richtung auf seinen Mund, aber seine Hand wird plötzlich in irgendeine Richtung geschleudert. Dann, vielleicht, gelingt es ihm mit viel Glück, es zum Munde zu bringen. Wenn es ihm gelingt, so trinkt er es mit einem Schluck aus, so, als ob er die Zuschauer zum Lachen bringen möchte.»

IV. Behandlung von Krankheiten

Zwei Leistungen kennzeichnen den Therapeuten Sydenham: die Eingrenzung der Indikation von Chinin auf die Wechselfieber und das beobachtende Abwarten der Selbstheilung. Beides erfordert die Kunst, den rechten Augenblick zu erkennen, ein antiker Topos, der bei Sydenham immer wiederkehrt. Um 1665 war die Peru- oder Jesuitenrinde nach Europa gekommen. Sie stammte vom Cinchoa- oder China-China-Baum (daher die Verballhornung zu Chinarinde, aus der sich Chinin ableitet). 1668 beschrieb Sydenham ihre Anwendung und Wirkung. Ein geschäftstüchtiger Apotheker, Richard Talbor, eroberte sich den europäischen Markt, auf dem die «China-Rinde» «the English remedy» genannt wurde. Sydenham hatte nicht nur die selektive Wirkung bei den Wechselfiebern der Malaria erkannt, sondern auch die richtige Anwendung beschrieben: Er gab das Mittel nicht mehr einige Stunden vor dem Fieberanfall, sondern unmittelbar nach einem solchen und in Intervallen. Er ließ sich von der Vorstellung leiten, daß sich in der fieberfreien Zeit fiebererzeugende Materie im Körper ansammelt, die durch den natürlichen Selbstheilungsvorgang eines Heilfiebers ausgekocht und ausgetrieben wird. Das Medikament, vor dieser Leistung des Körpers gegeben, würde den Heilvorgang verhindern. Chinintherapie im Intervall aber sollte die Neubildung des krankmachenden Stoffes verhindern. Sydenham wollte das Blut «saturated with febrifuge» halten. Charakteristisch ist auch seine Erklärung eines therapeutischen Versagens: «all that can remain, must be the germ of the disease waiting for the time to ripen». Seine unorthodoxe Behandlung der exanthematischen Fieber, insbesondere der Blattern (smallpox), machte ihm unter den Kollegen nicht nur Freunde: frische kühle Luft, Umhergehen und kühle Getränke, z. B. leichtes Bier – das war das Gegenteil der üblichen Behandlung. Reichlichen Gebrauch machte Sydenham vom Opium, aber in flüssiger Form, weil sein Laudanum sich so individueller dosieren ließ. Er bevorzugte das Abführen vor dem Aderlaß. Vom Schwitzen hielt er nicht viel, um so mehr vom Erbrechen. Merkwürdigerweise fehlt in seiner Gichtbehandlung das damals viel gebrauchte und bewährte Colchicin aus den Herbstzeitlosen. Im übrigen empfahl er eine mäßige Diät mit etwas kanarischem Wein, der die Verdauung fördert, oder mit leichtem Bier, mit oder ohne Hopfen, regelmäßigen Schlaf, frische Luft und vor allem Reiten bei allen Krankheiten, besonders auch der Tuberkulose. Viele seiner Verordnungen entsprechen aber auch dem Heilmittelgebrauch seiner Zeit. So war er der Methode des Akkubitus nicht abgeneigt, praktizierte in einigen Fällen allerdings nur den gleichgeschlechtlichen, d. h. er legte einer alten, kranken Frau ein junges Mädchen, einem alten Mann einen jungen ins Bett, in der Annahme, es würde eine Lebenswärme von den jungen auf die alten Körper übergehen.

V. Theorien der Entstehung von Krankheiten

Wenn Sydenham sich gegen die üppigen Hypothesenbildungen seiner Zeit zur Krankheitsentstehung wendet, so ist sein eigenes Beobachten und Denken doch nicht frei von religiösen Überzeugungen und naturphilosophischen Voraussetzungen. Sydenham erkennt die Leistungen seiner Vorgänger an, beklagt aber zugleich, daß sie durch voreilige Spekulationen und Hypothesenbildungen den Blick für tiefere Erkenntnisse verstellten. Verbesserungen des menschlichen Lebens verdankten sich immer fleißiger Beobachtung und gründlichem Nachdenken. Jedoch seien die Fähigkeiten des Menschen begrenzt, und es sei vermessen, in die verborgenen Ursachen der Dinge, in die Gesetze, nach der Gott die Natur geordnet hat, einzudringen. Dies ist der Grund dafür, daß er den Gebrauch des Mikroskops ablehnt: es wäre eine Anmaßung gegen Gottes Weisheit. Dem Menschen sind nur die sichtbaren, äußeren Erscheinungen und Ursachen zugänglich und erlaubt. Der Eitelkeit der Menschen schreibt er es zu, daß die Welt mit Büchern und Disputen erfüllt wurde, ohne das Wissen zu erweitern und die Menschen dadurch weiser und glücklicher zu machen.

In dem von Sydenham entworfenen Programm einer Theorie der praktischen Medizin ist die Reihenfolge der Voraussetzungen zu beachten: 1. Erfahrung; 2. eine auf Philosophie und Hypothesenbildung gegründete Methodologie; 3. Botanik; 4. Chemie; 5. Anatomie. Philosophie und Hypothesenbildung werden keineswegs vollständig abgelehnt; sie dienen der kritischen Kontrolle der Methodenentwicklung. Die Anatomie steht am Schluß, weil Sydenham der Auffassung war, daß ihre Bedeutung für die praktische Medizin zu seiner Zeit überschätzt wurde. Denn in allen Texten wird Medizin (physick) mit Behandlung von Krankheiten gleichgesetzt.

Im Kern sind die theoretischen Voraussetzungen Sydenhams religiös und naturphilosophisch geprägt. Er steht staunend vor der «stupendous Fabrick of the Universe» und fragt in dem Fragment *Theologia rationalis*, ob das die menschliche Erkenntnis leitende «light of nature» ihn auch zu einem guten Menschen machen könne. Als Arzt der Aufklärung bekennt er: «Meine Hauptaufgabe und -verpflichtung, für die ich in die Welt kam, ist, die ärztliche Kunst vernünftig und nicht gefühlsmäßig auszuüben.» Und: «Es scheint mir, daß ich hierher gesetzt wurde als ein Betrachter der bewundernswerten Weisheit und Macht (Gottes).»

Die im Grunde erhalten gebliebene naturphilosophische Krankheitslehre erhält durch Sydenham eine christlich geleitete Verdichtung: Krankheiten sind nicht unordentliche Veranstaltungen der Natur, sondern sie haben ihre gesetzmäßigen Ordnungen. Unter dieser Voraussetzung nur sind geprägte Krankheitsbilder, species morborum, denkbar und erkennbar. Als Teil der göttlich-natürlichen Weltordnung haben auch die Krankheiten untereinander eine Ordnung, wie die Naturreiche der Mineralien, Pflanzen und Tiere. In der Einleitung zu den *Observationes* stellt Sydenham den Ärzten deswegen die Aufgabe, die Krankheiten wie die Botaniker zu ordnen: «Zunächst ist es gut, daß alle Krankheiten auf bestimmte und genaue Gattungen zurückgeführt werden mit der gleichen Gewissenhaftigkeit und Genauigkeit (diligentia akribeia), wie die Botaniker dies in ihren Pflanzenbüchern (Phytologiis) tun. Denn es kommen Krankheiten vor, die einer Klasse oder einem Begriff zugeordnet werden, weil einige Zeichen übereinstimmen, und die doch unterschiedliche Heilmethoden verlangen, weil sie ihrer Natur nach voneinander verschieden sind.» Da dies nach den äußerlich erkennbaren Merkmalen geschieht, müssen die Ärzte sich ganz auf die Zeichen der Krankheiten konzentrieren; sie müssen sie genau beschreiben, so wie die Maler jedes Detail genau wiedergeben: die regelmäßigen, die kennzeichnenden und die zufälligen, wechselnden. Auch die zufälligen Krankheitszeichen haben ihre Gründe in besonderen Umständen des Alters, des Geschlechts, des Klimas, des Ernährungszustandes. Wer Krankheit nur als Unordnung und nicht als Umordnung begreift, tappt in Diagnostik, Prognostik und Therapeutik im dunkeln – und rettet sich in Spekulationen.

Der Beginn des ersten Kapitels der *Observationes* führt sehr klar in Sydenhams Denkweise ein: «Eine Krankheit ist nichts anderes als ein Bestreben der Natur, sich der krankhaften Materien (materiae morbificae) zum Wohle der Kranken zu entledigen.» Zwei Kennzeichen Hippokratischer Methodik haben Sydenham überzeugt: 1. Die Natur hilft sich selbst; Diagnostik bedeutet also, die Zeichen der Auseinandersetzung der Natur und die ihrer Selbsthilfe – vis medicatrix naturae – zu erkennen. 2. Diese Zeichen müssen genau beschrieben werden, damit das Bild mit anderen, der eigenen früheren oder der Erfahrung anderer Ärzte, verglichen werden kann. Nur diese genaue Beschreibung erlaubt auch Unterscheidungen sehr ähnlicher Krankheitsbilder – Differentialdiagnose – etwa des Scharlachs von den Masern oder des entzündlichen Rheumatismus von der Gicht.

Ein zentraler Begriff ist in Sydenhams Lehre der der «historia», genauer «historia naturalis», natürliche Geschichte, Geschichte der Natur der Krankheiten. Hier ist Bacons Einfluß zu erkennen, der in *De augmentis scientiarum* (2. Buch, Kapitel 3) das Programm vorgegeben hatte. Sydenham zitiert es in der Einleitung zu den *Observationes*. Sydenhams Begriff der «historia naturalis morborum» ist in einem doppelten Sinne zu verstehen: er benutzt ihn in seiner ursprünglichen Bedeutung im Sinne von «genauer Beschreibung». Sie faßt zunächst das Krankheitsbild in seinem gegenwärtigen Zustand ins Auge – Geschichte im Sinne von Geschichtetem; dann aber Geschichte als Geschehen, als Verlauf, als – gesetzmäßiger – Wandel, Naturprozeß, Zeitgestalt. Ziel dieser Genauigkeit ist für Sydenham natürlich eine Sicherung der Behandlungsmethoden. Dazu bedarf es zahlreicher Beobachtungen – deswegen seine Protokolle über so viele Jahre. Sein Ziel ist, «daß eine verläßliche, vollkommene und dauerhafte Heilmethode festgelegt wird, die, durch eine große Anzahl von Erfahrungen belegt und gefestigt, der Beherrschung dieser oder jener Krankheiten nützlich ist». Sydenham steht damit am Beginn der medizinischen Statistik, die sich aus den Sterblichkeitsregistern seiner Zeit – Graunts und seines Freundes Sir William Petty – als zunächst demographische Methode entwickelte.

Erfahrung durch Beobachtung und verallgemeinernde rationale Schlußfolgerung auf das geordnete Bild einer Krankheit und eine verläßlich-gesicherte Behandlung hin sind bei Sydenham aufeinander und auf eine gezielte Therapie bezogen. Theorie einer Krankheit ist vor allem Abstraktion des Beobachteten zu einem Krankheitsbild. Sein aufschlußreicher theoretischer Begriff für diese Verstandesleistung ist «Reduktion». Das einfache und klare Bild einer Krankheit und die einfache «durchschaubare spezifische Behandlung» ergeben sich nach Fortlassen alles Zufälligen. Damit der Arzt dieses Besondere vom Allgemeinen unterscheiden kann, muß es ebenso sorgfältig wie jenes beobachtet und beschrieben werden. Zwar steht die unmittelbar erkennbare Ursache und reine Gestalt der Krankheit als Ziel vor Augen. Aber am Anfang steht ein Bündel von Zeichen und Ursachen (causarum conjunctarum), vereinigten Ursachen.

Nun ist Sydenhams Lehre von der Entstehung der Krankheiten keineswegs frei von der Annahme erster Ursachen. Er wußte sich aber davon freizumachen, wenn solche naturphilosophischen Hypothesen zu seinen Erfahrungen nicht paßten. Jeder Fall war für ihn Anlaß, solche Hypothesen, «fundamental maximes», zu überprüfen. Vorübergehend, vor allem in seiner ersten, Robert Boyle gewidmeten Schrift über die Fieberentstehung, hat er eine Fieberlehre versucht, die Boyles atomistische Chemie übernimmt. Er spekuliert über die materielle Natur jener atmosphärischen Einflüsse, die nach seinen Beobachtungen im Wechsel der Jahreszeiten oder Jahresperioden einander ähnliche Jahre bestimmte, vor allem fieberhafte Krankheiten begünstigen oder ihr Bild, ihre Zeitgestalt und Schwere prägen. Sydenham stellt sich einen dauernden Fluß von Korpuskeln durch den Körper vor, eine Art von Fließgleichgewicht, anfällig für Störungen durch von außen eindringende atmosphärische Korpuskeln, aber auch fähig, sich wieder in ein natürliches Gleichgewicht zu setzen. Fieber als ein Symptom der Auskochung entsteht bei besonders heftiger Abwehrbewegung des Blutes, bis die krankmachende Materie als Eiter oder Exanthem ausgeschieden oder mit Schweiß, Erbrechen oder Durchfall entfernt wird. Gültig bleibt Sydenhams Beobachtung: «Je mehr Eiter, um so mehr Fieber.» Gelingt es dem Körper nicht, nur unvollständig oder zu langsam, die krankmachenden Stoffe auszuscheiden, so entwickelt sich chronische Krankheit.

Im Mittelpunkt der Sydenham'schen Krankheitslehre steht der zugleich am schwierigsten zu verstehende Begriff der Konstitution. Mehrere Konstitutionen sind voneinander zu unterscheiden; ihr Zusammentreffen bedingt Entstehung, Bild, Verlauf, Schwere, Ausgang einer Krankheit und einer Epidemie.

1. Leicht nachzuvollziehen ist die Konstitution einer Person, wie sie durch ihre besondere körperliche Artung, Alter, Geschlecht, Ernährungszustand, Gewohnheiten, Belastungen zu bestimmten Krankheiten disponiert ist.
2. Die Konstitution eines Jahres ist geprägt durch die besonderen klimatischen Bedingungen im Wechsel der Jahreszeiten; Sydenham spricht hier von einer «unknown constitution of the atmosphere».
3. Das Erscheinungsbild der epidemischen Krankheiten folgt einer eigenen, wechselnden Konstitution, dem Galenischen genius epidemicus.
4. Dies alles führt zu epidemischen Konstitutionen, die Jahre übergreifen können, ohne daß die Gründe ganz durchschaubar sind. Gemeint ist der allgemeine Krankenstand, das Krankheiten-Panorama, das die Krankheiten miteinander bilden und die varianten Erscheinungen. So herrschen einmal die Wechselfieber (Malaria), dann die anhaltenden

Fieber mit Ausschlägen vor; die Blattern der Jahresperiode 1667–69 sind «ordentlich», die der Jahre 1670–72 «unordentlich». Dafür herrschen in den Jahren 1669–72 verschiedene Dysenterien vor.

VI. Die Wirkungsgeschichte

Sucht man nach dem Leitmotiv der ungewöhnlich breiten und langen Wirkungsgeschichte Sydenhams, so stößt man auf das Problem der von Sydenham vertretenen Methode. Es ist nicht die unter den Humanisten seiner Zeit noch lebendige antike Methodik der Rhetorik: Begründen – Überzeugen – Belehren. Es ist auch nicht die philosophische Methodik: Demonstrieren – Überprüfen. Vielmehr ist es die von Galen begründete besondere Methodik einer Heilkunde, die sich von ihrer Hauptaufgabe, Kranke zu behandeln, leiten läßt. Es ist sicher kein Zufall, daß Sydenham den Titel seines ersten Werkes, des *Methodus curandi febres*, dem therapeutischen Hauptwerk Galens, *Methodus medendi*, nachformt, so wie Bacon es im *Novum Organon* mit dem *Organon* des Aristoteles getan hatte.

In England trugen seine Oxforder Studienkollegen sein geistiges Erbe weiter, vor allem aber John Locke, der die in den *Observationes* vorgestellte Methode klinischer Forschung und Praxis bei seinem Aufenthalt in Montpellier und während seines Exils in Leiden bekannt machte. Dort lehrte für kurze Zeit der Schotte Archibald Pitcairne, dessen Antrittsvorlesung 1690 möglicherweise den Studenten Herman Boerhaave mit den Ideen Sydenhams erstmals vertraut gemacht hat. Boerhaave übernahm nicht nur die Beobachtungs- und Beschreibungsmethode Sydenhams und seine pragmatische Therapie. Er nahm auch wieder den Unterricht der Studenten am Krankenbett auf, als er 1701 Professor wurde. In seiner Antrittsrede nannte er Sydenham neben Hippokrates «das strahlende Licht Englands, der Apollo der ärztlichen Kunst». Er bekannte, Sydenhams *Observationes* zehnmal mit steigendem Gewinn gelesen zu haben. Selbst an Lumbago rheumatica erkrankt, dankte er Sydenham die Erstbeschreibung dieses Krankheitsbildes.

Es waren die Schüler Boerhaaves, die Sydenhams Methodik in Europa verbreiteten, über Edinburgh auch nach Philadelphia: Albrecht von Haller in Göttingen (1708–1777), Gerhard van Swieten (1700–1772), Anton de Haen (1704–1776) und Maximilian Stoll (1742–1788) in Wien. In Wien erschien auch 1786 die erste vollständige deutsche Übersetzung der Werke Sydenhams. In Deutschland übernahm der einflußreiche Johann Lucas Schoenlein (1793–1864) Sydenhams Methode. Es bildete sich die «Naturhistorische Schule» mit K.W. Stark (1787–1845) und Ferdinand Jahn (1804–1859). Jahn veröffentlichte 1840 eine Monographie über Sydenham; und 1827 gab C. G. Kühn, dem wir klassische Editionen des Galen und des Hippokrates verdanken, die *Opera omnia* Sydenhams heraus. In Italien vertrat Giorgio Baglivi (1668–1707) – obgleich in der Theorie mechanistisch argumentierender Iatrophysiker – die Sydenhamsche Methode mit Enthusiasmus. Das erste Kapitel seines Hauptwerks *De praxis medica* (1696) trägt die Überschrift: «Über die absolute Notwendigkeit der Beobachtung auf dem Weg zur Medizin». Er warnt vor der vorzeitigen Interpretation von Büchern und der verderblichen Sitte, Systeme zu machen. Er nennt Sydenham «den Erleuchter und die Zierde unseres Berufs, der die Phantasiegebilde der Meinung verließ und sich ganz der Beobachtung widmete».

Eine ebenso weitreichende Geschichte hat die Epidemiologie gehabt. Der Gedanke, die zunächst ökonomisch motivierte Demographie auch medizinisch auszuweiten und prophylaktische Erkenntnisse daraus abzuleiten, lag in der zweiten Hälfte des 17. Jahrhunderts nahe. In Italien nahm Bernardo Ramazzini den epidemiologischen Gedanken auf und verfaßte eine Epidemiologie von Modena für die Jahre 1690–1695, bevor er 1700 sein klassisches Werk über die berufstypischen Krankheiten veröffentlichte. Auch ihm wurde der Ehrenname «Hippocrate latino» zuteil, und als Hippokrates III. wurde er in die Kaiserliche Akademie Leopoldina aufgenommen. Der Hippokrates dieser Cognomia ist der der Epidemien-Bücher mit ihren genauen Beschreibungen von Krankheiten, Kranken, Epidemien und der Schrift über *Wässer, Winde und Ortslagen*, der sogenannten Umweltschrift. Neu-Hippokratiker wie Sydenham kehrten zu einem umfassenderen Verständnis von Meteorologie zurück, nach dem dieser Begriff nachhippokratisch auf Astronomie, dann auch Astrologie eingeschränkt worden war.

Wie schnell diese Anfänge von Epidemiologie und Medizinalstatistik mit dem Beispiel Sydenhams früh verbunden wurden, auch wenn viele Epidemiologen am Ende des 17. und zu Beginn des 18. Jahrhunderts seinen Namen nicht ausdrücklich nennen, geht daraus hervor, daß in den Ausgaben der *Opera medica* Thomas Sydenhams z. B. von 1716 oder den gesammelten Werken Sydenhams von 1736 zahlreiche Epidemiologien nach seinem Vorbild beigefügt sind. Darunter auch die genannte Epidemiologie Modenas von Ramazzini, Jahreskonstitutionen von Lucas Schroeck, Mitglied der Leopoldina, von Augsburg für die Jahre 1695 bis 1713, Gustav Kasimir Gahrlib von Berlin für die Jahre 1695 bis 1704 und ohne Nennung des Autors von Breslau für die Jahre 1699, 1700 und 1701. Für einzelne Jahre sind epidemische Konstitutionen für Basel, Tübingen, Mansfeld, Mülhausen, Hildesheim – von Leibnizens Briefpartner Konrad Berthold Behrens – und Hessen abgedruckt. Als Johann Peter Frank (1745–1821) in Wien daran geht, eine umfassende Lebens- und Umwelthygiene zu entwerfen, schließt er sich Sydenham an und nennt ihn «den berühmten Mann, dessen Arbeiten die alte Würde der Medizin wieder herstellte». Sydenhams epidemiologischer Ansatz enthielt noch nicht den

Gedanken der Prophylaxe. Dieser ergab sich aber, als aufgeklärtes Denken in der politischen Praxis wirksam wurde.

Weniger erfreulich verlief die Rezeption des Sydenhamschen Gedankens der Krankheitseinheit, der species morbi. Der erste, der der von Sydenham empfohlenen Methode, die Krankheiten nach ihren typischen Zeichen zu ordnen, systematisch folgte, war Boissier de Sauvages (1706–1767) in Montpellier. Im Titel seiner *Nosologia methodica* von 1768 nennt er Sydenham als seinen Gewährsmann. Das konnte sicher nicht im Sinne Sydenhams sein; denn die als natürlich gedachten Systeme wurden immer künstlicher. Das gilt vor allem für den Versuch Karl Linnés, seinem bis heute bewährten System der Pflanzen in «Genera morborum» 1763 ein entsprechendes für die Krankheiten an die Seite zu stellen. Wegen ihrer Praxisferne und Unbrauchbarkeit wurden diese Klassifikationsversuche aufgegeben. Ob damit auch die Hoffnung auf ein «periodisches System der Krankheiten» – in Analogie zu dem der Elemente – gestorben ist, mag offen bleiben. Denn Franz Xaver Bichat schwebte eine Analogie zur Chemie Lavoisiers vor, in der die Krankheitszeichen die Elemente ersetzten und Krankheitsbilder den chemischen Verbindungen entsprachen. Und Cabanis versuchte, die Symptome wie Buchstaben des Alphabets zu behandeln und daraus sinnvolle Krankheitsbilder in Analogie zur Bildung sinnvoller Wörter zu formen. Unser Begriff «spezifische Therapie» erinnert uns an Thomas Sydenhams Programm, nach Heilmitteln zu suchen, die verläßlich auf eine bestimmte Spezies morbi, eine Krankheits-Einheit, wirken.

Wenn auch nur einige von Sydenhams Krankheitsbeschreibungen Bestand haben, so bleibt die Kenntnis seiner Methodik ein Teil des wissenschaftlichen Gewissens praktizierender und Praxiswissenschaft betreibender Ärzte. Die Stätte von Sydenhams Grab ist nicht mehr bekannt. In St. James erinnert eine Tafel des Royal College of Physians an ihn:

> Propre hunc locum sepultus est
> Thomas Sydenham
> Medicus in omne aevum nobilis

Wolfgang U. Eckart

BERNARDINO RAMAZZINI
(1633–1714)

«Er war von Art gar sanfftmüthig, und konnte man ihn nicht leicht böse machen. so war er im gemeinen Umgange; allein wenn er mit Gelehrten in Streit gerieth, so konnte er sich leicht erzörnen. Er redete insgemein wenig, und kam er denen, so ihn nicht kannten, nicht anders vor, als wenn er immer in Gedancken wäre; allein bey guten Freunden war er recht lustig, und wie er viel gelesen hatte, so wuste er seinen Umgang recht nützlich vor sie zu machen. Einer seiner wichtigsten Grund-Sätze war: Man muß seine Geschäffte und Arbeiten immer verändern, und diesen kam er fleißig nach. So geschickt und gelehrt er war, so ließ er doch bey öffentlichen Solennitäten, wenn er sich zeigen sollte, eine grosse Blödigkeit sehen.»[1] Diese Charakterskizze hat der Jenenser Polyhistor Gottlieb Stolle 1731 keinem Geringeren als dem «berühmten welschen Medicus» Bernardino Ramazzini gewidmet, den wir wegen seiner beispielhaften epidemiographischen Arbeiten, vor allem aber als Begründer der Arbeitsmedizin – als Vater der Gewerbemedizin, wie ihn die Medizinhistoriker nennen – fraglos zu den «Klassikern der Medizin» rechnen müssen.

I. Leben und frühe Veröffentlichungen: der Epidemiologe

Ramazzini wurde am 5. November des Jahres 1633 als Sohn der Eheleute Bartolomeo und Catarina in die nicht besonders wohlhabende, aber gleichwohl geachtete mittlere Bürgerschicht des Ortes Carpi, eines kleinen oberitalienischen Flecken unweit von Modena, hineingeboren. In Rom hatte keine vier Monate vor Ramazzinis Geburt Papst Urban VIII. (1623–1644) das Inquisitionstribunal gegen den Physiker und Astronomen Galileo Galilei (1564–1642) mit einem Schuldspruch beenden und den Delinquenten von seiner häretischen Irrlehre abschwören lassen. Auf der Nordseite der Alpen war vor Jahren bereits ein Krieg entflammt, von dem zur Zeit der Geburt Ramazzinis niemand ahnte, daß er noch weitere 15 Jahre dauern würde; 1634 würde Ludwig XIII. auch Frankreich Partei ergreifen lassen und durch Kriegserklärungen an Spanien und Ferdinand II. den Konflikt vollends internationalisieren.

All dies war möglicherweise Thema im Elternhause Ramazzini; vielleicht hat der Knabe Bernardino von vielem aber auch erst aus dem Munde seiner jesuitischen Erzieher gehört, in deren Obhut er etwa zur

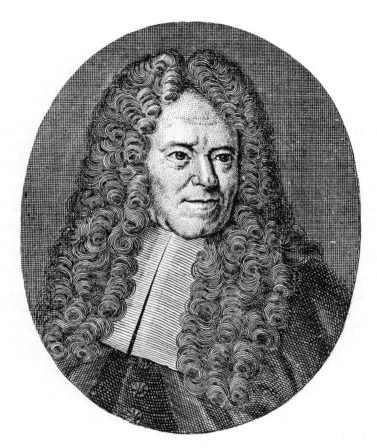

Bernardino Ramazzini (1633–1714)

gleichen Zeit gelangt sein dürfte, als in Frankreich ein fünfjähriges Kind zum König gekrönt (1643) wurde, das als «Roi Soleil» Menschen, Kräfte und Gelder seines Landes in einer Kette von schließlich verlustreichen Kriegen verschleudern sollte; Ramazzini wird diesen Mann 1677 – auf dem Höhepunkt seiner Machtentfaltung – in einer Widmungsschrift *De bello Siciliae cento ex Virgilio* noch als «invictissimum Galliorum regem» betiteln können. Ob Ludwig diese Schrift jemals unter die Augen gekommen ist, wissen wir nicht. Bei seinen jesuitischen Erziehern, in deren strenger Zucht sich der Knabe und junge Mann immerhin an die zehn Jahre befand, dürfte Ramazzini wohl erstmals mit den großen Namen seines kulturrevolutionären Zeitalters konfrontiert worden sein: Francis Bacon, René Descartes, Pierre Gassendi, Galileo Galilei sind sicher dort erwähnt worden. Ob diese Namen dem jungen Ramazzini schon viel bedeutet haben, ist allerdings zu bezweifeln. Von der ebenso revolutionären wie ketzerischen Entdeckung eines gewissen Engländers namens William Harvey wird ihm wohl nicht berichtet worden sein, genauso wenig wie von den anatomisch-physiologischen Detailforschungen seiner Landsleute Santorio Santorio (1561–1636) und Gaspare Aselli (1581–1626).

1652 dürfte für Ramazzini das wichtigste, sicher aber sein ereignisreichstes Jahr gewesen sein, entließ es doch den inzwischen zum jungen Mann gereiften aus der festen Hand der Jesuiten, die ihn bis dahin in den humaniora, den Schönen, vor allem aber nützlichen Wissenschaften unterwiesen hatten, in die Lebensfreiheit der Stadt Parma und in die Lernfreiheit der dort 1599 von Herzog Rainutio I. gegründeten Universität. Was gab es für einen wissenshungrigen 19jährigen in dieser Stadt, deren Käsespezialität schon damals «in viele Länder verführt» wurde, an «sehenswürdigen Sachen» nicht alles zu entdecken.

Nach dreijährigem Philosophiestudium hat sich Ramazzini 1655, «innerer Neigung» folgend, wie Pagel 1891 berichtet,[2] dem Studium der Medizin zugewandt, auf das «er sich» wiederum «drey Jahr legte», um es am 21. Februar 1759 mit einer erfolgreich durchgestandenen Promotion zu beschließen. Ramazzini «meinte aber» – fügt Stolle 1731 bereits als beliebtes Versatzstück seiner Lebensbeschreibung an –, «es hätte mit dem, was er gelernet, nicht viel zu bedeuten, wenn er nicht auch practiciere; deswegen er nach Rom gegangen sei und dort sich der Anführung eines berühmten Practici»[3] bedient habe. Es handelte sich bei diesem ärztlichen Mentor um Antonio Maria Rossi (1588–1671), Sohn des angesehenen Leibarztes Papst Clemens VIII. und Polyhistors Gerolamo Rossi (1575–1607). Über die römischen Tage Ramazzinis wissen wir so gut wie nichts. Vor allem haben wohl die Menschen Roms und ihre Berufe Ramazzinis Interesse geweckt; viele von ihnen finden wir 40 Jahre später in seinem *Le malattie degli artefici trattato* – 1700 freilich noch lateinisch als *De morbis artificum diatriba* (1700) – wieder, die «Wein=Kelterer,

Sänger, Tobackbereiter, Frantzosen=Aerzte, die Becker und Müller, die Wehemütter, Ammen und Todtengräber, die Apothecker» und «Bader», selbstverständlich auch die «Steinmetzen» und «Eisen=Schmiede», die «Fechter, Soldaten, Bauer=Leute, Saltz=Sieder, Fischer, Juden, Gelehrte» und viele mehr. Jede der hohen, dunklen Gassen der Innenstadt beherbergte damals eine andere Händlergilde oder Handwerkerzunft, jedes Haus eine neue finstere Werkstatt, aus der es hämmerte und qualmte, einen anderen Laden, eine Fleischhauerei, Wäscher- oder Gerberei mit ihren charakteristischen Gerüchen, mit ihren römischen Originalen und eben auch mit den spezifischen Klagen, Zipperlein und Krankheiten dieser Handwerker, Künstler und typischen «Rugantini», wie sie sich dem jungen Arzt unter Anleitung seines Mentors offenbarten.

Antonio Maria Rossi hat seinem Schüler jedoch nicht nur viel praktisches Geschick in der Medizin vermitteln können, er hat ihm durch seine weitreichenden Beziehungen wohl auch zu einer ersten selbständigen Anstellung in Canino, einem kleinen Ort des Kirchenstaat-Fürstentums Castro, verholfen. Canino, eine gute Tagesreise nördlich der Papststadt, war tiefste und ärmste Provinz, bewohnt von den leibeigenen «Ackers=Leut» der Region Castro, die für das ferne Rom «auf frembden Grund und Boden stetig und in höchster Dürfftigkeit» arbeiten[4] mußten. Aber auch die Klimaveränderung, die der Wechsel in das Malariaendemiegebiet um Canino mit sich brachte, war nicht zu unterschätzen und sollte Ramazzini erhebliche Probleme bereiten. Die älteren Biographen sind sich einig, daß den jungen Arzt schon bald nach seiner Ankunft ein «schweres intermittierendes Quartanfieber», also wohl eine klassische Malaria, geschüttelt und zum schleunigen Ortswechsel nach Marta an den Bolsena-See veranlaßt hat. Das Krankheitsbild besserte sich freilich durch diesen Schritt wenig, so daß Ramazzini keine andere Wahl blieb, als mehr oder weniger fluchtartig die Region zu verlassen und zur Rekonvaleszenz an seinen Geburtsort Carpi zurückzukehren. Mutmaßungen darüber, daß das ärmliche Gebiet um Castro, Canino und Marta dem Berufsanfänger kaum Hoffnungen auf sichere Pfründe hatte offerieren können, verbieten sich die Biographen ebenso wie jeden Verdacht, daß den inzwischen heiratsfähigen Ramazzini auch der Wunsch nach Verehelichung oder gar Heimweh nach der Emilia Romagna zurückgetrieben haben könnten. Für einen Arzt, der später auch wegen seiner vorzüglichen epidemiologischen und klimatologischen Beobachtungen aus der ebenfalls malariageplagten Po-Region berühmt werden sollte, ist der biographische Aspekt eigenen klimabedingten Krankheitserlebens wohl auch allemal erinnerungswürdiger. Festzuhalten ist, daß das besondere klimatologische Interesse Ramazzinis im Castro-Gebiet tatsächlich seine ersten Anregungen erhalten haben dürfte.

Zu Hause in Carpi erholte sich Ramazzini allmählich von seinem Fieber und fand auch Gelegenheit, seine Griechischkenntnisse und die der nun doch schon zurückliegenden Humaniora aufzufrischen. Die späteren Arbeiten Ramazzinis, vor allem die *Krankheiten der Künstler und Handwerker*, haben von den klassischen Studien dieser Erholungsphase erheblich profitiert und demonstrieren die ganze Breite des keineswegs ausschließlich medizinischen Literaturfundus ihres Verfassers. Aber nicht nur die antiken Autoren gehörten zur beliebten Lektüre des Arztes. Eine besondere Zuneigung verband Ramazzini auch mit dem Humanisten Pico della Mirandola (1463–1494). Er teilte dessen Ablehnung der Astrologie, die er wohl vor allem aus dessen *Disputationes adversus astrologiam divinatricem* kennengelernt hatte; die Schrift hat ihm möglicherweise in ihrer ersten Drucklegung (Modena 1496), vielleicht aber auch in der durch Girolamo Savonarola (1452–1498) besorgten Erweiterung (Venedig 1556) vorgelegen. Auf Picos Ablehnung der Astrologie gründete Ramazzini später seine Zurückweisung astralischer Erklärungsversuche im Bereich der epidemischen Tier- und Menschenkrankheiten, so etwa bei der 1710/11 um Padua wütenden «Rinderpest».[5]

In Carpi nahm Ramazzini regen Anteil an der literarischen Vereinigung Degli Apparenti; dem Zirkel gehörten neben dem alten Herzog, Karl Alexander von Este, und anderen Mitgliedern der herzoglichen Familie auch Bürger Carpis und des nahegelegenen Modena an. Bald erweiterte sich nicht nur der Freundes- und Bekanntenkreis Ramazzinis, sondern auch der seiner Patienten bis in die Hauptstadt des Herzogtums. Der aufstrebende Arzt, der sich inzwischen mit Francisca Righi vermählt hatte, kehrte im Jahre 1671 dem Provinzstädtchen den Rücken und verlegte seinen Wohnsitz nach Modena, in die Hauptstadt des Herzogtums. «Im Anfange», weiß Zedlers Universal-Lexicon zu berichten, habe Ramazzini allerdings «daselbst vielen Verdruß ausstehen» müssen, «weil ihm die dasigen Professores der Philosophie sehr zuwider» gewesen seien und ihn auch der «groben Unwissenheit beschuldigten».[6] Nun, es waren wohl weniger die Philosophen Modenas als vielmehr um ihre Pfründe besorgte Kollegen, die dem Konkurrenten dort unter allen Umständen das Leben sauer zu machen suchten. Eine *Exercitatio iatropologetica* (*Werke*, 1679) als Antwort auf Anwürfe eines gewissen Annibale Cervi aus dem Jahre 1679 sowie drei Streitschriften (*Werke*, 1681 a und b) gegen den Leibarzt des Granduca di Toscana, Dott. Giovanni Andrea Moneglia, künden von den Schwierigkeiten, die Ramazzini mehr als zehn Jahre in Modena begleiteten. Offenbar hat sich der inzwischen fast 50jährige aber durchsetzen können, denn Herzog Francesco II., der 1678 in Modena mit philosophischen und mathematischen Kursen die Keimzelle einer «scientiarum academia» gebildet hatte, beauftragte 1682 Ramazzini mit dem Aufbau einer medizinischen Abteilung der Akademie und verlieh ihm hierzu den Titel eines Professors «medicinae theoricae». Als im folgenden Jahr die Accademia San Carlo offiziell eingeweiht wurde, hielt Ramazzini die feierliche *Oratio instaurationis* (*Werke*, 1683).

In den folgenden Jahren hat er eng mit seinem Kollegen Francesco Torti (1658–1741) zusammengearbeitet und abwechselnd mit diesem theoretische und praktische Medizin gelesen,[7] wenngleich Torti als Professor medicinae practicae (1685) für dieses Fach eigentlich allein verantwortlich war. Wie aber wollte man in einer Zweimannfakultät die «Institutiones medicas» von den «Tractatus de febribus», die «Aphorismos Hippocratis» von dessen «De glandulis», die «Pathologiam» von den «Morbis artificum», über die Ramazzini 1690 bereits las, personell trennen? Die kollegialen, wenn nicht freundschaftlichen Beziehungen zwischen Torti und Ramazzini sollten sich erst viel später trüben, als, ausgelöst durch eine Propagandaschrift Tortis für das neue Wundermittel Chinin,[8] in der Region und weit über sie hinaus eine wahre Chinin-Verschreibungswut ausbrach. Ramazzini, der überzeugte Befürworter des Chinins, trat solch unverantwortlichem Mißbrauch entgegen (*Werke*, 1714 b), sein früherer Kollege aber sah sich dadurch persönlich getroffen und reagierte nun seinerseits mit einer Streitschrift,[9] obgleich doch nur die Sache gemeint gewesen war.

Ramazzinis Zeit in Modena – es sollten 30 Jahre werden – war angefüllt mit fleißiger wissenschaftlicher Arbeit und gekennzeichnet durch lebhaften Austausch mit den berühmtesten Gelehrten der Zeit: Ein Briefwechsel mit Malpighi hatte sich bereits in den späten 70er Jahren angebahnt; ausgedehnte Korrespondenzen mit Valisneri, Morgagni, Lancisi und vielen anderen Zeitgenossen schlossen sich an; ein freundschaftlicher Briefwechsel verband den ersten Arzt Modenas darüber hinaus mit Leibniz, den er im Dezember 1690 getroffen hatte, als Leibniz zu genealogischen Studien über die Beziehungen zwischen dem Welfenhaus und dem italienischen Geschlecht der Este die Archive Modenas durchforschte.[10] Leibniz regte ihn dann auch zur Veröffentlichung seiner epidemiologischen Beobachtungen an. In der ersten Hälfte der 90er Jahre entstanden in Modena mit den epidemiologischen Untersuchungen die Arbeiten, die Ramazzini schnell weit über die Grenzen Italiens hinaus berühmt machen sollten. Den Anfang machte die Untersuchung *De constitutione anni M.DC.LXXXX* (*Werke*, 1690); in ihr beschrieb Ramazzini mit größter Akribie die epidemischen Krankheiten von Mensch und Vieh in der ländlichen Region um Modena. Eine besondere Rolle spielten hierbei die mit großer Regelmäßigkeit in den Sommer- und Herbstmonaten wiederkehrenden Malariafieber; den Moskitoattacken war insbesondere die Landbevölkerung der feuchtheißen Po-Region schutzlos ausgeliefert. Drei weitere Untersuchungen schlossen sich an (*Werke* 1691 a und b; 1695 a). Interessant sind die klinischen Beschreibungen maligner Fieber, wie sie etwa in den Juniwochen 1694 um Modena auftraten: «Die Symptome dieser Fieber, bevor Hautflecken in Erscheinung traten, waren ungeheure Schlaffheit des Rückens, Kopfschmerz, Taubheit, Glühen der Kehle, Apathie, Beklemmungsgefühl in der Herzgegend und Kraftlosigkeit des ganzen Körpers... Die Pulse waren klein und sehr zusammengedrängt... Die Hautflecke waren teils leuchtend rot, teils von blasser, teils von bräunlicher Färbung... Eine schwere Entzündung des Rachens, wie sie die Fieber meist begleitete, degenerierte auf dem Höhepunkt der Krankheit zu weißen, schwärigen Krusten, was nicht weniger die ganze Bemühung des Arztes verlangte als das Fieber selbst, weil die Kranken sich ob dieser unangenehmen Erscheinung jeder Nahrungs- oder Arzneimittelaufnahme widersetzten... Häufig genug fand sich auch ein heftiger Singultus... und bei einigen war der Harn unterdrückt.»[11] Wer dächte bei dieser klassischen Symptomhäufung nicht an eine schwerste Diphtherie mit den Zeichen der präfinalen Toxinämie? Die Ursachen der infektiösen Krankheiten hat Ramazzini in dieser Phase seiner wissenschaftlichen Arbeit noch ganz hippokratisch nach den Gegebenheiten des Ortes, des Bodens, des Klimas, des Wassers, vor allem aber der Luft diskutiert: «Nichts nämlich in der Gesamtheit unserer Lebenswelt ist von größerer Heterogenität, von größerer Teilhabe an den Unreinheiten der Erde und an den Einflüssen des Himmels als der Ozean der Luft, aus dem die Menschen täglich Atem schöpfen und mit diesem auch alle Verschiedenheiten der Atmosphäre und Teilchen verschiedensten Ursprungs, von höheren wie von niederen Körpern, in sich aufnehmen.»[12]

Der gesellschaftliche Lohn für seine medizinisch-literarischen Leistungen ließ nicht lange auf sich warten; die akademische Vereinigung Degli Dissonanti zu Modena nahm den Arzt in ihren elitären Kreis auf, und natürlich widmete auch der Herzog mitsamt seinem Gefolge Ramazzini gebührende Aufmerksamkeit, etwa durch häufige Einladungen zu Festreden und wissenschaftlichen Vorträgen. Welche Beachtung und Anerkennung die epidemiologischen Studien fanden, die, wie auch alle späteren Schriften des Italieners, in den Leipziger *Acta eruditorum* rezensiert wurden, belegt etwa der Umstand, daß ihr Autor 1693 mit dem Beinamen Hippocrates III. in die deutsche Academia Caesareo-Leopoldina naturae curiosorum aufgenommen wurde; hierbei mag auch ein Gutteil kluge Außenpolitik ihres Präsidenten (1693-1730) Lucas Schröck mitgespielt haben, der bemüht war, gerade Gelehrte des Auslandes und aufstrebende Talente an die Akademie zu binden.[13] Anlaß für die Aufnahme des ersten Italieners überhaupt waren dessen epidemiologische Schriften; sie wurden 1697 in den *Ephemeriden* der Leopoldina wenigstens teilweise (1692, 1693, 1694) neu aufgelegt (vgl. Anm. 11) und so einem breiteren Gelehrtenkreis zugänglich gemacht.

Noch drei weitere Arbeiten aus den 90er Jahren verdanken ihr Entstehen der iatrophysikalischen und iatrochemischen Begabung Ramazzinis und seiner Vorliebe für epidemiologisch-meteorologische Beobachtungen. Bei der einen handelt es sich um die 1691 zuerst publizierte Beschreibung der Frischwasserbrunnen Modenas – *De Fontium Muti-*

nensium admiranda Scaturigine Tractatus physico-hydrostaticus (Werke, 1691 b) –, in der sich ihr Autor nicht nur als moderner Trinkwasserhygieniker, sondern auch als vorzüglicher Geomorphologe, Geologe und Geophysiker empfiehlt. Völlig neu sind tektonische Interpretationen der jeweiligen Grundwassersituation und Aufzeichnungen von Bodentemperaturen bis in Tiefen von fast 20 Metern; die Schrift wird aber wohl nicht deshalb, sondern wegen ihres werbewirksamen Charakters das besondere Wohlwollen des Herzogs geweckt haben; denn Ramazzini hat natürlich die ausgezeichnete Wasserqualität seiner Heimatstadt bei jeder sich bietenden Gelegenheit hervorgehoben. «Wenn zwar», so wird er noch Jahre später mit Verweis auf das Traktat von 1691 schreiben, «andernorts durch verdorbenes und vergiftetes Wasser eine Vielzahl von Volkskrankheiten» entstünden, so könne man dies dem Wasser von Modena auf gar keinen Fall unterstellen. Die Region sei nämlich gesegnet mit heilbringenden Wassern, und insbesondere die Quellen ihrer Hauptstadt lieferten nicht nur sporadisch, sondern «tagaus, tagein das reinste Naß».[14] Aufmerksamkeit erregte die Schrift wohl auch deshalb, weil sie mit magisch-mystischen Vorstellungen von verborgenen Kräften der Unterwelt brach und statt dessen zu einer nüchternen, frühaufklärerischen Betrachtung und Erklärung physikochemischer Vorgänge in der Erdkruste überleitete.

Wegweisend sind auch die 1694 aufgezeichneten und im folgenden Jahr publizierten *Ephemerides barometricae* (Werke, 1695 b), in denen Ramazzini nach Evangelista Torricelli (1608–1647) und Blaise Pascal (1623–1662) als erster Arzt die Schwankungen der Quecksilbersäule in einer «Torricelliana fistula» nach deren Abhängigkeit vom jeweiligen Zustand der Luft (status aeris) wissenschaftlich untersuchte und in barometrischen Reihen systematisch aufzeichnete. Ramazzini reizte daran nicht nur die physikalisch-meteorologische Beobachtung, sondern der Versuch, dadurch dem komplexen Phänomen Wetter auf die Spur zu kommen und die psychophysischen Abhängigkeiten des Menschen vom Wetter im Sinne einer Meteoropathologie erklären zu können.[15]

Als dritte Schrift dieser Reihe erschien 1698 die Neubearbeitung eines bereits 1462 durch Herzog Borso d'Este angeregten und von Francesco Ariosto verfertigten Manuskriptes über die Ölgruben des Monte Zibino,[16] dessen erste Drucklegung 1690 der Kopenhagener Oligerus Jacobeus besorgt hatte. Eines dieser wenigen Exemplare hatte der Bibliothekar des Granduca di Toscana, Magliabechi, zur Überarbeitung an Ramazzini geschickt. Ganz offensichtlich hat es der Arzt und Forscher nicht mit seinen naturwissenschaftlich-medizinischen Ambitionen in Einklang bringen können, nur einen Neudruck dieser Schrift zu veranlassen. Er mußte, dem Anspruch Galens folgend, die Dinge aus eigener Anschauung beschreiben und beurteilen; diese Haltung hatte bereits bei der Erforschung der Quellen um Modena das Handeln Ramazzinis geleitet: «Gewiß/ es würden nicht wenige unter uns lachen/ wenn sie einen anderen Untersucher natürlicher Dinge in unterirdische Oerter/ um die heimligkeiten der Natur zu erforschen/ solten mit der größten Lebens=Gefahr steigen sehen; wie es mir wiederfahren/ als ich nach dem Quell der Mutinensischen Brunnen/ und zwar nicht ohne Gefahr/ forschete; ingleichen auch/ als ich in die auf unsern Bergen gelegene Hölen des Steinfels=Oels hinabsteige. Aber sie mögen nur vom Galeno lernen. Deñ dieser nahm weite Reisen vor/ und untersuchte die verborgenen Dinge der Natur mit grosser Sorgfalt nur bloß zu dem Ende/ daß er eine genaue und rechte Erkänntnüs der kräfftigen Würckungen der Artzney=Mittel haben möge. Aber wo gelangen wir hin?»[17] So entstand schließlich keine bloße Neuauflage, sondern eine gänzlich neue naturgeschichtliche Abhandlung über Entstehung, Gewinnung, Gebrauch sowie den medizinischen, vor allem antihelminthischen Nutzen des «Steinfels=Oels» – und damit die erste begründete Abhandlung über den therapeutischen Wert des Petroleums. Die drei Schriften zeigen die Zugehörigkeit Ramazzinis zur Gruppe der Virtuosi des späten 17. Jahrhunderts, die in der Gefolgschaft der großen Theoretiker Kopernikus, Galilei, Harvey, Gassendi und Descartes in allen Phänomenen der belebten und unbelebten Natur physikalisch-chemische Inhalte zu entdecken, zu beschreiben und die Gesetze ihrer Existenz zu erkunden versuchten.

II. Das Hauptwerk

Wann Ramazzini mit den Vorarbeiten zu seinen Untersuchungen über die Krankheiten der Künstler und Handwerker, den *De morbis artificum diatriba*, begonnen hat, läßt sich heute nicht mehr genau feststellen. Von einer mehr als zehnjährigen Vorbearbeitungszeit kann jedoch gut ausgegangen werden, denn bereits 1690 hatte ihr Verfasser ja *De morbis artificium* gelesen; diese Erkenntnisse sind sicher in das spätere Manuskript eingeflossen. Die 1700 bei A. Capponis hergestellten *Diatriba* basieren nicht nur auf Ergebnissen gelehrter Schreibtischarbeit, sondern zu einem wesentlichen Teil auf ausgedehnter arbeitsmedizinischer Feldforschung, wie wir sie ja bereits für Ramazzinis Abhandlungen über die verzweigten Quellen- und Brunnensysteme oder die Petroleumgruben der Region um Modena kennengelernt haben. Ohne Zweifel ist Ramazzini selbst in die Quecksilber- und Vitriolgruben gestiegen, die er beschreibt, und auch den beißenden Gestank der Gerbereien hat er mit eigener Nase kennengelernt; die «Cloack=Feger», «Walcker» oder «Saltz=Sieder» beobachtete er ebenso bei ihrer Arbeit wie die «Gold=» und «Eisen=Schmiede», die «Bier=Brauer» oder die anderen Angehörigen «stehender» und «sitzender» Professionen. Solche Feldforschung entsprach dem mechanistischen Geist der Medizin des ausgehenden 17. Jahrhunderts, die ja nicht nur theoretische Entwürfe mechanistisch konzipierte oder physiologische Vorgänge mechanistisch ableitete, sondern eben auch die handwerklichen oder künstlerischen Mechanicae, die «Artes manuariae», beleuchtete und die besonderen Mechanismen, Automatismen und pathogenetischen Faktoren solcher Betätigung in der eigenen Anschauung fokussierte: «Ich habe zwar nach Vermögen gethan/ so viel gekont/ und ich halte es auch nicht für unehrbar», berichtet Ramazzini in der Vorrede seiner *Gewerbekrankheiten*, «bißweilen in geringe Werckstätte zu gehen/ und (weil die Medicin heute zu Tage fast gantz und gar zum Mechanismo gemacht worden/ und in den Schulen von nichts mehr/ als vom Avtomatismo gehöret wird) die Geheimnisse der Handwercke zu betrachten.»[18]

Sicher lassen sich unschwer auch vor Ramazzini Autoren ermitteln, die «in Ansehen der Lebens-Art» ausgesuchter Bevölkerungsgruppen deren besondere Krankheiten in Einzelbeiträgen beschrieben haben, Paracelsus etwa mit seinen drei Büchern *Von der Bergsucht oder Bergkranckheiten*, Athanasius Kircher (1602–1680) mit seinem *Mundus subterraneus;* ohne große Not lassen sich Autoren wie Janus Abraham Gehema (1660–1700), Daniel Ludwig (1625–1680), Johann Valentin Wille (ca. 1645–1679), Raymund Minderer (ca. 1570–1621) und Thomas Kober (ca. 1570–1625) als Beschreiber der Soldatenkrankheiten ermitteln, Johann Jakob Waldschmiedt (1644–1689) und Georg Ernst Stahl (1660–1734) für die Krankheiten der Fürsten, schließlich Georg Franck de Franckenau (1642–1704), Georg Wolfgang Wedel (1645–1721), Friedrich Schrader (1657–1704) oder Friedrich Hoffmann (1660–1742) als Beschreiber von Gelehrtenkrankheiten. Andere hatten in ihre größeren Abhandlungen kleinere arbeitsmedizinische Abschnitte aufgenommen; in den *Opera omnia anatomica et medica* (1688) des Ysbrand de Diemerbroeck (1609–1674) etwa, von denen Ramazzini ein Exemplar sein eigen nannte,[19] fand sich ein solcher Passus über die Pneumokoniose (Staublunge) eines Steinmetzgesellen. Die «arbeitsmedizinischen» Traktate jener Autoren trugen jedoch eher den Charakter des Ephemeren, waren Nebenprodukte ärztlich-literarischer Tätigkeit; anders bei Ramazzini, wo sich bereits die Anamnese als erste ärztliche Aktion überhaupt auch arbeitsmedizinischen Fragestellungen zu widmen hatte und dies nicht nur exklusiv bei Angehörigen besonders exponierter Professionen oder gesellschaftlicher Eliten, sondern gerade auch bei den Angehörigen der unteren sozialen Schichten. Um mit einem solchen Vorhaben aber auch tatsächlich zum Ziele zu gelangen, waren zuvor allerlei Barrieren zwischen Arzt und Patient abzubauen und besondere «Cautelen/ so ein Medicus bey Curirung oder Praeservierung der Kranckheit/ womit die Künstler und Handwercker angefochten werden/ in acht nehmen muß», zu beachten: So «soll der Medicus bey seinem Besuch des krancken und gemeinen Mannes nicht alsbals an den Pulß fühlen/ wie es insgemein mit Verachtung der Lebens-Art des Darniederliegenden geschiehet/ und er soll auch nicht stehende überlegen/ was zu thun sey/ und so leicht mit des Menschen Leben spielen; sondern er muß sich ein wenig niedersetzen/ ist es gleich auf keinen vergöldeten Stuhl/ wie es bey grossen Herren gebräuchlich/ zum wenigsten auf einen dreybeinichten Schemel oder Banck/ und mit freudigem Gesichte bey dem Krancken fragen/ und nach dem jenigen forschen/ welches so wohl die Kunst/ als auch die Gottesfurcht zu thun erfordert... was ihm fehle/ woher es entstanden/ wie viel Tage es schon gewähret? ob auch der Leib offen/ und was er esse? er mag aber auch noch diese Frage hinzu setzen: was er für eine Handthierung treibe?»[20] Gerade an den arbeitsmedizinischen Teil der Anamnese, so Ramazzini, sei «insonderheit zu erinnern/ wenn einer vom gemeinen Volck zu curirn», und dies um so mehr, als jener nur allzu «selten in acht genommen».[21] Neu ist auch die unmittelbare Beobachtung des handwerklichen Produktionsprozesses und der Bedingungen, unter denen sich dieser in einer durch Gase, Dämpfe oder gefährliche Stoffe vergifteten Umgebung vollzieht. Ärztliche Beobachtungskunst hatte sich bis dahin ja vornehmlich auf die natürlichen Verrichtungen des menschlichen Körpers in einer mehr oder minder natürlichen Umgebung konzentriert und daraus – quasi idealtypisch – ihre Bilder von Gesundheit und Krankheit entworfen.

Dem klaren Arbeitsprogramm Ramazzinis entsprach eine sachliche und – gemessen an der zeitgenössischen Vorgehensweise – präzise Ausführung des Vorhabens. Auf den ersten Blick wirkt die Fülle der angesprochenen Berufe auf den heutigen Leser verwirrend; bei genauerem Hinsehen deuten gelegentliche Hinweise im Text, aber auch die Anordnung der untersuchten Berufe selbst auf eine medizinisch relevante Ordnung des Stoffes hin. So beschäftigen sich die ersten elf Berufsgruppen mit Künstlern und Handwerkern, «die zur Verfertigung ihrer Arbeit der Metallen und Mineralien gebrauchen». Der Reihe nach werden dem Leser so die besonderen Berufsgefahren der Bergleute, Goldschmiede, Quecksilbereinreiber oder «Frantzosen=Aerzte», der «Chymicer», Töpfer, Zinngießer, Glas- und Spiegelmacher, der Maler, der Schwefelarbeiter, Schmiede, Gipser und Stukkateure vorgestellt.

Charakteristische Krankheiten der Bergleute und metallbearbeitenden und -verarbeitenden Berufe sind Schwermetallvergiftungen mit ihren typischen Symptomen wie Zahnausfall, Zittern, Lähmungen, Konvulsionen, Neuralgien, Koliken und Verstimmungen bis hin zur Melancholie, aber auch Lungenaffektionen, Pneumonien usw. Als vorbeugende Schutzmaßnahmen empfiehlt Ramazzini Mund- und Nasentücher, Handschuhe und Stiefel, fettreiche Suppen, reichlich Butter und viel Milch. Bei den Gipsern und Stukkateuren stehen Staublunge und durch den täglichen Umgang mit ätzendem Kalk bedingte Abnutzungsdermatosen im Vordergrund. Für sie führt Ramazzini eine ähnliche Prophylaxe an. Generell wichtig sei auch für Angehörige dieser Berufe, wie überhaupt bei der «Curirung krancker Handwercker und Künstler...., daß man ihnen geschwinde zu Hülffe komme», denn lange könne man die Erkrankten, die entweder aufs «geschwindeste» geheilt oder dem Tode überlassen werden müßten, nicht von ihren Werkstätten fernhalten, wie bereits Platon im dritten Dialog seiner *Politeia* zu berichten gewußt habe.[22]

Mit der nächsten Berufsgruppe wendet sich Ramazzini solchen Gefahren zu, die aus dem Umgang mit verdorbener Luft, giftigen Gasen, menschlichem oder tierischem Unflat, Aas und infizierten Flüssigkeiten erwachsen. Dieser Gruppe rechnet der Verfasser insgesamt 17 Berufsfelder zu, unter denen sich neben Cloack=Fegern, Walckern, Oelschlägern/ Leder=Bereitern/ Käse= und Saitenmachern, Tobackbereitern, Wein= Kelterern und Bier=Brauern, Beckern und Müllern auch die medizinischen Professionen der Apothecker, Wehemütter, Ammen und Bader befinden. Infektionsabwehrende Schutzmaßnahmen, Desinfizienzien und Dermatosen vorbeugende Einfettungen tauchen bei den prophylaktischen Hinweisen immer wieder auf.

In einer dritten Abteilung widmet sich Ramazzini den besonderen mechanischen Belastungen, wie sie vorwiegend stehende oder sitzende Berufe mit sich bringen. Die stehenden Berufe – Zimmerleute, Bildschnitzer oder Maurer – führen wegen der Stagnation des Blutes in den «Blut=Adern» und «Valvuln»[23] zu Krampfadern (Überbeine bei Ramazzini) in den Schenkeln, zu schwachen – weil immer hängenden und pendelnden – Mägen, «Müdigkeit» und «Abmattung». Hier sind regelmäßige Sitzpausen, «feuchtes Reiben», Bäder und Umschläge als vorbeugende und lindernde Maßnahmen angebracht, Behandlungsweisen also, wie sie Sebastian Kneipp gut 150 Jahre später wiederentdeckt. Zu den Vertretern der Sitzberufe gehörten bereits in römischer Zeit die Schuster und Schneider, von denen Ramazzini schreibt, sie würden «gantz krumm/ bucklicht/ und hangen den Kopff zur Erden/ als ob sie etwas suchten».[24] Bänder und «Würbelbeine» werden ausgedehnt, Schenkel und Hüften durch dauerndes Übereinanderschlagen steif und unempfindlich. Spott und Mitleid liegen gerade in der Beschreibung der Angehörigen dieser Berufsgruppen und ihrer körperlichen Gebrechen beieinander, wenn Ramazzini schreibt: «Gewißlich es ist eine recht lachenswürdige Sache/ wenn man die Versammlung der Schuster und Schneider einmahl siehet/ wenn sie an ihren gewissen Fest=Tagen Paar und Paar ehrbar durch die Stadt gehen/ oder wenn sie einen aus ihrer Zunft begraben; ich sage/ es sey recht lustig dergleichen krumme/ bucklichte/ hinckende/ bald auf diese/ bald auf jene Seite wanckende Leute mit Hauffen zu sehen/ gleich als wären sie alle dergleichen Auffzug mit Fleiß außerlesen worden.»[25]

In einer vierten und letzten Abteilung bringt Ramazzini schließlich all die Berufe und berufsdisponierenden gesellschaftlichen Gruppen unter, die seine Systematik nicht erfassen kann. Wir finden in ihr kurzatmige, bluthustende Läufer und Boten, feigwarzige, impotente Einreiter, zu Brüchen und Krampfadern neigende Lastträger, von «Ohnmachten/ Stöck=Flüssen/ Zersprengungen der Blut=Gefäße» bedrohte Fechter und Ringer, kurzsichtige Feinmechaniker, heisere Redner und Sänger. Die teils kuriosen Gefährdungen durch diese Berufe können hier nicht vertieft werden.

Abschließend soll auf ein völlig neues und darum bemerkenswertes Phänomen in den *De morbis artificum* eingegangen werden. In besonderer Weise hat sich Ramazzini nämlich auch der berufsbedingten Krankheiten von Frauen angenommen.[26] Anders als bei früheren Autoren, die allenfalls sporadisch solche Erkrankungen erwähnt hatten, wie etwa Guillaume Baillou (1538–1616), Jean Fernel (1486–1558) oder Gabriele Falloppio (1486–1562), finden sich bei Ramazzini mit Wehmutter, Amme und Wäscherin wenigstens drei typische Frauenberufe der Zeit selbständig und ausführlicher dargestellt. Daß der Verfasser sich nicht immer von den Urteilen seiner Zeit hat freimachen können, darf weder Frau noch Mann ihm heute vorwerfen. Bei den Wehmüttern[27] sei es vor allem der schädliche Einfluß der vor und während jeder Geburt «herauströpffelnden Reinigung», durch den die «Hände von der beissenden und scharffen Materie bisweilen entzündet» und schwärig würden. Allzuoft gehe besondere Gefahr für die Wehmütter auch von «einer mit den Frantzosen behaffteten Gebährerin» aus; hier helfe, um der drohenden Syphilisinfektion zu wehren, wenn die Wehmutter ihre Hände mit kleinen Tüchern umwickele und «offters mit Wasser und Essig» wasche. Wie bei den Wehmüttern, so waren auch die Anweisungen Ramazzinis für Säugammen[28] größtenteils präventiver Natur. Zur Vermeidung von Lungenschwindsucht, Appetitlosigkeit, Anorexie, Schlaflosigkeit oder Gesichtsblässe helfe sofortiges Abstillen und reichlicher Genuß von reinigender Esels- und nahrhafter Kuhmilch. Schädlich für Amme und Milch sei unmäßiges Essen und Trinken, nicht dagegen «unmäßiger und allzuoffter Beyschlaff» – hier war Ramazzini ausgesprochen modern und widersprach durchaus gängiger Lehrmeinung. Als überaus schädlich für das Neugeborene erkannte der erfahrene Arzt richtig zu häufiges Stillen bei Tag und Nacht, vor allem aber die mangelhafte Reinlichkeit der Ammen. Als dritten Frauenberuf hat Ramazzini dem der Wäscherin[29] ein besonderes Kapitel gewidmet. Das Berufsschicksal dieser Frauengruppe schien dem Arzt bedauerlich und bemitleidenswert, denn «Weil solche Weibs= Personen allzeit an feuchten Orten leben/ und nasse Hände und Füsse haben/ so werden sie ganz ungesund; und wenn sie diese Arbeit bis aufs Alter treiben/ so werden sie wassersüchtig». Hinzu komme der gefährliche Umstand, «daß sie/ indem sie die garstigem Leilacken und Hembde/ als von Leuten/ die an Spanischen Pocken kranck sind/ und von Weibern/ so ihre monatliche Blume haben/ waschen/ allerhand garstige und übelriechende Dünste mit Mund und Nase in sich ziehen/ wovon das Gehirn und Geisterlein angestecket werden», also auch hier, wie schon bei den Hebammen, die Warnung des frühen Hygienikers Ramazzini vor möglichen Ansteckungsgefahren am Arbeitsplatz der Frauen.

III. Späte Schriften und Wirkungsgeschichte

Ramazzinis *Gewerbekrankheiten* sind fast durchweg wohlwollend aufgenommen worden. Bereits unmittelbar nach dem Erscheinen des Werkes hatte die Redaktion der *Acta eruditorum* ein Rezensionsexemplar von Magliabechi erhalten; der Band wurde 1702 mit größtem Lob besprochen und war dadurch in der gelehrten Welt rasch bekannt geworden. Wie groß der Erfolg des Werks gewesen sein muß, zeigt die beachtliche Reihe der Neuauflagen, die bis in unser Jahrhundert nicht abgerissen ist. Eine zweite autorisierte und erweiterte Auflage – bereits 1703 war es zu einem ersten unkorrigierten Nachdruck gekommen – kam 1713 heraus. Sie war ergänzt um die Krankheiten der Buchdrucker, der Schreiber, der Konditoren, der Weber, der Erz- und Holzarbeiter, der Schleifer, Ziegelarbeiter, Jäger und Seifensieder. Erste deutsche Übersetzungen erschienen 1705 und 1718 in Johann Ludwig Gleditsch's Druckerei in Leipzig; die bislang letzte deutsche Auflage kam 1977 in den Buchhandel. Die englischsprachige Rezeptionsgeschichte begann ebenfalls bereits 1705; seine erste holländische Version war 1724 greifbar; in italienischer Sprache lag das Werk 1745 vor, in französischer 1777 und in russischer Sprache schließlich 1961.

Selbstverständlich versuchten einige Autoren, durch kommentierende Übersetzungen oder Ergänzungen an den Ruhm und wohl auch an den materiellen Erfolg Ramazzinis anzuknüpfen. Antoine-Françoise Fourcroy (1755–1809),[30] Johann Christian Gottlieb Ackermann (1756 bis 1801),[31] dem wir allerdings auch erhebliche Ergänzungen und Korrekturen verdanken, oder Philibert Patissier (1791–1863)[32] dürfen wohl dieser Gruppe zugerechnet werden. Sie blieben freilich ziemlich unbekannt. Kritiker Ramazzinis fanden sich dagegen nur selten; einer von ihnen war der ehrgeizige Würzburger Arzt Georg Adelmann (1777–1865), der dem italienischen Vorbild seiner eigenen, aus den Gesellenlisten der Stadt abgeleiteten *Krankheiten der Künstler und Handwerker* (1803)[33] eine Tendenz zur Generalisierung ephemerer Beobachtungen nicht ganz unbegründet vorgeworfen hat.[34] Mit Adelmann, der im übrigen durchaus mehr Aufmerksamkeit verdiente, als ihm bislang zuteil geworden ist, beginnt die «moderne», auf statistisch erhobenem Material basierende Arbeitsmedizin «von unten» im eigentlichen Sinne. Die Anwürfe des fränkischen Arztes haben nicht verhindern können, daß zwischen 1700 und 1977 annähernd 40 verschiedene Neuauflagen der *De morbis artifi-*

cium diatriba in den Handel gekommen sind.³⁵ Kein anderes wissenschaftliches Werk an der Wende vom 17. zum 18. Jahrhundert hat eine derart fulminante Karriere und dauerhafte Akzeptanz vorzuweisen.

Zweifellos hatte Ramazzini im Jahre 1700 – bereits 67 Jahre alt – den Höhepunkt seiner Schaffenskraft überschritten; sein internationales Ansehen freilich erstrahlte in hellem Licht, dem durch das Erscheinen der *Künstler- und Handwerkerkrankheiten* noch zusätzlicher Glanz verliehen worden war. Die Republik Venedig, die in Padua die wichtigste Medizinische Fakultät des Landes, wenn nicht Europas vorzuweisen hatte, warb aktiv um die berühmte Persönlichkeit der kleinen Nachbaruniversität. Ramazzini kehrte Modena den Rücken und hielt am 12. Dezember «in Patavino Atheneo» vor Lehrern und Studenten aller Fakultäten seine Antrittsvorlesung, die als oratio secularis die medizinischen Errungenschaften des alten in der Morgenröte des neuen Jahrhunderts würdigte. Ramazzini wurde zum gefeierten ärztlichen Lehrer Paduas, Italiens, Europas. Im Jahre 1706 drängten sich gleich zwei gelehrte Akademien erfolgreich um seine Aufnahme, die römische Accademia degli Arcadi und die Königlich Preußische Societät zu Berlin. Der reife Wissenschafter stand im Zenit seines Erfolges; in dieser Zeit allerdings gesellten sich zum Heimweh auch deutliche Zeichen des Alters: Herz, Kreislauf und Kopfschmerz bereiteten Kummer, vor allem aber das schwindende Augenlicht. Ramazzini «hätte gerne abgedancket, allein der Rath zu Venedig wollte nicht, und machte ihn (1709) zum Professori medicinae primario», wenngleich «mit der Freyheit, daß er nicht gehalten seyn sollte zu lesen, als wenn es ihm sein Zustand vergönnete».³⁶

Immerhin hat Ramazzini trotz zunehmender körperlicher Gebrechen noch eine erweiterte Ausgabe letzter Hand seiner *De morbis artificium diatriba*³⁷ redigieren und einige kleinere Schriften herausgeben können. Das Erbprinz Francesco d'Este gewidmete Handbüchlein *De Principum valetudine tuenda commentatio* (Werke, 1710) sorgte sich als Fürstenschrift um die Prinzipien einer gesunden Lebensführung für den Herrscher und schloß damit auf anderer sozialer Ebene an seine Gewerbekrankheiten an; ebenso griffen die *Annotationes in librum Ludovici Cornelii de vitae sobriae commodis* (Werke, 1714a) das Thema erklärend, aber angesichts ausschweifender Lebensformen auch moralisierend für das patrizische Stadtbürgertum der Zeit auf. Um die Lebenshaltung einer dritten gesellschaftlichen Sondergruppe, die der Klosterfrauen, hatte sich Ramazzini bereits ein Jahr zuvor in einem unabhängigen Supplement seiner erweiterten Gewerbekrankheiten (1713) bemüht³⁸ und das Leben der Nonnen in ihren Klosterfestungen nicht ohne Ironie mit dem der Soldaten verglichen.

Zu den alten hygienischen Schriften kommen zwei neue Vorlesungsdrucke über zwei existentielle Seuchengefahren. In einer der beiden Erörterungen handelte Ramazzini *De contagiosa epidemica, quae in*

Patavino agro, et tota fere Veneta ditione in boves irrepsit,[39] über die Rinderpest also, die 1710/11 offensichtlich in die Region eingeschleppt worden war, verheerend die Viehbestände der Bauern dezimiert und damit die Ernährungsgrundlage der Republik Venedig bedroht hatte. Die dem Dogen Giovanni Cornelio gewidmete Schrift fußte auf einer Vorlesung vom 9. November 1711 und muß als Meisterleistung der vorbakteriologischen Epidemiologie und Hygiene interpretiert werden. Die Beschreibung der Krankheitssymptome ist klar; in der Ursachenbeschreibung ergänzen sich die klimatologischen und infektiologischen Erklärungen; die Infektionswege der hochkontagiösen Viehseuche werden präzise erläutert und als prophylaktische Maßnahmen die Absonderung des gesunden sowie die Tötung und sichere Beseitigung des infizierten Viehs gefordert. Die zweite der beiden epidemiologischen Spätschriften erschien ein Jahr vor dem Tod ihres Autors und widmete sich der in Wien ausgebrochenen Beulenpest. In der *De peste viennensi dissertatio* (*Werke*, 1713) hat Ramazzini noch einmal das alte meteorologische Grundthema, daneben aber auch seinen sozialmedizinischen Ansatz in der Epidemiologie aufgegriffen; nicht nur die meteorologischen und astralen Konstellationen vor und während der Seuchenentstehung interessierten nämlich den alten Hygieniker, sondern auch die Bedingungen der besonders starken Seuchenverbreitung unter der armen, unhygienisch lebenden und schlecht ernährten Stadtbevölkerung Wiens.

Am 5. November des Jahres 1714, an seinem 81. Geburtstag also, starb Bernardino Ramazzini auf dem gewohnten Weg ins Kolleg an den Folgen einer akuten Gehirnblutung. Giovanni Battista Morgagni nahm die Sektion vor und ließ deren Protokoll in seinen *De sedibus et causis morborum*[40] abdrucken. Als Begründer der Gewerbemedizin, als Vorläufer der allgemeinen Hygiene, als Wegbereiter einer sozialen Medizin ist Ramazzini wohl am häufigsten von seinen späteren Berufskollegen bezeichnet worden. Dabei dürfte sich der so Beschriebene selbst wohl kaum als Neuerer verstanden haben. Ramazzini erstrebte und entsprach in idealer Weise als «Ippocrate latino»[41] diesem freilich anspruchsvollen Beinamen, der ihm ja bereits 1693 durch die Mitglieder der Leopoldina verliehen worden war. Genaueste Beobachtung, Interpretation und – wo möglich – Beeinflussung aller Faktoren, die nur irgend Einfluß auf die Gesundheit nehmen können, bestimmten das ebenso schlichte wie klassisch-hippokratische Programm des Arztes. Ramazzini war in erste Linie Ursachenforscher und Prophylaktiker und unterschied sich wohl dadurch am deutlichsten von den meisten seiner Kollegen. Das Latein seiner Publikationen ist zudem flüssig, elegant und übertrifft den zeitüblichen Schreibstil deutlich. Fast alle Abhandlungen sind durchsetzt mit Anekdoten, Rückgriffen auf die antiken Klassiker und Bonmots, die wegen ihrer subtilen Ironie zu Vergleichen mit seinem älteren Arztkollegen Rabelais reizen. Wenn auch die Übertragungen der lateinischen

Originale in andere Sprachen weit hinter deren Eleganz zurückbleiben, so ist es doch auch heute noch ein Vergnügen, etwa in der ersten deutschen Ausgabe der *Untersuchung von den Kranckheiten der Künstler und Handwercker* zu lesen. «Da veniam Scriptis, quorum non gloria nobis causa, sed utilitas, officiumque fuit», hat Ramazzini am Ende seiner Vorrede die beiden Ziele des Werkes bescheiden umrissen. Erreicht hat Ramazzini für die vielköpfige Schar seiner Leserschaft durch die Jahrhunderte auch noch ein drittes Ziel, die Delectatio.

Axel Bauer

GEORG ERNST STAHL
(1659–1734)

I. Biographische Skizze

Georg Ernst Stahl wurde am 21. oder 22. Oktober 1659 in Ansbach in Mittelfranken geboren. Sein Vater, Johann Lorenz Stahl (1612–1699), war Sekretär des Anhalt-Brandenburgischen Kirchenkonsistoriums. Georg Ernst studierte von 1679 an Medizin in Jena, vor allem unter dem Iatrochemiker Georg Wolfgang Wedel (1645–1721), der ihn auch in die Grundlagen der Chemie einführte. Im Jahre 1684 wurde Stahl zum Doktor der Medizin promoviert. Seine anschließende Lehrtätigkeit als Extraordinarius in Jena machte den jungen Mediziner schon nach kurzer Zeit so bekannt, daß ihn Herzog Johann Ernst II. von Sachsen-Weimar (1664–1707) im Jahre 1687 als Leibarzt berief. In den folgenden sieben Jahren blieb Stahl im Dienst des Herzogs von Weimar. 1694 erhielt er einen Ruf an die neugegründete Universität Halle, der wesentlich auf die Initiative seines ehemaligen Jenaer Kommilitonen Friedrich Hoffmann (1660–1742) zurückging; Hoffmann wirkte mittlerweile als Erster Professor der Medizin in Halle. Stahl nahm den Ruf auf die Zweite Professur an, womit der Unterricht in den Fächern Enzyklopädie und Methodologie der Medizin, Botanik, Chemie, Anatomie, Physiologie, Pathologie, Diätetik und Pharmazeutik verbunden war. Diesen Lehrstuhl betreute er 20 Jahre lang. Am 15. Juli 1715 ernannte König Friedrich Wilhelm I. von Preußen (1688–1740) ihn zu seinem Ersten Leibarzt und am 2. November desselben Jahres zum Präsidenten des Collegium Medicum. Stahl folgte dem Ruf des Königs nach Berlin und blieb dort bis zu seinem Tod am 14. Mai 1734.

Stahl war dreimal verheiratet; seine erste Frau, Catharina Margaretha, starb 1696 nach der Geburt ihres zweiten Kindes an Kindbettfieber. Nur 20jährig, im Jahre 1706, ereilte seine zweite Frau, Barbara Eleonora, bei der Geburt ihres ersten Kindes das gleiche Schicksal. Aus der dritten Ehe mit der Tochter des Hallenser Stadtarztes Wolfgang Christoph Wesener, Regina Elizabeth, gingen sechs Kinder hervor, von denen drei das heiratsfähige Alter erreichten.

Der Medizinhistoriker Ludwig Choulant (1791–1861) rühmte an Stahl den scharf beobachtenden analytischen Verstand sowie sein Selbstvertrauen auf das eigene Wissen und Können, das ihm das Abschreiben fremder Lehrmeinungen verhaßt gemacht habe; aber ebenso erwähnte er Stahls Härte gegenüber wissenschaftlich Andersdenkenden, die nicht selten in Intoleranz umgeschlagen sei. Sein Wahlspruch habe gelautet: «E rebus quantumcumque dubiis quicquid maxima sentientium turba defendit error est» – was auch immer der größte Haufen der Urteilenden von einem noch so zweifelhaften Gegenstand verteidigt, das ist Irrtum!

Johann Friedrich Blumenbach[1] (1752–1840), ein bedeutender Repräsentant des Vitalismus, schrieb im Jahre 1785 über Stahl: «Ohne Widerrede einer der größten tiefdenkendsten Ärzte, die je die Welt gesehen. Dessen Andenken nicht unschicklich zu einer Zeit erneuert zu werden verdient, in welcher der Same, den er vor so langen Jahren ausgesäet, nun erst seine reifern Früchte trägt und in welcher seine wichtigsten Grundsätze im aufgeklärtesten Theil von Europa fast die herrschenden geworden sind. Wenige große Männer sind hingegen auch vorher so lange verkannt und theils absichtlich so mißgedeutet worden, als Stahl.»[2]

Welchen Faktoren ist es zu verdanken, daß dieser Mann «von kleiner hagerer Gestalt und finsterer, stolzer Sinnesart»,[3] der angeblich «im Zustand einer Depression» starb,[4] mit Recht einen Platz unter den «Klassikern der Medizin» beanspruchen kann? Die Medizinhistoriographie der vergangenen 250 Jahre hat, worauf Johanna Geyer-Kordesch in ihrer Monographie hinwies, das Bild Stahls je nach dem eigenen ideologischen Standort der Autoren verzerrt und mit stereotypen Deutungen versehen, die eine sachliche Beantwortung dieser Frage nicht eben erleichtern.

II. Zeitgeschichtlicher Hintergrund

Das 17. Jahrhundert war eine Periode des Umbruchs in der Medizin und den Naturwissenschaften. Die Heilkunde des Barock begann sich aus dem zunehmend dogmatisch erstarrten System der Scholastik im Gefolge Galens, Avicennas oder Fernels wie aus einem nicht mehr passenden Korsett zu befreien. Dabei forderte die neue, mechanistische Denkweise der Iatrophysiker und Iatrochemiker mehr und mehr Beachtung. Jene von René Descartes (1596–1650) postulierte Spaltung des Leibes in res extensa (Körper) und res cogitans (Seele) zeigte erste Auswirkungen auch in der Medizin, die ihr Interesse mit Erfolg auf die Erforschung der nach physikalischen Gesetzen funktionierenden res extensa konzentrierte. Ein bahnbrechendes Ergebnis solcher Bemühungen war die Beschreibung des Blutkreislaufs durch William Harvey in seiner Schrift *De motu cordis et sanguinis in animalibus* gewesen. Bereits 1626 hatte Santorio Santorio[5] (1561–1636) erstmals Fieber mittels eines Thermometers gemessen, und in den Jahren nach 1660 stellte François de le Boë[6] (1614–1672) eine chemische Verdauungstheorie auf. Überall arbeitete man daran, die objektiven Forschungsresultate von Anatomie und Physiologie zu erweitern; hierbei wirkten die Entdeckungen in den naturwissenschaftlichen

Grundlagenfächern Physik und Chemie auf die Erwartungen der Ärzte ein. Jetzt konnte und wollte man sich nicht länger mit dem empirisch-klinischen Standpunkt eines Thomas Sydenham begnügen. Da die Heilkunde ihrer Perfektion nahe zu sein schien, sollte auch die Therapie nicht länger empirisch bleiben, sondern ebenfalls rational abgeleitet werden. Schon bald aber trat Ernüchterung ein. Die Insuffizienz der neuen anatomisch-mechanischen und physiologisch-chemischen Theorien wurde den kritischen Wissenschaftlern nach kurzer Zeit klar. Am Ende des 17. Jahrhunderts war in Deutschland eine von Pietisten initiierte radikale Strömung gegen alles, was wissenschaftliche Autorität schien, in vollem Gange. Diese pietistische «Erweckungsbewegung», die an der jungen Universität Halle ihr Zentrum fand – während die «orthodoxe» Wissenschaft an der ehrwürdigen Universität Leipzig beheimatet war –, richtete ihre Angriffe zugleich gegen die herrschende Theologie und die Medizin, wobei man Georg Ernst Stahl als den Promotor im Bereich der Heilkunde zu betrachten hat. Seine Reform der Medizin leitete sich von einem auf die Erfahrung gegründeten Anspruch auf Wahrheit ab; die Erfahrung war für Stahl die entscheidende Methode, um «wahre» Erkenntnisse zu ermitteln. Sein Erfahrungsbegriff war dabei sehr radikal gemeint. Er sah die Beobachtung selbst als Indiz für Prinzipien an, die ausschließlich der Erfahrung zugänglich seien und nur durch sie bestätigt werden könnten.[7]

III. Das medizinische Werk Stahls

Es gibt nur wenige konsequent durchgeführte Krankheitskonzepte, welche die menschliche «Seele» zur maßgeblichen Ursache von Gesundheit und Krankheit erheben und auch die Therapie danach ausrichten. Georg Ernst Stahl hat diesen Versuch bereits in seiner Jenaer Dissertation von 1684 unternommen, später in verschiedenen anderen Schriften, vornehmlich aber in seinem 1708 in Halle publizierten Hauptwerk, der *Theoria medica vera*. Bereits die Zeitgenossen hatten mit dem Problem seiner schwierigen Diktion und Gedankenführung zu kämpfen; Stahl schrieb sprunghaft und weitschweifig, er schuf neue Begriffe, ohne sie stets konsequent zu gebrauchen. Das ist auch der Grund, weshalb es viele Bearbeitungen seines Werkes, gekürzte oder umgeordnete Darstellungen seiner Lehre gibt. Samuel Forbiger beispielsweise verfaßte im Jahre 1718, nur zehn Jahre nach dem Erscheinen der *Theoria medica vera*, eine von 1432 Seiten (dem Umfang des Originals) auf etwa 450 Seiten komprimierte deutsche Version mit dem Titel *Der Vernünfftige Medicus, in der Physiologie, Pathologie und Praxi nach des berühmten Herrn D. Stahls Methode*. Weitere, ebenfalls stark gekürzte deutsche Ausgaben stammen aus der Feder von Wendelin Ruf (1802) und Karl Wilhelm Ideler (1831).

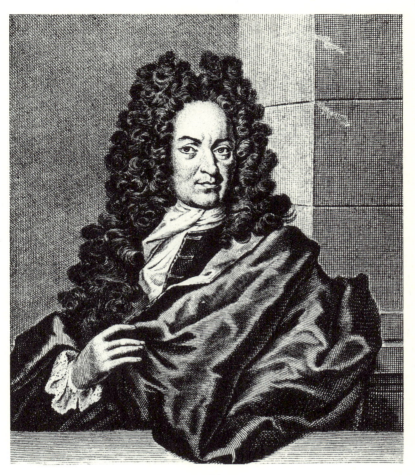

Georg Ernst Stahl (1659–1734)

Wie stellt sich der Animismus, das psychodynamistische Krankheitskonzept,[8] in Stahls Werk dar? Wir wollen versuchen, das System Schritt für Schritt in Physiologie, Pathologie und Therapie nachzuzeichnen.

1. Physiologie

Der Körper ist nach Stahl kein bloßer Mechanismus; die Materie ist in ihrer Lebendigkeit vielmehr ein organisches Ganzes. Geist und Materie leben in ihrer Vereinigung, und dies bedeutet Veränderung, Wahrnehmung, Gefühl und Erkenntnis in der körperlichen und seelischen Einheit des Subjekts: «Alle vitalen, animalen und rationalen Vorgänge haben ihren Grund in der schönsten Harmonie und in ihrem unlöslichen Zusammenhang mit einer Kraft. Mit Recht schließt man, daß es die Seele ist, die alle diese Bewegungen unmittelbar bewirkt, seien sie geordnet oder ungeordnet, vitaler oder animaler Art, ob sie zur Erhaltung des Körpers beitragen oder zu seiner Zerstörung.»(*De passionibus animi*, S. 25).[9]

Die Körperteile werden von der Seele (Anima) dirigiert und geleitet. Eine besondere Rolle kommt dabei dem Blutkreislauf als einer Art psychosomatischem Bindeglied zu; nach Harveys Beschreibung hatte im Jahre 1661 der Italiener Marcello Malpighi (1628–1694) an Lunge und Mesenterium des Frosches den Kapillarkreislauf entdeckt. Damit erst war Harveys Beweiskette wirklich geschlossen, der Übergang des Blutes aus den Arterien in die Venen schien geklärt. Georg Ernst Stahl lehnt jedoch noch am Ende des 17. Jahrhunderts die Existenz von Kapillaren ab; für ihn tritt das Blut direkt aus dem arteriellen in den venösen Schenkel des Kreislaufs über, indem es hypothetische Poren im Gewebe passiert. Die Größe dieser Poren wird durch einen geheimnisvollen «Spannungszustand» reguliert, den Stahl als «motus tonicus vitalis» bezeichnet. Ihn bestimmt die Anima je nach der gerade herrschenden Notwendigkeit. Der motus tonicus vitalis ist ebenso wie die Anima selbst immateriell; die Seele existiert als ein körperloses aktivierendes Prinzip. Alle leiblichen Vorgänge werden von der Anima gesteuert, die den Körper bis ins letzte Detail kennt und beherrscht. Der Arzt braucht daher keine anatomischen oder physiologischen Details zu studieren, sondern kann sich mit der Erfahrung am Krankenbett begnügen. Stahl schreibt dazu in seiner *Theoria medica vera*: «(Es) muß fest im Gedächtnis behalten werden, daß die wahre Kenntnis derartiger Bewegungen aus der Beobachtung und Erfahrung selbst genommen werden muß oder, wenn etwas Wissenschaftliches zugrunde liegen soll, dieses mehr aus dem Charakter der Materie wird erstrebt werden müssen als aus der Beschaffenheit der Organe. Dies um so mehr, weil die inneren Gründe und Bedingungen der Bewegung nichts gemeinsam haben mit irgendeiner materiellen Disposition der Organe. Denn diese Disposition wirkt nicht deshalb, weil sie beweglich ist, unmittelbar dadurch, daß sie durch einen notwendigen Akt bewegt wird, sondern es ist ein anderes Objekt, das die Bewegung auf sich nimmt durch einen Akt des Ergreifens und Erregens» (*Theoria medica vera*, S. 570).

Besonders wichtig für die theoretische Medizin erscheint Stahl die Rolle der Affekte und ihr Einfluß auf den Körper. In diesem Punkt übernimmt er die Auffassung der klassischen Diätetik, also der Lehre von den sechs «nichtnatürlichen» Dingen (6 res non-naturales), die das Grundgerüst der tradierten scholastischen Heilkunde ausmachen. Hierzu zählen Licht und Luft ebenso wie Essen und Trinken, Bewegung und Ruhe gleichermaßen wie Schlafen und Wachen, und neben Ausscheidungen und Absonderungen auch die Gemütsbewegungen (affectus animi). Der Jenaer Professor der Medizin Johann Theodor Schenck (1619–1671) faßte im Jahre 1671 die Bedeutung der Gemütsbewegungen folgendermaßen: «Was für das Schiff der Wind, das ist für den Leib der Affekthaushalt, auf dessen richtiger Mischung die Gemütsruhe der Seele wie die Gesundheit des Körpers beruhen. Mit diesem Aspekt unseres Daseins haben die Dummköpfe die größten Probleme.»[10] Und sein in Heidelberg lehrender Schüler Georg Franck (1644–1704) schrieb 1672: «Die Leidenschaften tragen viel zur Gesundheit bei, so daß maßvolle Freude Herz, Gehirn und die spiritus erfrischt, Zorn und Schrecken aber bisweilen den Tod, oft jedoch mit Betrübnis, Sorgen, Neid oder Haß chronische Erkrankungen, Schwindsucht, Auszehrung, Gicht, Melancholie oder Schlaflosigkeit auslösen.»[11] Stellen die Emotionen bei Johann Theodor Schenck und Georg Franck jedoch nur einen von insgesamt sechs wichtigen Faktoren dar, so spielt für Georg Ernst Stahl der Gemütszustand die Hauptrolle im Ablauf des gesunden und kranken Lebens. Da die Seele die vitalen Reaktionen lenkt, wird ihre «Stimmung» zum kritischen Moment des Seelenmotors. Stahl widmete dieser Frage schon im Jahre 1695 eine Schrift mit dem Titel *De passionibus animae corpus humanum varie alterantibus*,[12] in der er auf die Wichtigkeit des Gefühlslebens für alle Körperfunktionen hinwies.

Wir können festhalten, daß die Seele für Georg Ernst Stahl das zentrale Steuerungsinstrument des Lebens darstellt. Vielfältig sind die Termini, die Stahl zur Bezeichnung dieser Seele verwendet: Anima, Physis, Natura, Vis vitalis, Principium vitale, Agens vitale oder Vis plastica heißt bisweilen jenes Prinzip, das die seit der Antike geläufige Pneumalehre auf besondere Weise interpretiert und fortführt.

2. Pathologie

Die Pathologie Stahls unterscheidet sich von der seiner Zeitgenossen dadurch, daß er sie weder aus der Humoralpathologie noch aus Iatrophysik oder Iatrochemie, weder aus der Pneumalehre noch aus der Anatomie ableitet.[13] Krankheiten entstehen nach seiner Ansicht auf zweierlei Weise: Zum einen können Defekte der körperlichen Ausführungsorgane oder der Säfte zu Störungen führen, zum anderen ist es denkbar, daß der Seele bei der Leitung des Körpers Fehler unterlaufen. Dieser Fall ist natürlich der gravierendere, denn als Folge der mangelhaften «Erhaltungstätigkeit» der Seele treten Fäulnis und Zersetzung ein. Stahl führt dazu aus:

«Die eigentümliche Zersetzung, welche die Mischung des belebten Körpers einzugehen geneigt ist, und welcher vermittelst der Erhaltungsacte vorgebeugt werden muß, nennen wir Fäulnis. Diese Art der Zersetzung ist, der Erfahrung zufolge, sehr kräftig und schnell um sich greifend. Wenn sie einmal einen Theil des Belebten wirklich ergriffen hat, so ist es ferner unmöglich, ihre Wirkung auf denselben so zu vernichten, daß er seine vorige Mischung und Form vollkommen wieder erhält, sondern alsdann bleibt nichts anderes übrig, als den verdorbenen Theil von dem übrigen noch unverletzten Ganzen zu trennen, dieses allein unzersetzt zu erhalten, und die Seele des verlorenen Theiles, wo möglich, wieder durch einen ganz neuen auszufüllen. Wegen dieser so großen Wirksamkeit der Fäulnis muß die den belebten Körper erhaltende Thätigkeit vorzüglich im Stande sein, einen jeden wirklichen Eintritt einer so äußerst gefährlichen Zersetzung zu verhüten, demselben vorzubauen, wenn anders der belebte Körper unverletzt fortdauern soll. In dieser Hinsicht bemerken wir bey dem Menschen, im Verhältnis zu den übrigen Thieren, eine vorzüglich merkwürdige Verschiedenheit. Bey den letzten tritt bey weitem nicht so leicht wirkliche Fäulnis ein, und wenn auch diese irgend einen Theil des Ganzen ergriffen hat, so verbreitet sie sich dennoch bey weitem nicht so schnell auf die benachbarten, als bey dem Menschen.

Hat wirkliche Fäulnis irgend einen Theil des menschlichen Körpers ergriffen: so hören sogleich alle Erhaltungsacte in diesem Theile auf; ja sie erstrecken sich oft in den benachbarten und noch unverletzten Theilen nicht einmal bis zu den Grenzen des verderbenden hin, sondern sie ziehen sich immer mehr und mehr, selbst in den noch gesunden Theilen, zurück. Daher wird auch in diesen der Fäulnis nicht mehr kräftig genug vorgebeugt, sondern diese Theile werden sich selbst, das heißt ihrer so großen Neigung der Zersetzung, überlassen. Auf diese Weise müssen aber nothwendig auch die noch gesunden Theile zersetzt werden, und in Fäulnis gerathen. Diese Zersetzung nennen wir gewöhnlich, wegen ihrer uns schädlichen Folgen, Verderbnis.

Da indessen die Erfahrung lehrt, daß noch gesunde Theile, durch hinreichend stark und in gehöriger Ordnung erfolgende Erhaltungsacte, recht gut vor aller Verderbnis bewahrt werden, wenn gleich diese Verderbnis das benachbarte schon wirklich ergriff; da ferner an sich kein Grund vorhanden seyn kann, warum Theile, deren Mischung und Form noch unverletzt ist, bey hinreichendem Einflusse der Erhaltungsthätigkeit verderben sollen, so ersieht man hieraus offenbar das Fehlerhafte der

Erhaltungsthätigkeit in dergleichen dem Menschen allein so vorzüglich eigenthümlichen Erscheinungen. An der Verderbnis der in ihrer Mischung und Form noch vollkommen unverletzten Theile kann unmöglich jene Mischung und Form selbst Schuld haben; denn sie ist ja, wie wir voraussetzen, noch eben so unverletzt, und daher nicht mehr oder weniger zur Zersetzung geneigt, als die Mischung und Form des ganzen übrigen Körpers. Es ist also durchaus keine materielle, in Mischung und Form gegründete Ursache vorhanden, warum die noch vollkommen unverletzten Theile nicht vor der Verderbnis bewahrt werden sollten, sondern wir müssen diese Ursache ganz allein in die Fehler und in den Mangel der Erhaltungsthätigkeit selbst setzen.»[14]

Zu unterscheiden wären demnach Zersetzung, Fäulnis und Verderbnis. Während die einfache Zersetzung sowohl beim Menschen als auch bei den Tieren vorkommt, bleiben Fäulnis und Verderbnis allein dem Menschen vorbehalten. Beide Vorgänge verlaufen schneller und sind aggressiver als die tierische Zersetzung. Der Grund dafür liegt in der fehlenden Erhaltungstätigkeit der Seele, deren Schädigung zwangsläufig beim Menschen zu verheerenden Folgen Anlaß geben muß, da ja nur die Seele im gesunden Zustand über den Körper zu bestimmen hat. Sobald sie ihr Wächteramt vernachlässigt, verfällt der Körper in eine unvernünftige, pathologische Autonomie. Über den Unterschied zwischen menschlicher und tierischer Seele in diesem Punkt schreibt Stahl:

«Die menschliche Seele begegnet der Neigung ihres Körpers zur Verderbnis in dem gewöhnlichen Falle leicht, ruhig und ordentlich. Allein bey einer drohenden und ungewöhnlichen Gefahr wird diese vernünftelnde Seele, indem sie auf die ungewisse Zukunft hinausblickt, leicht ängstlich und furchtsam gemacht. Daher ist sie nicht entschlossen genug, und steht den Erhaltungsbewegungen im Körper, die jetzt mit größerer Entschlossenheit, Standhaftigkeit, Aufmerksamkeit, Genauigkeit und Ordnung ausgeführt werden sollten, nicht gebührend vor; jene Bewegungen erfolgen deswegen schwach, unordentlich und zwecklos. Dagegen beachtet die Seele der Thiere nichts weiter, als den unmittelbaren Eindruck, welchen der gerade gegenwärtige Zustand ihres Körpers auf sie hervorbringt. Unbekümmert wegen des künftigen, widerstrebt sie der vorhandenen Verderbnis ruhig, entschlossen, einfach und kräftig. Weil sie an dem guten Erfolge nicht zweifelt, so verschmähet sie auch die Mittel nicht, welche denselben herbeyzuführen im Stande sind. In der Anwendung dieser Mittel ist sie daher standhaft und unverdrossen, nicht, wie die menschliche Seele, wankend und veränderlich. Daher ist bey dem Menschen der Ausgang der nemlichen Krankheit nicht nur zweifelhafter, die Krankheit selbst mißlicher und bedenklicher, sondern das menschliche Geschlecht leidet, zum Theil aus dieser Ursache allein, häufiger und öfter an Krankheiten, als das der unvernünftigen Thiere.»[15]

3. Therapie

Relativ schlüssig ergeben sich die Folgen des eben geschilderten Krankheitskonzeptes, das der Medizinhistoriker Rothschuh als «Psychodynamismus» bezeichnet hat, für den Bereich der Therapie. Stahl geht von der Selbstheilungsfähigkeit des Körpers aus. Über die Bedeutung des «synergischen Prinzips» für die Heilkunde hat er sich bereits 1695 in seinem *Propempticon inaugurale de synergeia naturae in medendo*[16] geäußert: «Synergie nennen wir Ärzte jenen Vorgang im lebenden, jedoch erkrankten Menschen, bei dem Natur und Arznei zusammenwirken. Von Energie müßte man sprechen, wenn die Natur ohne ärztliches Zutun die Krankheit heilt.» Der Arzt soll mit der nötigen Vorsicht als «Mitarbeiter der Natur» die «Heilwege von Hindernissen befreien».

Stahl sieht seine Aufgabe darin, «Ärzte heranzubilden, nicht jedoch frivole, anmaßende, unbesonnene, verlogene und dreiste Empiriker, die dem Körper Roßkuren zumuten ohne Rücksicht auf die allgemeinen und besonderen Umstände, die die günstigen Bewegungen albern und verwegen unterdrücken, die die Natur statt der Krankheit bekämpfen, die dann noch Honorar dafür fordern, wenn die Kranken trotzdem dem Tod entrannen, zudem gar noch Lobes- und Dankesbezeugungen hören wollen, nachdem der Aufstand der Natur sie besiegt hat: Es gibt davon übergenug! Trägheit, Fabuliersucht und Possenspiel führen ihnen die Menge zu» (*De synergeia naturae*).[17]

«Roßkuren» und dramatische Eingriffe in den natürlichen Heilungsprozeß sind also von Stahl nicht zu erwarten; vielmehr vertritt er eine eher schonende und abwartende Behandlungsweise. Eine wichtige Rolle spielen dabei die diätetisch-hygienischen Maßnahmen; auch Aderlaß und Schröpfen werden empfohlen, um Blutüberschuß oder Verunreinigungen der Körpersäfte zu beseitigen. Dieser Neohippokratismus verbindet sich mit Stahls Pietismus zu einer eigentümlichen Mischung: In der pietistischen Vertiefung, in der Erlangung der besonderen Gnade Gottes erwirbt der Arzt den richtigen, sicheren, intuitiven Blick und kann nicht mehr irren. Deswegen bezeichnet für Stahl die *Theoria medica vera* die Vollendung der Heilkunst, denn es bleibt dem Arzt nur noch, die Theorie zu interpretieren und anzuwenden: Die «Unfehlbarkeit» verleiht dem Arzt in der Praxis eine außerordentliche Autorität gegenüber den Patienten.

Stahls Bedeutung für die Geschichte der Psychotherapie ist nicht zu unterschätzen, denn nach seiner Auffassung läßt sich die Seele durch sinnvolles ärztliches Handeln günstig beeinflussen. Damit wertet Stahl die «affectus animi» der Diätetik wieder auf. Er bemerkt zu diesem Thema: «Die Kenntnis des Einflusses der Leidenschaften auf die Erhaltungsbewegungen ist für den Arzt von ungemeinem Nutzen. Mäßige Leidenschaften, deren Objekte zwar mit einiger, aber nicht zu großer

Mühe errungen werden, beschäftigen die Seele auf eine angenehme Weise, und thun auch dem Körper wohl; sie erhalten die gute Ordnung und normale Stärke aller Erhaltungsbewegungen. Ist der Körper auf irgendeine Weise schon verletzt, so müssen die passenden Erhaltungsbewegungen mit der größten Genauigkeit und Sorgfalt angefangen, fortgeführt und vollendet werden. Hier sind Leidenschaften, bey welchen die Seele eigensinnig und ungestüm auf etwas anderes, als auf die so nothwendige frühe Beseitigung jener Verletzung hinzielet, äußerst nachtheilig. Sie verwirren die Ordnung, sie verrücken den Zweck, welchen alle Erhaltungsbewegungen haben sollten. Die Seele kehrt dabey meistens sehr schwer zu dem Standpuncte zurück, auf welchem sie die gehörige Ordnung und Zweckmäßigkeit der Erhaltungsbewegungen wieder herzustellen, und, ohne neue Verwirrung, unverändert fortzusetzen und zu vollenden standhaft und kraftvoll will und vermag.»[18]

Es wird deutlich, daß Stahls psychodynamische Krankheitstheorie in eine pragmatische, schonende therapeutische Praxis mündet, was angesichts der oft drastischen und dennoch nutzlosen Heilverfahren seiner ärztlichen Zeitgenossen als eine kluge Selbstbeschränkung angesehen werden darf. Der Hallenser Schule wird deswegen auch der «Expektationismus» genannte therapeutische Stil zugeschrieben, das abwartend Beobachten- und geduldig Warten-Können.

IV. Wirkungsgeschichte

Zur Zeit Stahls wurde die deutsche Medizin weitgehend von den Vertretern der Iatrophysik und Iatrochemie beherrscht, die in cartesianischer Manier die Lebensvorgänge mechanisch oder chemisch erklären wollten. Deshalb fand der Psychodynamismus Stahls in Deutschland zunächst wenig Freunde, wenn man von seinen direkten Schülern wie Johann Daniel Gohl (1665-1731), Johann Samuel Carl (1676-1757), Johann Juncker (1679-1759) oder Michael Alberti (1682-1757) absieht. Anders lagen die Verhältnisse in Frankreich, wo sich in Montpellier schon 1740 François Boissier Sauvages de Lacroix[19] von der mechanistischen Doktrin abzuwenden begann. Sauvages verband den Animismus Stahls mit dem Neohippokratismus Sydenhams, um die beobachteten klinischen Phänomene besser erklären zu können. Sehr viel doktrinärer erscheint hingegen der eine Generation später vertretene neue Vitalismus, der auf Théophile de Bordeu[20] und Paul Joseph Barthez[21] zurückgeht. Barthez stand unter dem Einfluß des Philosophen Etienne Bonnot de Condillac,[22] der Sensualist und Repräsentant der «Analytischen Methode» war. Für Barthez stellte Krankheit eine Affektion der Lebenskraft dar, die sich entsprechend den einzelnen Funktionen in einer Störung der Sensibilität oder Motilität äußert. Auch in England gab es Epigonen der Stahlschen Lehre, so etwa Frank Nicholls (1699–1778) mit seiner Abhandlung *De anima medica* (London 1748) oder den Eklektiker Richard Mead (1673–1754). In Deutschland kam es weniger zur Anwendung der analytischen Methode Condillacs, sondern zu einem spekulativen Vitalismus, der um 1800 in die Romantische Naturforschung einmündete. Besonders muß hier Johann Christian Reil[23] genannt werden, der sich 1799 im ersten Band seiner *Allgemeinen Fieberlehre* kritisch mit Stahl auseinandersetzte. Reil stellte die Frage, wie denn die Seele ohne Bewußtsein zweckmäßig heilen könne, da doch der Arzt dazu viele Jahre studieren müsse, und gelangte zu folgendem Paradoxon: «Warum heilt die Seele des Arztes ihren Körper nicht besser, als die Seele des Bauern den ihrigen, da doch die erste, nebst ihrer natürlichen Anlage zu diesem Geschäfft, noch dasselbe studiret hat? Warum heilt die Seele der Wilden, der Dummen, der Kinder ihren Körper besser als die Seele der Klugen? Der Naturforscher muß diese räumlichen Erscheinungen in einer räumlichen Ursache suchen; aus der Seele erklärt er sie nicht im mindesten, wenn er dieselbe gleich von allen Seiten beäugelt.»[24]

Die Weiterentwicklung der psychodynamischen Konzepte während des 19. und 20. Jahrhunderts muß hier nicht weiter ausgeführt werden; beispielhaft sei auf Johann Christian August Heinroth,[25] Carl Gustav Carus[26] und Viktor von Weizsäcker[27] hingewiesen, deren Ansätze im Zeitalter der Romantischen Naturforschung beziehungsweise während der durch die Auseinandersetzung mit Sigmund Freuds (1856–1939) Psychoanalyse beeinflußten neoromantischen «Heidelberger Medizin in Bewegung» entstanden sind. Bei den genannten Strömungen handelt es sich jedoch um relativ kurzfristige Phasen, da die Hauptrichtung der Medizin um 1850 eine Wende zum naturwissenschaftlich-technischen Denken erlebte, das seither dominiert. Die auf Experiment und Quantifizierung beruhende Iatrotechnik suchte alles vitalistische Gedankengut zugunsten mechanistischer Modelle aus der Medizin zu verbannen.

Bereits Stahl selbst sah sich solchen antivitalistischen Tendenzen ausgesetzt, insbesondere während seiner Kontroverse mit dem Philosophen Gottfried Wilhelm Leibniz (1646–1716). Die Auseinandersetzung zwischen den beiden Wissenschaftlern über das Problem des Zusammenhangs von Körper und Seele kulminierte in dem von Stahl 1720 – also vier Jahre nach dem Tod seines Kontrahenten – publizierten *Negotium otiosum, seu skiamachia, adversus positiones aliquas fundamentales, theoriae verae medicae a viro quodam celeberrimo intentata, sed aversis armis conversis enervata*.[28] Dieses etwa 250 Seiten umfassende Werk enthielt die letzte zusammenfassende Darstellung seiner medizinischen Theorie und den letzten Versuch, sie gegen die mechanistische Philosophie und den sich allmählich etablierenden rationalistischen Dualismus zu verteidigen.[29] Leibniz hatte bereits im Jahre 1709, also unmittelbar nach dem Erscheinen der *Theoria medica vera*, insgesamt 31 Einwände (dubia) gegen Stahls Lehre schriftlich fixiert und dem Autor nach Halle überbringen lassen.

Während für Leibniz Kausalität und Gesetzmäßigkeit in der Natur eine im weitesten Sinne mechanistische Struktur zukam, konnte für Stahl das «Erkenntnisobjekt» Natur nicht durch Physik und Mathematik allein erfaßt werden. So verteidigte er gegenüber Leibniz die These, daß Lebewesen nur bedingt den naturwissenschaftlichen Regeln der materiellen Welt unterlägen. Das Ordnungsprinzip des lebenden Individuums war für Stahl die Seele, die nicht wie bei Leibniz «prästabiliert» gedacht werden sollte. Leibniz hatte geschrieben, daß Bewegung nur in der Materie, Wahrnehmung dagegen nur in der Seele stattfinde, wobei deren Einheit allein durch die «prästabilierte Harmonie» möglich sei, denn niemand könne erklären, wie die Gestalt und der Zustand der Materie aus der Wahrnehmung der Seele entstünden. Stahl entgegnete, daß Seelisches und Körperliches nur scheinbar inkommensurable Größen seien. Der Körper könne nicht ohne die Seele seine Bewegungen ausführen, weil sinnliche Wahrnehmung und Intelligenz zur organischen Autoregulation gehörten. Andererseits könne die Seele die von ihr geplanten Handlungsabläufe ohne Materie nicht realisieren. Der Akt selbst und das Ziel entstünden aber nicht in der Materie, sondern außerhalb von ihr. Für Stahls holistischen Organismusbegriff waren zwei Faktoren wesentlich: die Erkenntnisfunktion der Seele und die Instrumentalfunktion des Körpers. Dieses Konzept, das von der Erkenntnis (intellectus) ausging, ermöglichte es, unterschiedliche Wahrnehmungskategorien integrativ zu begreifen.

Ein weiterer Kontrahent Stahls war der Hallenser Fakultätskollege Friedrich Hoffmann (1660–1742). Hoffmann, ebenfalls Schüler von Wedel in Jena, war nach seiner Promotion durch den englischen Chemiker Robert Boyle (1627–1691) in die Grundlagen der Iatrophysik eingeführt worden. Seit 1694 war er Professor der Medizin in Halle, wo er 1742 starb. Anfänglich mit Stahl befreundet, entwickelte sich Hoffmann jedoch zu dessen Gegner. Hoffmanns iatromechanische Pathologie vereinigte Boyles Korpuskelchemie und Harveys Kreislauflehre mit der Naturmechanik Descartes' zu einem in sich schlüssigen System. Der Streit zwischen Stahl und Hoffmann, noch postum in Hoffmanns Schrift *Commentarius de differentia inter eius doctrinam medico-mechanicam et Georgii Ernesti Stahlii medico-organicam*[30] fortgeführt, dokumentiert en miniature den im Verlauf der Medizingeschichte stets aufs neue ausgetragenen Kampf zwischen Mechanismus und Vitalismus, zwischen materiellem und geistigem Prinzip bei der Erklärung von Gesundheit und Krankheit. Bis in die Gegenwart konnte dieser Streit nie definitiv entschieden werden.

Ingo W. Müller

FRIEDRICH HOFFMANN
(1660–1742)

I. Kulturgeschichtlicher Rahmen und Lebensweg

«Nicht leicht kann man einen größeren, umfassenderen Wunsch gegen jemanden aussprechen als den: Sei so verdient und so glücklich wie Friedrich Hoffmann.»[1] Dieser Satz Johann Friedrich Blumenbachs spiegelt ein wenig von dem Ansehen wider, das Hoffmann im 18. Jahrhundert genoß, als man ihn einen zweiten Hippokrates nannte oder den «Aesculapius Hallensis». Verschiedene Umstände haben seinen großen Erfolg begünstigt. Hoffmann hat die meiste Zeit in Halle gewirkt, als diese Stadt Zentrum des Pietismus war, jener von Spener 1670 ins Leben gerufenen religiösen Reformbewegung, deren Anhänger wegen ihrer spiritualistischen, antihierarchischen und sozialkritischen Haltung vielerorts verfolgt wurden. Nur der reformierte Berliner Hof des Kurfürsten Friedrich III. bot dem Pietismus eine Zufluchtstätte, in Berlin für Spener und in Halle für Francke. Es kam zu einem Bündnis zwischen dem Halleschen Pietismus und dem preußischen Staat, dem an einem Gegengewicht zur lutherischen Orthodoxie gelegen war. Als Gegenleistung für den staatlichen Schutz bemühte sich der Pietismus um die Erziehung gehorsamer, berufstüchtiger und sozial verantwortungsbewußter Untertanen. Er förderte die merkantilistische Wirtschaftspolitik und die Umwandlung von einer feudalistischen Lebensordnung zu einem modernen Bürgertum durch die Aufwertung und Hochschätzung der Arbeit, die für jeden Gläubigen zur heiligen Pflicht gemacht wurde. Hauptwirkungsstätte des Pietismus in Halle war neben Franckes Waisenhaus die Universität, deren Neugründung dem Bedürfnis entsprang, den Staat durch die Heranbildung einer fortschrittlichen Elite zu stärken und neuen aufklärerischen Gedanken Raum zu schaffen, die sich im führenden westlichen Europa bereits verbreitet hatten.[2]

Zum Ruf an diese Universität – ein Jahr vor ihrer offiziellen Eröffnung – verhalfen Hoffmann nicht nur seine wissenschaftlichen Leistungen, sondern sicher auch seine engen Beziehungen zu den Pietisten. So kannte er Francke schon längere Zeit, der in ihm auf einen Mitstreiter hoffen konnte. Ein weiterer glücklicher Umstand für Hoffmann war seine Herkunft aus dem Halleschen Patriziat. Er wurde am 19. Februar 1660 in Halle als Sohn eines praktizierenden Arztes geboren, der zugleich Leibarzt des in Halle residierenden Administrators des Erzstiftes Magdeburg war, daneben aber auch Studenten in Medizin und Chemie unterrichtete.

Friedrich Hoffmann (1660–1742)

Friedrich wurde stark durch das väterliche Vorbild geprägt. Bereits mit zwölf Jahren nahm er an dessen Vorlesungen und Experimentierübungen teil. 1675 verlor Hoffmann seine Eltern durch eine Seuche. Bis zum Abschluß der Schulzeit lebte er bei seinem Großvater. 1678 begann er sein Medizinstudium in Jena bei Wedel und setzte es 1680 in Erfurt fort. Nach seiner Promotion und kurzer, erfolgreicher Lehrtätigkeit in Jena veranlaßten ihn Konflikte mit der Fakultät und gesundheitliche Gründe, zu seinem Schwager Unverfährt zu ziehen, dem kurfürstlich-brandenburgischen Kanzler in Minden. Von dort aus unternahm er zunächst Reisen nach Holland und England, zu den Zentren der naturwissenschaftlichen Medizin. In London etwa nahm er Kontakt zu Robert Boyle auf. Nach Minden zurückgekehrt, ließ Hoffmann sich als praktischer Arzt nieder, wurde 1685 Garnisonsarzt, 1686 Hofarzt und Landphysikus. 1687 folgt er seinem Schwager, der die Regierung des Fürstentums Halberstadt übernommen hatte. Hoffmann erhielt auch hier die Stelle des Landphysikus. Der Einfluß seines Schwagers dürfte dann auch bei der Berufung nach Halle eine Rolle gespielt haben. Günstig war es sicher ebenfalls, daß Hoffmann bereits in den Diensten des preußischen Staates und seiner Armee gestanden hatte. Und nicht zuletzt sprach wohl auch seine Erfahrung als Praktiker für ihn, mußte er doch besonders geeignet erscheinen, brauchbare praktische Ärzte für den Staat auszubilden.

Hoffmann übernahm die Gründungsarbeit für die medizinische Fakultät. Er entwarf die Statuten und sorgte für die Berufung seines Jenenser Studienfreundes Georg Ernst Stahl auf die zweite Professur. Nach den Statuten hatte Hoffmann als Primarius practicus durch öffentlichen Vortrag seine Fälle und naturwissenschaftlichen Beobachtungen vorzustellen sowie am Krankenbett zu unterrichten, daneben gleichzeitig Anatomie, Chirurgie und Chemie zu lesen. Er nahm diese Aufgaben in vollem Umfang wahr. Auch später bemühte er sich intensiv um die Belange der Universität, richtete Freitische für ärmere Studenten ein, schuf den Grundstock für die Universitätsbibliothek, war achtundvierzigmal Dekan der medizinischen, fünfmal Dekan der philosophischen Fakultät und fünfmal Prorektor.

Rasch wuchs Hoffmanns Ruhm als Gelehrter. 1696 wurde er Mitglied der Leopoldina, 1700 der Königlich Preußischen Akademie, 1720 der Royal Society in London, 1731 schließlich der Russischen Akademie in Petersburg. Sein Ruf als hervorragender Arzt brachte ihm nicht nur reichen Patientenzustrom und Geld ein, sondern 1709 auch die Berufung zum Hofrat und Leibarzt König Friedrichs I. Mit dieser Tätigkeit in Berlin konnte Hoffmann sich offenbar nicht recht anfreunden. 1712 wurde er unter Entziehung aller Ehrentitel wieder nach Halle zurückgeschickt, wo er bis zu seinem Tod am 12. November 1742 seinen akademischen und ärztlichen Pflichten unermüdlich nachkam und seine Hauptwerke schuf.

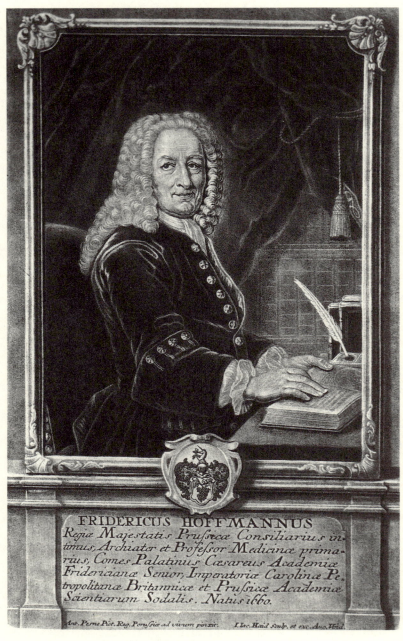

Friedrich Hoffmann (1660–1742)

II. Das wissenschaftliche Werk

Von Friedrich Hoffmann stammen keine bahnbrechenden Entdeckungen, keine die Medizin revolutionierenden Methoden, keine grundsätzlich neuen Ideen. Und doch gehört er unbestritten zu den Großen der Medizingeschichte. Neben Boerhaave und Stahl gilt er als einer der drei großen Systematiker seiner Zeit, die die praktische Medizin entscheidend geprägt haben, als einer der angesehensten Ärzte und medizinischen Autoren. Mit Boerhaave und Stahl ist ihm eine Neigung zur mechanischen Betrachtungsweise in der Medizin gemeinsam, die seinerzeit als die fortschrittlichste Richtung angesehen wurde. Es finden sich viele Parallelen, besonders zu Boerhaave, welchem Hoffmann aber zeitlich voranging. Der wesentliche Unterschied besteht darin, daß Hoffmann sich nicht darauf beschränkte, seine Gedanken in aphoristischer Weise nur grob zu umreißen. Er ging vielmehr daran, seine Prinzipien systematisch auf die gesamte Medizin anzuwenden und alle theoretischen und praktischen Erkenntnisse möglichst widerspruchsfrei in seine Lehre einzubauen. Stahl unterscheidet sich vor allem durch seinen Vitalismus, die weniger geordnete und weniger rationalistische Darstellung seiner Ansichten und die oft schwer verständliche Ausdrucksweise. Die Unterschiede zwischen Stahl und Hoffmann sind freilich ihrer persönlichen Differenzen wegen überbetont worden.

Hoffmanns System wird allgemein als iatromechanisch bezeichnet, was durchaus berechtigt erscheint, betont er doch selbst schon im Titel seines Hauptwerkes als wesentliches Prinzip vor allem die Mechanik.[3] Die alleinige Bezeichnung «Iatromechanik» ist jedoch völlig unzureichend. So erklärt sich das widersprüchliche Bemühen der meisten Medizinhistoriker bis in die neueste Zeit, weitere Schlagwörter zu ergänzen, Hoffmanns System in Beziehung zu setzen zu besser bekannten medizinischen und philosophischen Richtungen seiner Zeit. Denn einer überzeugenden Wertung steht ein gewichtiges Hindernis entgegen, der gewaltige Umfang von Hoffmanns Schriften nämlich. Die *Opera-omnia*-Ausgaben zählen über 5000 Folioseiten in lateinischer Sprache. Rothschuh, bei dem sich eine Übersicht über die bisherigen Beurteilungen Hoffmanns durch die Medizingeschichtsschreibung findet, stellt fest: «Es gibt kaum einen bedeutenden medizinischen Autor der neueren Zeit, über den in der Fachliteratur so viele Meinungsverschiedenheiten bestehen wie über Hoffmann, sei es hinsichtlich seiner naturphilosophischen Quellen (Neuplatonismus, Descartes, Leibniz usw.), sei es hinsichtlich des Grundcharakters seines medizinischen Systems (Mechanismus, Animismus, Dynamismus), und das trotz bester Quellenlage.»[4] An dieser Situation hat sich noch nicht viel geändert.

Die wissenschaftliche Leistung Hoffmanns liegt in erster Linie in der Erstellung seines medizinischen Systems. Ein ganzes System der Medizin läßt sich nicht mit wenigen Sätzen beschreiben. Wir wollen aber versuchen, wenigstens einige der wichtigsten Grundzüge zu skizzieren, so wie sie uns in der *Medicina rationalis systematica* begegnen.

Die Medizin ist so bedeutsam für den Menschen, daß sie sichere Grundlagen benötigt, an denen der Arzt seine Entscheidungen orientieren kann. Theorie und Praxis müssen dabei vereint sein. Diese Forderung ist nicht neu. Sie wird von vielen Philosophen des 17. Jahrhunderts erhoben und auch von anderen Ärzten. Aber diese Forderung ist besonders mit Hoffmanns Namen verbunden, weil vor ihm kaum ein Arzt eindringlicher auf ihre Bedeutung hingewiesen hat. «In der Theorie werden alle, am Krankenbett aber nur wenige geheilt» (*Opera omnia* I, S. 13), sagt Hoffmann. Er ist in erster Linie Arzt, ihn interessiert der einzelne leidende Mensch, dem wirksam geholfen werden muß. Der Patient, der Erfolg am Patienten wird zum Maßstab genommen, um den Wert einer Theorie zu beurteilen. Eine Theorie ist nur dann gut, wenn sie zu angemessenen Handlungsweisen für den Arzt führt, auch bei neuen Krankheiten und unter ungewohnten Umständen. Die Erfahrung zeigt immer wieder erhebliche Differenzen zwischen Theorie und Praxis auf, was aber nicht grundsätzlich einen unüberbrückbaren Gegensatz bedeuten muß. Die bisherigen Theorien sind ungenügend, weil sie die Realität nicht genügend berücksichtigt haben. Ebenso ist aber auch die bloße Erfahrung unzureichend, nicht zuverlässig genug. Sie liefert dem Arzt keine Begründung für sein Handeln. Die Erfahrung muß ergänzt werden durch die vernünftige Überlegung, die aus zahlreichen Einzelbeobachtungen allgemeine Vorschriften und Regeln gewinnt. Und die so gewonnene Theorie muß immer wieder in der Praxis auf ihre Richtigkeit geprüft werden. Wenn beides miteinander in Einklang steht, dann ist die Theorie eine unverzichtbare Hilfe für den Arzt: «Wer ihrer entbehrt, kann niemals ein solider und kundiger Praktiker werden, auch wenn er hundert Jahre lang die Kunst ausübt.» (Ebd. S. 15)

Der Arzt muß ähnlich wie der Mathematiker vorgehen, unzweifelhafte Wahrheiten, erste Prinzipien suchen, aus denen alles übrige deduktiv abgeleitet werden kann. Das Prinzip muß klar begreiflich und sinnlich wahrnehmbar sein und es muß sich auf medizinische Sachverhalte anwenden lassen. «Der Arzt... soll zufrieden sein, wenn er die unmittelbaren Ursachen der Wirkungen und Erscheinungen findet.» (Ebd. S. 24) Er soll sich also auf das praktisch nützlich Erscheinende beschränken, nicht die Ursachenkette des Geschehens bis ins Unendliche verfolgen, sonst gerät man in das Gebiet philosophischer Spekulation.

Bewegung ist für Hoffmann jenes Prinzip. «So wie Entstehung, Erhaltung, Wachstum oder auch Zerstörung, Verderbnis, Verminderung oder Wiederherstellung keines Körpers, und vor allem auch des menschlichen nicht, ohne Bewegung erfolgen kann, so können auch Leben, Gesundheit, Entstehung und Heilung von Krankheiten und auch der Tod ohne

Bewegung weder sein noch verstanden werden. Daher muß die nächste Ursache all dieser Dinge die Bewegung sein, die das physische und mechanische ebenso wie das medizinische Prinzip ist.» (Ebd. S. 24) Im Universum folgt alles den Naturgesetzen, ist alles bestimmbar nach Zahl, Maß und Zeit. Die Naturgesetze gelten ebenso für den Menschen. Für die Theoriebildung ist es daher erlaubt, sich der Naturwissenschaften zu bedienen, der Physik und insbesondere der Mechanik.

Das Prinzip Bewegung hat nicht Hoffmann als erster entdeckt. Mechanistische Anschauungen sind zu seiner Zeit bereits weit verbreitet. Die Iatrophysiker haben dazu den Weg geebnet, und Hoffmann bekennt sich zu ihnen als Vorbildern. Eines unterscheidet Hoffmann aber von ihnen. Sie haben nur das Prinzip aufgestellt und einzelne Vorgänge im Körper erklärt und berechnet, ohne besonders auf die ärztliche Praxis Bezug zu nehmen. Hoffmann aber sieht vor allem den möglichen Nutzen für die Praxis. Er unternimmt den gewaltigen Versuch, die gesamte Medizin aus dem mechanischen Prinzip herzuleiten, sämtliche Erscheinungen, die am menschlichen Körper in Gesundheit und Krankheit zu beobachten sind, in systematischer Weise nach diesen Grundsätzen zu erklären und konkrete Handlungsanweisungen für den Arzt daraus abzuleiten. Denn die Wahrheit der Theorie kann sich seiner Meinung nach ja nur darin zeigen, daß sie in der Lage ist, wirklich alle Phänomene zu erklären. Man darf sich die *Medicina rationalis systematica* also nicht als eine Art Lehrbuch der Mechanik vorstellen. Das Werk dient in erster Linie als ein gründliches Lehrbuch der Medizin für praktische Ärzte. Es stellt eine Summe des gesamten Wissens dar, das zu Beginn des 18. Jahrhunderts für den praktischen Arzt von Bedeutung ist. Das Bestreben, die ganze Vielfalt der Erscheinungen zu umfassen und zu deuten, um sie als Prüfstein und als Ausgangspunkt für die Theorien benutzen zu können, kommt auch in den zahlreichen, für diese Zeit ziemlich ausführlichen Krankengeschichten zum Ausdruck. Die beobachteten Einzelfakten haben einen besonderen Wert, denn sie sind real, sie besitzen die veritas facti des sinnlich unmittelbar Wahrnehmbaren. Und wenn sie sorgfältig aufgezeichnet wurden, ist der Wert unabhängig davon zu bemessen, welchem System der Beobachter angehörte. So erscheint es Hoffmann sogar legitim, Beobachtungen der verschmähten Galenisten zu benutzen.

Beobachtungen sind die wichtigste Grundlage der Krankheitslehre und der darauf aufbauenden Therapie neben der Kenntnis der Struktur des Körpers und derjenigen Dinge, welche sie verändern können. Die Krankengeschichten sollen so vollständig wie nur irgend möglich sein, keinen Umstand, keine Beobachtung auslassen. Davon ist der größte Fortschritt in der Medizin zu erwarten. «Ich freilich meine, daß die Ärzte, wenn sie ihre Kunst zu einem höheren Grade der Tüchtigkeit emporheben wollen, die ausgezeichneten Astronomen unserer Zeit nachahmen müssen, die durch rechten Vergleich ihrer Beobachtungen, die sie hier und dort zur

Bewegung der Sterne angestellt haben, es erreichten, daß sie deren Lauf und Ort wohl hundert Jahre vorhersagen können. Ich nähre die feste Hoffnung, daß, wenn die Ärzte gewissenhaft alles, was bei Entstehung, Verlauf und Heilung der Krankheiten einzutreten pflegt, aufzeichnen, die Beobachtungen untereinander vergleichen und veröffentlichen, unsere Kunst zu höchster Gewißheit gelangt, nicht nur in der Vorhersage und Vermeidung von Krankheiten, sondern auch in ihrer rechten Heilung und Prognosestellung.» (*Opera omnia* I, S. 148) Die mathematische Methode der Astronomen ist allerdings ein unerreichbares Ideal. Von einer derartigen Beweisführung, von exakten Vergleichen und Berechnungen kann bei Hoffmann kaum die Rede sein. Er begnügt sich meist mit vagen Analogien zu mechanischen Vorgängen, ist zufrieden, wenn er grundsätzlich die Möglichkeit sieht, physikalische Gesetzmäßigkeiten im menschlichen Körper zur Erklärung heranziehen zu können, etwa wenn er feststellt: «Die Struktur des menschlichen Körpers ist vor allem hydraulisch, weil fast sein ganzes Gefüge reich an Gefäßen ist ... Wie in einer hydraulischen Maschine die Flüssigkeiten mit Schub und Druck durch verschiedenartige Röhren gestoßen und zur Bewegung getrieben werden, so besitzt auch unser Körper außer so vielen und unzähligen Gefäßen mannigfacher Art und Größe und den Flüssigkeiten von unterschiedlicher Eigenschaft auch Fasern, die mit Bewegungskraft versehen gewissermaßen Hebel und Antreiber sind, durch deren zusammenziehende und ausdehnende Bewegung die Flüssigkeiten unaufhörlich vorwärtsgetrieben werden.» (Ebd. S. 27) Solcherart allgemeine Vergleiche genügen. Die Medizin hat noch nicht den Zustand der Vollkommenheit erreicht. Hoffmann sieht seine Arbeit nur als einen wichtigen Schritt auf diesem Wege an, stellt im Rückblick auch auf eigene Arbeiten fest, daß der Erkenntnisprozeß noch nicht abgeschlossen ist. Zuallererst ist es notwendig, Fakten zu sammeln. Der Anteil an mechanischen Erklärungen bleibt demzufolge noch vergleichsweise klein im Verhältnis zur Darstellung der rein praktischen Erfahrungen.

Mit dem Prinzip der Bewegung werden mechanische Erklärungsversuche in den Vordergrund gestellt. Aber Hoffmann erkennt durchaus noch andere Vorgänge als bedeutsam an, bis hin zum psychischen Geschehen, das sich einer rein mechanischen Deutung entzieht. Hoffmann sucht bewußt jede Einseitigkeit zu vermeiden, bekennt sich eindeutig zu einer eklektizistischen Haltung, mit der er sich über den Streit der Schulmeinungen stellen will. Bei vielen Krankheiten spielten chemische Faktoren eine Rolle, Säuren oder scharfe Salze etwa, oder gar die galenistischen res non naturales. Aber es sind eben für Hoffmann keine unmittelbaren, sondern nur vorangehende Ursachen, die das Krankheitsgeschehen zwar auslösen können, jedoch nicht direkt für die wesentlichen Symptome verantwortlich sind und deshalb nicht in die Krankheitsdefinition eingehen. Sie wirken alle auf Umwegen, die letztlich in mechanische Vorgänge einmünden, etwa indem durch chemische Einwirkung die Blutkonsistenz verändert und damit auch seine Fließeigenschaften und Bewegungen beeinträchtigt werden; oder es werden durch chemisch ausgelöste Nervenreizungen krampfartige Verengungen der Gefäße hervorgerufen, die den Blutkreislauf behindern. Erst diese mechanischen Veränderungen sind als nächste Ursachen der Krankheiten zu betrachten. Die Störung von Bewegungen ist für Hoffmann das Wesentliche am Krankheitsgeschehen.

In Umkehrung der Definition von Leben und Gesundheit erklärt er: «Krankheit ... ist eine starke Veränderung und Verwirrung der Proportion und Ordnung der Bewegungen in festen und flüssigen Teilen, ... verbunden mit einer bedeutenden Störung der Absonderungen, Ausscheidungen oder anderer Funktionen des belebten Körpers und entweder zu seinem Heil oder zu seinem Untergang tendierend oder zu einer verdorbenen Disposition des Körpers zu anderen Krankheiten.» (Ebd. S. 162) Die wichtigste Bewegung überhaupt ist für Hoffmann der Blutkreislauf. Dieser steht im Mittelpunkt aller seiner Betrachtungen, ist fast schon mit dem Leben gleichzusetzen, denn der dauerhafte Stillstand bedeutet unweigerlich den Tod: «Tod ist die vollständige Zerstörung des Kreislaufes..., eine faulige Verderbnis des Körpers nach sich ziehend.» (Ebd. S. 159) Der Kreislauf ist abhängig von der Aktion des Herzens und der Arterien, von der abwechselnden Anspannung und Erschlaffung, die die elementare Bewegungsform aller festen Teile verkörpern. Der regelrechte Ablauf von Systole und Diastole hat die rechte Menge und Beschaffenheit der bewegten Flüssigkeiten zur Voraussetzung. Ein Zuviel behindert die Kontraktion, ein Zuwenig erlaubt keine ausreichende Ausdehnung.

In den Flüssigkeiten gibt es zum einen progressive Bewegungen, welche vor allem für Absonderungen und Ausscheidungen verantwortlich sind, die man sich als Filtrationsvorgänge vorstellen muß. Daneben existiert eine innere, wirbelförmige Bewegung der Flüssigkeitsteilchen, die durch Reibung für Wärme und für die innige Mischung der Bestandteile sorgt. Die Verlangsamung der Bewegungen begünstigt eine Entmischung, etwa im Falle der Fermentationen, die hauptsächlich innerhalb der Eingeweide der Auflösung der Nahrung dienen, oder bei den Transmutationen, durch welche der Nahrungssaft in Blut oder die Körpersäfte ineinander umgewandelt werden; an falscher Stelle führt sie zu einer Verderbnis des Blutes.

Störungen der natürlichen Bewegungen bestehen entweder in einer Steigerung und Beschleunigung oder in einer Verringerung und Verlangsamung. Von besonderer Bedeutung sind dabei der Spasmus, die krampfartige Zusammenziehung von Fasern, und das Gegenteil, deren übermäßige Erschlaffung, die Atonie. Bei einem allgemeinen Spasmus der Hautoberfläche etwa wird das Blut in großer Menge nach innen in den Körper gedrängt, zu schnell und gewaltsam durch die Gefäße getrieben, was sich als Fieber äußert. Ein Spasmus der harten Hirnhaut und der Nerven führt zu epileptischen Anfällen. An anderen Organen tritt der Spasmus als Husten, Asthmaanfall, Erbrechen oder Kolik in Erscheinung. Sind nervös-membranöse Teile betroffen, so sind Schmerzen die Folge. Je nach Lokalisation bestehen dann Herzschmerzen, Kopfschmerzen, Gicht, rheumatische Beschwerden usw. Vor allem Magen und Darm sind wegen ihres muskel- und nervenreichen Baues zu Spasmen geneigt. Über die Nerven und Gefäße besteht aber auch eine besonders enge konsensuelle Beziehung mit dem übrigen Organismus.

Der menschliche Körper ist ein Mechanismus ähnlich einer Uhr, bei der ein Zahnrad ins andere greift. So sind auch alle Funktionen des Organismus miteinander verschränkt. Die Störung eines Körperteiles, einer Teilfunktion muß immer eine Störung des gesamten Mechanismus nach sich ziehen. Und wegen der besonderen Verhältnisse im Magen-Darm-Trakt sind dessen Störungen von herausragender Bedeutung für die Entstehung zahlreicher Krankheiten. Einerseits hindert ein Spasmus den freien Blutstrom am betroffenen Ort. Es kommt hier zuwenig an, verteilt sich unregelmäßig über den Organismus, indem es an anderer Stelle sich anhäuft, Kongestionen erzeugt. Dort kann es dann durch Überdehnung und Platzen von Gefäßen zu Blutungen kommen. Wenn dicke Flüssigkeiten in enge Kanäle gepreßt werden, entstehen Entzündungen, in porösen und gefäßreichen Teilen bilden sich Tumoren, in häutig-sehnigen Teilen werden durch die Ausdehnung Schmerzen erzeugt. Die Kongestion kann aber auch einen Stillstand des Blutes bedeuten. Die wäßrigen Anteile des Blutes scheiden sich und erscheinen etwa als Kartarrhe. Der dickere Teil kann verklumpen, die Gefäße verstopfen, sich in Eiter oder in erodierende, salzige, scharfe Flüssigkeiten verwandeln, die je nach Lokalisation wieder zu weiteren Krankheitserscheinungen führen, etwa durch chemische Reizungen von Nerven.

Auch die Atonie, die Erschlaffung, stört und behindert, verlangsamt den Blutstrom. Eine allgemeine Atonie bedeutet Schwäche, kann Bewußtlosigkeit bewirken und begünstigt chronische Erkrankungen. Lokal kommt es zu Stagnationen, Obstruktionen von Gefäßen, Infarkten. Durch Atonie entstehen an der Gebärmutter Tumoren, ebenso an den Nieren, daneben Entzündungen oder auch Steine; an der Lunge ist etwa Tuberkulose das Ergebnis. Das stockende Blut verdirbt ebenso wie beim durch Spasmus hervorgerufenen Stillstand mit all den bereits geschilderten Folgen. Die durch den Stillstand sich bildenden scharfen Säfte und Schmerzen können wieder Spasmen auslösen, die ihrerseits in Atonie übergehen durch die Schwächung, die der anstrengende Krampf einem Organ zufügt. Durch Krampf oder Kongestion geschwächte Teile sind besonders krankheitsanfällig, weil sie leicht übermäßig Säfteflüsse aufnehmen, womit sich die Rezidivneigung in vielen Fällen erklärt.

Aber nicht alle Bewegungen im Körper, die vom Normalzustand abweichen, müssen schädlich sein. Denn die Natur bzw. der Mechanismus des Körpers bedient sich der zu beobachtenden Bewegungen vielfach, um die Krankheitsursache zu beseitigen. So kann das Fieber und der dabei auftretende allgemeine Spasmus durchaus nützlich sein. Das Blut wird ins Zentrum des Körpers getrieben, zum Herzen hin, der Puls beschleunigt sich, das Blut wird schneller und mit größerer Gewalt bewegt, strömt kräftig gegen erkrankte Teile an, wodurch festhängende Materie ausgewaschen werden kann, Verstopfungen werden in den Gefäßen beseitigt und damit die Voraussetzungen für eine bessere Durchblutung geschaffen.

Die Natur gilt Hoffmann als die beste Heilerin aller Krankheiten. Man sollte daher ihre Bemühungen nicht stören, sondern ihr eher folgen, sie nachahmen, ihr helfen, wo sie nicht genügt oder gehindert wird, sie gegebenenfalls zur Ordnung zurückführen, wenn sie nicht das rechte Maß einhält und schädliche Bewegungen hervorbringt. Das heißt beim Fieber in der Regel, daß man die Blutbewegung eher zu beschleunigen sucht, daß man zur Blutentziehung greift, wenn die Blutfülle die Gefäße zu sehr ausdehnt und die Bewegung behindert, daß man wäßrige Mittel gibt, die das Blut verdünnen, wenn das Blut zu dick ist, daß man übermäßige Hitze abkühlt, weil diese zuviel dünnes Serum verbraucht und deshalb zu einer Eindickung führt. Bei Hautausschlägen, die den Versuch darstellen, krankhafte scharfe Materie durch die Haut auszuscheiden, kann man versuchen, die Schärfe zu mildern, wird man zu gegebener Zeit die kritische Ausscheidung der gekochten Materie durch schweißtreibende Mittel unterstützen, aber keinesfalls etwa Brech- oder Abführmittel anwenden, welche die Materie auf einen nicht naturgemäßen Weg leiten, der nicht zu ihrer Ausscheidung geeignet ist.

Immer ist die Ordnung, die Reihenfolge und der Zeitplan der Natur zu beachten. Niemals darf man gewaltsam eingreifen. Eine Veränderung wird man lieber ganz allmählich und in kleinen Schritten anstreben. Darum sind auch stark wirkende Entleerungsmittel abzulehnen, vor allem bei Schwäche, wo es eher gilt, den Körper zu stärken. Milde wirkende Medikamente sind unbedingt vorzuziehen. Und man soll sich auf wenige, einfache Arzneien, deren Wirkung man genau kennt, beschränken und dabei solche vorziehen, die mehreren Indikationen gleichzeitig genügen. Kompliziert zusammengesetzte Medikamente lehnt Hoffmann ab. Er rückt sie in die Nähe des Betruges unter Hinweis auf Plinius, der den Import ausländischer Arzneien beklagte. Weitaus besser freilich als Medikamente – und dazu noch kostenlos, wie Hoffmann betont – sind die res non naturales: Essen und Trinken, Ruhe und Bewegung, Schlafen und Wachen, Luft, Gemütsbewegungen, Ausscheidungen und Zurückhaltungen. Ihr falscher Gebrauch ist der erste Grund und der Ursprung der meisten Krankheiten; ebenso ist aber auch nichts besser geeignet, Krankheiten abzuwehren und zu besiegen: «Die meisten, besonders die Gemeinen, die Bauern und diejenigen, die eine einfache und volkstümliche Lebensweise genießen und auch eine ruhigere, von der Unmäßigkeit der Affekte freie Gemütsart besitzen, werden von akuten und sogar schwereren, pestilentialischen und bösartigen Fiebern auch ohne jedes Medikament und ohne einzige kunstgemäße Hilfe des Arztes, allein durch Enthaltsamkeit, Ruhe und jedwede Vermeidung zu starker Abkühlung sicherer und glücklicher von selbst befreit durch die Stärke und Kräfte allein der Natur, durch die sie viel Energie besitzen. Sie genesen gefahrloser, glücklicher und gewisser als viele andere, Reiche auch und Magnaten, die sich der berühmtesten Ärzte und deren teurer Geheimmittel bedienen. Das ist so augenscheinlich und bekannt, daß es ganz und gar keines Beweises bedarf.» (Ebd. S. 405)

Diätetik im weitesten Sinne ist also das Mittel erster Wahl, die Kenntnis der gesunden Lebensführung der «nützlichste aller Teile der Medizin». (Ebd. S. 99) Der Mensch neigt beispielsweise dazu, mehr aufzunehmen, als er ausscheidet, was leicht zu einer Überproduktion an Säften führen kann. Zwar ist die Blutfülle niemals unmittelbare Krankheitsursache, aber sie kann schädliche Bewegungsstörungen begünstigen. Also muß das Zuviel an Blut ausgeschieden werden. Natürlicherweise geschieht dies bei Frauen durch die Menstruation, bei Männern durch Hämorrhoidalblutungen. Für den Arzt bietet sich die Blutentziehung durch Aderlaß, Schröpfen oder Blutegel bei Krankheiten, bei denen die Blutfülle eine wesentliche Rolle spielt, als therapeutische Maßnahme an. Aber: «Es ist nicht immer in der Macht des Arztes gelegen, Krankheiten zu beseitigen und die Kranken zu heilen; sie aber durch weisen Rat abzuwenden und den Körper gesund und unbefleckt zu erhalten, ist gewiß eher in seiner Macht gelegen.» (Ebd. S. 99)

Der Vorbeugung kommt folglich ein höherer Rang im ärztlichen Handeln zu als der Therapie. Zwar kann etwa die künstliche Blutentziehung auch prophylaktisch eingesetzt werden, aber sie ist doch ein stark eingreifendes Mittel, das nicht ohne Not verwendet werden sollte. Besser ist es, durch mäßige Lebensweise die Blutfülle von vornherein zu vermeiden: «Es gibt keinen wirksameren Schutz zur Verlängerung des Lebens und zur Bewahrung der Gesundheit als eine gemäßigte und der Natur eines jeden Körpers angemessene Lebensweise... jedes Zuviel ist der Natur feindlich.» (Ebd. S. 144) Das gilt insbesondere für die Nahrungsaufnahme. Hoffmann schließt sich ganz dem Sprichwort an, «daß der Vielfraß mehr aufreibe, als das Schwerd, und daß sich viele zu Tode gefressen». (Ebd. S. 114) Das Überangebot führt zu einer Säftefülle, überdehnt die Fasern, die Gefäße, verlangsamt den Blutstrom. Außerdem ist meist die Verdauung schlecht, weil vor Gier nicht genügend gekaut wird. Rohe Säfte und Blähungen entstehen in Magen und Darm und stören über die konsensuellen Beziehungen die Bewegungen des ganzen Körpers.

So wie Überernährung schädlich sein kann, so weicht auch großer Hunger vom rechten Mittelmaß ab und schwächt den Körper. Es muß also auch das Fasten, von dem es mehrere Abstufungen gibt, individuell an die Verhältnisse angepaßt werden. Auch die Art der Nahrung muß wohl bedacht werden. Gemieden werden soll, was zu salzig, scharf, sauer, hart usw. ist. Umgekehrt ist Nahrung vorzuziehen, die günstig zusammengesetzt ist, dem Körper Kraft für die Bewegungen verleiht. Denn die festen, bewegenden Teile bedürfen eines Antriebes. Die Seele ist für Hoffmann nur ein Name, unter welchem man sich nichts vorstellen kann, ist nicht Ursache der Bewegung. Die Beobachtung, daß die Bewegungskraft nachläßt, wenn Arterien oder Nerven unterbunden werden, zeige vielmehr, daß man nach einer materiellen Ursache suchen müsse. Alle Bewegungsorgane leihen sich Bewegung, Kraft, Tonus, Kontraktilität und Elastizität von feinsten Flüssigkeiten, die in Hirn, Nerven und Blut zu finden sind: «Des gemäßigten Blutes reinster und feinster ätherischer und elastischer Teil ist jenes treibende und bewegende Prinzip unseres Körpers, dessen Ursprung und Bildung hauptsächlich in dem reineren und feineren Teil der Luft und der Nahrung zu suchen ist.» (Ebd. S. 156) Der Äther wirkt über die Lungen zwar auch auf das Blut ein, woraus sich die Forderung nach ätherreicher, reiner Luft ergibt. Seine Aufnahme in den Körper geschieht jedoch nur mit der Nahrung. Bei deren Auswahl sind ebenso wie bei der Gabe von Medikamenten Umstände wie Jahreszeit, Alter, Geschlecht usw. zu berücksichtigen. Ähnliche Überlegungen gelten für die geeigneten Getränke, die Ausscheidungen des Körpers, die Bedeutung des Schlafes.

Das wichtigste aber ist Hoffmann die körperliche Bewegung. Sie beseitigt am besten überflüssige und schädliche Säfte durch Schweiß und unmerkliche Verdunstung, die mehr entleert als alle übrigen Arten der Ausscheidungen. Durch Bewegung, durch körperliche Arbeit, wird der Blutumlauf verstärkt und beschleunigt. Das Blut wird durch Reibung verdünnt, Verschmutzungen werden aus den Säften ausgewaschen, Körper und Seele gekräftigt. Menschen, die körperlich arbeiten, bleiben von vielen Krankheiten, insbesondere chronischen, verschont. Schädlich ist eine rein sitzende Lebensweise. «Bewegung übertrifft die Kräfte der anderen Heilmittel... bei weitem. Bewegung bildet fürwahr eine universelle Medizin, und es gibt kein hervorragenderes Mittel in der Welt als dieses, von dem eine solche Fülle außerordentlicher Wohltaten für den menschlichen Körper ausgeht.» (Ebd. S. 121)

III. Wirkung

Hoffmanns System beeindruckt und überzeugt durch seine Klarheit und Geschlossenheit, und der immer gegenwärtige Praxisbezug eröffnet dem Arzt einen raschen Zugang. Die Wirkung auf die Zeitgenossen konnte nicht ausbleiben. Hoffmann gehört zu den meistgelesenen und meistzitierten medizinischen Autoren des 18. Jahrhunderts. Zahlreiche Ausgaben seiner Werke sind im In- und Ausland erschienen, dazu so manche fremdsprachliche Übersetzung. Von Hoffmann sind sicher nicht allein die nach ihm benannten und auch heute noch selbst in Laienkreisen allgemein bekannten Hoffmannstropfen geblieben, die freilich nur noch wenig mit dem Original zu tun haben.[5] Hoffmanns Nachwirken ist jedoch kaum befriedigend zu erfassen, solange sein Werk, das noch zu sehr im Schatten Boerhaaves gesehen wird, nicht gründlicher erforscht und besser gegen die konkurrierenden Systeme seiner Zeit abgegrenzt ist. Die Notwendigkeit einer näheren Beschäftigung mit Hoffmann wird deutlich erkennbar, wenn man sieht, daß etwa Conradi nach 1811 die *Medicina rationalis systematica* als Standardwerk der Pathologie und Therapie nennt, sie als «vorzüglich» und «noch immer ungemein schätzbar»[6] lobt und meint: «Von Fr. Hoffmann's Ansichten... sind die neueren dynamischen Systeme, als das Cullensche, Brownische und die Erregungstheorie nur Modifikationen, dagegen Fr. Hoffmann in der Therapie weniger einseitig als die Neueren, vielmehr sehr musterhaft war.»[7]

Richard Toellner

HERMANN BOERHAAVE
(1668–1738)

> Simplex veri sigillum
> (*Boerhaaves Wahlspruch*)

Unter den vielen großen und berühmten Ärzten des 18. Jahrhunderts, das sich selbst als das Jahrhundert der Aufklärung bezeichnete, war Hermann Boerhaave unzweifelhaft der bedeutendste und wirkmächtigste. Er allein machte die Medizinische Fakultät der Universität Leiden von 1701 bis 1738 zum Mekka für alle Adepten der Heilkunst. Auf dem Höhepunkt seines Wirkens haben zweitausend Studenten seine medizinischen, botanischen und chemischen Vorlesungen gehört und den von ihm zu seiner ersten Blüte gebrachten Unterricht am Krankenbett im St. Caeciliagasthuis genossen. Mit dieser Frequenz Studierender lag Leiden doppelt bis dreifach so hoch wie die berühmtesten Fakultäten der Zeit. Aus ganz Europa strömten die Studenten nach Leiden, 690 allein aus englischsprachigen Ländern, 600 aus deutschsprachigen Ländern, und selbst aus dem vorderen Orient und dem fernen Amerika kamen sie, um bei Boerhaave zu lernen. Er verkörperte die Leidener Medizin, nicht weil er drei von fünf Lehrstühlen innehatte, sondern weil er das unumstrittene Haupt einer Schule war, die die europäische Medizin im Zeitalter der Aufklärung bis ans Ende des 18. Jahrhunderts beherrschte. An vielen Höfen und Universitäten Europas, von Uppsala bis Palermo, von Moskau bis Edinburgh bekleideten Boerhaave-Schüler führende Stellungen, weil sie Schüler des großen Boerhaave waren. Für die medizinische Fakultät der Universität Leiden jedoch ging sofort nach Boerhaaves Tod eine Glanzperiode zu Ende, in der sein Wirken der Schluß- und Höhepunkt gewesen war.

I. Zeitgeschichtlicher Hintergrund

Welche überragende Bedeutung die Leidener medizinische Fakultät schon im 17. Jahrhundert in Europa für die europäische Medizin spielte, ist oft skizziert worden (Sigerist, Diepgen, Ackerknecht, Rothschuh).[1] Mit Heurne, Vorst, Drelincourt, Craanen und de la Boe (Sylvius) wurde Leiden von den norditalienischen Universitäten zur führenden medizinischen Fakultät in Europa und zum bevorzugten Studienort für deutsche

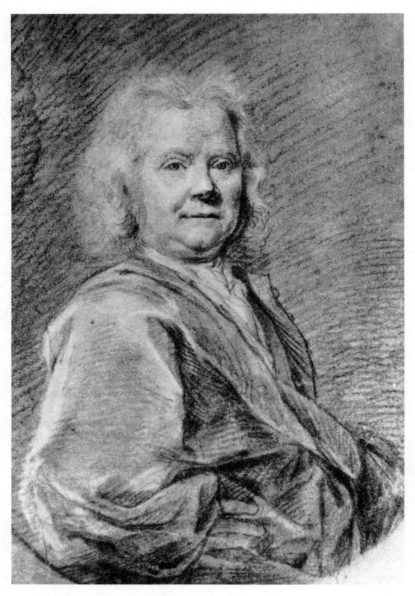
Hermann Boerhaave (1668–1738)

Ärzte und Studenten, die nach höherer wissenschaftlicher Ausbildung strebten.

1575, mitten in den Wirren und Nöten des Abwehrkampfes gegen die spanische Hegemonie, gegründet und nach dem Stiftungswillen und dem europäischen Vorbild der Zeit auf Provinz und Konfession beschränkt, ergreift die Universität Leiden die Chance der Stunde Null, d. h. die Freiheit von der zähen Macht etablierter institutioneller, sozialer und geistiger Traditionen und steigt innerhalb eines halben Jahrhunderts zu einer führenden Universität in Europa auf. Wer nach den historischen Bedingungen für die Möglichkeit eines solchen Aufstieges fragt, wird auf die gleichen Faktoren stoßen, die aus fast vergessenen Provinzen im äußersten Nordwesten des Reiches innerhalb von hundert Jahren die größte See- und Handelsmacht der Welt entstehen ließen. Als die Vereinigten Niederländischen Republiken 1648 im Westfälischen Frieden zu Münster ihre staatliche Unabhängigkeit verbrieft bekommen, welch einen Kontrast zu Deutschland stellen sie dar! Nach einem blutigen, das Land verwüstenden Krieg von achtzig Jahren sind die Niederlande stark, lebendig, erfolgreich, mächtig, reich. Obwohl mit Flandern und Brabant die Zentren alter niederländischer Kultur verloren sind, blüht die Wissenschaft und Kunst. Fünf Universitäten sind entstanden, wo vorher gar keine waren. Die niederländische Architektur, die niederländische Malerei bringt ihre großen, unvergänglichen und unvergleichbaren Meisterwerke hervor. Die Niederlande stehen im Zenit ihrer aetas aurea, ihres goldenen Zeitalters, und sie haben noch die Kraft, sich im Laufe des 17. Jahrhunderts in drei Kriegen gegenüber dem rivalisierenden England und in drei weiteren Kriegen gegenüber der neuen Hegemonialmacht Frankreich zu behaupten.

Sehen wir dagegen auf Deutschland, so finden wir es nach dreißig Jahren Krieg erschöpft, ausgeblutet, entvölkert, entmachtet und arm. Besiegelt ist mit dem Frieden von Münster und Osnabrück der endgültige Niedergang der Wirtschaftsmacht der oberdeutschen Reichsstädte und der Hanse. Besiegelt und vorprogrammiert ist die endgültige Auflösung, die Ohnmacht des Heiligen Römischen Reiches deutscher Nation. Besiegelt ist die konfessionelle und geistige Spaltung. Wenn es auch übertrieben ist zu sagen, daß in der Mitte Europas ein politisches, ökonomisches und kulturelles Vakuum entsteht, so stimmt das Bild doch im Verhältnis zu den Niederlanden. Weil Währung und Waren, Macht und Reichtum nicht frei konvertierbar sind, sondern von denen, die sie besitzen, festgehalten werden, hatten bei dieser Lage diejenigen Güter, die frei sind und durch Grenzen nicht aufgehalten werden können, die größte Chance, ausgetauscht zu werden: geistige Güter.

Das Höchstmaß an geistiger Freiheit, das im 17. Jahrhundert denkbar war, ist der tiefste Grund dafür, daß die Niederlande durch die Mittlerstellung, die sie innerhalb der europäischen Kulturen und Nationen ausübten, zur geistigen Vormacht Europas werden konnten. Um es mit

Huizinga zu sagen: «Hier haben sich die Leute, die Bücher und die Ideen aus verschiedenen Ländern in einem geistigen Austausch zusammengefunden, wie er anderswo in diesem Zeitalter nicht verwirklicht war.»[2]

Jene berühmte Toleranz, die sich nicht der Gleichgültigkeit und Beliebigkeit verdankte, sondern das höchst prekär ausbalancierte und in immer neuen Kämpfen erreichte Gleichgewicht war zwischen den Extremen eines unerbittlich kämpferischen Calvinismus und eines erasmianisch-eirenischen Humanismus, diese Toleranz machte die Freiheit möglich und das Leben in den freien Niederlanden so erstrebenswert.

Wo der französische Landedelmann und Jesuitenzögling, der Sieur de Perron, René Descartes, wo der portugiesische Jude und Linsenschleifer Baruch Spinoza frei leben, frei denken und frei publizieren konnten, da waren die historischen Bedingungen für die intensive Entfaltung der neuen Wissenschaft gegeben. In Politik und Wirtschaft, in Kunst und Kultur, in Wissenschaft und Technik werden die Niederlande zum Mikrokosmos, zur Vorhut der modernen Welt.

Die immense Bedeutung, die die Cartesische Metaphysik des Rationalismus für das Entstehen der neuzeitlichen Wissenschaft gehabt hat, ist allgemein bekannt, und ihre Wirkung auf die Medizin und Biologie der Neuzeit kann schwerlich unterschätzt werden. Seit Descartes 1637 in seinem «Discours de la Méthode» – in Holland geschrieben und veröffentlicht – die Blutkreislauflehre William Harveys begierig und als einer der ersten aufgriff zur empirischen Stütze dessen, was später die «Maschinentheorie des Lebendigen» hieß, ist das Entstehen der neuzeitlichen Physiologie und damit der neuzeitlichen Biologie und Medizin untrennbar mit der Geschichte des Cartesianismus verknüpft.

In der Auseinandersetzung mit der Philosophie, Physik und Physiologie des Descartes ist seine Gastheimat Holland zum Zentrum frühneuzeitlicher Medizin und zum Vermittlungsort von süd-, west- und mitteleuropäischer Wissenschaft geworden. An niederländischen Universitäten wurde die Paduaner Anatomie, die Galileische Physik, die Baconsche Wissenschaftslehre, die Blutkreislauflehre des Harvey mit der neuen Philosophie des Descartes vermittelt in der Auseinandersetzung mit den überlieferten aristotelisch-galenischen und chemisch-paracelsischen Traditionen. Das Ergebnis dieser Auseinandersetzung in der zweiten Hälfte des 17. Jahrhunderts ist jene Medizin, die in Herman Boerhaave ihren Vollender findet. Als solcher, als Vollender der niederländischen Medizin des 17. Jahrhunderts, wird er «der große Lehrmeister der modernen Medizin Europas im 18. Jahrhundert».[3] Wenn Frans de la Boe (Sylvius) «totius Europae Apollo et oraculum» genannt worden war,[4] muß man die Phraseologie des humanistischen Lobgedichtes in Rechnung stellen. Wenn Haller Boerhaave «communis Europae sub initio huius saeculi praeceptor» nennt,[5] ist das die nüchterne Beschreibung einer unbestreitbaren Wirklichkeit.

Boerhaaves wenige Werke und mehr noch die zumeist unautorisierten Vorlesungsmitschriften seiner Studenten erschienen in vielen Auflagen lateinisch und in allen europäischen Literatursprachen der Zeit, Teile davon sogar ins Türkische, Arabische und Japanische übersetzt. Weit über die Welt der Gelehrten hinaus, bei den Mächtigen und den Gebildeten seiner Zeit galt Boerhaaves Name als Inbegriff einer modernen, zukunftsweisenden Medizin schlechthin; entsprechend groß war sein Ansehen, weltweit sein Ruhm. Kein Wunder, daß sich an seine Gestalt ungezählte Legenden geheftet haben und seine Popularität in seinem Vaterlande bis heute lebendig ist. Wenn holländischen Kindern der Sinn nach Leckereien steht, dann begehren sie nicht Mozartkugeln, sondern «Boerhaave'se Klontjes». Auf Dauer ist in seiner Heimat kein Arzt vor oder nach ihm volkstümlicher gewesen als Herman Boerhaave.

II. Der Ruhm

Daß er den Börhafen fleißig studirt.
(Friedrich II. von Preußen, der Große)

Als Marcus Herz von 1776 an in seinem Berliner Haus, das freilich nur durch den Salon seiner schönen und geistvollen Frau Henriette im historischen Bewußtsein des deutschen Bildungsbürgertums erhalten geblieben ist, Vorlesungen über Gegenstände der Naturwissenschaft und Medizin vor einem illustren Zuhörerkreis hielt, dem unter anderen auch die Gebrüder Humboldt, der Minister von Zedlitz und Mitglieder des preußischen Königshauses angehörten, konnte er in dem Überblick über die Geschichte der Medizin, den er seiner Einführung in die medizinischen Wissenschaften voranstellte, ohne mit Widerspruch rechnen zu müssen, sein eignes, das 18. Jahrhundert, als das «goldene» der Medizin bezeichnen, und er brauchte zur Begründung nur zwei Namen zu nennen: «Das achtzehnte Jahrhundert ist das eigentliche güldene der Kunst. Es hat Boerhaave und Haller hervorgebracht.»[6] Denn Boerhaave und sein Schüler Haller waren der Aufklärung zum Begriff für die Erneuerung der Medizin aus dem Geist moderner Erfahrungswissenschaft geworden, zum Begriff für ihre endgültige Wiederherstellung nach Verfall und Entartung in Mittelalter und früher Neuzeit. Der Leiter des jüdischen Krankenhauses zu Berlin, der in Halle und Königsberg zum Arzt ausgebildet, unter dem Katheder von Kant zu dessen Gesprächspartner geworden war und mit Moses Mendelssohn in täglichem und engem Austausch stand, sprach in seiner Überzeugung zugleich das Epochenbewußtsein aus. Ein Menschenalter später erinnerte sich ein unverdächtiger Kronzeuge jener Zeit, der mit leichter Feder die Stimmungen und Anschauungen seiner Umgebung einzufangen und ins Allgemeine zu wenden wußte: «Die Epoche, in der wir lebten, kann man die fordernde nennen: denn man machte, an sich und andere, Forderungen auf das, was noch kein Mensch geleistet hatte. Es war nämlich vorzüglichen, denkenden und fühlenden Geistern ein Licht aufgegangen, daß die unmittelbare originelle Ansicht der Natur und ein darauf gegründetes Handeln das Beste sei, was der Mensch sich wünschen könne, und nicht einmal schwer zu erlangen. Erfahrung war also abermals das allgemeine Losungswort, und jedermann tat die Augen auf, so gut er konnte; eigentlich aber waren es die Ärzte, die am meisten Ursache hatten, darauf zu dringen, und Gelegenheit, sich darnach umzutun ... Der Verstand mischte sich indessen auch in die Sache, alles sollte auf klare Begriffe gebracht und in logischer Form dargelegt werden, damit jedes Vorurteil beseitigt und aller Aberglaube zerstört werde. Weil nun wirklich einige außerordentliche Menschen, wie Boerhaave und Haller, das Unglaubliche geleistet, so schien man sich berechtigt, von ihren Schülern und Nachkömmlingen noch mehr zu fordern.» So bestätigte Goethe in «Dichtung und Wahrheit» (15. Buch) das Urteil des Marcus Herz. Eine auf Erfahrung und Vernunft gegründete Medizin wurde gefordert und das «Unglaubliche» durch Boerhaave und Haller geleistet.

Boerhaave bleibt bis zum Ende des Jahrhunderts unvergessen. Der «Classe gebildeter Leser und Leserinnen», die ihre «Geistesbedürfnisse» befriedigen wollten, wird Boerhaave 1796, in der 1. Auflage des von Friedrich Arnold Brockhaus erworbenen «Conversationslexikons» ausführlich vorgestellt, freilich charakteristisch anders als bei Herz und Goethe. Ein Teil Information, fünf Teile legendäre Ruhmesgeschichte: «Hermann Boerhaave (sprich Burhave), geb. 1668 zu Voorhut unweit Leiden, gest. 1738. Er war Professor der Medizin und der Chemie zu Leiden. Der Ruhm, welchen er sich durch seine alles umfassenden, gründlichen Kenntnisse erworben, verbreitete sich nicht nur durch ganz Europa, sondern sogar bis nach China, von wannen er einst einen Brief unter der Adresse: ‹an Herrn Boerhaave in Europa› richtig erhielt. Seine große Wissenschaft brachte nicht nur ihm, sondern auch der Stadt Leiden vielen Reichthum zuwege. Oft kamen 200 Engländer nach Leiden, welche seinetwegen ihr Geld verzehrten. Sein Vorzimmer war beständig mit Fremden angefüllt, die in der Ordnung vor ihn gelassen wurden, wie sie angekommen waren. Oft mußte man 2 bis 3 Stunden warten, wie solches selbst dem Czaar, Peter dem Großen, bei ihm widerfuhr. Er war geitzig, und ließ sich gut bezahlen, doch schonte er die Armen. Seine Liebe zum Gelde machte ihn auch noch für eine gute Einnahme nach seinem Tode vorsorglich. Man fand in seiner hinterlassenen Bibliothek einen großen Folianten, den man für eine Sammlung noch ungedruckter Schriften von ihm hielt, und wo man glaubte, die tiefsten Geheimnisse der Arzneikunst zu finden. Der Foliant wurde um 10000 Gulden verkauft; und nach seiner Eröffnung fand man nichts in demselben, als auf der ersten Seite: ‹Halte den Kopf kalt, den Bauch offen, die Füße warm; so kannst du der Aerzte spotten.› In seinen Sitten war er – ein Holländer – ohne Complimente – wenig höflich, und in seinem Äußerlichen mehr einem Bauer als einem reichen Gelehrten ähnlich. Er fühlte übrigens seine wissenschaftliche Größe, öfters sagte er in seinem Collegium ‹Aber wer hat hierüber geschrieben? Niemand! Man schlage also Hermann Boerhaave, da und da nach.› Unter seinen Schriften haben sich seine Aphorismen von Kenntniß und Heilung der Krankheiten, und seine Grundsätze der Chemie besonders ausgezeichnet.»

Obwohl man zu Ende des 18. Jahrhunderts dem großen Arzt noch ganz nah war, seine Wirkung in der Medizin der Zeit noch überall präsent ist, interessiert nicht die Leistung in der Wissenschaft, wohl aber ihr privater und öffentlicher Nutzen und vor allem der Ruhm. Der große Gelehrte, dessen Ruhm die Welt umläuft, ist ein Mensch: geizig, grob, pfiffig; ein Bauer, vor dem es gleichwohl kein Ansehen der Person gibt. Die Anekdote vom brav wartenden Zar ist nichts anderes als ein Nachklang jener Apotheosen auf den großen Gelehrten, in denen die Aufklärung den Rang und die Macht der neuen Wissenschaft mehr feiert als den großen Namen. Nicht das historische Faktum ist von Interesse, sondern seine Bedeutung. Zar Peter hat 1715 in der Tat Boerhaave in Leiden aufgesucht und sich von 5.00 Uhr bis 7.00 Uhr in der Morgenfrühe mit ihm allein unterhalten, sich dabei den botanischen Garten, das chemische Laboratorium und Klinik zeigen lassen, bevor er die in der Aula wartende Professorenschaft der Universität gnädigst beehrte. Daß hohe Standespersonen auf Boerhaave warteten, ein unerhörter Vorgang, ist jedoch mehrfach bezeugt. So notiert der Studiosus Haller unter dem 9. August 1725 in seinem Tagebuch: «Ich habe selbst den Hn. Fénélon (Gabriel Jacques des Salignac Marquise de Fénélon), Botschafter (Frankreichs) im Haage ihn besuchen und auf den Außgang seiner zwey Lehrstunden warten gesehen.»[7] Der Zar kommt zum einfachen Gelehrten, der Vertreter der Weltmacht Frankreichs unterwirft sich dem schlichten Arzt, der berühmt ist, weil er der neuen, auf Erfahrung und Vernunft gegründeten Wissenschaft in der Medizin zum Durchbruch verhalf. Diese neue Wissenschaft wird anerkannt in der Person ihres Vertreters. Das ist der Sinn der aufgeklärten Glorifizierung des Gelehrten. Weil Wissenschaft die Welt bewegt, steht der Wissenschaftler gleichrangig neben dem Herrscher und Staatsmann, der Bürger neben der Standesperson. Das Privileg aus Leistung tritt neben das Privileg der Geburt. Die Verherrlichung des Gelehrten war dem Wesen der neuen Wissenschaft fremd, ja eigentlich entgegengesetzt. Sie hatte sich ja gerade erst, nach eigenem Verständnis, aus den Fesseln der Autoritätsgläubigkeit befreit, wollte nicht mehr nach dem Ansehen der Person, sondern nach dem in der Sache, in Vernunft und Erfahrung gegründeten Urteil verfahren. Ihr Stil war nüchtern, kritisch, sachbezogen. In einer hierarchisch, in personalen Bezügen denkenden Zeit jedoch, in einer feudalistischen Gesellschaft, konnte sie gar nicht anders als in personalen Kategorien reden, wenn sie sich Aufmerksamkeit und Achtung verschaffen, wenn sie ihren Herrschaftsanspruch anmelden wollte.

Das späte 19. Jahrhundert kannte noch Boerhaaves legendären Ruhm, aber verstand ihn nicht mehr. Der ebenso gelehrte wie eloquente Charles Daremberg mokiert sich in seiner höchst einflußreichen ‹Histoire des Sciences Médicales (Band 2, S. 889f., 1870): «Ich muß Sie nicht daran erinnern, meine Herren, mit wieviel Ehrungen, mit welcher Hochachtung und welchem Respekt Boerhaave Zeit seines Lebens umgeben gewesen ist. Sie alle wissen, daß der Zustrom der Studenten nach Leiden derart groß war, daß man die Wälle der Stadt schleifen mußte, um dort Häuser bauen zu können. Sie haben gleichfalls gelesen, daß man von allen Enden der Welt einfach schrieb: ‹An Herrn Boerhaave in Europa.› Zum Schluß sind Ihnen die außerordentlichen Lobreden nicht unbekannt, mit denen man diesen berühmten Mann nach seinem Tode überschüttet hat. Gott behüte, daß ich hier seine Manen aufstörte oder einen falschen Ton in das Lobeskonzert brächte, dessen Nachhall uns noch in den Ohren dröhnt. Dennoch kann ich mir, ich gestehe es offen, diese allgemeine Begeisterung für Boerhaaves Schriften nicht erklären, nicht einmal für die Werke, die als klassisch gelten: die Institutiones Medicae (1708) und die Aphorismen (1709). Es muß sich wohl so verhalten, daß Boerhaave seine außerordentliche Berühmtheit durch seinen edlen Charakter erlangt hat, durch die Einfachheit seiner Lebensführung, durch seine Uneigennützigkeit, durch seine Tugenden, durch sein Pflichtbewußtsein, durch seine außerordentliche Gelehrsamkeit, durch die Eleganz und Klarheit seines Unterrichts und ohne Zweifel auch durch den Erfolg seiner Praxis, was immer auch die ungerechte Kritik der Schule des Bordeu dagegen vorgetragen hat. In den Aphorismen und Institutionen findet sich weder Tiefe noch irgend etwas, das das normale Maß des gesunden Menschenverstandes übersteigt, sie sind weder der Form nach neu, noch in ihrer Lehre sublim oder innovativ. Mir scheint sogar der Kommentar seines Schülers Van Swieten (zu den Aphorismen) sehr viel besser geraten zu sein als der Text des Meisters. Liest man Van Swieten, fühlte man sich, besonders als praktischer Arzt, besser unterrichtet als durch Boerhaave. Die ersten fünf Teile der Aphorismen des Hippokrates haben weit mehr Größe, zeugen von einer gründlicheren Reflexion und einem erhabeneren Geist.»[8]

Der »niederländische Hippokrates» steht weit hinter dem wahren Hippokrates zurück. Sein Werk ist belanglos. Keine neue Form, kein neuer Inhalt, keine herausragende Leistung, keine Entdeckung oder Erfindung, die auf dem Wege des Erkenntnisfortschritts Gewicht hätten. So spricht der Wissenschaftspositivismus des 19. Jahrhunderts und die ihm angepaßte Medizingeschichte. Eine Historiographie aber, die nur an den «positiven Fakten» der Wissenschaftsentwicklung und an den «bleibenden» Ergebnissen von Wissenschaft interessiert ist, reduziert sich selbst auf eine bloße Vorgeschichte des heute Geltenden, verurteilt sich zur Bedeutungslosigkeit und begibt sich der Chance, bleibende Einsichten zu gewinnen. Nur wer nach den historischen Bedingungen für die Möglichkeit wissenschaftlichen Erkennens, Denkens und Handelns fragt, wird die Vergangenheit verstehen und Einsichten gewinnen, die für die gegenwärtige Situation fruchtbar gemacht werden können. Bedeutsam ist also die Frage nach der historischen Situation, in die Boerhaave eingebunden war, die Frage nach seinem Welt- und Selbstbild, das die Bedingungen für die Möglichkeiten und Grenzen seines wissenschaftlichen Erkennens, seiner medizinischen Lehre und seines ärztlichen Handelns enthielt. Was aber erklärt Boerhaaves Ruhm? Der Mensch, der Arzt, der Lehrer oder doch die Lehre? Diese Fragen wenigstens hat Daremberg hinterlassen. Die Antworten auf diese Fragen müssen Boerhaaves unstrittig große Wirkung auf die Geschichte der Medizin verstehen lehren.

III. Der Mensch

> Bon père, bon mari, bon citoyen, bon ami, bon chrétien: voilà en cinq mots le portrait de Boerhaave.
>
> *(Julien Offray de La Mettrie)*

Im Spätsommer 1693 ereignet sich in Leiden auf einem Treidelkahn, ein im grachtenreichen Holland beliebtes öffentliches Verkehrsmittel, ein an sich bangloser Vorfall, der dem Leben eines jungen Mannes, so wenigstens sieht er es in der Rückschau des Alters, die entscheidende Wende gibt. Einige der Passagiere erregen sich lauthals über die gottlosen Lehren des Baruch Spinoza. Die Spinozistenfurcht ging in den Niederlanden um. Der junge Mann, Kandidat der Theologie, der sein Studium mit einer Untersuchung über die Frage beenden wollte, «warum in der Ursprungszeit so zahlreiche ungelehrte Menschen, heute dagegen so wenige hochgelehrte Leute Christen geworden sind»,[9] war schon drei Jahre zuvor zum Doktor der Philosophie promoviert worden, mit einer Inaugural-Dissertation «Über die Unterscheidung der Seele vom Körper»,[10] in der er sich mit Platon und Epicur sowie mit Spinoza und Gassendi auseinandergesetzt hatte. Er verstand also etwas von der Sache, und als ihn die Ignoranz der Krakeler zu sehr reizte, fragte er den Wortführer in einer kurzen Verschnaufpause ruhig, ob er denn schon einmal den geschmähten Spinoza gelesen habe? Betretenes Schweigen beendete das Gespräch. Ein Mann aber, der im Hintergrund mit sichtlichem Wohlgefallen der Diskussion gelauscht hatte, fragte nach dem Namen des jungen Mannes und notierte sich: Hermann Boerhaave.

Damit war der Traum des früh, 1683, verstorbenen Vaters, den einzigen Sohn in seiner Nachfolge auf einer Kanzel der niederländischen reformierten Kirche zu sehen, ausgeträumt. Jacobus Boerhaave, der arme Pfarrer von Voorhout bei Leiden, hatte den an Silvester 1668 geborenen Hermann früh für die Theologie erzogen und ausbilden lassen. Der hochbegabte Junge hatte sich willig und aus Überzeugung dem Wunsche des Vaters gefügt, doch jetzt schien ihm die Bewerbung um eines der heißbegehrten Pfarrämter hoffnungslos. Der leiseste Verdacht des Spinozismus, dem er sich jetzt ausgeliefert sah, machte jeden Versuch, in den Dienst der Kirche zu treten, aussichtslos. Da traf es sich gut, daß Boerhaave gerade von der weitesten Reise, die er jemals in seinem Leben gemacht hat, nach Leiden zurückgekehrt war. Am 15. Juli 1693 war er an der Geldrischen Universität zu Harderwijk mit der Verteidigung einer Dissertation «Über die Nützlichkeit der Prüfung von Exkrementen Kranker auf Krankheitszeichen» zum Doktor der Medizin promoviert worden,[11] ohne je eine medizinische Vorlesung gehört zu haben oder in einer Medizinischen Fakultät eingeschrieben gewesen zu sein. Perfekt in den alten Sprachen, hatte er seit 1691 neben seinem Theologiestudium begonnen, systematisch die medizinische Literatur von Hippokrates bis auf seine Zeit zu lesen, was ihm durch eine neunmonatige Anstellung an der Universitätsbibliothek sehr erleichtert worden war.

So mag denn der Vorfall auf der «trekschuit» für Boerhaave nur der letzte Anstoß zu dem länger vorbereiteten Entschluß gewesen sein, nicht den Beruf des Pfarrers, sondern den des Arztes zu ergreifen. Doch wie immer der Wechsel im Berufsziel begründet sein mochte, eines war er sicher nicht: Ausdruck intellektuellen Zweifels an den Wahrheiten des Christentums oder schwindender Glaube. An Boerhaaves tiefer Frömmigkeit und an seinem in schweren Krankheiten und in viel persönlichem Leid bis an sein seliges Ende erprobten christlichen Glauben hat nie jemand zu zweifeln gewagt. Alle seine Schüler haben diesen Glauben, den er stets frei und überzeugend bekannte, gerühmt und bewundert, selbst der zynische und atheistische La Mettrie. Boerhaaves unerschütterter christlicher Glaube war nicht nur tragender Grund seines langen Lebens, sondern unabdingbare Voraussetzung für sein Lebenswerk: die Begründung der modernen Medizin als Erfahrungswissenschaft.

Boerhaave beginnt seine berufliche Laufbahn als bescheidener, mäßig beschäftigter Arzt in seiner Heimatstadt. Er lebt im Hause seiner Stiefmutter Eva Du Bois, geht mit wachsender Begeisterung dem Studium der neuen Wissenschaften nach, gibt Unterricht in Mathematik und beginnt seine chemischen Experimente. Einer mehrfachen Aufforderung nach Den Haag, an den Hof zu kommen, lehnt er ab. Höfe meidet auch später der weltberühmte Mann: Berlin, Moskau, Florenz z.B. bitten ihn vergebens. Acht Jahre lebt er so, von 1693 bis 1701. Dann rufen die Kuratoren der Leidener Universität den ihnen längst bekannten, hochgelehrten Arzt zu Hilfe. Die einst blühende Medizinische Fakultät ist nur noch ein

Schatten ihrer selbst. Von fünf Lehrstühlen sind drei besetzt. Doch Bidloo, der unstete Anatom, denkt nicht daran, seinen Pflichten nachzukommen, der Botaniker Hutton ist als Arzt in Amsterdam gebunden, und der Kliniker Dekkers liest nur sporadisch. Als «Lector Institutionum Medicarum» soll Boerhaave für drei Jahre die schlimmste Lücke im Unterricht schließen. Aus den drei Jahren werden drei Jahrzehnte. Boerhaave zählt 33 Jahre, sehr alt für eine akademische Karriere nach den Begriffen seiner Zeit, doch sie wird beispiellos.

Boerhaave beginnt seine Lehrtätigkeit 1701 mit einer programmatischen Rede, in der er das Studium des Hippokrates dringlich empfiehlt. Er wird das in Zukunft immer so machen, wenn er Lehrstühle übernimmt oder das Rektoramt. In seinen sieben akademischen Reden stellt er unübertrefflich unter Beweis, daß er neue Inhalte souverän in alten Formen darzustellen und zur Wirkung zu bringen weiß. 1703, als sein Ruf sich schon ausbreitete und er eine Berufung an die Universität Groningen ablehnt gegen das Versprechen der Leidener, ihm den nächsten freiwerdenden Lehrstuhl in Leiden zu geben, hält er seine berühmteste Programmrede: «Über den Nutzen der mechanischen Methode in der Medizin.» Er entwarf in diesen ersten Reden sein Medizinkonzept, das einerseits hippokratisch war, d. h. die vorurteilslose Beobachtung des kranken Menschen, aller Krankheitszeichen, sowie der Lebensweisen und Umweltbedingungen forderte, und andererseits die Ergebnisse der neuen Naturforschung und die mathematisch-physikalischen Methoden der neuen Wissenschaft sich zu eigen machen und anwenden sollte.

1709 wird der Lehrstuhl für Botanik frei. Boerhaave muß sich in ein völlig neues Gebiet einarbeiten. Er schaffte es schnell und effektiv. 1710 listet er ca. 6000 Pflanzen im botanischen Garten auf, zehn Jahre später sind es schon 2000 Pflanzen mehr. 1714 nimmt er den klinischen Unterricht im Cäcilien-Hospital auf. Mit zwölf Betten begründete er eine Institution, die schnell in ganz Europa zum Vorbild wurde.

Wenn Boerhaave zweimal wöchentlich in die Klinik zum Unterricht kam, waren die Studenten schon versammelt. Er ging mit ihnen von Bett zu Bett, lehrte sie mit den Kranken zu sprechen, untersuchte die Patienten, verwies auf die Symptome, stellte die Diagnose, Prognose und Indikation zur Therapie. Er sprach mit den Studenten über jeden einzelnen Fall und stellte ihnen Patienten, die längere Zeit in der Klinik lagen, regelmäßig von neuem vor, damit sie lernten, den Krankheitsverlauf genauer zu beachten. Boerhaave wurde seinen Schülern zum bewunderten Vorbild. Haller hat den Tageslauf seines Lehrers festgehalten:

«Mit dem Tage stund er auf und that im Sommer Anstalt im Garten, im Winter bey denen Scheid-Öfen. Um sieben Uhr war unsre Stunde, da er im Garten die Kräuter wiese, wo er dann meist bey hundert Pflanzen alle Morgen mit ihren vielen Beynahmen ohne einige Aufzeichung hersagte. Von zehen Uhr biß zwölfe besuchten ihn die, wo seines Rahtes begehrten, dann seine Geschäfte litten nicht, daß er mehr in die Häuser wandelte; diese hielten ihn so lang auf, daß oft ihn die Stunde unsrer Gegenwart rufte, eh er zu Tische sizen konte. Um drey Uhr kamen wieder die Kranken, die übrige Zeit mußte er unter den weitläufigen Briefwechsel und seine beständige Arbeit an denen griechischen Ärzten vertheilten, wo nicht ein vornehmer Kranker ihm auch diese Stunden wegnahme. Konnte er entrinnen so brachte er manchmal etliche Stunden in seinem weitläufigen Vorwerke zu, wo er die Pflanzen, die der gemeine Garten nicht herbergen konte, mit großem Kosten erzoge. Sonst war dieser Mann aufrichtig, ohne Geheimnüß, ohne Einbildung, dienstfertig, gutherzig, freundlich und wußte Niemand etwas an ihm außzusezen als seine geringen Kleider und darauß schließende Sparsamkeit, die man an einem Holländer eben nicht tadeln solte. Wie wol auch seine gemeine Lebensart mehr auß Verachtung der Kleinigkeiten deß Prachtes als auß Liebe zum Gelt zu entspringen schiene.»[12]

1710 heiratet Boerhaave Maria Drolenvaux, die Tochter eines reichen Kaufmanns. Sie ist 25, er 41 Jahre alt. Von den vier Kindern ihrer Ehe erreicht nur die älteste Tochter das Erwachsenenalter. Gegen das Kindersterben, auch gegen eine äußerst schmerzvolle Krankheit, die ihn 1722 für ein halbes Jahr befällt und die er als lumbago rheumatica diagnostiziert, ist der große Arzt machtlos. Er erträgt das Leiden mit christlicher Geduld. Als er 1723 seine Lehrtätigkeit wieder aufnimmt, feiert die ganze Stadt.

1718 wird der Lehrstuhl für Chemie frei, und Boerhaave kann nun offiziell seiner ältesten und intensivsten Vorliebe frönen. Für zehn Jahre versieht er in Forschung und Lehre drei Lehrstühle. Erst 1729 zwingen ihn die nachlassenden Kräfte, auf den botanischen und chemischen Lehrstuhl zu verzichten. Die Klinik gibt er jedoch erst auf, als ihn im April 1737 ein schwerer Anfall von Atemnot zwingt, den Unterricht am Krankenbett abzubrechen. Er zieht sich auf sein Landhaus vor den Toren der Stadt zurück, wo er seinen eigenen botanischen Garten, die Lektüre und die Musik pflegt und wo er am 23. September 1738 seinem Herzleiden erliegt. Unter der Anteilnahme ganz Europas wird er in der St. Peters-Kirche zu Leiden bestattet.

IV. Werk und Wirkung

Communis Europae Pracceptor.
(*Albrecht von Haller*)

Es gibt kein Beispiel in der Medizingeschichte Europas dafür, daß ein Mann die Medizin eines ganzen Jahrhunderts so beherrscht hat, wie Hermann Boerhaave es getan hat, und es ist ferner beispiellos, wie unauflösbar Werk, Wirkung und Persönlichkeit zusammenhängen, wie bei Hermann Boerhaave. Ungezählte Zeugnisse sprechen dafür, daß die Klarheit und Einfachheit seiner Lehre, die Schlichtheit seines Lebens und Lauterkeit seines Charakters mit bezwingender Macht auf seine Schüler wirkten. Zwei Schweizer Jünglinge, die Gebrüder Gesner aus Zürich, haben dem exemplarisch Ausdruck gegeben. Aus Paris, wo sie sich nach dem Studium in Leiden weiterbilden, schreiben sie am 11. September 1727 an ihren verehrten Lehrer:

«Wenn wir nicht sicher wüßten, wie sehr Du uns geneigt bist, müßten wir fürchten, Dich mit unserem Brief bei Deinen wichtigen Geschäften zu stören. Uns ermutigt die Erlaubnis, die Du uns auf unsere Bitte gewährtest, noch viel mehr aber das starke Verlangen, auch durch Briefe von Dir zu lernen, wie ich hoffe, nachdem wir das Glück hatten, es in Deiner Gegenwart zu tun. Die Verehrung für Dich drängt uns, Dir unsere dankbare Ergebenheit in einem Brief zu bekennen, der allerdings zu spät an Dich gelangt, da wir auf eine günstige Gelegenheit warteten, ihn Dir zu senden. Dir Deine ungezählten Wohltaten zu vergelten haben wir weder Gelegenheit noch Hoffnung. Dir vor allen andern verdanken wir das Beste unserer medizinischen Kenntnisse. Du gabst uns gründliche Anleitung, das Einfache zu erkennen; Du zeigtest uns, wie die edle Kunst der Chemie auf die Körper wirkt; Du legtest uns dar, wie die Vorgänge im menschlichen Körper gleichsam als notwendiger Mechanismus durch seinen mechanischen Bau bedingt sind. Darauf und auf vielfältige Beobachtung hast Du Deine praktische Medizin aufgebaut, die Du uns getreulichst vermitteltest. Neben dem Unterricht genossen wir aber auch oft die Gunst, daß Du uns im vertrauten Gespräch manches näher erklärtest. Was Du uns zuliebe getan hast, möge Dir ein günstiger Gott vergelten. Jedenfalls werden wir uns daran auch im höchsten Alter noch erinnern. Wir werden einzig darauf achten, daß wir alles in unserer Macht Stehende tun, um Dir, wo immer sich die Gelegenheit bieten sollte, unsere Dankbarkeit zu bezeugen. Wenn Du aus unserer Heimat etwas wünschest, zum Beispiel Alpenpflanzen, werden wir uns gleich nach unserer Rückkehr eifrig bemühen, es Dir zu beschaffen.»[13]

Boerhaaves Wirkung auf seine Studenten war nicht nur tief, sondern auch breit. Er unterrichtete sie ja in fast allen Fächern der Medizin, in allen Ausbildungsstufen: Botanik, Chemie, Physiologie, Pathologie, spezielle Pathologie und Therapie sowie klinische Medizin am Krankenbett. In den 37 Jahren seiner Lehrtätigkeit studierten Hörer aus aller Welt, junge Ärzte und Studenten, an der Medizinischen Fakultät in Leiden. Von den ca. 2000 Medizinstudenten dieser Jahre kam ein Drittel aus England, Schottland, Irland und den englischen Kolonien, ein Drittel aus den deutschsprachigen Ländern, der Rest aus den Niederlanden und aller Welt. Unter Boerhaaves Anleitung und Vorsitz erwarben insgesamt 178 Studenten in Leiden den medizinischen Doktorgrad. Ein Boerhaave-

Schüler zu sein, war der sicherste Weg in führende Stellungen. Kein Hof in Europa, an dem nicht als Leibarzt und im Medizinalkollegium ein Boerhaave-Schüler gewirkt hätte, fast keine Medizinische Fakultät ohne einen Boerhaave-Schüler; die bedeutendsten waren ohne Zweifel Carl von Linné in Uppsala, Gerard van Swieten und Anton de Haen in Wien, Albrecht von Haller in Göttingen und Alexander Monroe in Edinburgh, wo schon seit 1729 alle fünf Lehrstühle mit Boerhaave-Schülern besetzt waren. Von Schottland aus wurde die «Schola Boerhaaviana» nach Nordamerika, in die späteren Vereinigten Staaten, verpflanzt mit einem Zentrum in Philadelphia.

In Frankreich kommt Boerhaave erst spät, gegen Ende des 18. Jahrhunderts, zur Wirkung. Zwar hatte sein Schüler Julian Offray de la Mettrie seine Werke ins Französische übersetzt und sich als Propagandist Boerhaaves früh versucht. Doch der Atheist de la Mettrie mußte ins preußische Exil an den Hof Friedrichs des Großen fliehen und starb früh (1751), von der übrigen Schülerschaft Boerhaaves verfemt. So erobert der klinische Unterricht der von van Swieten und de Haen begründeten älteren Wiener Schule Paris endgültig erst in der Revolutionszeit. In Deutschland verschloß sich nur Halle dem Einfluß von Leiden. Die führende preußische Reformuniversität hatte in Friedrich Hoffmann und Ernst Georg Stahl Hochschullehrer der Medizin, die zu Boerhaave ernsthaft in Konkurrenz treten konnten. Besonders Stahl mit seinem psychodynamischen Konzept in Theorie und Praxis der Medizin sowie mit seiner Phlogistonlehre in der Chemie war die bedeutendste Alternative zu Boerhaave und seinen Konzepten in Medizin und Chemie. Doch Boerhaave schweigt, nimmt Stahl nicht zur Kenntnis, erwähnt nicht einmal seinen Namen. Erst sein Schüler Haller setzt sich intensiv mit Stahl und der Stahl-Schule auseinander. Als führender Kopf der jungen 1737 gegründeten Georgia Augusta zu Göttingen trägt Haller wesentlich dazu bei, daß Stahls Einfluß an deutschen Universitäten abnimmt, Boerhaaves Einfluß weiter zunimmt und Göttingen Halle als Reformuniversität überflügelt.

Es ist oft versucht worden, Boerhaaves weitreichende und tiefgreifende Wirkung in aller Welt zu erklären. Seine Persönlichkeit, seine Schüler, seine wenigen und doch immer wieder aufgelegten, kommentierten und diskutierten Schriften sind ebenso Ursachen wie seine hohen Qualitäten als Denker, Naturforscher, Arzt und Lehrer notwendige Bedingungen für seinen außergewöhnlichen Erfolg.

Diese persönlichen Qualitäten reichen zur Erklärung des Phänomens jedoch nicht aus. Die historische Vernunft, eine Vielzahl faktischer Indizien sprechen dafür, daß das Feld für seine Wirkung vorbereitet war. Die Auseinandersetzungen, wie sie an Hollands Universitäten – vor allem in Leiden und Utrecht – im 17. Jahrhundert stattgefunden hatten, müssen früher und breiter nach Europa hineingewirkt haben, als bisher bekannt ist. Das gilt vor allem für die Auseinandersetzung mit Descartes.

Ein berühmter Satz Boerhaaves lautet: «Ultimae qoque metaphysicae et primae physicae causae, medico investigatu, necessariae, utiles, vel possibiles non sunt.» (Die Erforschung der letzten metaphysischen und der ersten physikalischen Ursachen ist für einen Arzt weder nötig noch nützlich noch möglich.)[14] Dieser Satz Boerhaaves ist häufig mißverstanden worden in dem Sinne, als bedeute er nicht allein die Absage an die Metaphysik und Physik des Descartes, sondern als Absage an Metaphysik und Naturphilosophie in der Medizin schlechthin. Boerhaave erkläre, so meint man, philosophische und grundlagentheoretische Fragen seien für die Medizin bedeutungslos und schädlich. Doch ist eher das Gegenteil richtig. Boerhaave erklärt die Frage nach den letzten metaphysischen und ersten physikalischen Ursachen nicht für irrelevant, sondern für gelöst und damit für erledigt, soweit es die Medizin betrifft. Boerhaave akzeptiert in diesem Satz das Cartesianische Weltmodell und damit das mechanistische Verständnis des Organismus als notwendige theoretische Voraussetzung für eine empirische Naturforschung. Was sich für seinen selbständigsten Schüler Albrecht von Haller in allen Einzelheiten nachweisen läßt, scheint das Charakteristikum der Boerhaave-Schule schlechthin zu sein: nämlich der geschlossene Zusammenhang von Schöpfungsglauben, rationalistischem Weltmodell und empirischer Erkenntnismethode. Die Natur ist so, wie sie ist, von Gott geschaffen. Ihr Bau ist erkennbar, doch nur durch wissenschaftliche Erfahrung zu erforschen. Ehe aber die Erfahrung und Analyse der komplexen Phänomene der Natur in Richtung auf ihre Grundstruktur unternehmen kann, muß die Vernunft diese Grundstruktur erst konstruktiv darstellen. Eben das leistet die cartesianische Philosophie. So ist die Annahme, daß der Körper «res extensa et motus», d. h. ein Mechanismus, sei, keine Hypothese, sondern ein evidentes Axiom für alle Naturerklärung überhaupt; dieses Axiom ist die notwendige Bedingung dafür, daß der komplizierte Bau der Natur-Maschinen durch die Erfahrungswissenschaft erforscht werden kann. Weil die Himmelsmechanik Newtons die mechanistische Interpretation der Natur als richtig erwiesen hat, können die metaphysischen und physikalischen Grundfragen der Medizin als erledigt erklärt werden. Der Sieg des technomorphen Modells des Organismus ermöglicht die Physiologie und damit die Medizin als Erfahrungswissenschaft.

Boerhaaves Werk besteht in seiner Lehre. Will man diese Lehre in ihrer Wirkung zusammenfassen, muß man vier Aussagen machen:
– Boerhaave etabliert die Medizin als neuzeitliche Erfahrungswissenschaft, die sich methodisch an der klassischen Mechanik Newtons orientiert.
– Boerhaave setzt das technomorphe Modell des Lebendigen als Grundmuster aller theoretischen Medizin durch.
– Boerhaave akzeptiert die methodische Trennung von Leib und Seele, ohne deren – unerklärbaren – Zusammenhang zu leugnen, verweist den

Arzt jedoch eindeutig an den Leib, den Körper als das Untersuchungs-, Erforschungs- und Behandlungsobjekt, für das er vorrangig zuständig ist.

– Boerhaave begründet das nach Gegenständen, Inhalten und Abfolgen bis heute im Grundriß gültige Curriculum für die ärztliche Ausbildung und macht die Klinik endgültig und unwiderruflich zur Lehr- und Forschungsstätte des Arztes.

Boerhaave ist zu Recht ein Eklektiker genannt worden. Doch er war kein schlichter Kompilator. Seine originale Leistung bestand gerade darin, die heterogensten Traditionen, die widersprüchlichsten Theorien, die gegensätzlichsten Vorstellungen nach klaren, einfachen Prinzipien zu einer geschlossenen Lehre zu verbinden. Er war der Mann, in dem der Geist eines Calvin, eines Descartes und Spinoza sich mit dem eines Bacon und Locke trafen, in dem die Iatrochemie eines Sylvius de la Boe, die Erfahrungsmedizin des Sydenham und eine vom anatomischen Gedanken sowohl wie von der Newtonischen Philosophie her verstandene Iatromechanik sich in einer Persönlichkeit vereinigten, die von bezwingender Kraft war. In Leiden, durch Hermann Boerhaave, wurde die moderne Medizin auf ihren Weg gebracht.

Loris Premuda

GIOVANNI BATTISTA MORGAGNI
(1682-1771)

I. Lebensweg

Giovanni Battista Morgagni kam am 25. Februar 1682 in Forlì zur Welt. Als er sieben Jahre alt war, starb sein Vater. Auch seine beiden älteren Brüder starben früh, so daß er der einzige Sohn blieb. Schon im Knabenalter zeigte er eine besondere Leidenschaft für das Studium und einen seltenen intellektuellen Scharfsinn. Im Alter von 13 Jahren wurde er von einem Unbekannten vor dem Ertrinken gerettet. Diesem Mann widmete er kurz danach einige lateinische Distichen und versorgte ihn anscheinend später mit einer Pension.

Als 16jähriger bezog er die Universität Bologna zum Studium der Medizin. Sein Lehrer war, neben Valsalva, Francesco Albertini (1662-1746), ein ausgezeichneter Arzt. Im Jahre 1701, im Alter von 19 Jahren, promovierte Morgagni zum Doktor der Medizin und Philosophie. Fest entschlossen, Anatom zu werden, kehrte Morgagni als Mitarbeiter Valsalvas nach Bologna zurück und half diesem bei den anatomischen Präparaten zu dessen meisterhafter Schrift über das menschliche Ohr. Morgagnis Wissen in der Anatomie war unterdessen so umfassend geworden, daß ihn Valsalva, als er zu akademischen Verpflichtungen nach Parma gerufen wurde, im Jahre 1706 zu seinem Vertreter ernannte und mit der Aufgabe betraute, Demonstrationen an Leichen durchzuführen. In Bologna war Morgagni bald eine hochgeschätzte und verehrte Persönlichkeit; bereits mit 22 Jahren wurde er zum Leiter des Instituts der Wissenschaften berufen. Dort bot sich ihm die Gelegenheit, alte Regeln und Richtlinien zu reformieren und zu Erneuerungen beizutragen. Im Jahre 1705 begann er eine Vorlesungsreihe unter dem Titel *Adversaria Anatomica Prima*, die später mit *Adversaria Anatomica Sexta* ihren Abschluß finden sollte.

1707 beschloß Morgagni nach Venedig zu ziehen, da er dem Bologneser Milieu das offenere venezianische Ambiente vorzog. Die knapp 30 Monate seines Aufenthalts verbrachte er nicht nur im Labor des Zannichelli (1662-1729), sondern auch im Anatomischen Theater des Giandomenico Santorini (1681-1737). In Venedig, nur etwa 30 Kilometer von Padua entfernt, konnte Morgagni direkter die Absichten des Professorenkollegiums von Padua verfolgen und sich mit Institutionen und Kollegen vertraut machen; es war nämlich sein dringender Wunsch, dorthin berufen zu werden. Zwischen 1709 und 1711 übte er nicht ohne Erfolg und

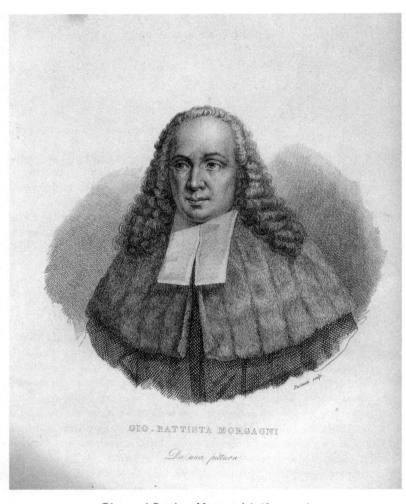

Giovanni Battista Morgagni (1682–1771)

Anerkennung die ärztliche Praxis in seiner Heimatstadt aus. Bereits gegen Ende des Jahres 1711 hatte er das zweite Katheder für theoretische Medizin in Padua inne. Am 17. März 1712 hielt er seine Antrittsrede, und Ende 1715 erreichte ihn dann der Ruf auf den erstrebten anatomischen Lehrstuhl, dem in jener Zeit größte Bedeutung zukam. Seine Antrittsvorlesung hielt er am 21. Januar 1716.

Morgagni reiste wenig; er hing sehr an seiner Arbeit und verließ seinen Arbeitsplatz fast nur zum Zweck ärztlicher Beratungen. Bis zu seinem Tod am 5. Dezember 1771 im Alter von fast 90 Jahren blieb Morgagni so der Stadt Padua treu. Während dieses 60jährigen Aufenthalts beschäftigte er sich vor allem mit Anatomie. Sein Schaffen zielte darauf ab, eine umfangreiche klinische Kasuistik zusammenzutragen, im Todesfall versehen mit der nekroskopischen Erkundung. So brachte er die berühmte Abhandlung *De sedibus et causis morborum per anatomen indagatis* in zwei Bänden und fünf Büchern zu Ende. Remondini besorgte den Druck und die Veröffentlichung im Jahre 1761 in Venedig. Es folgten zahlreiche Ausgaben und Übersetzungen in verschiedene Sprachen. Außer *Adversaria* und *De sedibus* veröffentlichte er *Epistolae* mit anatomischem Inhalt sowie Werke von kulturellem und archäologischem Interesse.

Im 18. Jahrhundert herrschte reger Briefwechsel unter den Wissenschaftlern – ein wichtiger Weg wissenschaftlicher Kommunikation. Dem Inhalt der Briefe vermag der Historiker Aspekte wissenschaftlicher Ereignisse zu entnehmen, die sonst unbekannt oder unbeachtet geblieben wären. Morgagni stand in Briefwechsel mit berühmten Zeitgenossen wie Albrecht von Haller, Hermann Boerhaave, Giovanni Maria Lancisi,[1] Lazzaro Spallanzani[2] sowie mit weniger bekannten, aber doch nicht unbedeutenden Persönlichkeiten wie Francesco Maria Zanotti, Antonio Pacchioni, Giovanni Bianchi, Antonio Larber und mit seinem Verleger Giovanni Battista Remondini.

Morgagnis energisches Temperament erwies sich bisweilen für die zwischenmenschlichen und für freundschaftliche Beziehungen als hinderlich. Im Alter mußte er erbittert die üblen Nachreden seiner Kollegen ertragen, wie die des bereits genannten Giovanni Bianchi, des Giovanni Girolamo Sbaraglia und des Clemente Sibiliato. Wie angesehen Morgagni war, zeigt jedoch die Tatsache, daß Joseph II. bei seinem Besuch in Italien den Wunsch äußerte, ihn persönlich zu begrüßen, und daß Karl VI. von Habsburg sowie Emanuel III. von Savoyen ihren Soldaten ausdrücklich befahlen, auf ihrem Durchzug in Forlì, der Heimatstadt Morgagnis, Familie und Besitz des berühmten Lehrers an der Paduaner Schule zu verschonen. Genugtuung schenkte dem Paduaner Lehrer zu seinen Lebzeiten die Natio Germanica, deren Mitglieder Morgagni sehr schätzten, durch die Widmung einer von Pietro Danieletti gestalteten Büste.

II. Kulturgeschichtlicher Hintergrund

Morgagni verbringt nahezu 30 Jahre seines Lebens zwischen Forlì und Bologna und 60 Jahre in Padua. Forlì und Bologna stehen in jener Zeit unter der Herrschaft des Kirchenstaates: Im Gegensatz zum großteils entvölkerten und versumpften Latium oder zur trostlos verödeten römischen Campagna sind die Legationen der Romagna und Bologna die blühendsten Kirchenbesitze. Gerade weil dieses Gebiet weniger rückständig und arm ist, verspürt es noch viel nachhaltiger die Auswirkungen der Mißregierung des Kirchenstaates. Stimmen nach einer revolutionären Umwälzung werden laut, und die Auflehnung gegen die Macht des Papstes greift um sich. Padua wird hingegen seit 1405 von der Venetischen Republik regiert, die auf politischer und kommerzieller Ebene floriert. Doch ist im 18. Jahrhundert auch die Republik Venedig jenem unaufhaltsamen Verfall preisgegeben, der bereits die alten Dynastien der Medici, Gonzaga, Farnese und Este gekennzeichnet hat. Die venezianische Aristokratie der See- und Handelsleute verwandelt sich nach und nach in eine verschlafene, neuerungsfeindliche Klasse von Landeigentümern. Mit dem Frieden von Passarowitz im Jahre 1718 und der Abtretung von Morea bekundet Venedig seinen Verzicht auf jegliches Streben nach einer aktiven Rolle in der Ost- und Mittelmeerpolitik und betreibt nun eine Politik der Neutralität; Kriegsheer und Seestreitkräfte werden demobilisiert. Ihre menschliche und leistungsfähige Verwaltung, gestützt auf jahrhundertealte Traditionen, vermag immerhin ein bescheidenes Wirtschaftswachstum aufrechtzuerhalten. Auch Padua, der «Augapfel» der Serenissima, wird vom voranschreitenden politischen Niedergang der Republik getroffen. Vom Reich der Habsburger umsäumt, bietet Venedig, bisweilen sehr energisch, seine ganze Kraft auf, um gegen den unvermeidbaren Untergang anzukämpfen.

Zwischen dem 17. und 18. Jahrhundert erlebt auch das kulturelle Ambiente der Stadt Bologna trotz all der wertvollen Denkmäler und künstlerisch bedeutenden Gebäude, die der Stadt zu Ruhm und Glanz verholfen hatten, einen Niedergang. Archidiakon Marsili verweist im Jahre 1676 auf die Gründe der zu Lasten der Universität fallenden administrativen Unordnung, doch bleiben seine Reformvorschläge ohne Nachhall. Unter dem Schutz von Papst Clemens XI. wird eine Institution als Gegengewicht zum herrschenden Konservatismus ins Leben gerufen: das Institut der Wissenschaften. Im biologischen und medizinischen Bereich zeichnen sich allerdings echter Arbeitswille und rege wissenschaftliche Forschungstätigkeit ab. Das Vermächtnis des großen Malpighi[3] (1628–1694) geht nicht unter. Sein Schüler Anton Maria Valsalva (1666–1723), der, wie erwähnt, wiederum Lehrer Morgagnis war, hält das hervorragende Niveau der Bologneser Anatomieschule unter anderem durch die bedeutenden Forschungen über die Anatomie des Ohrs.

Doch Morgagni, «ein frommer Mann, der fest auf der Wahrheit beharrt», zieht es vor, «die Wissenschaft im toleranten Milieu der Venetischen Republik zu pflegen und nicht im mißtrauischen der Kirchenherrschaft».[4] Zwar war gerade in der zweiten Hälfte des 17. Jahrhunderts und am Anfang des 18. der glorreichen wissenschaftlichen und kulturellen Tradition der Universität Padua eine wenig erfreuliche Entwicklung beschieden, einige kräftige Anzeichen des Aufschwungs jedoch waren der Anwesenheit zweier Männer zu verdanken, deren Bedeutung nicht auf die Stadt beschränkt blieb: Bernardino Ramazzini (1633–1714), Autor der ersten systematischen Abhandlung über Berufskrankheiten, *De morbis artificum*, und Freund Leibniz', und Antonio Vallisneri (1661–1730), Biologe und Arzt, Schüler des Malpighi, einer jener führenden Geister, die den Übergang von der Philosophie zur Biologie für die Medizin vorbereiteten. In der Natur suchten sie nach Gesetzen, die als Grundlage auch für die Pathologie und die Klinik gelten sollten. Vor Morgagnis Augen wurde 1707 eine Hündin getötet und obduziert, deren Milz fünf Jahre vorher entfernt worden war. Fünf Jahre hatte das Tier ohne Milz, eines der vier Organe der Humoraltetrarchie, überlebt: Ein klarer Beweis dafür, daß dieses Organ für die Lebensfunktion nicht unerläßlich ist. Doch wagte es Vallisneri der wissenschaftlichen Objektivität wegen nicht, die Stichhaltigkeit dieses Befundes auch für andere Bereiche zu behaupten. So wurden die Fundamente einer alten Theorie vorsichtig, aber unmißverständlich erschüttert. Morgagni fand Aufnahme in diesem Kreis, der durch die genannten Männer, aber auch durch Poleni (1683–1761) und einige andere, deren Denken bereits den Keim des Jahrhunderts der Lumières in sich trug, sehr viel Anregung erfuhr. In der Facultas Artistarum sollte er jedoch überwiegend mit Verfechtern eines kurzsichtigen Konservativismus, geprägt vom nunmehr abgenutzten Galenismus, zusammentreffen.

III. Der Klassiker

Morgagni hatte eine ausgezeichnete, strenge philosophische Ausbildung genossen und brachte gute Lateinkenntnisse mit. Zeugnis dafür sind seine dichterischen Werke, die er in der Accademia dei Filergeti in Forlì vortrug, außerdem *Opuscula Miscellanea* und die zehn Briefe über Aulus Cornelius Celsus und Quintus Serenus Samonicus. An der Grammatikerschule hatte Morgagni gelernt, wirklichkeitsorientiert zu handeln und auftretende Probleme zu bewältigen. Nicht ausgeschlossen davon war die mit «grammatikalischer» Pedanterie betriebene Suche nach dem Wesen der Krankheiten und der Organstruktur. Morgagni strebte stets Geist und Methode Galileo Galileis (1564–1642) nach, die an ihn über Borelli[5] (1608–1679), Malpighi (1628–1694) und den bereits genannten Valsalva überliefert waren.

Die breitgefächerten und gründlichen anatomischen Kenntnisse Morgagnis sowie seine Fähigkeit zur gewissenhaften Forschung treten in *Adversaria anatomica* klar zutage. Dieses Jugendwerk über systematische normale Anatomie zeigt die wissenschaftliche Erfahrung des Autors. Gleichzeitig ist es unerläßlicher Unterbau für die Einleitung einer positiven, konkreten Diskussion über die wesentliche Entwicklung und praktische Anwendung des anatomischen Denkens auf eine Wissenschaft wie die Pathologie. Morgagnis polymorphes Wissen wird bereichert durch die Kenntnisse der noch im Keim steckenden basic sciences und der Botanik, die er auf empirischer Ebene in der «Officina», der berühmten Apotheke des Gian Girolamo Zannichelli (1662–1729) in Venedig, erworben hatte.

Es war ein günstiger Augenblick für die Entwicklung des medizinischen Gedankens dank der fruchtbaren Verflechtung von wohlerwogenen, nicht allein anatomischen Kenntnissen, und nicht zuletzt dank der positiven Einflüsse aus der Welt der Philosophie: beste Voraussetzung für den Werdegang eines außergewöhnlichen Mannes. Das in seinen Ansätzen bereits in der Antike vorhandene Interesse für Form- und Strukturveränderungen der festen Bestandteile des Organismus, d. h. der Organe, war in der Morgendämmerung des 16. Jahrhunderts – das Jahrhundert der Anatomie schlechthin – in der Tätigkeit des Florentiners Antonio Benivieni (1443–1502) aufgeflammt und seither unter den Anatomen nie mehr erloschen. Von großer Bedeutung ist im Jahrhundert des Barocks das *Sepulchretum* von Theophile Bonet (1620–1689), eine Sammlung von nicht weniger als 5809 nekroskopischen Beobachtungen, die im Jahre 1679 veröffentlicht wurde. Auf der Suche nach den Krankheitsursachen in den morphologischen Veränderungen eines Organs – nicht im Ungleichgewicht der Körpersäfte – kam im 17. Jahrhundert auch der Einfluß der philosophia corpuscularis zum Durchbruch. Diese lenkte die Aufmerksamkeit der Wissenschaftler und Ärzte in Anlehnung an die Richtlinien der Iatromechanik auf den physischen Aspekt der organischen Materie und auf die Faser als strukturelle Einheit: hin zum Begriff einer mechanischen Strukturierung des lebenden Organismus. Angesichts dieser wissenschaftlichen, auf den festen Bestandteilen der menschlichen fabrica beharrenden Erkenntnis war es nur allzu selbstverständlich, daß parallel dazu das Interesse zur Vervollkommung der Solidarkonzeption erwachte, um die Frage «Ubi est morbus?» rein anatomisch beantworten zu können.

Daß zwischen dem kritischen Empirismus von Locke (1632–1704), dargelegt in *An Essay Concerning Human Understanding*, und der rigorosen methodologischen Einstellung Morgagnis eine Verbindung besteht, ist so gut wie sicher: Der Abt Antonio Conti (1677–1749), venetischer Patrizier, Liebhaber der Poesie, der Wissenschaft und der Philosophie, dürfte als Vermittler fungiert haben. Es ist nicht auszuschließen, daß gerade der Lockesche Gedanke ausschlaggebend war für die endgültige Entscheidung Morgagnis, anhand wissenschaftlich-systematischer und demonstrativer, von aufklärerischen Fermenten durchdrungener Kriterien ein umfassendes klinisches Material zu sammeln, mit nekroskopischen Befunden zu versehen und den anatomischen Gedanken ein für allemal in die Pathologie einzuführen. Es ist insbesondere dieses Verdienst, das Morgagni zu einem «Klassiker der Medizin» macht.

IV. Das Werk: der anatomische Gedanke

Die wissenschaftliche Tätigkeit Morgagnis wird im folgenden unter drei Gesichtspunkten erläutert: zum einen sein Beitrag zur normalen Anatomie, zum zweiten seine didaktische Konzeption zur Ausbildung des neuen Arztes und drittens die Entstehung der modernen Pathologie und der anatomisch-klinischen Methode.

1. Der größte Teil von Morgagnis anatomischen Forschungen und Entdeckungen ist in *Adversaria anatomica* enthalten. Dies Werk umfaßt sechs getrennte Studien. Die erste davon wurde 1706 veröffentlicht, ein Jahr, nachdem sie an der Accademia degli Inquieti vorgetragen worden war, die restlichen fünf wurden erst später in Padua gedruckt. Das Substantiv des Titels *Adversaria anatomica* geht auf Cicero zurück und bedeutet «appunti», also Aufzeichnungen zur Anatomie. In diesem Werk stellt der Autor, gestützt auf die Forschungen seiner Vorgänger, winzig kleine, der Aufmerksamkeit der Morphologen entgangene Gebilde in den Vordergrund und erklärt zahlreiche noch nicht genau erkannte Strukturen. Sein Augenmerk gilt den Glandulae arytaenoideae, der Kehlkopfdrüse, von Berengario (ca. 1460–1530) entdeckt, aber nicht als Drüse erkannt, und den Kehlkopfligamenten. Er beschreibt das Foramen der Zungenbasis und die größten Zungenpapillen, ohne dabei die Forschungen und Auseinandersetzungen über die Nabelvene, die Drüsen und die Tränenwärzchen zu vernachlässigen. Ferner berichtet er über den pyramidenförmigen Lobus der Schilddrüse sowie über die Knötchen der halbmondförmigen Lungenklappen, über die Lacunae urethrales, den Hodenfortsatz, die Mastdarmkolumnen und über den bläschenartigen Fortsatz der Mesosalpinx. Er schreibt Galen die Entdeckung einiger Gebilde zu, deren sich später manch ein Anatom gerühmt hatte: die aurikularen Protuberanzen des Ringknorpels, die Kehlkopftaschen und das mittlere Kehlkopfligament.

Morgagni hat auch anatomische *Epistolae* hinterlassen. Hinsichtlich ihres Stils und der besonderen Gelegenheit ihrer Abfassung lassen sich zwei Gruppen unterscheiden, eine Gruppe von zwei und eine von achtzehn Briefen in Anlehnung an die Schriften Valsalvas. Die ersten beiden, vorwiegend polemisch gehaltenen Briefe richten sich an Bianchi, um einige Fragen der Anatomie und der Terminologie zu klären. Die zweite Gruppe ist von größerem Interesse: Elf davon dienen der Erläuterung und dem Kommentar von Valsalvas *De aure humana*, im vierzehnten wird ein Thema aufgegriffen, das auch Valsalva sehr am Herzen lag: das Kolon und seine Ligamente. In den folgenden Briefen behandelt er die Anatomie des Auges, das Glaukom und schließlich die Nebennieren.

2. Unter dem Titel *Nova Institutionum Medicarum Idea* hielt Morgagni einige Monate nach seiner Berufung an die Universität Padua seine Antrittsvorlesung. In groben Zügen legt er darin die für den Zugang zum Studium der Medizin erforderlichen Voraussetzungen dar sowie die Prinzipien, die der junge Lehrer seinem Unterricht zur Ausbildung des neuen Arztes zugrunde legen will. Die Bedeutung dieser 23 Seiten umfassenden Veröffentlichung ist den Medizinhistorikern lange Zeit entgangen und fand erst in jüngster Zeit gebührende Anerkennung.

Morgagni ist sich wohl dessen bewußt, in einen vorwiegend galenistisch geprägten und kurzsichtig konservativen Kreis eingetreten zu sein. Seine Zielsetzungen sind Ansporn für eine Reform. Diplomatisch versucht er zunächst, Vertrauen und Sympathie seiner Kollegen zu erringen. Ist sein Programm auch neu und andersartig, so verweist er doch mit Stolz auf zwei Vertreter der Antike, die er sich zum Vorbild genommen hat, Marcus Tullius Cicero und Marcus Fabius Quintilianus; so wie diese den perfekten Redner auszubilden suchten, will Morgagni den guten Arzt ausbilden. In den Abschnitten eins bis fünf sind diese einleitenden Gedanken dargelegt, die sechzehn folgenden handeln über die Ausbildung selbst, und zwar zunächst die erste Phase der Ausbildung des künftigen Arztes, darauf die vorwiegend «technische» Phase und schließlich der Übergang zur praktischen Berufsausübung.

Für die Schüler legt Morgagni vorerst folgende Anweisungen nahe: «Den Geist der Schüler von den falschen Meinungen der Ignoranz und von den Vorurteilen zu befreien; die Sinnestäuschung zu enthüllen und sie auf die üblichsten und bekanntesten Fehler hinzuweisen, um sie für die Zukunft davor zu warnen; lehren, daß sie niemandem blind vertrauen, auch nicht sich selbst; weder das Alte, noch das Moderne, noch das Übliche, sondern immer und nur die Wahrheit bewundern und suchen. Lehren, daß die Wahrheit nicht leicht zu finden ist von denen, die sich ganz einfach auf andere Vorbilder berufen oder von jenen, die bloß Tatsachen aufzählen, ohne sie zu vertiefen; daß es nicht schändlich für den Menschen ist, einen Fehler zuzugeben, sondern vielmehr ihn nicht zuzugeben, wenn man des Fehlers wegen gerügt wird» (*Nova Idea* § 6, S. XIIIf.). Offensichtlich ist in diesen Zeilen der Hinweis auf die «verfälschte Erfahrung», die «idola», die Bacon in *Novum Organum* beschwört und beschreibt. Vor allem aber wird selbständiges Denken und Urteilen gegenüber der Tradition betont; dies soll die Basis des Unterrichts sein. «Daß sie lehren auf niemandes Worte, auch nicht auf die eigenen zu schwören» (ebd.): Der Satz beinhaltet das Motto der Royal Society, zu deren Mitgliedern Morgagni im Jahre 1724 zählte. Als besonders zukunftsträchtig erwies sich Morgagnis Forderung: «Es ist unmöglich, das Wesen und die Ursachen einer Krankheit ohne entsprechende Leichensezierung zu bestimmen und die Heilung ohne Vorkehrungen und spezifische Verordnungen herbeizuführen» (ebd. § 13, S. XVII); anschließend legt der Autor die Methode zur Suche nach den eigentlichen Krankheitsursachen fest: «Diesbezüglich gibt es keinen besseren Weg, als pathologische Teile und Leichen zu sezieren sowie das Verhalten der Säfte zu beobachten.» (Ebd. § 18, S. XXI) Beide Zitate bergen das Programm einer radikalen Veränderung der Pathologie in sich und bereiten der Medizin der folgenden Jahrhunderte bis in unsere Zeit den Weg. Das Schicksal der wissenschaftlichen Medizin der Neuzeit ist umrissen: der Beitrag, das Mitwirken der Solidarpathologie, gestützt durch die pathologisch-anatomische Untersuchung und die neu-humorale Richtlinie, belebt und erneuert durch die Kenntnisse der basic sciences.

3. Morgagnis größtes Verdienst war es, das anatomische Denken in die Pathologie eingeführt und der anatomisch-klinischen Methode durch die Gegenüberstellung von klinischer Symptomatologie und, im Todesfall, durch den Obduktionsbefund den wesentlichen Impuls gegeben zu haben. Somit verloren die Krankheiten ihren Charakter als allgemeine holistische Leiden und erhielten einen lokalistischen Aspekt. Diese Erkenntnisse hatte der Paduaner Lehrer in der oben genannten Abhandlung *Sitz und Ursachen der Krankheiten, aufgespürt durch die Kunst der Anatomie* erarbeitet und dargestellt. Es war gleichsam der Samen einer Revolution im medizinischen Denken: Die Krankheit hat ihren Sitz in einem Organ, und das klinische Symptom ist das Produkt der anatomischen Veränderung der Organstruktur.

Den zahlreichen Krankengeschichten zufolge, die die 70 Briefe in *De sedibus* enthalten und die an den jungen, wissensdurstigen Mann gerichtet sind, verfügte Morgagni im wesentlichen über verbale, visuelle und manuelle Techniken, entsprechend der anamnestischen Forschung der klinischen Untersuchung des Patienten und der eventuell erforderlichen nekroskopischen Erkundung. *De sedibus* erlangte Ruhm und internationales Aufsehen. Jedes der fünf Bücher war einem Vorsitzenden der fünf wichtigsten Akademien der Wissenschaften in Europa gewidmet, zu dessen Mitgliedern auch Morgagni zählte. Besondere Beachtung verdienen in diesem Werk die vier «locupletissimi», die sehr reichhaltigen Indexe. Der zweite und dritte folgt dem Wesen und der Anwendung der anatomisch-klinischen Methode. Der zweite bezieht sich auf die klinischen Symptomatologien des Patienten, der dritte enthält Hinweise auf die während der Obduktion in den Leichen festgestellten Läsionen.

Morgagnis Prosa ist auch für den heutigen Leser lebendig und klar, wenn auch die klinischen Daten bisweilen, wie im folgenden Beispiel, dürftig sind. Ein Fall von Apoplexie nach Gehirnblutung und Blutgerinnung im Ventrikel beschreibt er: «Ein sechzigjähriger Mann von sanguinischem Temperament und lobenswerter Körperbeschaffenheit fiel wie von ungefähr während des Spazierengehens hin und schlug den Kopf mit großer Wucht auf den Erdboden auf. Durch eine Stirnquetschung war er leicht benommen, erlitt eine Blutung aus der Nase und in der Folge eine Lähmung des linken Armes mit völligem Verlust von Gefühl und Bewegung. In diesem Zustand wurde er in das Krankenhaus Sancta Maria de Vita eingeliefert. Hier nahm man eine starke Rötung des Gesichts wahr, erschwerte Atmung und einen harten und mittelschnellen Puls. In allem übrigen – besagte Lähmung ausgenommen – war sein Befinden normal. Am vierten Tag aber verlor er die Sprache, und bei Anbruch des fünften raffte ihn der Tod hinweg. In Bauch und Brusthöhle fand man alles regelrecht beschaffen. Zwischen dem Stirnbein und den Hautdecken war auf Grund der Quetschung ein wenig Blut ausgetreten. Nach dessen Entfernung zeigte das Stirnbein keinerlei Anzeichen einer augenfälligen Verletzung; auch nicht nach Eröffnung des Schädels. Lediglich an der harten Hirnhaut boten sich leichte Zeichen einer Quetschung dar, die sich nicht bis zur dünnen Hirnhaut fortsetzte. Im rechten Großhirnventrikel fanden sich schließlich etwa zwei Unzen geronnenes Blut. Das Corpus striatum aber war mit einem Teil des Adergeflechtes so weit weggefressen, daß kaum eine Spur von ihm übrig war.» (*Epistolae* II, 11, S. 50, Übers. M. Michler)

Es folgt die Beschreibung eines plötzlichen Todesfalles nach Ruptur eines Aortenaneurysmas: «Ein fünfzigjähriger Mann hatte früher ein wenig Blut gespuckt und bisweilen an Atemnot gelitten. Als er nun mit beiden Händen einen Hammer ergriff und längere Zeit mit großer Gewalt auf etwas einschlug, fiel er plötzlich um und konnte gerade noch mit einigen Worten um Hilfe rufen. Bald aber verlor er die Sprache, keuchte, wurde leichenblaß im Gesicht, und innerhalb einer halben Stunde war er tot.

Die linke Brusthöhle fand man gänzlich mit Blut ausgefüllt, dessen überwiegender Teil geronnen war. Es war aus dem zerfressenen Aortenbogen hervorgebrochen; denn dort hatte sich die Aorta zu einem Aneurysma erweitert, die benachbarten Wirbel ausgehöhlt und schien an der Stelle dieser Wirbelexkavation völlig aufgezehrt zu sein.» (Ebd. XXVI, 3, S. 90, Übers. M. Michler)

Ein Magenkarzinom, das, natürlich nicht operiert, zum Tode führte mit Komplikationen aufgrund des bösartigen klinischen Verlaufs, wird im folgenden geschildert: «Ein sechzigjähriger Mann von cholerischem Temperament hatte schon vor vielen Jahren begonnen, über eine Schwäche und Schmerzen im Magen zu klagen, als in diesem Bereich eine Härte auftrat. Darunter nahm man außerdem einige harte Knötchen wahr, die aber leicht beweglich waren. Zugleich bestand eine Spannung über dem gesamten Bauchraum. Bewegte und rüttelte man den Leib, so verriet sich in ihm Flüssigkeitserguß. Häufig war Kollern in den Därmen und Aufstoßen von Magenwinden vorhanden. Nicht selten kam es nach Nahrungsaufnahme im Verlauf von einigen Stunden zu Erbrechen, was sonst in den ersten Jahren der Krankheit selten geschah. Unterdessen hatte der Mann eine ziemlich geringe Harnausscheidung und starken Durst, klagte über Trockenheit der Zunge, und der Puls war schwach und klein. Schließlich schied er viel Blutwasser durch die Harnwege aus, und die Schwellung des Bauches ging zurück. Dennoch wüteten die übrigen Beschwerden von Tag zu Tag stärker, und das Erbrochene bestand im letzten Monat seines Lebens gleichsam aus mit Ruß gefärbtem Blutwasser und roch so übel, daß der Kranke selber sagte, es gliche dem Gestank von faulem Fleisch. So starb er nach allmählichem Versagen der Kräfte, nicht mehr fähig, klare Worte zu sprechen.

Die Bauchhöhle enthielt auch jetzt noch ein oder zwei Pfund Blutwasser. Es ähnelte Wasser, in dem frisches Fleisch gewaschen war. Das gesamte Netz war in gewisse Auswüchse von verschiedener Farbe zusammengezogen, die sich mitbewegten, wenn man das Netz bewegte. Der Magen quoll von Blutwasser derselben Art über, wie es beim Erbrechen ausgeworfen worden war. Zu etwa einem Drittel aber zeigte er eine Verhärtung, die bis zum Pylorus reichte. Sie hatte diesen so stark eingeengt, daß ihn die verdauten Speisen kaum passieren konnten. Wohl war dieser ganze Teil hart, und seine Zusammensetzung zeigte angeschnitten eine weiße und feste Substanz, dennoch glich er an seiner Innenfläche in der Farbe wie im Geruch faulendem Fleisch, das mit einigen blutigen Punkten gezeichnet war.

Sie sehen, jene harten und beweglichen Knötchen unterhalb der Magengegend stellten Auswüchse dar, in die sich das Netz zusammengezogen hatte. Die obere Härte aber war die Verhärtung des Magens selber. Solange sie sich in ihrem Wachstum nicht bis zum Pylorus ausdehnte und ihn einengte, trat das Erbrechen nicht so häufig auf. Auch der Schmerz war in der ersten Zeit geringer, da erst von einem bestimmten Gewicht der Verhärtung an und dem damit verbundenen Widerstand der befallenen Magenwände keine gehörige Ausdehnung des Magens mehr stattfand, wenn es erforderlich war, oder weil der gesunde Teil der Häute, falls sie doch stattfand, die ganze Ausdehnung allein nicht ertragen konnte. Sobald aber die Verhärtung größer wurde und schließlich zu einem Krebs entartete und sobald dieser Krebs geschwürig zerfiel, mußten die Schmerzen immer mehr zunehmen. So aber ist der weitere Verlauf wegen der Veränderungen am Magen, der mangelhaften Verdauung und der Natur des Blutes nicht verwunderlich, zumal jene Härte des Magens und auch die Auswüchse, in die sich das ihm anhaftende Netz zusammengezogen hatte, dem freien Lauf der Säfte Widerstand entgegensetzten.

Daraus lassen sich Aufstoßen, Winde, Erbrechen, Bauchwassersucht, Schwäche und Tod verstehen.» (Ebd. XXIX, 6/7, S. 111 ff., Übers. M. Michler)

Äußerst wertvoll sind in *De sedibus* der systematische Charakter und die topografische Definition der rund 500 von Morgagni untersuchten Fälle sowie der intellektuelle und positive Rückgriff im Bereich der deskriptiven Rationalität auf die Epikrise. Michler bemerkt: «Dabei läßt sich nicht übersehen, daß die einzelnen Akte dieses Vorgehens isoliert auch schon vor Morgagni gefordert worden sind. Es sei hier nur an Glissons Hinweis auf die Bedeutung vergleichender Sektionsbefunde erinnert. Aber erst Morgagni schweißte diese einzelnen Kriterien zu einer verläßlichen Methode zusammen und beharrte systematisch auf ihrer Anwendung. Erst in jüngster Zeit hat Premuda auf die Bedeutung der Epikrise bei Morgagni hingewiesen, und in der Tat gründet seine Methode in jedem Fall auf einem epikritischen Verfahren.» (Ebd. S. 22)

V. Wirkungsgeschichte

Viele Historiker bezeichnen Morgagni als den Begründer der pathologischen Anatomie. Ungeachtet seiner zahlreichen Vorgänger, die ihre Aufmerksamkeit – wenn auch nicht auf systematische Weise – bereits auf die Befunde der durch die Obduktion erbrachten anatomischen Veränderungen gelenkt hatten, steht fest, daß die pathologische Anatomie Morgagnis keine reine Wissenschaft ist und deshalb weder der pathologischen Anatomie von Rokitansky noch der derzeitigen Anatomie entspricht. Morgagni hat im wesentlichen eine Spezialpathologie entwickelt, in deren Ausarbeitung er sich – wie Diepgen schreibt – als «ein bewußter Analytiker erweist, für den die Synthese in weiter Ferne lag». Noch einmal sei betont: Was aus den Seiten des *De sedibus* hervorgeht und einen spezifischen Bedeutungsgehalt annimmt, ist die Begründung der anatomisch-klinischen Methode, deren Anwendung der Eckpfeiler der Krankenhausmedizin sein wird. Diese Medizin erlebt ihren Höhepunkt zwischen Paris und Wien etwa in der Zeitspanne von 1810 bis 1860. Auch heute ist sie die unerläßliche Voraussetzung der medizinischen Praxis.

Unbestrittenes Verdienst Morgagnis ist außerdem der Impuls zur pathologisch-anatomischen Forschung im Studium, den er all denen gab, die bereit waren, seine Gedanken aufzunehmen, darunter in erster Linie der Engländer Matthews Baillie (1761–1823) und der Franzose Marie-François-Xavier Bichat (1771–1802). Die Tragweite des Morgagnischen Vermächtnisses besteht in der Übermittlung des Begriffs des anatomischen Klinizismus an die moderne Welt, ausgerichtet auf die anatomisch-klinische Methode, und im Aufzeigen der zwei Grundtendenzen, die die Entwicklung des medizinischen Denkens in den darauffolgenden Jahrhunderten bestimmen sollten. Man könnte sich vorstellen, daß dies ohne schwere Rückschläge auf direktem Weg geschehen wäre. Aber nach seinem Tod herrschte in Padua Schweigen über Morgagnis Leistungen und Vorstellungen. Dafür gibt es verschiedene Gründe, von denen nur einige angeführt seien: Der Triumph von Leopoldo Marc'Antonio Caldani (1725–1813), eines einflußreichen, impulsiven und hochmütigen Mannes, über seine weniger mächtigen Gegner, die eben die Schüler Morgagnis waren. Caldani, Verfechter der neurophysiologischen Doktrinen des berühmten Haller (1708–1777) und daher an den Problemen Morgagnis wenig interessiert, wurde dessen Nachfolger. Hinzu kommt die unvermeidliche Entwicklung eines Personenkults während der 60jährigen didaktischen Tätigkeit Morgagnis und die entsprechende Zurückhaltung seiner Schüler, die sich mit unterwürfiger Vorsicht den «massimi sistemi» Morgagnis näherten. Auch sind die Schwierigkeiten nicht zu unterschätzen, die sich hinsichtlich des Zugangs und der praktischen Anwendung des wissenschaftlich-methodologischen Werks des berühmten Lehrers ergaben. Wertvoll und aktiv in seinen Händen, war es für andere schwieriger zu nutzen, da die Zeit für entscheidende Änderungen noch nicht reif war.

Nennenswert sind von den Schülern Morgagnis, denen der Lehrstuhl zuteil wurde, in Padua Giovanni Dalla Bona (1712–1786) und Andrea Comparetti (1746–1801), beide Professoren jener Disziplin, die wenig später zur Klinik für innere Medizin wurde. Zahlreich waren Morgagnis Schüler in Italien und im Ausland. Sogar John Morgan (1735–1789), der in Edinburgh promovierte, Pionier des Medizinunterrichts in seinem Land und Gründer der medizinischen Schule von Philadelphia, wollte Europa nicht verlassen, bevor er im Jahre 1764 nicht dem Paduaner Lehrer gehuldigt hatte. Es war für ihn gleichsam eine wissenschaftliche «Segnung» vor der Rückkehr in sein Vaterland.

Morgagnis Vermächtnis, sein Gedanke, wurde konkret außerhalb von Padua aufgegriffen und weiterentwickelt: in London durch den oben genannten Baillie und später in der großen Pariser Schule Anfang des 19. Jahrhunderts durch Bichat, Corvisart (1755–1821) und Laënnec (1781–1826). Jean Nicolas Corvisart entwickelte den Plan, die Methoden Auenbruggers und Morgagnis lehrwirksam zu verbinden: über den Sitz und die Ursachen der Krankheiten, aufgespürt durch diagnostische Zeichen und bestätigt durch die Kunst der Anatomie. Es sei darauf hingewiesen, daß Auenbrugger sein erstes Buch über die Perkussion im gleichen Jahre veröffentlichte wie Morgagni sein *De sedibus*. In jenem Jahre wurde der lokalistische Gedanke endgültig in die Medizin eingeführt. Morgagnis Idee kehrte dann nach Padua zurück und durch Franz Xavier Verson (1805–1849), Triester Arzt an der Wiener Schule, der am 19. Juli 1842 auf den Lehrstuhl für Clinica Medica dei Chirurghi berufen wurde. Das erste offizielle Katheder für pathologische Anatomie sollte in

Padua 1855 Lodovico Brunetti (1813–1899), ein Assistent von Rokitansky, innehaben.

Der anatomische Gedanke, wie Rudolf Virchow in seiner berühmten Rede *Morgagni und der anatomische Gedanke* am 30. März 1894 auf dem XI. internationalen medicinischen Congress zu Rom ausführte, beherrscht die heutige Physiologie und Pathologie. Und so schloß Virchow seine Rede: «Mag man ihn mit mir bis auf die Zellen zurückführen oder eine andere Formel dafür aufsuchen, er wird sicherlich der Gedanke der Zukunft bleiben, und diese Zukunft wird den Beginn ihrer Zeitrechnung in die Tage Morgagni's setzen. Ihm sei die Ehre!»

Richard Toellner

ALBRECHT VON HALLER
(1708–1777)

I. Der Universalgelehrte

«Der sich die Pfeiler des Himmels, die Alpen,
die er besungen, zu Ehrensäulen gemacht.»
(*Ewald von Kleist*)

Haller, dessen Lebensspanne ziemlich genau die Epoche umgreift, die sich selbst als Aufklärung bezeichnet hat, ist ein Kind dieser Geistesströmung und zweifellos einer ihrer größten und wirkmächtigsten Beförderer. In der Mitte seines Lebens ist Haller in Deutschland der bedeutendste Repräsentant westeuropäischer Aufklärung, noch bevor die deutsche Aufklärung zu ihrer eigenen unverwechselbaren Form gefunden hatte und zu breiter Wirkung gekommen war. Als Gelehrter von europäischem Rang, nach Blumenbachs Worten «der größte, den Europa seit Leibnitzens Tod gesehen hat, der größte Gelehrte beides an Mannigfaltigkeit und Umfang sowie an Tiefe der Kenntnisse», als ein vom Newtonschen Wissenschaftsbegriff geprägter Naturforscher, wird Haller zu einer Leitfigur der deutschen Aufklärung, Symbol für den hohen Stellenwert, den die Erfahrungswissenschaft auf der Skala ihrer Zukunftshoffnungen hat.

Am Ende seines Lebens dagegen sieht es so aus, als sei Haller hinter den Ansprüchen der Aufklärung zurückgeblieben. Er ist bei seinem Tod im Jahr 1777 schon eine historische Gestalt. Noch lebend, hatte er sich selbst überlebt, war für seine Zeitgenossen zu einem Monument seines Ruhmes geworden – ein unzugänglicher Olympier der europäischen Geisteswelt. Ein Mann, den man fürchten und achten, verehren und bewundern, aber nicht lieben konnte. Seine Universalität machte jede Identifikation mit ihm unmöglich; mit Haller konnte man sich nur partiell, nie ganz in eins fühlen. Noch war der Dichter nicht vergessen, aber die unmittelbare Wirkung seiner Dichtung war dahin. Seine literarische, seine politische, seine Kulturkritik wurde noch respektvoll gehört, aber nicht mehr verstanden.

Die von ihm als naturforschende Gesellschaft eingerichtete Societas Regia scientiarum Gottingensis oder Königliche Gesellschaft der Wissenschaften zu Göttingen überlebte unter ihrem Präses perpetuus Haller nur durch ihre historisch-philologische Klasse, die nach dessen Willen doch nur ein Accessorium der Naturforschergesellschaft gewesen war. Gegen die Vorstellungen seiner Zeit und obrigkeitlichen Widerstand hatte Haller

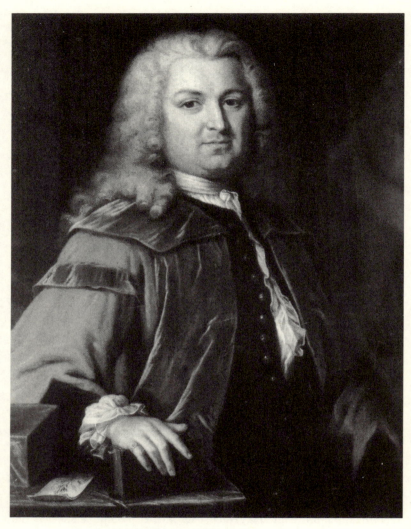
Albrecht von Haller (1708–1777)

durchgesetzt, daß die Göttinger Akademie nicht als private gelehrte Gesellschaft universalistischen Zuschnitts, sondern als staatliche Forschungsinstitution gegründet wurde, in der nur empirische Wissenschaften, «die der beständigen Erfindung fähig sind» – wie er sagt, zugelassen waren. In Hallers programmatischer Konzeption der Göttinger Akademie nimmt derjenige Prozeß der Wissenschaftsgeschichte zum ersten Mal Gestalt an, in dessen weiterem Verlauf Wissenschaft und Forschung in Deutschland zu synonymen Begriffen werden, in dem der qualifizierte Universitätsprofessor als Lehrer und Forscher bestimmt und die Einheit von Lehre und Forschung zur Norm wird. Forschung aber ist mit Aussicht auf Erfolg nur als Spezialforschung möglich, und so wird der letzte Universalgelehrte Europas der entschiedene Verfechter der Spezialforschung, Europas berühmtester Spezialist.

Nach seinem Weggang aus Göttingen 1753 verkümmerte die Naturforschung an der Akademie für vier Jahrzehnte. Sein anatomisches, sein botanisches, sein physiologisches Werk, seine kritischen Bibliographien zur Botanik, Chirurgie und Medizin blieben zwar in Geltung, aber als Steinbruch des Wissens, aus dem die Ärzte noch ein halbes Jahrhundert lang ihre Kenntnisse holten. Hallers Entwurf seiner neuen Naturkunde, einer richtigen Ansicht des Lebendigen, war fallengelassen worden, weil er in seiner Tragfähigkeit noch nicht begriffen worden war. Die durch das Experiment gefundene, durch das Experiment geprüfte und durch seine vielhundertfache Wiederholung gesicherte Entdeckung von der Irritabilität der Muskelfaser und der Sensibilität der Nervenfaser als den beiden an spezifische Körperstrukturen gebundenen Grundkräften des Lebendigen hatte längst in Medizin und Biologie den neuen Vitalismus heraufgeführt, den Haller nicht gewollt hatte und den er ablehnte. Die Zeit schien über ihn hinweggegangen zu sein.

Zwei Jahrhunderte lang hat Albrecht von Haller als der letzte große Universalgelehrte Europas gegolten, weil ihm noch einmal zu gelingen schien, was nach ihm auch dem größten Geist nicht mehr gelingen konnte. Der Berner Patrizier vereinigte in einer Person mit staunenerregender Kraft den gedankentiefen und wortmächtigen Dichter, der der deutschen Sprache das Feld der poetischen Metaphysik eroberte; den Botaniker, der für die Pflanzengeographie und natürliche Taxinomie Bedeutendes leistete; den Anatomen, der die Angiologie und Topographie bereicherte; den Physiologen, der in seiner Wissenschaftsepoche die Physiologie zu einer modernen Erfahrungswissenschaft machte; den Gelehrten, der zum erstenmal an einer deutschen Universität die Verbindung von Forschung und Lehre institutionalisierte; den Bibliographen und Rezensenten, der die wissenschaftliche Literatur von Jahrhunderten sammelte und kritisch sichtete; den berufenen Sachwalter eidgenössischer Freiheit, der in seinen Staatsromanen sowohl gegen die absolutistische Wirklichkeit als auch gegen die revolutionären Tendenzen seines Zeitalters das Bild vom guten Bürger, vom gerechten Staatsmann und der besten Staatsform zur Geltung zu bringen suchte; den Theologen schließlich, der seine ganze Autorität als weltberühmter Naturforscher einsetzte, um die Wahrheiten der christlichen Tradition gegen die Einwürfe der ungläubigen Vernunft, insbesondere seines Intimfeindes Voltaire, zu verteidigen.

Doch nicht die Summation seiner Leistungen, mochte jede einzelne noch so bedeutend sein, nicht die «Alpenlast der Gelehrsamkeit», die Haller nach Herders Wort zu tragen fähig war, macht ihn zur säkularen Gestalt. Was ihm den Ruhmestitel «der Große» eingebracht hat, ist seine Fähigkeit, die großartige Fülle und Vielfalt seines Wissens zur Einheit und zur Entfaltung zu bringen. Davon ging die Wirkung Hallers auf seine Zeitgenossen aus, darum nannte ihn Herder «den Unsterblichen».

Der modernen Hallerforschung ist gerade diese Einheit in der Universalität Hallers fragwürdig geworden. Fast einstimmig konstatiert sie die Zerrissenheit, den Zwiespalt in Haller, den sie entweder als Widerstreit zwischen Dichter und Naturforscher oder als Konflikt von Wissen und Glauben beschreibt. Diese Urteile widersprechen nun nicht nur dem überlieferten Hallerbild, bei näherer Analyse erweisen sie sich auch als in sich widerspruchsvoll, denn die Gegensätze bei Haller werden im einzelnen auf sehr verschiedene Weise bestimmt und in sehr verschiedenen Schichten seiner Persönlichkeit gefunden. Schon bei der Überprüfung des Problems in der Hallerliteratur der letzten zwei Jahrhunderte ergab sich ein bemerkenswerter Wandel des Hallerbildes: wo das 18. Jahrhundert ein harmonisches Miteinander von Wissen und Glauben bewunderte, wo das 19. Jahrhundert nur noch ein beziehungsloses, sich nicht störendes Nebeneinander feststellte, dort entdeckte das 20. Jahrhundert bei Haller den Kampfplatz eines sich streitenden Gegeneinander. Da in den Urteilen über den Zwiespalt bei Haller Verwirrung besonders in der Frage herrschte, welches eigentlich die Grundlagen seines Denkens und seiner Erkenntnismethode seien, mußte das Problem als Frage nach dem Verhältnis von Erfahrungswissenschaft, Vernunftgebrauch und Offenbarungsglauben bei Haller präzisiert werden.

Das Ergebnis dieser Untersuchung, die nach dem Weltbild des jungen Dichters, nach der Erkenntnistheorie Hallers und dem Weltbild des reifen Naturforschers fragt, gibt den Zeitgenossen und den Menschen, die noch unmittelbar unter Einfluß des Hallerschen Werkes standen, Recht. Dichter und Naturforscher zu sein, bedeutet keinen Widerspruch, Wissen und Glauben sind nicht im Zwiespalt, Welt-, Natur- und Lebensverständnis bilden eine geschlossene Einheit. Haller wird von den bedeutendsten seiner Zeitgenossen gerade in der Ganzheit seines Denkens und der Gesamtheit seines Werkes wahrgenommen. Es kann daher nicht überraschen, wenn Ulrich Marbach in seiner Studie über *Herder und die Schweizerische Literatur* zu dem Ergebnis kommt: «Albrecht von Haller wurde erst durch die Universalität seiner Gesamtpersönlichkeit für Herder zum Idealtypus eines wahrhaft großen Mannes, dadurch nämlich, daß er mehr war als ein Dichter, daß er ‹ein so großer Gelehrter, Weltweiser, Arzt, Naturlehrer, Botaniker, als Dichter› war. Weil eben in ihm verschiedene Seelenkräfte zugleich sich entfalteten und betätigten, gegenseitig sich stützend, ergänzend und vervollkommnend, und weil Herz und Verstand, Vernunft und Gefühl in ihm sich harmonisch verbanden, so individuell das menschliche Ganzheitsideal repräsentierend, deshalb sah Herder, neben Winckelmann und Lessing, in Haller den vorbildlichen Vertreter des Typus Mensch innerhalb seiner Zeit und innerhalb der Stämme deutscher Nation.»

Gerade Hallers Universalität faszinierte also, und sein Werk wurde als Ganzes gelesen und aufgenommen. Weit über den Kreis der Fachleute hinaus studierten die Gebildeten seine wissenschaftlichen Werke, vor allem seine Lehrbücher der Physiologie. Marbach weist etwa den immensen Einfluß von Hallers Physiologie auf Herders Anthropologie nach. Erstaunlich nur, daß ein Literaturhistoriker diese Rezeptionsgeschichte verfolgt. Ganz anders die allgemeine Geschichtswissenschaft. Ihr ist noch völlig entgangen, daß der für das historisch-soziologische Denken des 19. Jahrhunderts so grundlegende Begriff der «Entwicklung» nicht erst seit Darwin zu einem Grundbegriff der Biologie und allgemeinen Naturwissenschaft geworden ist. Der Umstand, daß der Begriff Entwicklung durch die von der theoretischen Medizin des 18. Jahrhunderts ausgebildete Theorie der Ontogenese seine erste inhaltliche Füllung erfahren und von daher seine großen Wirkungen entfaltet hat, ist der allgemeinen Historiographie unbekannt. Für die Geschichtswissenschaft beginnt seit den Forschungen von Troeltsch und Meinecke die Geschichte des Entwicklungsgedankens erst mit Herder.

Doch wird immer wieder übersehen, daß Herder den offensichtlich so fruchtbaren Gedanken nicht erfunden, sondern, daß er ihn übernommen hat, obwohl er selbst auf seine Quellen, wieder vornehmlich auf Hallers Physiologie, hinweist. Nur wenn man sieht, daß Herder den Entwicklungsbegriff so, wie er ihn in der Medizin des 18. Jahrhunderts vorfand, auf die Geschichte transponierte, versteht man die Veränderungen, die er dabei erleidet. Für Winckelmann, für Lessing, für Goethe, für Kant und für Schelling, wer immer unter die Väter des Entwicklungsgedankens gerechnet wird, gilt analog das gleiche. Sie alle fanden die Entwicklungsvorstellungen in der sich gerade erst aus der Medizin emanzipierenden Biologie ihrer Zeit vor, und ihr eigener Begriff von Entwicklung gewinnt nur scharfe Umrisse vor dem Hintergrund dieser Vorgeschichte, die eine terra incognita auf der Landkarte der allgemeinen Geschichte geblieben ist – und ein Musterbeispiel dafür, wie die Vernachlässigung der Wissenschaftsgeschichte zu großen Lücken in unserem Geschichtsbild und damit zu Fehlern in unserem Geschichtsverständnis führt.

II. Leben

«Alles, was Haller tat und wirkte, hat er einzig und allein durch das Medium der Gelehrsamkeit getan.»
(Hallers Schüler und Biograph *Zimmermann*)

Als jüngstes von fünf Kindern des Niklaus Emanuel Haller und seiner Frau Anna Maria Engel wurde Haller am 16. Oktober 1708 in Bern geboren. Der Vater stand als Jurist in Diensten der Republik Bern, die Mutter starb bald nach Albrechts Geburt. Als Vierjähriger schon predigte der frühreife Junge von der Ofenbank herab dem Gesinde vom Hasligut in der Stube, an die das kränkliche, «rachitische» Kind gefesselt war. Erzogen und unterrichtet von dem gestrengen calvinistischen Pfarrer Abraham Baillodz wächst er zweisprachig – berndeutsch und französisch – auf: «Ich bin ein Schweizer, die deutsche Sprache ist mir fremd.» Als Vierzigjähriger noch wird mit diesem Satz der inzwischen weltberühmte Dichter deutscher Zunge in typisch Hallerscher Untertreibung die sprachlichen Mängel seiner Dichtung entschuldigen. Das Kind lernt schnell und begierig: Latein, Griechisch, Hebräisch; und er liest und liest. Seine Lesewut wird getadelt, aber nicht gebremst. Die Bücher sind des Kindes Welt, sie werden sein ganzes Leben füllen. Bei seinem Tode wird Haller 52 000 gelehrte Werke erfaßt, gelesen, geordnet, bewertet und 12 000 Rezensionen geschrieben haben. Er las im Sitzen und Stehen, beim Reiten und Gehen, beim Tee mit Damen und in den Sitzungen des Berner Rates. Und war doch immer ganz präsent. Zur Rede gestellt, konnte er die Unterhaltung, den Gang der Verhandlungen wiedergeben: knapp, präzis, das Wesentliche treffend, so wie er Bücher rezensierte. Suchen, sammeln, sichten, ordnen, kritisch beurteilen, der Grundtrieb und das Grundprinzip Hallerscher Gelehrsamkeit war im Kinde schon angelegt.

Der Zehnjährige legt sich ein Wörterverzeichnis zum Alten und Neuen Testament an, zieht 2000 Kurzbiographien aus dem *Grand dictionnaire historique* des Louis Moreri und dem *Dictionnaire historique et critique* des Pierre Bayle, dessen skeptisch-kritischen Geist er so früh in sich aufnimmt. Der Schüler wehrt sich gegen die Pedanterie seines Lehrers mit lateinischen Spottgedichten. Mit zwölf Jahren versucht der Knabe sich in deutschen Versen. Die in jeder Hinsicht, vor allem aber in antikischer Bildung und barocken Bildern ausschweifende Dichtung Caspar von Lohensteins wird sein Vorbild. Bis er 14 Jahre alt ist, entstehen Trauerspiele und ein Epos über den Ursprung der Schweiz von 4000 Versen.

1721 stirbt der Vater. Die Stiefmutter zieht mit den beiden ihr verbliebenen Kindern vom Hasligut in die Stadt Bern. Dort besucht Albrecht noch für ein Jahr die Obere Schule. Die Mutter schickt ihn dann zur Vorbereitung auf das Studium der Medizin zu ihren Verwandten nach

Biel. Dort diskutiert der inzwischen lang aufgeschossene Jüngling von 15 Jahren mit dem 70jährigen Arzt Johann Rudolf Neuhaus, Anhänger des Descartes, dessen Physik, skeptisch, kritisch, ablehnend, so als ob er schon der Boerhaave-Schüler wäre, der er drei Jahre später sein wird.

Die Kindheit eines Wunderkindes, so stilisiert Zimmermann die Jugend seines Lehrers. Haller, der *Das Leben des Herrn von Haller* vor dessen Veröffentlichung 1755 gelesen hatte, widerspricht nicht. Die Zeitgenossen applaudieren dem enthusiastischen Porträt. Selbst der unbestechliche Lessing nimmt das Unternehmen mehr als wohlwollend auf: «Der Herr von Haller gehört unter die glücklichen Gelehrten, welche schon bei ihrem Leben eines ausgebreitetern Ruhms genießen, als nur wenige erst nach ihrem Tode teilhaftig werden... Sein Leben beschreiben heißt nicht, einen bloßen Dichter, oder einen bloßen Zergliederer, oder einen bloßen Kräuterkundigen, sondern einen Mann zum Muster aufstellen – whose mind contains a world, and seems for all things fram'd... Der Herr D. Zimmermann ist keiner von den Biographen, die ihr Augenmerk auf nichts höheres als auf kleine chronologische Umstände richten... Er folgt seinem Helden nicht nur durch die merkwürdigsten Veränderungen seines Lebens, sondern auch durch alle die Wissenschaften, in denen er sich gezeigt, und durch alle die Anstalten, die er zur Aufnahme derselben an mehr als einem Orte gemacht hat. Dabei erhebt er sich zwar über den Ton eines kalten Geschichtsschreibers; allein von der Hitze eines schwärmerischen Panegristen bleibt er doch noch weit genug entfernt, als daß man bei seiner Erzählung freundschaftliche Verblendungen besorgen dürfte.»

Wer das Berner Waisenkind in seinem Entschluß, Arzt zu werden, bestärkt und damit auf die Straße künftigen Ruhms gebracht hat, wissen wir nicht. Der Berner Stadtarzt Samuel Herzog empfahl ihm zum Studium Tübingen, wo er selbst promoviert worden war. Im Dezember 1723 machte der 15jährige sich auf den Weg, der ihn zu seinen Ausbildungsstätten Tübingen, Leiden, Paris und Basel, schließlich auch auf gelehrte Reisen durch Norddeutschland und bis nach London führte. «Ich war an Alter und Verstand ein Kind und hatte wohl etwas gelesen, aber noch weder selber nachgedacht noch erfahren», notiert er am Beginn seiner Tagebücher, die er über seine Studienzeit führte.

Diese Tagebücher sind eine unschätzbare Quelle für die Kultur- und Wissenschaftsgeschichte des alten Europa im Zeitalter der frühen Aufklärung und ein äußerst reizvolles und aufschlußreiches Zeugnis über den jungen Autor, der sich in diesen Aufzeichnungen offen und unbekümmert selbst darstellt. Kurz, knapp und bündig notiert er, was er festhalten will, was ihm bemerkenswert und wichtig erscheint. So entsteht eine bunte Mischung aus Merkzetteln, Inventarlisten seiner Habe, Ausgabenverzeichnissen, Reisebeschreibungen, Erlebnisberichten, Kurzporträts von Land und Leuten, besonders der wissenschaftlich interessanten

Personen, wissenschaftlichen Notizen und gelegentlich in einer späteren Überarbeitung längeren Reflektionen über wirtschaftliche, soziale, politische, kulturelle, weltliche, wissenschaftliche Zustände. Überraschend selbstbewußt und altklug, doch treffsicher im Urteil, findet er häufiger zu tadeln als zu loben. In der Regel jedoch beschreibt er mit nüchterner, kühler, distanzierter Sachlichkeit, was er sieht, was er in Erfahrung bringt.

III. Opus quingaginta annorum

«Hallers Physiologie... bleibt für alle Zeiten unschätzbar» (*Assmund Rudolphi* 1830)

Am 1. August 1765 beendete Haller mit dem Vorwort zum achten und letzten Band seine *Elementa Physiologiae*. Er hatte sein Lebenswerk vollendet, das er selbst «beinahe grenzenlos» nennt. «Nachdem ich nunmehr seit sechsunddreißig Jahren den größen Teil meines Lebens auf dieses Werk allein verwandt habe, ... würde ich mich freuen, wenn mein zur Untersuchung der Wahrheit angewandtes Leben für mein Jahrhundert nicht ohne Nutzen gewesen sei.» (*Elementa* 7, III u. XXIV)

Hallers Hoffnung hat sich erfüllt. Die *Elementa* wurde ein Jahrhundertwerk, in das fast die gesamte wissenschaftliche Leistung seines Lebens eingegangen war: die kritisch gesichtete Literatur von Jahrhunderten, die vergleichend anatomischen und physiologischen Beobachtungen von Jahrzehnten, ungezählte anatomische Untersuchungen und hunderte von physiologischen Experimenten. Dieses Werk, auf das er die besten Kräfte seines Lebens gewandt hatte, wurde so zur Geburtsurkunde einer neuen Wissenschaft. Denn es war weit mehr als die erschöpfende Beschreibung vom Bau und von den Funktionen des menschlichen Körpers, es begründete eine neue, erfahrungswissenschaftliche Lehre vom Menschen überhaupt, die weit über den engen Kreis der Fachgenossen hinaus wirkte; als eine neue Anthropologie haben es auch die besten Geister der Zeit gedeutet und begeistert aufgenommen.

«Die gesamte Physiologie ist eine Erzählung von den Bewegungen, die eine beseelte Maschine beleben» (*Elementa* 1, S. V). In diese knappe Formel kann Haller zusammenfassen, was für ihn Gegenstand, Aufgabe und Methode der Physiologie ist. Gegenstand der Physiologie ist demnach der ganze Mensch als ein Zusammenhang von Seele und organisiertem Körper (Maschine); Aufgabe der Physiologie ist es zu ergründen, auf welche Weise der unbelebte Körper des Menschen bewegt, das heißt belebt wird; und dieser Aufgabe kann die Physiologie nur genügen, wenn sie einen genauen Bericht von den Bewegungen des Köpers liefert, wenn sie aufgrund genauer Beobachtungen und Analyse der Bewegungsvorgänge diese nach Ursache und Zweck methodisch beschreibt. So kann Haller auch sagen: «Es geht aber die ganze Physiologie mit der inneren und äußeren Bewegung des belebten Köpers um» (*Elementa* 1, S. III). Der Physiologe hat es also nicht mit den Grundelementen des Körpers zu tun, sondern mit dessen kompliziertesten Organisationsformen. Was er mit Hilfe seiner Sinne erkennt, sind zunächst nur die äußere Gestalt der zusammengesetzten Maschinen und ihre Funktion. Auf deren Beschreibung und genaue Bestimmung kommt es zunächst allein an. Nur soweit die Sinne und die durch technische Hilfsmittel geschärften Sinne reichen, reicht das Feld der Erfahrung, lassen sich kompliziertere Strukturen und Funktionen in einfachere auflösen, läßt sich bestimmen, was richtig und was falsch, das heißt, was mit der Erfahrung übereinstimmend oder ihr widersprechend ist. Aber die Physiologie ist mit dieser empirischen Methode bisher nur ansatzweise erforscht: «Wir halten diese Wissenschaft noch für sehr unvollkommen, weil sie gutentheils auf dem feinsten und noch unbekannten Baue der Theile beruht, und weil die Zergliederung der Thiere noch nicht hoch genug getrieben ist, ihr die Hülfe zu leisten, die sie allerdings zu leisten fähig wäre. Alles was man noch thun kann, ist in dem bekannten Theile nichts als das gewisse zu sagen, und die Muthmassungen, wie die mythischen Zeiten, als eine unbestimmte Grenze des Reiches der Wahrheit mit einem billigen Mißtrauen beyzufügen» (GGA, 1760, S. 607).

Ein cartesianisches Weltmodell, eine sensualistische Erkenntnistheorie und der Primat der empirischen Methode wirken bei Haller im Verein mit der Einsicht in den noch unvollkommenen Wissensstand der Physiologie dahin, daß für ihn Physiologie nichts anderes sein kann als «Anatomia animata», als die Lehre von der Bewegung (Belebung) der anatomischen Bauteile. Denn gegeben sind der unmittelbaren Erkenntnis nur der Körper und seine Strukturen. Sie gilt es zu erforschen.

Die Analyse des tierischen Körpers zeigt, daß alle seine festen Teile aus Fasern bestehen. Knochen, Bänder, Muskeln, Gefäße, Nerven, alle inneren Organe und schließlich die Haut bestehen aus Fasern. Was aber alle diese Organe zu einer Einheit zusammenbindet, ihre Beziehungen zueinander bestimmt, ihnen Festigkeit, die Erhaltung ihrer Lage, die Abgrenzung gegen andere Organe ermöglicht und ihnen zugleich den Grad von Verschiebbarkeit gegeneinander gibt, der notwendig ist für die Bewegung, das leistet jenes von Haller in die Anatomie und Physiologie eingeführte Grundgewebe aus Fasern, das er nach seinem lockeren, wabenartigen Bau das Zellgewebe, die «tela cellulosa» nennt. «Das Zellgewebe findet sich im menschlichen Körper an jedem Orte ... ohne irgend eine hier bekannte Ausnahme.» «Indessen schließt man billig von dem weitläufigen Gebiete dieses Zellgewebes auf dessen für unseren Körper ausnehmenden Nutzen. Um also das Fett und den inneren Dunst im Körper, für die unsere Zellhaut Fächer und Höhlungen baut, aus dem

Gesichtspunkt zu rücken, betrachte ich hier nur das Hauptgeschäfte des Zellgewebes, welches darauf ankömmt, daß es allen und jeden Teilen unseres Körpers ihre gehörige Festigkeit bestimmt, wodurch der Schöpfer seine unendlich weisen Absichten befördern will» (*Elementa* 1, S. 16/17).

Nun zeigt sich diese Faser des tierischen Körpers mit einer Kraft begabt, die ihr diejenigen Funktionen erst ermöglicht, auf die ihre anatomische Struktur hinweist. Die Faser ist elastisch, das heißt: «Sie springt, nach aufgehobener Biegung, wieder in ihre alte Stelle zurück, und sie wird wieder so kurz, als sie anfangs war, ehe man sie dehnte» (*Elementa* 1, S. 8). Diese vis elastica zeichnet jede Faser des tierischen Körpers aus. Sie ist eine Grundeigenschaft der Faser, die sich allen aus ihr gebildeten Organen mitteilt, und selbst im Knochen – allerdings erst nach der Entkalkung – in Erscheinung tritt. Doch ist sie eine Eigenschaft der toten Faser, eine «vis mortua» weil «diese Kraft mit dem Leben nichts gemein hat» und auch «nach dem endgültigen Tode und in herausgeschnittenen Gliedern... übrigbleibt» (*Elementa* 4, S. 444).

«Was das Leben in Wahrheit ist, was dasjenige ist, durch dessen Gegenwart die Geschöpfe ihr Leben leben, durch dessen Verlust sie vom Leben scheiden, was der Beginn des Lebens, was sein Ende heißt – darüber sind die Philosophen ihrer Unwissenheit umso stärker bewußt, je eindrücklicher sie darüber nachgedacht haben.» Als Daniel Bernoulli 1737 bei der Promotion von Hallers Schüler und Freund Johann Jacob Ritter diese Sätze mit deutlicher Resignation aussprach, hatte Haller schon begonnen, diese Frage auf seine Weise zu lösen, ausgehend von derselben Einsicht, wie sie Bernoulli formulierte: «Nur das Eine lehrt die Erfahrung und bestätigt die Vernunft, daß ein Zusammenhang besteht zwischen dem Leben und der animalischen Bewegung.»[1]

Die Frage, welche Kraft eigentlich die tierische Maschine bewegt und ihr damit das Kennzeichen des Lebens verleiht, diese Frage, die das Verständnis des Körpers als Aggregat materieller Strukturen sofort nahelegt, diese Frage, die daher seit Descartes ganze Forschergenerationen bewegt hatte, hat auch Haller offensichtlich sehr früh beschäftigt, als die zentrale Frage an den Physiologen, der es ja gerade mit den Bewegungen der tierischen Maschine zu tun hat. In seinem großen Gedicht *Über den Ursprung des Übels* (1734) schildert Haller als Prototyp des Gelehrten einen Mann, der den beiden Zentralproblemen nachforscht, die Haller selbst zeit seines Lebens beschäftigt haben:

«Hier sucht ein weiser Mann, bei Nacht und stillem Öle,
Des Körpers innre Kraft, das Wesen seiner Seele.»

Haller fand für diese Frage nach der den Körper bewegenden Kraft die verschiedensten Lösungsversuche vor. Von der extrem mechanistischen Lösung des Descartes, der alle Körperbewegung letztlich aus dem einen ursprünglichen Bewegungsimpuls, der der Materie am Anfang der Welt mitgeteilt worden war, herleitet, bis zu der Lösung Stahls, der alle körperliche Bewegung als von der Seele verursacht annahm, waren Haller alle Lösungen geläufig, doch keine stellte ihn zufrieden. Nach der scharfen Trennung von körperlicher und geistiger Welt schied die Seele als Bewegungsursache in der körperlichen Welt, wenn man konsequent war, aus; doch blieben alle Versuche, die tierischen Bewegungen aus den Kräften, wie sie in der unbelebten Welt beobachtbar und wirksam waren, abzuleiten, unzureichend. Zwar war klar, daß sehr vieles von den Lebenserscheinungen an der belebten Maschine sich erklären ließ mit Hilfe der Kräfte, die die künstliche Maschine antrieben. Daß die Anziehung und Abstoßung, die Schwere, die Kohäsions- und Adhäsionskräfte Maschinen zu bewegen imstande waren und daß dies nach den Gesetzen der Mechanik vor sich ging, das leugnete niemand. Auch daß die Wärme, die Gährung, die chemischen Reaktionen der Säfte einen großen Anteil an der Bewegung der Maschinen hatten, war unverkennbar, ebenso wie der Umstand, daß diese Kräfte der unbelebten Natur zuzuordnen waren. Doch alles, was die Iatrochemiker zur Aufklärung der mechanischen Verhältnisse geleistet hatten, so wie alles, was die Iatrochemiker über die Reaktion der Säfte herausgebracht hatten, war entweder zu deduktiv-spekulativ aus den Axiomen der Maschinentheorie des Lebendigen gewonnen, reichte zur befriedigenden Erklärung der Phänomene nicht aus, oder die für diese Erklärung vorausgesetzten Strukturen und anatomischen Verhältnisse erwiesen sich bei genauerer Prüfung als in der Wirklichkeit anders oder als gar nicht vorhanden.

Versuchte man dagegen, sich dem Problem der tierischen Bewegung von den beobachtbaren Phänomenen her zu nähern, dann war seit Harvey klar, daß der Motor aller Bewegungen des Tieres letztlich das Herz war. Die Frage blieb nur, ob das Herz die alleinige Ursache aller Bewegung sei, und die Hauptfrage, welche Ursache das Herz eigentlich bewege. An diesem Punkte setzten dann alle Überlegungen zur Frage nach der Ursache der tierischen Bewegung wieder neu ein. Wurde das Herz nur passiv bewegt, etwa durch die Wärmeausdehnung des Blutes, oder bewegt sich das Herz aktiv, entweder aus fremder, durch die Nerven übermittelter Ursache oder aus einer im Herzen selbst liegenden Ursache; kurz, was war das Wesen dieser Herzbewegung, wie wurde sie ausgelöst, wie unterhalten, wie gesteuert?

Bei diesen Fragen setzen auch Hallers Überlegungen ein. Sie führten ihn schließlich auf dem konsequent eingehaltenen Wege der Beobachtung und des Experimentes zur Entdeckung der Irritabilität der Muskelfaser. Der erste entscheidende Schritt zu Hallers für die Geschichte der Physiologie so folgenreicher Entdeckung war getan, als es ihm gelang, die Automatie der Herzbewegung nachzuweisen. Es ist kennzeichnend für die Geschicke seiner Irritabilitätslehre, daß gerade dieses Fundament seiner Lehre die umstrittenste Entdeckung Hallers bis in die Tage von Claude Bernard hinein blieb.

Nachdem Haller durch scharfsinnige Überlegung, genaue Beobachtung des schlagenden Herzens und durch systematisch angestellte Versuche alle inneren und äußeren Ursachen, die für die Bewegungen des Herzens verantwortlich gemacht worden waren, überprüft, und vor allem gegen die herrschende Lehre den Nachweis erbracht hatte, daß die Nervenversorgung des Herzens ohne Einfluß auf die Herzbewegung war, blieben ihm nur zwei Möglichkeiten: entweder war die Ursache für die Bewegung des Herzens im Herzen selbst, das heißt aber im Herzmuskel zu suchen, oder man mußte sie für eine unmittelbare durch keine Vermittlung der Nerven hervorgerufenen Wirkung der Seele halten, was deren Anwesenheit im Herzen voraussetzte.

Eine ubiquitäre Anwesenheit der Seele im ganzen Körper gehörte zu den notwendigen Vorstellungen der Stahlschen Schule. Die Seele stellte man sich als immaterielles Wesen raumlos vor; sie konnte daher überall im Körper gegenwärtig sein, wenn auch die direkte Einwirkung einer immateriellen auf eine materielle Substanz, der Influxus psychicus, ein unbegreiflicher Vorgang blieb. Doch Haller nahm die Stahlsche Ansicht so ernst, daß er nach einer Möglichkeit suchte, die Seelenwirkung zu bestätigen oder auszuschließen. Er prüfte daher, ob sich die Bewegung des Muskels aus eigener Kraft auch noch nach der Trennung von Leib und Seele – also nach dem Tod – oder in einem vom Ganzen des Leibes abgetrennten Teilstück zeigte.

Blieb die Bewegung des Herzens nach dem Tode oder im abgetrennten Muskel erhalten, dann konnte sie keine Wirkung der Seele sein. Eine solche Annahme hätte nämlich in dem ersten Fall der Bestimmung des Todes als einer Trennung von Leib und Seele widersprochen, worauf ja Stahls ganzes System beruhte, im zweiten Fall aber hätte sie die Teilbarkeit der Seele vorausgesetzt, was wiederum gerade ihrem immateriellen, unräumlichen und das heißt unteilbaren Charakter widersprochen hätte, der doch die Voraussetzung für ihre ubiquitäre Anwesenheit und damit Wirksamkeit war. Als die Versuche erwiesen, daß das aus dem Zusammenhang des Körpers herausgelöste Herz noch stundenlang Eigenbewegung zeigte, war für Haller die Annahme Stahls, daß die Seele Ursache der Körperbewegung sei, endgültig widerlegt. So blieb ihm nur die letzte Möglichkeit, die Usache der Herzbewegung in der Herzmuskelfaser zu suchen, was der zweite Schritt zur Entdeckung der Irritabilität war.

Der Faser des tierischen Körpers war schon von Glisson die Kraft zugeschrieben worden, sich auf einen Reiz hin zu bewegen. Er hatte sie «Irritabilität» genannt, und Baglivi hatte später durch einige Versuche an der Muskelfaser gefunden, daß sie sich kontrahiert, «ohne daß die Seele oder die Empfindung dazu etwas beiträgt». Die Vorstellung von der Faserirritabilität war auch in der Boerhaaveschule von de Gorter, Winter und Lubs aufgenommen und weiterverfolgt worden. Nun hatten seine eigenen Versuche zur Herzbewegung auch Haller von der Existenz dieser Kraft in der Muskelfaser überzeugt, und es blieb nur noch der letzte Schritt, zu prüfen, ob die Irritabilität sich in allen Fasern des tierischen Körpers zeigt, wie Glisson und seine Nachfolger es behauptet hatten, oder nicht.

Haller hat sich dieser Aufgabe nach seiner eigenen Aussage systematisch seit 1746 gewidmet und zusammen mit seinen Schülern experimentell untersucht, welche Organe des tierischen Körpers sich auf einen Reiz hin kontrahierten. Seine Methode war klar: «Meines Bedünkens kann einzig und allein aus den Erfahrungen erklärt werden, welcher Teil des Körpers... reizbar sei.» Hallers Ergebnisse sind bekannt genug, er ließ sie in der denkwürdigen Sitzung der königlichen Sozietät der Wissenschaften zu Göttingen am 6. Mai 1752 als ihr Präsident vom Sekretär der Gesellschaft, Johann David Michaelis, vortragen: «Et nunc collectis experimentis adparet, nihil in corpore praeter musculosam fibram irritabile esse, qui adeo propria haec facultas est, ut tacta brevior fieri nitetur.» (Aus allen Experimenten geht eindeutig hervor, daß nichts im Körper außer der Muskelfaser reizbar ist, die also allein die Fähigkeit hat, sich auf Reize hin zu verkürzen.) (*De Partibus*, S. 153)

An diesem Ergebnis hat Haller immer festgehalten. Er hat es gegen alle kritischen Einwände und Vorwürfe erfolgreich verteidigt, er hat es aber auch nicht mehr erweitert. Haller sah sein einziges Verdienst – im Gegensatz zu seinen späteren Kritikern – gerade darin, die Irritabilität als das Vermögen der Faser, sich auf einen Reiz hin zu kontrahieren, unwidersprechlich durch seine Versuche erwiesen und auf die Muskelfaser eingeschränkt zu haben. Denn diese experimentell gesicherte Kraft setzte den Physiologen endlich in den Stand zu erklären, durch wessen «Gegenwart die Geschöpfe ihr Leben leben», durch wessen «Verlust sie vom Leben scheiden, was der Beginn des Lebens, was sein Ende heißt», ohne Zuflucht zu einer nicht an den Körper gebundenen Kraft nehmen oder das Unzureichende der Kräfte der unbelebten Natur zur Erklärung der inneren Bewegung der belebten Maschine eingestehen zu müssen. Haller kann jetzt sagen: «Es beruhet diese ganze Bewegung auf dem Zusammenziehen, als worinnen auch die allgemeine Verrichtung aller Muskeln besteht. Denn solange ein Thier lebet, solange ziehet sich auch das Herz mit der größten Geschwindigkeit, und der heftigsten Anstrengung zusammen; ist das Thier dagegen kraftlos, so ist diese Zusammenziehung schon schwächer, und wenn es todt ist, so höret sie gänzlich auf, mithin wird also dieselbe durch das Leben und die thierischen Kräfte hervorgebracht» (*Elementa* 1, S. 385 f.).

Haller macht ganz deutlich, daß er innerhalb der äußeren Natur einen neuen Bereich der Betrachtungsweise konstituiert, ohne diesen Bereich prinzipiell aus dem Zusammenhang mit der äußeren Natur zu lösen, wenn er sagt: «Ich untersuche hier weder die mechanische, noch überhaupt die physische Ursache von dieser Kraft, weil ich glaube, daß eine thierische Faser ihre besondre eingepflanzte (Kraft) habe, von der man keine andre Ursache weiter sehen müsse, es mag nun selbige entweder einzig und allein ein stärkrer Grad des todten Zusammenziehens, oder eine andre Kraft sein; um daraus zu schließen, daß die todte Kraft einer jeden thierischen und vegetabilischen Faser, diese hingegen der Muskelfaser in einem lebendigen Körper eigen sei. Gesetzt sie sei größer, als in den übrigen Fasern, so ist sie doch ein natürliches Zusammenziehen der Theile, und eine Verschiebung des Grundstoffes unter den andern Grundstoff. Ich bin wenigstens nicht dawider.» (*Elementa* 4, S. 514) Es stört Haller auch nicht, daß er die Irritabilität als Kraft nicht erklären kann: «Würde man aber von mir verlangen, daß ich diese Kraft, die keinen Reiz vertragen kann, erklären und das Vermögen angeben sollte, das durch die Zusammenziehung seines Werkzeuges sich der Reizung gemäß bezeiget, so weiß ich in der That auf diese Frage zur Zeit noch nichts zu antworten» (*Elementa* 1, S. 505). Hatte Newton nicht auch die Grundkraft für die Bewegung der Planeten unerklärt lassen müssen? In deutlicher Anspielung darauf kann Haller daher Robert Whytt entgegenhalten: «Wenn er sagt, eine reizbare Kraft sey eine bloße Zuflucht der Unwissenden, so wundern wir uns über seine Unbilligkeit. Man kennet die mechanische Ursache der Schwere nicht, aber die Schwere ist darum doch eine wirksame Kraft. Die Erfahrung lehrt uns der Kräfte Daseyn, die im geringsten nicht ungewiß werden, wenn wir schon ihre Art und Weise nicht ergründen können. Ist es möglich, daß der Hr. W. Britannien es für eine unphilosophische Handlung ansieht, wenn man einer bloßen Materie würksame Kräfte zuschreibt?» (GGA, 1752, S. 391).

Anders aber als seine begeisterten Anhänger hat Haller den Vergleich mit Newton nie weiter ausgezogen und etwa behauptet, die Irritabilität bedeute für die Natur des tierischen Körpers, was die Attraktion für das Weltgebäude. Ihm kam es nur darauf an zu zeigen, daß es für die sichere Annahme einer Kraft genügt, wenn sie nach ihren Wirkungen, den Graden ihrer Wirksamkeit, den Bedingungen, unter denen sie in Erscheinung tritt, genau beschrieben und gegen andere Kräfte abgegrenzt werden kann, und wenn bestimmt werden kann, zu welchem Strukturelement sie gehört.

Haller kam es allein auf die Sicherung des Phänomens der selbsttätigen Muskelfaser an, nicht so sehr auf dessen Ursache oder Auslösung. Es liegt ihm nicht viel am Reiz; alles, was er dazu zu sagen hat, ist denn auch: «Da ich den Reiz so gar oft als die Ursache derer am Herzen beobachteten Bewegungen angegeben habe, so sehe ich mich allerdings genöthiget, zu erinnern, daß ich darunter die erweckende und reizende Ursache verstehe, welche eine andere bewegende und im Herzen wohnende Kraft zur Zusammenziehung antreibt» (*Elementa* 1, S. 505). Haller macht keinerlei

Versuch, den Reizvorgang zu analysieren. Er hat nur den Effekt im Blick: die Kontraktion. Wenn er dennoch an dem Begriff «Irritabilität» festhält – und damit in der Folge viel Verwirrung stiftete –, dann zum einen, weil ihm dieser Begriff von der Tradition vorgegeben war, zum anderen aber, um diese besondere Art der vis contractilis von den zwei anderen Kräften der Muskelfaser, die sich auch durch Kontraktionen äußern, eindeutig zu unterscheiden. Wenn Haller die drei Kräfte der Muskelfaser als vis elastica, vis irritabilis und vis nervosa terminologisch voneinander trennt, dann nur, um deutlich zu machen, daß derselbe Effekt drei verschiedene und voneinander im Experiment zu trennende Ursachen hat.

Bei der ersten ist die Kontraktion Folge einer von außen einwirkenden Kraft, bei der zweiten Folge einer von innen aktiv wirkenden Kraft und bei der dritten Folge einer allein durch den Nerven vermittelten oder hervorgerufenen Kraft. Da die letzteren nur an der lebenden oder überlebenden Faser beobachtbar sind, nennt Haller sie auch – im Gegensatz zur toten Kraft – «lebende Kräfte»; «vires vivae». Doch Irritabilität die Lebenskraft, die «vis vitalis» zu nennen, lehnt er ab (*Elementa* 4, S. 64). Vielmehr bezeichnet er sie gern als anerschaffene, eingepflanzte Kraft, als «vis insita», «vis innata», um auszudrücken, daß sie die Urkraft der Faser ist, die der Muskelfaser eigne, eine «vis propria». Diese so definierte Kraft ist ihm ein wesentliches, vielleicht das wesentliche Lebensphänomen, doch nicht das Leben selbst.

Als Haller klarstellte, daß als reizbar nur der Teil des Körpers zu gelten habe, der auf Reizung mit einer Kontraktion antworte, und nur der Teil als sensibel, durch dessen Reizung eine eindeutige Schmerzreaktion beim Tier hervorgerufen werde, konnten die Wirkungen der Reizbarkeit von denen der Sensibilität eindeutig unterschieden werden. So ergab sich gleichsam als Nebeneffekt der Untersuchung auf Reizbarkeit der Organe die Untersuchung auf ihre Sensibilität. Das Ergebnis dieser Untersuchungen ist ebenso folgenreich und umstritten gewesen, wie das der Irritabilitätsuntersuchungen. Es lautet lapidar genug: – «Solus ergo nervus sentit, et in nervo... sola medullaris fabrica.» (Allein der Nerv fühlt, und genauer im Nerv fühlen allein die Markfasern.) (*De partibus*, S. 134)

Auf der Suche nach der Ursache für die Eigenbewegung der tierischen Maschine hatte Haller eine Kraft gefunden, die sich nur in der Muskelfaser zeigte, die also «in intima fabrica» derselben verborgen liegen mußte, die keine von anderen Kräften ableitbare Kraft war und das Herz zum Motor aller «inneren Bewegung» des Körpers machte. Mit der Entdeckung «per experimenta», daß allein der Nerv, oder genauer, die Markfaser des Nerven fähig war zu empfinden, hatte Haller gesichert, daß auch das neben der Eigenbewegung zweite Charakteristikum der tierischen Maschine, die «facultas sensus», an eine spezifische Grundstruktur dieser Maschine, an die Markfaser des Nervs gebunden war, «in medullaris fabrica» verborgen lag.

Die Sensibilität erweist sich so wie die Irritabilität als eine Kraft, die durch Reize in Tätigkeit versetzt wird; darin unterscheiden sie sich nicht. Sie unterscheiden sich jedoch durch ihren Sitz in verschiedenen Fasern und durch die spezifische Art ihrer Reizantwort, durch ihre Wirkung. Auf diesen Effekt aber, der allein beobachtbar und meßbar war, kam es Haller ausschließlich an. Weil die Nervenfaser sich auf einen Reiz hin nicht verkürzte, sondern «fühlte», deshalb war sie nicht irritabel, sondern sensibel. Irritabilität und Sensibilität sind daher scharf zu trennen. Wo man zwei einfache, konstante, fest umschriebene Wirkungen voneinander unterscheiden konnte, durfte man nach dem Grundsatz: «Eiusdem enim effectus eadem oportet exspectare causam.» (Eine jede Wirkung erlaubt, eine entsprechende Ursache anzunehmen.) (*Elementa* 1, S. 502) auch von voneinander unterschiedene Grundkräfte annehmen.

Die Fähigkeit zur Eigenbewegung und die Fähigkeit, zu empfinden und auf Empfindungen hin zu reagieren, sind die entscheidenden Merkmale der «belebten Maschine», Irritabilität und Sensibilität also die zwei wesentlichen Grundkräfte des Lebendigen, die es gegen die Welt der toten Körper ebenso abgrenzen wie gegen die immaterielle Welt der Seele. Weil diese Kräfte sich als an die organischen Grundstoffe der Maschine gebunden erweisen und vermutlich von der Organisationsform der Materie abhängen, sind sie zwar nicht Kräfte der allgemeinen Materie, aber eben doch körperliche und keine unkörperlichen – seelischen oder geistigen – Kräfte. Als Haller sich in den Jahren 1750–52 über den Charakter der lebenden Kräfte endgültig klar wurde, gab er die unter dem Eindruck der verblüffenden Regenerationsleistungen des Organismus bereits akzeptierte Vorstellung wieder auf, daß es in der belebten Natur auch bildende, also planende, steuernde Kräfte geben könne, und kehrte zur mechanistischen Theorie der präformierten Generation zurück. Er war und blieb Mechanist. Das seine – innerhalb eines strengen Mechanismus – gewonnene Irritabilitätslehre unmittelbar zum Grundmuster für ein vitalistisches Verständnis des Lebendigen wurde, hat Haller verständnislos zur Kenntnis genommen.

V. Wirkungsgeschichte

«Ich habe keine Hypothesen angenommen und wundre mich oft, daß man des Hallerschen Systems Erwähnung tut, da ich doch bloß gesagt, daß diejenigen Teile empfinden oder sich bewegen, die ich sie empfinden oder bewegen sahe ... In der Tat konnte in den Versuchen selbst ein Irrtum liegen, doch ist nicht einmal ein Schatten von einer Hypothese darin befindlich» (*Elementa* 8, S. V). Obwohl Haller von Anfang an versucht hat, der vitalistischen Interpretation seiner Irritabilitätslehre entgegenzutreten – und damit einer vitalistischen Physiologie –, konnte er den Gang der Dinge nicht aufhalten. Innerhalb kürzester Zeit wurden seine Versuche in Italien, in Holland, in England, in Deutschland, in ganz Europa hundertfach wiederholt und bestätigt. Wie ein Lauffeuer verbreitet sich die Irritabilitätslehre als Lehre von den Kräften des Lebendigen, und die Auseinandersetzung mit und um den Irritabilitätsbegriff ging weit über den Kreis der unmittelbar interessierten Anatomen und Physiologen hinaus. Spätestens ab 1770 gab es keine medizinische Veröffentlichung mehr, in der Irritabilität oder etwas ihr Analoges nicht eine Rolle gespielt hätten. Der Vitalismus hatte sich etabliert.

Die direkte Auseinandersetzung mit der Forschung und der Lehre Hallers hört in der medizinischen Wissenschaft kurz vor der Mitte des neunzehnten Jahrhunderts paradoxerweise in dem Augenblick auf, in dem die Medizin in entschlossener Hinwendung zur Erfahrungswissenschaft auf den Hallerschen Weg der Forschung und Erkenntnis zurückkehrt, nachdem sie, durch Haller angeregt, aber nicht angeleitet, in Uminterpretation seiner Lehre auf den Weg einer vitalistischen Medizin geraten war, von dem umzukehren ihr nur noch durch den radikalen Bruch mit der Tradition möglich schien. So falsch aber dieser Weg auch verlaufen zu sein schien von Haller bis zu dem Punkt, wo Johannes Müller, Rudolf Virchow, Emil Du Bois-Reymond, Carl Ludwig, Claude Bernard neu begannen – auf ihm vollzog sich doch der historische Prozeß, in dem die großen Einsichten vom Organismuscharakter des Lebendigen und seiner organischen Entwicklung ausgebildet wurden, in dem die moderne Lehre vom Leben, die Biologie als Wissenschaft entstand. Dieser Prozeß ist mit der Wirkungsgeschichte Hallers weitgehend identisch. Erst Johannes Müllers großes Handbuch der Physiologie löste die *Elementa Physiologiae* Hallers nach dem Urteil von Virchow und Du Bois-Reymond als Grundlage für die Lehre und Forschung in der Physiologie endgültig ab. Damit erst wurde Haller auch in der Medizin zu einer nur noch historischen Gestalt.

Die besten Köpfe dieser Zeit aber, die die Hinwendung zur physiologischen, auf empirische Forschung gegründeten Heilkunde propagierten, waren sich dessen bewußt, daß dieser Fortschritt in gewisser Beziehung eine Rückkehr zu Haller war. So würdigten Wunderlich, Griesinger und Henle Hallers Bedeutung für die Medizin ihrer Zeit, wenn auch bereits im distanzierenden Urteil des Historikers. Für alle soll Jacob Henle sprechen, der Haller in Schutz nimmt gegen die vitalistischen «Konsequenzen der Irritabilitätslehre. Haller, so sehr er Dichter war, hätte dieselben nicht gezogen. Sein Bemühen war darauf gerichtet, die Vorgänge des Lebens so weit als möglich aus der Herrschaft der Gesetze abzuleiten, denen die Materie in der anorganischen Natur unterworfen ist. Darin folgt ihm die ernüchterte Physiologie unserer Tage.»[2]

Erna Lesky †

LEOPOLD AUENBRUGGER
1722–1809

I. Die medizin-politischen Bedingungen

Maria Theresia, Erzherzogin von Österreich, Königin von Ungarn und Böhmen (1717–1780), war nur fünf Jahre älter als der am 19. November 1722 in der Grazer Murvorstadt geborene Gastwirtssohn Johann Leopold Auenbrugger. Und doch kam dieser als junger Medizinstudent in Wien bereits in den Genuß der Reformen, die die junge Königin, seit 1745 auch Kaiserin, 1749 im medizinischen Bildungswesen durchführen ließ. Dies war nur deshalb möglich, weil sich die Herrscherin, menschenkundig wie sie war, von Anfang an mit erfahrenen, energischen Beratern umgab.

Einer von ihnen war im Gesundheitswesen und im medizinischen Bildungswesen der Niederländer und Boerhaave-Schüler, Gerard van Swieten (1700–1772), der am 7. Juni 1745 als Leibarzt der kaiserlichen Familie, Protomedicus des Hofes und Präfekt der Hofbibliothek an den Wiener Hof kam. Der Holländer war erfüllt von dem Wohlfahrts- und Nützlichkeitsdenken der westeuropäischen Aufklärung und wollte dies auch im Bildungs- und Gesundheitssektor des Theresianischen Staates durchsetzen. Bald erkannte er, daß hier alles ab ovo zu reformieren war. Noch aber wütete der Erbfolgekrieg in den österreichischen Landen. So hatte van Swieten bis zu dessen Ende im Jahr 1748 Zeit, die sanitären und universitären Einrichtungen seines neuen Heimatlandes in Ruhe zu studieren und die Reform der medizinischen Fakultät vorzubereiten. An die Stelle der mittelalterlichen Zunftfakultät setzte er 1749 ein modernes medizinisches Bildungsinstitut der Aufklärungszeit. Der Student sollte unmittelbar an seine «Objekte» herangeführt werden, sei es die menschliche Leiche im anatomischen Theater, die Pflanze im botanischen Garten, die chemische Substanz im Laboratorium oder der kranke Mensch im akademischen Lehrspital. Getragen von dem Vertrauen der Kaiserin, hat van Swieten all das in dem Jahrfünft von 1749–1754 verwirklicht. Eine neue Epoche in der österreichischen Medizin war angebrochen.[1]

Kein Zweifel, daß erst das politische System des aufgeklärten Absolutismus van Swietens Reform des Bildungs- und Gesundheitswesens ermöglichte, das ja nur ein Teil der Theresianischen Staatsreform ist. Wie auf dem politischen Sektor die Verwaltungsformen, die die Stände geschaffen hatten, den zentral landesfürstlichen weichen mußten, so auch auf dem sanitären Sektor. Durch die landesfürstlichen Sanitätskommis-

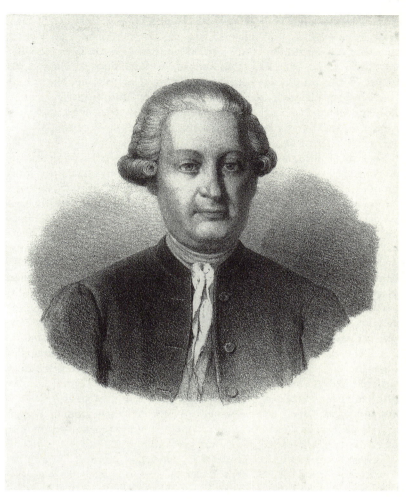

Leopold Auenbrugger (1722–1809)

sionen im mittleren Verwaltungsbereich, durch die Kreis- und Spitalsärzte im unteren und im universitären, regierte van Swieten als Praeses facultatis und als Protomedicus der Erblande wie ein sanitärer Monarch das Reich Maria Theresias. Man kann daher seinen ‹Regierungsstil› als ‹sanitären Absolutismus› bezeichnen.[2] Kein Arzt konnte ohne seine Zustimmung angestellt oder entlassen werden. Man wird sich dies in Zusammenhang mit Auenbrugger merken müssen. Man wird aber auch verstehen, daß van Swieten zur Durchsetzung seines Programms «bon sujets» gute Ärzte brauchte.

So griff er bereits 1746 zu einer Sofortmaßnahme. Er begann ohne Auftrag, freiwillig, in einem seiner Amtsräume, dem Vorsaal der Hofbibliothek – nicht an der Universität! –, Vorlesungen über Physiologie, Pathologie und Materia medica zu halten. Er tat dies mit der erklärten Absicht, sich eine Avantgarde junger Ärzte für sein Aufbauprogramm zu bilden.[3] Zu dieser Avantgarde – man könnte sie die scientific community der ersten Stunde der Wiener Medizinschule nennen – gehörten die beiden Schwaben Melchior und Anton Stoerck (1731–1803), die beiden Luxemburger Adam Chenot (1721–1789) und Heinrich Johann Nepomuk Crantz (1722–1799), der Wiener Johann Georg Hasenöhrl (1729–1796) und eben unser Steirer Leopold Auenbrugger. Was all diese van Swieten-Schüler methodologisch zu einer echten scientific community verband, war außer der Vorlesung ihres Lehrers die Tatsache, daß sie durch ihn dahin geführt wurden, ihre am Krankenbett erhobenen Befunde im Todesfall durch die Obduktion, die anatomia practica, abzusichern.[4] Daß Auenbrugger ein van Swieten-Schüler der «ersten Stunde» war, hat er nie vergessen. Immer wieder zitierte er in seinem *Inventum novum* dessen Boerhaave-Kommentare und errichtete ihm in seinem 1776 erschienenen *Experimentum nascens* – van Swieten war bereits vier Jahre tot – ein eigenes monumentum gratitudinis.

Van Swietens Hochschulreform war bereits drei Jahre in Geltung, als Auenbrugger am 26. April 1752 vor van Swieten als Praeses der medizinischen Fakultät und deren Professoren seine Prüfungen ablegte und am 18. November desselben Jahres promoviert wurde. Traditionsgemäß hatte er sich in seiner Dissertation[5] mit der Interpretation eines Hippokratischen Aphorismus beschäftigt. Auch ist zu bedenken, daß er sich in dieser Frühzeit noch nicht an der medizinischen Klinik ausbilden konnte, da van Swieten diese erst 1754 ins Leben rief und mit dem Niederländer Anton de Haen (1704–1776) besetzte. Um so mehr verdient es Beachtung, daß der eifrige Student Auenbrugger, wie wir aus seinem *Experimentum nascens* wissen, bereits 1746 an dem mit 50 Betten 1741 eröffneten Dreifaltigkeitsspital famulierte. Dieses Spital stand unter der Leitung eines internen Primarius, hatte auch einen Primarchirurgen und zwei Assistenten. Dort hatte Auenbrugger nicht nur Gelegenheit, die Kranken zu untersuchen und ihre Krankengeschichten schreiben zu lernen; er hatte auch die Möglichkeit, mit dem Obduzieren vertraut zu werden. Man versteht bis heute nicht, daß van Swieten in seinem Gutachten von 1748 diese praktisch-klinische Lehrmöglichkeit am Dreifaltigkeitsspital mit keiner Silbe erwähnte.[6]

Daß der 1752 promovierte Jungarzt Auenbrugger – er war damals bereits 30 Jahre alt – höher gesteckte Ziele hatte, geht schon daraus hervor, daß er sich einer weiteren klinischen Ausbildung unterzog. Bereits 1751 hatte er am Dreifaltigkeitshospital, das nunmehr zum Spanischen Spital[7] hin verlegt worden war, praktiziert. Es ist bemerkenswert, daß er diese Tätigkeit trotz van Swietens Gunst bis 1755 weiter unbesoldet fortsetzte und so seiner klinischen Passion frönte. Vermutlich konnte er dies nur im Einverständnis mit seiner vermögenden Gattin, der schönen Marianne von Priestersberg, die er 1754 geheiratet hatte. Erst 1755 wurde Auenbrugger als besoldeter Sekundararzt angestellt und fungierte von 1758 bis zum 1. März 1762 als Primarius.

Vergleicht man diese Karriere mit jener der andern van Swieten-Schüler der «ersten Stunde», so wird man sie nicht gerade glanzvoll nennen können. Denn der im selben Jahre wie Auenbrugger geborene Crantz war bereits 1754 Professor der Geburtshilfe, Melchior Stoerck sogar 1751 Professor der theoretischen Medizin und der um neun Jahre jüngere Anton Stoerck 1758 Primar, 1760 Hofarzt und 1772 Nachfolger van Swietens als Protomedicus. Doch hat Auenbrugger zweifellos die Gunst van Swietens besessen, sonst wäre er nicht taxfrei 1757 in die Fakultät aufgenommen worden.

II. Die Entdeckung

Wir sprachen schon von Auenbruggers «klinischer Passion», denn eine solche war es, die 1754 den unbesoldeten Sekundararzt erfaßt hatte, als er die Brust seiner Patienten zu beklopfen begann. Er klopfte nicht, wie wir heute es tun, auf die aufgelegte linke Hand, sondern mit den gerade ausgestreckten, adduzierten Fingerspitzen auf den Brustkorb, der mit einem Hemd bekleidet war. Dabei unterschied er vom normalen sonoren Schall den sonus altior, den sonus obscurior und den sonus prope suffocatus oder percussae carnis. Es sind die wichtigsten Schallqualitäten, die wir heute als den tympanitischen, den gedämpften Schall und als leeren Schenkelton bezeichnen. Da er aber ein Schüler van Swietens war und die Anatomia practica seit seinen Studienjahren betrieben hatte, überprüfte er am toten Körper, was er am lebenden erhorcht hatte, und zwar bis zum experimentellen Beweis: Er spritzte in die Brusthöhle der Leiche Flüssigkeit ein und bestimmte genau die mit dem Flüssigkeitsspiegel wechselnde Schallqualität.

Seit Jahrhunderten hatten sich die Ärzte bemüht, am kranken Körper alle Zeichen, Gang der Atmung und des Pulses, Färbung und Hitze der Haut, Beschaffenheit von Harn und Stuhl, zu beobachten, die ihnen der Körper des Patienten für die Erkennung der Krankheit darbot. Keinem von diesen nach hippokratischer Art passiv beobachtenden Ärzten wäre es jedoch eingefallen, dem Körper aktiv ein Zeichen abzuverlangen, das über den Zustand seines Inneren selbst Auskunft geben könnte, mit Ausnahme des Tastens nach dem Puls, nach Milz und Geschwülsten. Auenbrugger hat dies getan. Mit seiner Perkussion der Brust trat er aktiv interventionierend an den Patienten heran, gewann erstmals ein signum firmum, ein sicheres Zeichen, für die Diagnose der Brustkrankheiten und wurde damit Begründer der modernen aktivistischen Diagnostik,[8] des diagnostischen Ein-griffs.

Es ist kein Zufall, daß dieser wichtige Schritt in der Schule van Swietens getan wurde, in der sich, wie wir zeigen konnten,[9] der anatomisch-lokalistische Gedanke mächtig Bahn gebrochen hatte. Und so ist es auch kein Zufall, daß Auenbruggers 95 Seiten umfassende Schrift mit dem schwerfälligen Titel *Inventum novum ex percussione thoracis humani ut signo abstrusos interni pectoris morbos detegendi* im selben Jahre 1761 erschien wie Giovanni Battista Morgagnis die pathologische Anatomie als Fach begründendes Werk *De sedibus et causis morborum indagatis libri quinque*. Beide stellten dieselbe Frage: Ubi est morbus? – der Paduaner Professor am toten Körper, der Wiener Arzt aber am lebenden. Lapidar formuliert Auenbrugger diese Frage in seinem *Inventum* im Scholium zu § 45: «Dies (das Vorliegen einer Brustwassersucht, d. Verf.) bestimmt an den Lebenden die Perkussion der Brust, an den Leichen aber erweist es die anatomische Besichtigung als wahr.»[10]

Auenbrugger ist jedoch ein «Klassiker der Medizin» nicht nur dadurch, daß er die Perkussion erfand, sondern auch, weil er seine Erfindung in klassischer Klarheit und Schlichtheit darstellte. Dabei war er sich bei aller persönlichen Bescheidenheit vollkommen der Bedeutung und Tragweite seines Inventum bewußt. Seine innere Sicherheit ebenso wie seine Bescheidenheit und Ehrlichkeit machen die Worte seiner Praefatio, die er am Sylvestertag des Jahres 1760 niederschrieb, offenbar:

«Ich übergebe Dir, geneigter Leser, ein neues von mir erfundenes Zeichen zur Entdeckung der Brustkrankheiten.

Dasselbe besteht in einem Anschlagen an die menschliche Brust, wobei sich aus dem verschiedenen Widerhalle der dadurch hervorgebrachten Töne auf den inneren Zustand dieser Höhle schließen läßt.

Weder Sucht zu schriftstellern, noch übermäßiger Spekulationstrieb, sondern einfache siebenjährige Beobachtung bestimmte mich, das in bezug auf diesen Gegenstand Entdeckte zu regeln, zu ordnen und herauszugeben.

Wohl habe ich es vorausgesehen, daß ich mit der Veröffentlichung meiner Erfindung auf nichts weniger als unbedeutende Klippen stoßen werde.

Denn nie hat es noch Männern, die in Wissenschaft und Kunst durch ihre Erfindungen neues Licht oder Vervollkommnung brachten, an dem Gefolge der düsteren Genossen des Neides, der Mißgunst, des Hasses, der hämischen Verkleinerung, ja selbst der Verleumdung gefehlt.

Ich machte mich auf diese Gefahr gefaßt, aber mit dem festen Vorsatze, niemandem aus der Schar der Genannten Rechenschaft über meine Beobachtungen zu geben.

Ich schrieb das nieder, was ich nach dem zuverlässigen Zeugnisse meiner eigenen Sinne mit Mühe und Anstrengungen zu wiederholten Malen erfahren habe, und räumte hierbei verführerischer Eigenliebe nie was ein.

Damit man aber nicht etwa glaube, daß dieses Zeichen in den angeführten Krankheiten schon zur Genüge ergründet sei, so gestehe ich offen, daß es hierin noch viele Mängel gibt, welche aber eine sorgfältige Beobachtung schon mit der Zeit heben wird. Vielleicht werden dadurch auch in anderen Krankheiten Wahrheiten begründet werden, zu Nutz und Frommen der Erkenntnis, der Vorhersage und der Behandlung der Brustleiden.

Deshalb habe ich es auch bei der bloßen Anführung der Zeichen bewenden lassen, und auch dabei überall, wo sich die Aufzählung mancher Ursachen zum Behufe der Erläuterungen meiner Beobachtungen nicht vermeiden ließ, zu den Commentaren des Hochedlen Freiherrn van Swieten meine Zuflucht genommen; denn in diesen findet man alles erschöpft, was sich nur von einem kurzsichtigen Menschen als Beobachter verlangen läßt.

Ich sah mich dadurch der Notwendigkeit ausführlicheren Schreibens enthoben und verschaffte mir zugleich die festeste Grundlage, die den ersten Keimen meiner Erfindung zur trefflichen Stütze dienen könne.

Daher zweifle ich auch gar nicht, daß ich den wahren Schätzen ärztlicher Kunst mit der Veröffentlichung einer Lehre, welche nicht geringes Licht über die bisher so mangelhafte Kenntnis der verborgenen Brustkrankheiten verbreitet, was Angenehmes geleistet habe.

Ich überging so manches Zweifelhafte, minder Deutliche mit Stillschweigen; werde aber nicht unterlassen, der Ausarbeitung dieser Lehre fernerhin obzuliegen.

Was endlich die Schreibart betrifft, so wollte ich nicht damit prunken, und wählte eine einfachen, verständlichen Stil.

Lebe wohl!

Am 31. Dezember 1760.»[11]

So dringlich und so persönlich war Auenbrugger sein erprobtes Anliegen, daß er noch ein Mahnwort (monitorium) nachschickte:

«Durch eigene Erfahrung überzeugt, stelle ich die Behauptung auf, daß das Zeichen, von dem es sich hier handelt, nicht bloß für die Erkenntnis, sondern auch für die Behandlung der Krankheiten von größter Wichtigkeit ist, und deshalb nach der Untersuchung des Pulses und des Atmens den nächsten Rang verdient. Denn ein widernatürlicher Ton der Brust ist einmal in jeder Krankheit ein sicheres Zeichen des Vorhandenseins größerer Gefahr.»

Nun hätte man meinen mögen, daß van Swieten, de Haen und ihre Schüler sich auf die Brustperkussion gestürzt und sie bei ihren Patienten erprobt hätten. Nichts von alldem geschah. Es entbehrt nicht einer gewissen Tragik, daß van Swieten die kostbarste Frucht, die aus seiner Schule entsprossen war, nicht erkannte und daß er und der Kliniker Anton de Haen sie totschwiegen. Bedeutende Medizinhistoriker haben daher Auenbrugger als den genialen, verkannten Erfinder dargestellt. Dabei erinnerten sie an die Weinkeller-Erfahrung seines Vaters, der durch den Ton, den ein Faß beim Anschlag gab, seinen Füllungszustand zu diagnostizieren vermochte.

Nun haben van Swieten, de Haen und andere Ärzte des 18. Jahrhunderts bei der Diagnose von Bauchkrankheiten sich der Perkussion des Abdomens bedient.[12] Sie taten dies besonders, wenn sie die Trommel- oder Windsucht, Tympanitis genannt, von der Bauchwassersucht oder dem Ascites zu unterscheiden versuchten. De Haen benützte für den durch Flüssigkeit gedämpften Schall den Terminus «suffocari». Genau denselben Terminus «sonus suffocatus» gebrauchte Auenbrugger zwei Jahre später in seinem *Inventum* für seinen gedämpften Schall. Zieht man nun aus der Untersuchungspraktik, wie sie die van Swieten-Schule mit der Bauchperkussion in den 50er Jahren des 18. Jahrhunderts übte, die entsprechenden Konsequenzen für die Auenbrugger-Forschung,[13,14] so ergibt sich, daß die Abdominalperkussion der van Swieten-Schule als Vorstufe der Pektoralperkussion zu gelten hat; was dann für Auenbrugger bleibt, ist dennoch sein volles und höchst eigenes *Inventum novum*. Denn von den vielen van Swieten- und de Haen-Schülern, die damals in Wien das Abdomen perkutierten, war Auenbrugger der einzige, der auf die Idee kam, daß man nicht nur den Bauch, sondern auch die Brust beklopfen könnte. Er hat diese Idee sieben Jahre hartnäckig verfolgt und aus ihr eine differenzierte Methode entwickelt. Ihre Bedeutung ebenso wie ihre Ausbaufähigkeit für die Diagnostik der Brustkrankheiten hat ihr Erfinder von allem Anfang an und in vollem Umfang erkannt, und mit dieser Erkenntnis ist er über seine Schule hinausgewachsen.

III. Der Arzt

Man kann sich vorstellen, was es bedeutet, wenn ein so engagierter klinischer Wissenschaftler wie Auenbrugger, der auf seine Beobachtungen, seine Experimente und Obduktionen für seine Forschung angewiesen ist, seine Arbeitsstätte, sein Spital verliert. Genau dies muß am 1. März 1762 dem Primarius am Spanischen Spital in Wien passiert sein. Nur hat bis heute niemand davon laut gesprochen, sondern das Geschehen im Hinterhof von Anmerkungen[15] verborgen. Auenbrugger selbst muß von seinem Abgang schwer getroffen gewesen sein. Noch nach 15 Jahren spürt man seine Betroffenheit im Begleitbrief an Albrecht von Haller (1708–1777),[16] dem er am 15. Mai 1776 sein psychiatrisches Werk, das *Experimentum nascens de remedio specifico sub signo specifico in mania virorum*, zusandte. Am Anfang dieses Briefes bedauert er, daß es, wie schon aus dem Titel «Beginnender Versuch» hervorgehe, nur einen unvollständigen Teil seiner klinischen Beobachtungen darstellte. Er fügt vielsagend mit vier Auslassungszeichen und folgendem Rufzeichen dazu: «aber nicht durch mein Verschulden, sondern - - -!» anscheinend ist Haller darüber so gut informiert gewesen, daß er aus der Andeutung seinen Schluß ziehen konnte. Etwas genauer beschreibt Auenbrugger das Geschehen in der Vorrede bzw. der letzten Krankheitsgeschichte des eben genannten Werkes (*Experimentum* S. 144), wo er davon spricht, daß ihm die Gelegenheit, seine klinischen Beobachtungen fortzusetzen, genommen wurde, er aber doch die bis dahin gemachten dem Urteil der auswärtigen Praktiker vorlegen möchte. Die Begründung dafür klingt recht bitter: «rarus enim Propheta in patria». Den Schluß des Werkes bildet eine unvollendete Krankengeschichte. Ihre letzten Worte mit Datum vom 14. Jänner 1762 klingen geradezu wie eine Anklage: «Der Sekundararzt, mein späterer Nachfolger, hat, von hinterlistigen Motiven geleitet, diesen Rekonvaleszenten gegen mein Erwarten und ohne mein Vorwissen aus dem Spital entlassen...» Wir werden aufgrund der Aktenlage keine Klarheit über diesen Vorfall gewinnen. Tatsache bleibt, daß eineinhalb Monate später der Erfinder der Perkussion von seiner Arbeitsstätte geschieden ist – oder scheiden mußte. Man wird Puschmann ernst nehmen müssen, dem das heute verlorene Aktenmaterial noch zur Verfügung stand und der 1884 ganz unverblümt von «seiner Entlassung» sprach.

Das Istituto Ortopedico Rizzoli in Bologna besitzt heute das Ölgemälde, das Auenbrugger und seine Gattin Marianne auf der Höhe ihres Lebens darstellt. Das Bild zeigt ein Paar von hoher Reputation bzw. von hohem Sozialprestige. Auenbrugger war zu einem der angesehensten Stadtärzte Wiens aufgestiegen, der sich sogar eine Arztwohnung auf einem der prominentesten Plätze Wiens, dem Mehlmarkt,[17] nahe der Kärntnerstraße, leisten konnte. Von diesem Mehlmarkt, dem Hauptumschlagplatz für Getreide und Mehl, ging nicht nur der Verkehr nach den südlichen Provinzen des Habsburger-Reiches, an ihm zogen im Winter auch die kaiserlichen Schlitten mit prächtig geschmückten hohen und höchsten Herrschaften vorüber. Das den Platz beherrschende Gebäude war die Mehlgrube. In deren großem Saale fanden vom ersten Sonntag nach Dreikönig bis zum Faschingsdienstag die sogenannten Stadtredouten statt, Maskenbälle, auf denen sich der Hochadel mit dem Großbürgertum Wiens vermischte. Denn «spectacle müssen sein, ohnedem kann man nicht hier in einer solchen großen residenz bleiben», so 1759 die Meinung der lebensfreudigen Kaiserin.[18] Auf demselben Platz endete aber auch alles «spectacle», denn auf ihm stand – nahe der Auenbrugger-Wohnung – auch die Kapuzinerkirche, in deren Gruft die Habsburger ihre Ruhe fanden. Auf diesem prominenten Platz der Haupt- und Residenzstadt, im Haus «Zum goldenen Straußen» (heute Neuer Markt Nr. 9), hatte Auenbrugger seine ärztliche Praxis. Direkt vom Haustor ging in sein Wohnzimmer ein Glockenzug; eine kleine Handlaterne war stets bereit, um ihn des Nachts zu seinen Patienten zu geleiten, denen er immer zur Verfügung stand, ganz besonders auch den Armen. Auenbrugger war ein philanthropischer Arzt, dessen Wohltätigkeit bekannt war.[19]

Bei dem Erfinder der Perkussion pflegt man gerne auf sein feines Gehör hinzuweisen und auf seine Liebe zur Musik. Die Art und Weise, wie Auenbrugger dieser Liebe Ausdruck verlieh, kann gleichzeitig als ein Statussymbol gewertet werden. Wie große Herren und Adelige in Wien es taten, hat auch Auenbrugger jeden Sonntag im Winter das musikfreudige Wien zu Matineen in das Haus am Mehlmarkt geladen. Das Niveau dieser Matineen wurde von seinen Freunden Gluck, Haydn und Mozart bestimmt. Kein Wunder, daß Auenbruggers Töchter, sowohl die ältere Franziska wie die jüngere Marianne, hervorragende Sängerinnen und Pianistinnen wurden. Der Wiener Musikhistoriker Erich Schenk charakterisierte die beiden Auenbrugger-Töchter mit den Worten Mozarts bzw. Haydns: «Er (Auenbrugger) zählte ... zu den musikbegeisterten Jüngern Äskulaps, von dessen Töchtern, ‹sonderheitlich die ältere unvergleich spielt und vollkommen die Musik besitzt›. Es handelt sich um Franziska und Marianne von Auenbrugger (1759–1782). Die Ältere wurde schon 1766 zu den bemerkenswerten Klavierspielerinnen Wiens gezählt und bekanntlich durch die Widmung von sechs Klaviersonaten durch Joseph Haydn ausgezeichnet. Sie hatte auch eine wunderschöne Stimme und ist als Renaud in Righinis Oper *Armida* verbürgt, die beim Fürsten Adam Auersperg gegeben wurde. Das Klavier spielte sie ‹nicht nur mit Fertigkeit, sondern auch mit Geschmack... Ihr Gesang ist einer der vortrefflichsten, so man hören kann. Mit einer angenehmen Stimme verbindet sie eine große Menge zierlicher, empfindungsvoller Manieren›.»

Aus Anlaß des frühen Todes ihrer Schwester Marianne hat deren Kontrapunktlehrer Salieri eine Trauerode komponiert, und kein Geringerer als Joseph Haydn ließ sich über die begabten Damen vernehmen: «Der Beifall deren Fräulein von Auenbrugger ist mir der allerwichtigste, indem ihre Spielart und die echte Einsicht in die Tonkunst den größten Meistern gleichkommt: Beide verdienten durch öffentliche Blätter in ganz Europa bekanntgemacht zu werden.» Auenbrugger selbst hat 1781 das Libretto zu Antonio Salieris komischer Oper *Der Rauchfangkehrer* verfaßt, damit aber nicht gerade Gnade bei Mozart gefunden: «...es ist ein deutsches und obendrein elendes Originalstück...»

In einem solchen Milieu, in dem man den Lebensstil des Adels nachahmte, ist das Verlangen, auch tatsächlich einen Adelstitel zu besitzen, fast selbstverständlich. Dieser Wunsch wurde Auenbrugger 23 Jahre nach dem Erscheinen seines *Inventum novum* am 26. Februar 1784 erfüllt, wobei in der Begründung das *Inventum novum* als eine gleichwertige Publikation neben drei anderen figurierte.[20] Zwölf Jahre später, im Jahre 1796, verstand sich sogar die medizinische Fakultät Wien dazu, Auenbrugger zum Gastprüfer zu ernennen, was heute ungefähr dem Grad eines Honorarprofessors oder Titular außerordentlichen Professors entspräche. Die Chance, den Erfinder der neuen Diagnostik zum ordentlichen Professor der Arzneikunde an der Universität Wien vorzuschlagen, war endgültig vertan, ja nicht einmal von Auenbruggers Kollegen der «ersten Stunde», dem einflußreichen Protomedicus der Erblande Anton von Stoerck, je erkannt worden. Auenbrugger ist am 18. Mai 1809 gestorben, vier Tage vor der Schlacht von Aspern, in der Erzherzog Karl Napoleon besiegte.

Auenbrugger hat auch Schriften psychiatrischen Inhalts verfaßt: 1776 das bereits genannte *Experimentum nascens de remedio specifico sub signo specifico in mania virorum* (Beginnender Versuch über ein spezifisches Heilmittel bei einem spezifischen Syndrom der Manie der Männer) und 1783 die Abhandlung *Von der stillen Wuth oder dem Triebe zum Selbstmorde als einer wirklichen Krankheit*. Es ist für die Sprachliberalisierung der Josefinischen Zeit charakteristisch, daß Auenbrugger dieses 1783 erschienene Werk nicht mehr in der lateinischen, sondern bereits in der deutschen Sprache verfaßte. In den 50er Jahren unseres Jahrhunderts hat man sich namentlich mit dem *Experimentum nascens* beschäftigt. Der Versuch, mit ihm Auenbrugger zu einem Vorläufer der Schocktherapie zu stilisieren, darf als gescheitert betrachtet werden. Die genannten Schriften gehören jener Richtung der van Swieten-Schule an, die – womöglich mit einheimischen Medikamenten – Therapieversuche unternahm. Am bekanntesten ist diese Richtung durch die Versuche geworden, die Auenbruggers Kollege der «ersten Stunde», Anton Stoerck, mit dem Schierling und anderen Nachtschattengewächsen anstellte. K. W. Schweppe hat dieser experimentellen Arzneimittelforschung der älteren Wiener Schule eine eingehende Untersuchung gewidmet.[21]

Joseph Ducret (1955) und Christian Probst[22] haben beschrieben, daß es sich beim *Experimentum nascens* um einen klinischen Forschungsbericht über eine diagnostisch-pharmakotherapeutische Versuchsreihe handelt, die sich aus dem phänomenologischen Krankheitsbegriff der «species morbi» des englischen Hippokrates, Sydenham, verstehen läßt. Auenbrugger gab sich in dessen Sinne nicht mit einer vagen und verwirrenden Diagnose «mania virorum» zufrieden, sondern suchte durch ein besonderes Krankheitssyndrom, wie er es bei der Retraktion des Genitales der tobsüchtigen Männer vorfand, eine spezifische Manie-Art herauszudifferenzieren. Dabei schien ihm der gute Erfolg, den er bei der Heilung dieser Manie-Art mit dem Kampfer erzielte (Relaxation des Genitales), die Diagnose und die spezifische Kampfertherapie zu bestätigen. Ducret und Probst ist zuzustimmen, daß Auenbrugger mit diesem Versuchsprogramm ganz in seiner Zeit und in seiner Schule, zu deren Leitbild neben Hippokrates auch Sydenham gehörte, verblieben ist. Interessant an diesem «beginnenden Versuch» ist einmal sein Beginn und sein plötzliches Ende. Man hat bisher übersehen, daß Auenbrugger die erste Kampferdosis am 30. Dezember 1760, also genau am Vortag jenes Sylvestertages verabreichen ließ, an dem er das Vorwort zu seinem *Inventum novum* schrieb, und daß er den Versuch am 14. Januar 1762 unter den früher beschriebenen Umständen abbrechen mußte.

Auch das *Experimentum nascens* kann als eine klassische Schrift bezeichnet werden, allerdings in anderer Weise als das *Inventum novum*. Wir möchten es als einen Klassiker der Wiener Krankengeschichtsschreibung verstehen. Probst hat bereits darauf hingewiesen,[23] daß Auenbrugger in seinem Schema der Krankengeschichten (Personalien, Anamnese, Befund, Verlauf) den Schemata folgte, wie sie für die klinische Methodik der älteren Wiener Schule charakteristisch wurde. Die Genauigkeit und Lebendigkeit, mit denen Auenbrugger sowohl die somatischen als auch die psychischen Krankheitsphänomene schildert, lassen ihn füglich als einen Klassiker der Wiener Krankengeschichtsschreibung erscheinen. Dies belegt vor allem jener Krankheitsfall, der Auenbrugger veranlaßte, die Kampfertherapie zu versuchen.

«Nach der Verabreichung des Mittels (Ammoniakgeistes) ging es dem Kranken jedoch noch viel schlechter. Er verbrachte eine ganze Woche, ohne zu schlafen und bei ununterbrochenem, unsinnigem Geplapper. Am 29. Dezember 1760 begann er unter Rufen und Schreien seine Kleider zu zerreißen, alles zu zerschlagen, was ihm in die Hände fiel, und sich auf den Wärter zu stürzen, kurzum, sich aufzuführen wie ein Tobsüchtiger.

Das Gesicht wurde gelb und blaß, die Schläfenarterien pulsierten auffallend, die Augen waren glänzend und unruhig, der Mund schäumte bei ununterbrochenem Geschrei, die Hände zitterten und erfaßten mit ungewohnter Kraft alle ergreifbaren Gegenstände.

Der Puls war, bei Haltung der Hände nach innen, rasch, etwas hart, kurz und ungleichmäßig. Die Atmung war frei, tief, heftig und von

Seufzern unterbrochen. Kein Appetit. Kein Durst. Während vierundzwanzig Stunden hatte der Patient keinen Stuhl und löste keinen Urin.
Ich untersuchte den Zustand der Genitalien und beobachtete erstens einen geschrumpften und sehr kleinen Penis, zweitens einen gerunzelten und leeren Hodensack, drittens so stark emporgezogene Hoden, daß diese in der Bauchhöhle zu liegen schienen... Ich entschloß mich daher, diesem Maniacus Kampfer zu verabreichen...»[24]

IV. Die Wirkungsgeschichte

«Rarus enim Propheta in patria.» Diesen Satz Auenbruggers an Albrecht von Haller könnte man der Wirkungsgeschichte des *Inventum novum* voransetzen. Bernhard Noltenius hat dieser Geschichte 1908 die maßgebliche Studie gewidmet und hervorgehoben, daß das *Inventum novum*, von van Swieten ebenso wie von de Haen übergangen wurde. Und doch ist das Werk in Wien nicht ganz unbekannt geblieben, hat es doch bereits 1763 eine zweite und 1775 durch Wasserburg sogar eine dritte Auflage erlebt.

Der erste Wiener Mediziner, der Auenbruggers Erfindung ernst nahm, war der Anatom Johann Ludwig Gasser.[25] Er hat von 1761 bis zu seinem frühen Tod 1764 Auenbruggers Perkussion an der Leiche nachgeprüft und bestätigt, doch hat er seine Ergebnisse nicht mehr veröffentlichen können. Dies tat Michael Julius Ganter im Jahre 1764, der sogar versuchte, die Herzgrenzen genauer zu bestimmen.[26] Inzwischen hatte bereits 1762 der große Albrecht von Haller in den angesehenen *Göttinger gelehrten Anzeigen* über Auenbruggers Erfindung geurteilt. «Des Dr. Leopold Auenbrugger, der den spanischen Spital zu besorgen hat, *Inventum novum* ist aller Aufmerksamkeit würdig, und, soviel wir wissen, eine völlig neue Erfindung. Alle dergleichen Vorschläge verdienen zwar nicht auf der Stelle angenommen, aber mit aller Achtung angehört zu werden.»[27]

Hallers Stellungnahme für die Perkussion ist deshalb so hoch einzuschätzen, weil wenige Jahre später, 1766, der Göttinger Professor Rudolf Augustin Vogel die Perkussion lächerlich machte,[28] indem er sie als ein novum antiquum mit der Hippokratischen Sukkussion verglich, dem Schütteln der Brust mit beiden Händen. Vogel war eine anerkannte klinische Autorität. Alles kam jetzt darauf an, daß eine andere klinische Autorität die Perkussion in der Klinik erprobte, sie den Studenten demonstrierte und in ihren Werken über ihre Brauchbarkeit Rechenschaft ablegte. Das tat in der kurzen Zeit seiner klinischen Amtsführung von 1776 bis 1787 Maximilian Stoll, der Nachfolger de Haens an der Wiener Klinik.[29] Während dort nach dessen Tod die Ausübung der Perkussion bald verfiel,[30] lebte sie doch in den Schriften Stolls weiter.

Wir schlagen nun ein höchst reizvolles Kapitel der Wiener und Pariser Medizingeschichte auf. Es ist jenes, das von der Rezeption der Perkussion in Paris handelt, von ihrer dortigen Weiterentwicklung zur Routinemethode sowie von der Erfindung der Auskultation und hierauf von der Konterrezeption der Pariser Errungenschaften in Wien. All das geht im Zeitraum von einem knappen halben Jahrhundert über die Bühne und spielt sich im einzelnen folgendermaßen ab:[31] Ende der 80er Jahre des 18. Jahrhunderts wurde Jean Nicolas Corvisart (1755–1821), der Begründer der französischen Klinik (1794) und Leibarzt Napoleons (1807), bei der Lektüre von Stolls Schriften auf die Perkussion Auenbruggers aufmerksam und prüfte sie in den folgenden zwei Jahrzehnten systematisch bei seinen Patienten. In seinem 1806 erschienen *Essai sur les maladies et les lésions organiques du cœur et de gros vaissaux* gab es keinen Fall, den er nicht perkutiert hätte, getreu seiner Überzeugung, daß man ohne Perkussion nicht Arzt sein könne. So machte er die Perkussion zu einer Routinemethode. 1808 übersetzte er Auenbruggers *Inventum novum* in das Französische und versah es in den Anmerkungen mit so viel neuen Beispielen und Erläuterungen, daß aus den 95 Seiten des Originals ein Werk von 440 Seiten wurde. Auenbruggers *Inventum novum* war trotz der ganz unzulänglichen Übersetzung ins Französische von 1770[32] damals so vergessen, daß Corvisart seine Erfahrungen mit der Perkussion füglich als eigenes Werk hätte herausgeben können. Daß er es nicht tat, spricht für die wissenschaftliche Redlichkeit des Mannes.

Auenbrugger lebte zwar 1808 noch, ob er aber den Durchbruch seiner Erfindung zur Routinemethode zur Kenntnis nehmen konnte, darüber besitzen wir kein Zeugnis. Als 1819 René Laennec (1781–1826) sie noch durch die Erfindung der Auskultation mittels des Stethoskops ergänzte, war die physikalische Diagnostik durch die Bemühungen der Franzosen ein klinisch wohleingeführtes Verfahren. Im Übereifer glaubte man jedoch in Paris, jedem pathologischen Prozeß ein bestimmtes pathognomisches Zeichen zuweisen zu müssen. So verrate beispielsweise das Tuberkelknacken die Tuberkeln der Lunge wie etwa das Zirpen die Grille oder der Wachtelschlag die Wachtel. In der Tat: Perkussion und Auskultation waren auf dem besten Weg, in den Pariser Subtilitäten zu entarten.

In diesem Stadium griff ein junger Wiener Arzt namens Joseph Skoda (1805–1891)[33] die physikalische Diagnostik im Wiener Allgemeinen Krankenhaus auf und begann auf seiner Abteilung die Patienten zu beklopfen und zu behorchen wie Auenbrugger seine Patienten einst im Spanischen Spital beklopft hatte. Skoda aber war bei dem Physiker Ettingshausen zur Schule gegangen. Daher führte er unschwer die Schallphänomene, die er bei seinen Patienten hörte, auf ihre physikalisch-akustischen Gesetzmäßigkeiten zurück und schuf dadurch jenes System von Schallstufen, das wir auch heute noch als grundlegend in der physikalischen Diagnostik anerkennen. Er tat dies in seiner 1839 erschienen

Abhandlung über Perkussion und Auskultation. Vier Jahre später, 1843, erlebte Auenbruggers *Inventum novum* seine erste deutsche Übersetzung in seinem Ursprungsort Wien. Skoda hat ihr ein Vorwort beigegeben und Auenbrugger endlich in der Heimat die Anerkennung verschafft, die ihm zukam, indem er ihn als den «Gründer der neueren Diagnostik» ehrte.

Huldrych M. Koelbing

THOMAS PERCIVAL
(1740–1804)

I. Leben und Zeit

Thomas Percivals Leben spielte sich, mit Ausnahme seiner Studienzeit, auf geographisch engem Raum ab; die Distanz zwischen Warrington, seinem Geburtsort, und Manchester, der Stadt seines Wirkens, beträgt etwa 40 km. Doch seinem kleinen Buch über *Ärztliche Ethik* (1803) war, Jahrzehnte nach seinem Tod, eine weitreichende Wirkung beschieden: Als die junge American Medical Association im Jahr 1847 ihren Mitgliedern verbindliche Richtlinien für die Berufsausübung gab, griff sie auf Percival zurück; der *Code of Ethics* der American Medical Association übernahm manche seiner Regeln und Erwägungen wörtlich. Was anfänglich bloß als Regulativ für die Ärzte der Manchester Infirmary gedacht war, unter denen Percival den Ton angab, erwies sich so, weit über den unmittelbaren Anlaß hinaus, als brauchbares Brevier ärztlicher Lebenspraxis, Menschenfreundlichkeit und Weltklugheit.

Das mag damit zusammenhängen, daß sein Autor nicht dem traditionellen, sondern dem vorwärtsgewandten England angehörte. Die Umwelt, in der Thomas Percival – geboren am 6. September 1740, gestorben am 30. August 1804 – aufwuchs, war nicht von altenglischer, ländlichadliger Tradition geprägt. Die Grafschaft Lancashire war Zentrum der Baumwollverarbeitung und damit Hauptschauplatz der industriellen Revolution. Auf geistigem Gebiet profilierte sich das Landstädtchen Warrington 1757 durch die Gründung der Warrington Academy, einer höheren Schule für Söhne aus Dissenter-Familien. Hier lehrte u. a. der unitarische Theologe Joseph Priestley, der 1774 den Sauerstoff entdeckte. Zu den ersten Studenten der Akademie von Warrington gehörte der 17jährige Thomas Percival. Sein Großvater Peter Percival hatte sich in Warrington als Arzt niedergelassen, sein Vater Joseph Percival war im Handel tätig. Zusammen mit seiner Frau Margaret, geborene Orred, hatte er sieben Kinder, von denen aber drei schon früh starben. Auch die beiden Eltern starben, ehe Thomas, das jüngste Kind, drei Jahre alt war. Seine älteste Schwester Elizabeth zog den kleinen Bruder auf; mit ihr teilte er das Interesse an religiösen Fragen. Auch auf der Akademie von Warrington widmete sich der junge Percival, nach dem Zeugnis seines Sohnes und Biographen Edward, mit Vorliebe theologischen und ethischen Studien. Die Ethik war hier Lehrfach; dies entspricht der religiösen Einstellung der englischen Nonkonformisten, die nach einem persönlich gelebten

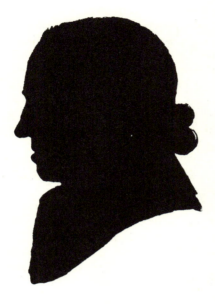

Thomas Percival (1740–1804)

Christentum strebten. Im übrigen war Thomas Percival ein guter Lateiner, aber ein schlechter Mathematiker; trotzdem entwickelte er später Verständnis für die Statistik als Instrument der Gesundheitspolitik.

Die Berufs- und Studienwahl des jungen Percival wurde durch zwei Momente wesentlich mitbestimmt: die Familientradition und die eingeengten Möglichkeiten der Nonkonformisten.[1] Nicht nur sein Großvater, auch sein Onkel Thomas Percival in London war Arzt gewesen; bei seinem Tod (1750) hatte er dem Neffen sein Geld und seine Bücher hinterlassen. Der junge Percival sah, wiederum nach dem Zeugnis seines Sohnes, die Medizin «als Wissenschaft oder Kunst, die im weitesten Umfang mit der Erforschung der Natur und des seelisch-sittlichen Bereiches verbunden ist».[2]

Da ihm sein Gewissen nicht erlaubte, die 39 Glaubenssätze der Church of England zu unterschreiben, konnte Thomas Percival nicht in Oxford studieren; er wandte sich daher 1761 nach Edinburg in Schottland und doktorierte 1765 im holländischen Leiden; dazwischen verbrachte er ein Jahr in London, das zwar keine Universität besaß, aber viele Studienmöglichkeiten an Krankenhäusern und privaten Medizinschulen bot. Mit 26 Jahren heiratete er die Londonerin Elizabeth Bassnett, kehrte nach Warrington zurück, ließ sich aber schon im folgenden Jahr (1767) endgültig in Manchester nieder.

In Manchester machte sich Dr. Percival rasch einen Namen als Arzt und Autor, als Mann gebildeter Geselligkeit,[3] als selbständig denkender, verantwortungsbewußter Bürger und Menschenfreund. An der Public Infirmary (oder Manchester Infirmary) stieg er rasch zum maßgebenden Mann auf. Wir müssen dabei in Erinnerung behalten, daß die britischen Krankenhäuser bis ins 20. Jahrhundert hinein keine hauptamtlich angestellten Ärzte in leitender Position hatten. Die berufliche Kompetenz wurde (und wird oft auch jetzt noch) durch die Consultants, die Konsiliarärzte, verbürgt. Die Existenzgrundlage derselben war die Privatpraxis; für Percival und seine Kollegen war die Spitaltätigkeit ein karitativer Dienst an der ärmeren Bevölkerung oder, in der Ausdrucksweise der Aufklärung, ein Akt der «Philanthropie». Zu Percivals Zeit waren die Spitäler Anstalten für Arme und Wenigbemittelte; wohlhabende Leute ließen sich zu Hause behandeln, gegebenenfalls auch operieren.

Thomas Percival war offensichtlich für den Lebensunterhalt seiner Familie nicht allein auf die Einkünfte aus seiner Praxis angewiesen. Die Biographie seines Sohnes schweigt sich zwar diskret über diesen Punkt aus; aber gerade die Selbstverständlichkeit, mit welcher Edward Percival über die vielseitige schriftstellerische und gemeinnützige Tätigkeit seines Vaters berichtet, läßt darauf schließen, daß er sich seine schöpferische Muße nicht durch besonders harte Arbeit oder Entbehrungen erkaufen mußte. Die «beengten häuslichen Verhältnisse», die «res angusta domi» der Pfarrherren, die er gratis behandelte (*Medical Ethics*, Kap. 2, § 18), kannte er selbst glücklicherweise nicht. Im übrigen besaß er keine robuste Gesundheit; er litt an schweren Kopfwehzuständen, denen er mit Opiaten und Kaffee entgegenzuwirken suchte.[4]

Thomas Percivals gesammelte Werke sind 1807 in London bei J. Johnson in vier Bänden erschienen. Sie enthalten u. a. seine Essays über eine Vielzahl medizinischer und nichtmedizinischer Themen (sogar über gerechte Steuern), aber auch die Fabeln, die er dichtete, um seinen Kindern die rechten Wege im Leben anschaulich und angenehm zu machen. Demselben Ziel dient ein *Sokratisches Gespräch über die Wahrheit* (1780) – die Suche nach der Wahrheit mit offenem Blick für alles war Thomas Percival besonders wichtig. Auf religiösem Gebiet führte ihn dieses Suchen zur unitarischen Gottesauffassung: Gott ist nur Einer, und keine Dreiheit.[5] Doch er stritt nicht über Glaubensfragen, sondern respektierte die persönliche Überzeugung jedes Menschen. In dieser Geisteshaltung unterschrieb er auch, ohne sich im Meinungsstreit zu erhitzen, eine Petition der Bürger von Manchester und andern Städten für die Aufhebung der Corporation and Test Act, welche Dissenters und Katholiken von der Verwaltung der Städte ausschloß und von allen Inhabern öffentlicher Ämter die Kommunion in der Church of England verlangte.[6]

Über Thomas Percivals Familienleben erfahren wir aus der Biographie seines Sohnes kaum mehr, als daß er zwei Kinder schon 1880 verlor und daß 1798 auch der älteste Sohn, Thomas Bassnett Percival, Theologe und Mediziner, zum großen Schmerz des Vaters mit 31 Jahren als Kaplan der Britischen Faktorei in St. Petersburg starb. Kurz darauf verlor Thomas Percival auch noch seine Frau. Am Leben blieben drei Söhne und wahrscheinlich eine Tochter, auf deren Existenz wir nur aus Edward Percivals Mitteilung schließen können, sein Vater sei am 3. September 1804 von seinen drei Söhnen und dem Schwiegersohn im Familiengrab zu Warrington beigesetzt worden. Auch über seine Mutter schrieb Edward Percival nicht; er war wohl mit Friedrich Schiller der Meinung, die besten Frauen seien diejenigen, von denen man am wenigsten spreche!

II. Medizin und Gesundheitserhaltung in der Gesellschaft

Beobachtung und Experiment bildeten für Thomas Percival die solide Grundlage der Heilkunst. Von umfassenden theoretischen Systemen hielt er nichts; der induktiven Methode im Sinne Francis Bacons gehörte nach seiner Überzeugung die Zukunft. Die Wendung ins Soziale, die die Medizin der Aufklärung kennzeichnet, zeigt sich darin, daß statistische Erhebungen in der neuen Beobachtungsmedizin ebenso wichtig sind wie klinische Fallbeschreibungen. Gut geführte Krankenhausregister können nach Percival vor allem über folgende Punkte Aufschluß geben: «– die Zunahme und Abnahme der Krankheiten [in der Bevölkerung]; – den

Ausbruch, das Fortschreiten und das Erlöschen von Epidemien; die relative Gesundheit verschiedener Ortslagen, Klimate und Jahreszeiten; – den Einfluß bestimmter Erwerbszweige und Industrien (trades and manufactures) auf Gesundheit und Leben». (Ärztl. Ethik 1,14)

Diese Betrachtungsweise ist an sich nicht neu. Sie kann sich einerseits sogar auf Hippokrates berufen: die Schrift *Über Luft, Wasser und Ortslage* als krankheitsbestimmende respektive gesundheitserhaltende Faktoren gehört ja zum innersten Kern des Corpus Hippocraticum; andererseits steht sie in der neueren britischen Tradition der Vitalstatistik, die 1662 mit John Graunts Auswertung der Sterberegister von London beginnt und 1798, noch zu Percivals Lebzeiten, in Thomas R. Malthus' zukunftsgerichtetem *Essay on the Principle of Population, as it affects the future improvement of society* einen Höhepunkt erreicht.[7] Unter dem forschenden Blick des aufklärerischen Arztes soll das trockene Zahlenmaterial nun, mehr denn je, der Erhaltung und Verbesserung menschlichen Lebens dienen, so wie es Erwin H. Ackerknecht treffend gesagt hat: «Das Entscheidende an der medizinischen Aufklärung ist wohl, daß sie, wie keine andere Geisteshaltung vor ihr, das Sinnlose der Verschwendung von Menschenleben erkannte und zu verhüten begann.»[8]

Ein seit etwa 1720 in Europa bekanntes Mittel, um Kinder vor Tod und Entstellung durch die Pocken zu bewahren, war die erste, aus dem Orient übernommene Form der Pockenimpfung, die Variolation: durch Inokulation von Eiter (aus Pusteln spontan Erkrankter entnommen) ließ sich bei gesunden Impflingen die gefürchtete Krankheit in milderer Form hervorrufen; sie hinterließ trotzdem die übliche Immunität gegen eine spätere Infektion. Die Wirksamkeit der Methode im allgemeinen war statistisch erhärtet, als sich Percival der speziellen Frage nach dem richtigen Zeitpunkt des Eingriffes zuwandte. Er kam, allerdings ohne eigene Zahlen beizusteuern, zu dem Schluß, man solle damit bis zum dritten Lebensjahr warten; für Säuglinge und Kleinkinder unter zwei Jahren sei die Impfkrankheit aus verschiedenen Gründen gefährlich (*On the Disadvantages ...*).

Der schlechte Gesundheitszustand der Arbeiterbevölkerung, und damit einer Industriestadt wie Manchester überhaupt, war aber – Percival erkannte dies deutlich – kein bloß medizinisches Problem. Der Biograph Edward Percival schildert die Lage folgendermaßen:

«Die überfüllten und jämmerlichen Behausungen der untersten Klassen (the lowest orders) dieser Stadt, ihre Unachtsamkeit bezüglich Sauberkeit und Belüftung in Verbindung mit der äußersten Armut als Begleiterscheinung ihrer liederlichen Lebensweise [!] – all das hatte zusammengewirkt, um die tödlichsten und ansteckendsten Krankheiten unter ihnen auszubreiten.» (*Works* I, S. cxcixf.) Die «exzessive Sterblichkeit» dieses städtischen Proletariates wurde durch den Bevölkerungszustrom vom Lande numerisch mehr als wettgemacht. Auf die Dauer bewog aber die alarmierende Zunahme des Fleckfiebers (contagious fever, auch «indigent fever», also Arme-Leute-Fieber genannt), das kaum je aus der Stadt verschwand, die Bessergestellten, im Interesse ihrer eigenen Sicherheit der Not der Armen zu begegnen. Dank dem Bangen ihrer Mitbürger um ihr eigenes Wohl konnten Thomas Percival und seine Freunde 1796 die Errichtung einer städtischen Gesundheitsbehörde, eines Board of Health, erreichen. Diese Gesundheitsbehörde hatte eine dreifache Aufgabe:[9] die Entstehung von Seuchen sowie ihre Ausbreitung zu verhindern und schließlich ausgebrochene Seuchen zu mildern und ihre Dauer zu verkürzen. Um dieses streng definierte Ziel zu erreichen, waren weitgefächerte Maßnahmen vorgesehen. Gegen die Seuchenentstehung sollten die Arbeiterwohnungen saniert, die Baumwollspinnereien und andere Fabriken hinsichtlich Hygiene und Arbeitsbedingungen kontrolliert werden, öffentliche Bäder eingerichtet, für Straßenreinigung, Müllabfuhr u. a. m. gesorgt werden. Der Seuchenausbreitung sollte durch rasche Überführung von Fieberkranken vom Arbeitsplatz in häusliche Pflege oder in öffentliche Pflegeheime und die Isolierung und allgemeine Betreuung der Kranken und Rekonvaleszenten begegnet werden. Medizinische Behandlung und Krankenpflege, Versorgung der Kranken mit Medikamenten, guter Nahrung und Wein, Heizung und Kleidung schließlich sollte bereits ausgebrochene Seuchen eindämmen. Das war ein sehr weitgespanntes Programm von öffentlicher Hygiene, Gewerbepolizei, Sozialfürsorge und Krankenpflege. Man versteht, daß große Widerstände seiner Verwirklichung entgegenstanden. Als es aber in Gang gekommen war und die Zahl der infektiös Erkrankten tatsächlich sank, wurde Manchester zum Vorbild für andere Städte.

Der vielseitigen Aktivität des Board of Health entsprach eine differenzierte Spitalstruktur: Das Hospital at Manchester umfaßte um 1800 ein Krankenhaus, ein Irrenhaus und eine Poliklinik (Infirmary, Lunatic Hospital, Dispensary), verbunden mit einem Absonderungshaus (House of Recovery) für ansteckende Fieber. Impfungen, und zwar in Form der Variolation wie der von Edward Jenner 1798 bekanntgegebenen Vakzination (Kuhpocken-Impfung), wurden durchgeführt; Geburtshilfe wurde im Heim der Gebärenden geleistet und bedürftige Kranke wurden zu Hause ärztlich versorgt.

Die Versorgung der Bevölkerung mit Spitälern und Polikliniken gehört für Thomas Percival ohne jeden Zweifel zu den Pflichten der Ärzteschaft und wird daher in seiner *Ärztlichen Ethik* mitbehandelt. Besondere Aufmerksamkeit widmet er hier den Asylen für Geisteskranke (ebd. 1,28–31) und den geschlossenen Kliniken für syphilitische Frauen (ebd. 1,27). Percival erkennt, daß die psychischen Krankheiten ein neues Forschungsgebiet der medizinischen Wissenschaften darstellen und vom Arzt ein viel größeres Maß an täglicher Beobachtung und entsprechenden Aufzeichnungen verlangen als die körperlichen Krankheiten; er skizziert sozusagen das klinische Forschungsprogramm, das sein Zeitgenosse Philippe Pinel

(1745–1826) in Paris verwirklichte. Der Irrenarzt ist, wie Percival richtig sieht, besonderem seelischen Druck ausgesetzt, doch er kann auch besonders große Freude erleben: «Sehr glücklich muß er sich fühlen, wenn er, unter der Vorsehung, dazu beitragen kann, die Vernunft wiederherzustellen und das verlorene Ebenbild Gottes zu erneuern.»

Das Ebenbild Gottes ist auch im gestörten Geist, im verwirrten Gemüt ursprünglich angelegt. Wie bei dem Unitarier Thomas Percival, so war diese Überzeugung bei dem Quäker William Tuke lebendig, der im Jahre 1795 in der Nähe von York sein «Retreat» als Zufluchtsstätte für Geisteskranke, als Ort einer humanen Irrenbehandlung errichtete.

Eine ungewohnt penetrante, moralisierende Einstellung schlägt uns dagegen aus Percivals Besprechung des *Lock Hospital* entgegen, in welchem syphilitische Frauen isoliert und behandelt, erzogen und gebessert werden sollen. Die Leiden der Patientinnen sollen hier selbstverständlich gelindert werden; nicht weniger wichtig ist es aber, sie zu Religion und Tugend zurückzuführen.

III. Die *Ärztliche Ethik*[10]

«Es ist charakteristisch für einen klugen Mann, nach festen Prinzipien zu handeln, und für einen guten Mann, sich zu vergewissern, daß seine Prinzipien mit Geradheit und Tugend übereinstimmen.» Dies schrieb Thomas Percival im Widmungsschreiben seiner *Ärztlichen Ethik* an seinen Sohn Edward, den Arzt, der ihm nach dem Tode seines Ältesten am nächsten stand. (Ebd. S. 63) Es geht in seinem Buch nicht um philosophische Erwägungen und Erörterungen, sondern um brauchbare, eindeutige Richtlinien für Handeln und Verhalten. Seinen Patienten, seinen Kollegen und der Öffentlichkeit gegenüber soll sich der Arzt als «Gentleman» erweisen; diesen Ausdruck hebt Thomas Percival selbst im Text hervor. (Ebd.) Was aber macht den Gentleman aus? «Propriety and dignity of conduct», Anstand und Würde im Ausüben seines Berufes, in der Lebensführung überhaupt. Wie dieses gesellschaftliche Ideal für einen Arzt zu erreichen und zu bewahren sei, dafür gibt Percival im folgenden die nötige Wegleitung.

Das grundlegende Dokument unserer ärztlichen Ethik, der Hippokratische Eid, stellt das Wohl des Kranken, des individuellen Patienten, an die erste Stelle – für Percival ist dies so selbstverständlich, daß er nicht einmal davon spricht. Dasselbe gilt für das zweite Hippokratische Hauptgebot: kein lebensverkürzendes Mittel zu verabreichen oder auch nur zu empfehlen und keine Abtreibung vorzunehmen. Eingehend erörtert Percival hingegen die Aufgabe des Arztes bei unheilbarer Krankheit und am Sterbebett: die Sterbebegleitung wurde erst in der Aufklärung zur Berufspflicht des Arztes.[11] Die schon von der Schule des Hippokrates als unabdingbare Vertrauensgrundlage erkannte Verschwiegenheit des Arztes in den persönlichen Angelegenheiten seiner Patienten wird wiederum nur beiläufig erwähnt; die Geheimhaltung ärztlicher Befunde verlangt Percival – für uns erstaunlich – nur, «wenn sie durch besondere Umstände erfordert wird» (ebd. 1,5; 2,1).

Die *Ärztliche Ethik* war die reife Frucht der lebenslangen Beschäftigung Percivals mit den Fragen der guten ärztlichen Berufsausübung. Den Anstoß zur schriftlichen Ausformung und mehrfachen Überarbeitung seiner Vorstellungen gab ihm seit 1771 vor allem der Spitalbetrieb: Mit der wachsenden Bedeutung der Krankenhäuser als Stätten einer sich intensivierenden ärztlichen Aktivität traten Fragen und Schwierigkeiten auf, die früher kaum eine Rolle gespielt hatten. Im Interesse des Krankenhauses und seiner Patienten solche Fragen befriedigend und klar zu regeln – z.B. die Zusammenarbeit zwischen physicians und surgeons, Medizinern und Chirurgen, den Akademikern und den Handwerkern unter den Ärzten –, war ein vordringliches Anliegen Percivals. An diesem Beispiel wird besonders deutlich, daß es in seinem Buch auch um Fragen der Etikette geht, um Anstandsregeln, welche die alltägliche oder gelegentliche Zusammenarbeit erleichtern. Der pragmatische Charakter des Werkes wird dadurch noch verstärkt. Er kommt übrigens auch schon im Titel des Buches zum Ausdruck: *Ärztliche Ethik oder ein Kodex von Ordnungen und Vorschriften ... für die Berufsausübung der Mediziner und Chirurgen.*

Die letzte Fassung seines Werkes hat Thomas Percival nach ausgiebigem Meinungsaustausch mit Freunden und Kollegen ausgearbeitet. Er betrachtete dieses Buch als den Abschluß seiner beruflichen Bemühungen und als geistiges Vermächtnis (ebd. S. 64) – ein Vermächtnis, das weiterwirkte!

Percivals «Ordnungen und Vorschriften» beleuchten und regeln die Berufsausübung der Ärzte und Chirurgen in vier Bereichen, denen je ein Kapitel gewidmet ist: in der Krankenhaus-Praxis, in der privaten oder allgemeinen Praxis, in bezug auf die Apotheker und schließlich in den Fällen, die Rechtskenntnisse erfordern. Zum Schluß folgen «Notes and Illustrations», in denen einzelne Punkte weiter ausgeführt oder durch Beispiele beleuchtet werden.

Im folgenden sollen Percivals Erörterungen der Prinzipien der Gerichtsmedizin[12] und der Beziehungen zwischen Ärzten und Apothekern[13] ausgeklammert bleiben. Was uns vor allem interessiert, sind die Beziehungen zwischen Arzt und Patient innerhalb und außerhalb des Krankenhauses, die in den ersten beiden Kapiteln besprochen werden.

1. Berufsausübung im Krankenhaus

«Die *Gefühle* und *Gemütsbewegungen* der Patienten in kritischen Umständen müssen nicht weniger als die Krankheitssymptome erkannt und berücksichtigt werden. So muß man bei extremer *Angst* vor einem

Aderlaß in gewissen Fällen und bei bestimmten Konstitutionen darauf verzichten. Selbst die *Vorurteile* der Kranken darf man nicht verdammen oder schroff zurückweisen. Denn auch wenn sie durch Autorität zum Schweigen gebracht worden sind, wirken sie im Geheimen mit Macht auf den Geist und erzeugen Furcht, Angst und Mißtrauen.» (Ebd. 1,3; Hevorhebungen im Original)

«Da falsche Vorstellungen die wirklichen Übel vergrößern und imaginäre erzeugen können, soll man vor den Patienten keine Diskussionen über die Natur ihrer Erkrankung führen, weder mit dem Assistenten (house surgeon) noch mit den Studenten des Krankenhauses noch mit irgend einem ärztlichen Besucher.» (Ebd. 1,4)

«In den großen Sälen eines Krankenhauses sollen die Patienten über ihre Beschwerden in einer *Stimmstärke* befragt werden, die von anderen nicht gehört werden kann. Auch die *Geheimhaltung* (secrecy) soll streng gewahrt werden, wenn besondere Umstände sie erfordern. Und Frauen sollen immer mit gewissenhaftester *Feinfühligkeit* behandelt werden. Ihre Gefühle zu mißachten oder Spaß damit zu treiben ist Grausamkeit. Jede derartige Verletzung trägt dazu bei, (bei der Patientin, der Verf.) seelische Abstumpfung und Verachtung der guten Sitten hervorzurufen und das Gefühl für Bescheidenheit und Tugend zu zerstören. Laßt diese Überlegungen den Studenten des Krankenhauses immer wieder einhämmern!» (Ebd. 1,5; Hervorhebungen im Original)

Die Autorität des Arztes und das Vertrauen des Kranken bilden also die Grundlage einer ersprießlichen ärztlichen Behandlung. Vertrauen muß sich der Arzt durch Takt und Verständnis verdienen – Verständnis auch für Schwächen des Gefühls und der Urteilskraft. Die letztere schätzt Percival gering ein: keine Diskussionen am Krankenbett! Was aber hat der Arzt zu tun, wenn der Tod unausweichlich scheint?

«Zu den Umständen, die das Los der Armen erleichtern, gehört, daß sie frei von den Sorgen sind, die die Verfügung über ein Vermögen mit sich bringt. Aber es gibt Ausnahmen, und es mag nötig sein, einen Spitalpatienten auf dem Kranken- oder Sterbebett durch einen freundlichen Ratgeber daran zu erinnern, daß es wichtig wäre, seinen *Letzten Willen*, ein *Testament* für seine Frau, seine Kinder oder Verwandten aufzusetzen, weil diese sonst seiner Fahrhabe, seiner zu erwartenden Prisengelder (bei einem ehemaligen Angehörigen der Kriegsmarine, d. Verf.) oder zukünftiger Erbansprüche verlustig gehen könnten.

Dieser Liebesdienst wird den Patienten am besten durch den Assistenzarzt (house surgeon) erwiesen; die Tatsache, daß er häufig bei den Kranken ist, vermindert ihre Scheu und verschafft ihm ihr persönliches Vertrauen.» (Ebd. 1,7; Hervorhebungen im Original)

Aus der Sicht des wohlhabenden Bürgers fällt dem Besitzlosen das Sterben leichter! Den Kranken darauf vorzubereiten, wird dem jüngsten und unerfahrensten unter den Ärzten zur Pflicht gemacht. Wir werden darauf zurückkommen. Geistlicher Beistand für die Kranken ist erwünscht; «Aberglauben und Fanatismus» (enthusiasm) müssen jedoch aus den Krankensälen verbannt sein, «wo sie sich häufig nicht nur als verhängnisvoll, sondern geradezu als tödlich erwiesen haben». (Ebd. 1,6) Percival fürchtet wohl vor allem, die Schwerkranken könnten durch «enthusiastische» Tiraden über das Jenseits unnötig erregt werden. Der Herausgeber der Neuauflage von 1827 verdeutlichte diesen Punkt, indem er insbesondere gegen die calvinistischen Fanatiker wetterte, welche die Kranken mit solchen Hoffnungen und Ängsten beunruhigten.

Über die chirurgischen Operationen schreibt Percival: «Keine wichtige *Operation* soll ohne gemeinsames Konsilium der Mediziner und Chirurgen und ihre mehrheitliche Zustimmung beschlossen werden ... Die Anwesenheit eines *Zuschauers* bei der Operation soll nur mit ausdrücklicher Erlaubnis des Operateurs gestattet werden. Außenstehenden soll bei ihrer Durchführung jede Einmischung verboten sein. Ein geziemendes *Schweigen* soll beobachtet werden. Es mag allerdings human und heilsam sein, wenn einer der anwesenden Mediziner oder Chirurgen ab und zu dem Patienten zuredet, um ihn in seinen Qualen zu stärken und ihm zu versichern – sofern es wahr ist –, die Operation gehe gut vonstatten und verspreche einen raschen und glücklichen Ausgang. Da ein Hospital die beste Schule der praktischen Chirurgie ist, wäre es großzügig und nützlich, im Turnus je zwei Chirurgen aus der Stadt, die nicht zum Krankenhaus gehören, zu den Operationen einzuladen.» (Ebd. 1,23; Hervorhebungen im Original).

«Werden mehrere Operationen nacheinander durchgeführt, so soll kein Patient dadurch beunruhigt werden, daß er etwas von den Qualen eines andern mitbekommt. Der Chirurg soll seine Schürze wechseln, wenn sie verschmiert ist; der Operationstisch und die Instrumente sollen von allen Blutspuren und überhaupt von allem, was Schreck einflößen kann, gereinigt werden.» (Ebd. 1,25)

Wir stehen in der vor-anästhetischen und vor-antiseptischen Zeit; die naheliegende Rücksichtnahme auf die Sensibilität der Patienten war für die Chirurgen keineswegs selbstverständlich. Percival trat außerdem dafür ein, daß der Internist, der physician, ebenfalls mit darüber zu befinden habe, ob operiert werden solle oder nicht. Zukunftsweisend ist Percivals Gedanke, daß das Krankenhaus neben der Ausbildung von Studenten auch ein Ort der Fortbildung für Praktiker sein soll. Und schließlich sieht er das Spital auch als Forschungsstätte: «Wenn irgendwelche Fälle eintreten, die von bisher nie beobachteten Umständen begleitet sind oder in denen man die üblichen Behandlungsmethoden ohne Erfolg versucht hat, dann dient es zum Besten der Allgemeinheit und ist in besonderem Maße für die Armen von Vorteil (die, als die zahlreichste Bevölkerungsklasse, auch die größten Nutznießer der Heilkunst sind), daß man sich *neue Medikamente* und *neue Verfahren chirur-*

gischer Behandlung ausdenkt. Aber bei der Ausführung dieses heilsamen Vorsatzes sollen sich die Herren der Fakultät (Mediziner und Chirurgen; d. Verf.) sorgfältig und gewissenhaft von gesunder Vernunft, richtiger Analogie oder gut verbürgten Tatsachen leiten lassen. Und kein solcher Versuch soll unternommen werden ohne vorheriges Konsilium unter den Medizinern resp. den Chirurgen, je nach der Natur des Falles.» (Ebd. 1,12; Hervorhebungen im Original) Der Rat der Kollegen muß also eingeholt werden, ehe man operiert oder eine neue Behandlung erprobt. Die Meinung von Patient und Patientin ist dagegen unerheblich. Wir wissen allerdings aus Fallberichten, daß kaum jemand gegen seinen Willen operiert wurde.

Für die Krankenhauspatienten fordert Percival gute Kost einschließlich Wein; er warnt vor falscher Sparsamkeit. Das Krankenhaus muß sauber gehalten werden; möglichst gute Luft ist wichtig. Kranke, die «anstekkend oder in besonderem Maße geeignet sind, die Luft zu verunreinigen», gehören nicht in das normale Spital, sondern müssen gesondert untergebracht werden. Umgekehrt passen auch diejenigen Patienten nicht ins Krankenhaus, für deren Gesundung frische, reine Luft ein besonderes Erfordernis ist und deren Zustand durch Luftverderbnis verschlimmert wird! (Ebd. 1,15) Krankensäle waren schlechtriechende Orte; das änderte sich grundlegend erst mit Lister.

2. Berufsausübung in der privaten oder allgemeinen Praxis

«Die *moralischen Verhaltensregeln,* wie sie gegenüber den Spitalpatienten vorgeschrieben worden sind, sollten voll und ganz auch für die private oder allgemeine Praxis übernommen werden.» (Ebd. 2,1; Hervorhebung im Original) Sie werden im zweiten Kapitel der *Ärztlichen Ethik* aber in mehreren Punkten erweitert. Die persönlichen Voraussetzungen für den Beruf des Arztes werden ebenfalls kurz erörtert; als notwendige ärztliche Tugend nennt Percival die «strikte Mäßigkeit» (temperance) im Alkoholgenuß: «Bei Notfällen, für die kein Mann des Berufes unvorbereitet sein sollte, kann eine sichere Hand, ein scharfes Auge und ein unbenebelter Kopf für das Wohlergehen, ja für das Leben eines Mitmenschen entscheidend sein.» (Ebd. 2,2)

Der rücksichtsvolle Umgang der Ärzte untereinander, die Kollegialität, ist in der privaten Praxis noch wichtiger, oft aber schwerer zu verwirklichen als im Krankenhaus, weil außerhalb desselben der Patient seinen Arzt selbst wählen und auch wechseln oder den Beizug weiterer Fachleute zur konsiliarischen Beratung wünschen kann. (Ebd. 2,4–12; 23–27) In diesem Zusammenhang preist Percival sogar das, was man boshaft als ‹ärztlichen Kastengeist› bezeichnen könnte; damit würde man allerdings Percivals Auffassung von einer legitimen Standessolidarität nicht gerecht: «Der *Esprit du Corps* ist ein in der menschlichen Natur begründetes

Handlungsprinzip; er ist, wenn gebührend reguliert, vernünftig und löblich. Jeder Mann, der einer Bruderschaft beitritt, verpflichtet sich durch stillschweigende Übereinkunft nicht nur, sich ihren Gesetzen zu unterziehen, sondern auch die Ehre und das Interesse dieser Vereinigung zu fördern, soweit sie mit der Sittlichkeit und dem allgemeinen Wohl der Menschheit vereinbar sind. Ein Arzt sollte sich deshalb sorgfältig vor allem hüten, was das allgemeine Ansehen seines Berufes schädigen könnte. Er sollte sich weder am Verächtlichmachen des ganzen Standes noch an allgemeinen Beschuldigungen über die Selbstsucht und Unredlichkeit der Ärzte beteiligen; er sollte keine zur Schau getragene oder auch nur spaßhafte Skepsis gegenüber der Wirksamkeit und Nützlichkeit der Heilkunst dulden.» (Ebd. 2,23; Hervorhebung im Original)

Ein weiterer dankbarer Gegenstand ethisch-praktischer Überlegungen ist natürlich das Honorar, die «finanzielle Anerkennung», die der Arzt für seine Dienste erwarten darf, auf die er aber, als Gentleman, in manchen Fällen auch zu verzichten weiß. (Ebd. 2, 14–20, 25) Wegweisend erscheint Percivals Vorschlag, daß in jeder Stadt die Ärzteschaft (the faculty) für ihre Mitglieder verbindliche Regeln aufstellen, also einen Tarif erlassen sollte.

Doch zurück zur eigentlichen ärztlichen Ethik, und zwar zur Problematik der Sterbebegleitung, an die sich Percival von zwei Seiten vorsichtig herantastet: «Ein Arzt soll nicht schnell bereit sein, düstere Prognosen zu stellen, weil sie einen Beigeschmack von Scharlatanerie haben, indem sie die Wichtigkeit seiner Dienste für die Behandlung und Heilung der Krankheit vergrößert darstellen. Doch soll er gegebenenfalls nicht verfehlen, Freunden des Patienten rechtzeitig von tatsächlich vorhandener Lebensgefahr Kenntnis zu geben. Auch dem Patienten selbst, wenn es unbedingt notwendig ist. Dieser Dienst ist jedoch so eigentümlich alarmierend, wenn der Arzt ihn selbst übernimmt, daß er ihn ablehnen sollte, wo immer er ihn irgendeiner andern Person von genügendem Urteil und Takt überlassen kann. Denn der Arzt soll für den Kranken der Träger von Hoffnung und Trost sein (the minister of hope and comfort to the sick); durch solche Herzstärkung kann er das Sterbebett glätten, erlöschendes Leben wiedererwecken und gegen den niederdrückenden Einfluß jener Krankheiten streiten, die dem Philosophen seine Seelenstärke und dem Christen seine Zuversicht rauben.» (Ebd. 2,3)

Dies ist wohl auch der Hauptgrund dafür, daß der Spitalarzt die schwierige Aufgabe, einen Kranken auf sein nahes Ende vorzubereiten, dem jungen Assistenten überlassen soll (siehe oben, S. 221 f.). «Hoffnung ist wichtiger als Wahrheit», so meinte in diesem Zusammenhang die Basler Psychologin Erika Faust-Kübler in einer Vorlesung. Dazu weiter Percival: «Sir William Temple[14] hat folgendes behauptet: ‹Einem ehrenhaften Arzt ist es erlaubt, seinen Patienten sich selbst zu überlassen, wenn er findet, daß die Krankheit hoffnungslos wird und daß er bei seinen

Krankenbesuchen nur noch erwarten kann, sein Honorar zu bekommen, ohne auch nur die Hoffnung oder den Anschein, es wirklich zu verdienen.› Diese Behauptung ist nicht gut begründet. Denn die Dienste des Arztes können selbst im letzten Stadium einer tödlichen Krankheit noch sehr hilfreich für den Kranken und tröstlich für die ihn umgebenden Angehörigen sein: Er kann der Verzweiflung entgegentreten, Schmerzen lindern und Ängste beruhigen. Den Beistand zu verweigern hieße unter solchen Umständen nur, eingebildeter Feinfühligkeit und falscher Rücksicht jene moralische Pflicht opfern, die unabhängig von aller pekuniären Wertung ist und hoch darüber steht.» (Ebd. 2,13)

Gut 30 Jahre früher hatte John Gregory in Edinburg die Aufgabe des Arztes am Bett des Todkranken ganz ähnlich begründet und beschrieben: «Ich muß hier die jungen Ärzte vor der Gewohnheit einiger Praktiker warnen, welche ihre Kranken verlassen, wenn sie ihr Leben aufgeben, weil es nun nicht länger schicklich sei, ihnen weitere Unkosten zu verursachen. Es gehört sich nicht nur für den Arzt, Krankheiten zu heilen, sondern auch, Schmerzen zu lindern, und, wenn der Tod unvermeidlich ist, wenigstens den Weg dazu zu ebnen.»[15]

Es ist eigenartig, wie diese beiden Ärzte der britischen Aufklärung eine Grundfrage der ärztlichen Ethik im engen Zusammenhang mit banalen materiellen Problemen – Testament und Behandlungskosten – diskutieren! Steht dahinter die Scheu, allzu philosophisch zu werden und den soliden Boden der sozialen Funktion des Arztes zu verlassen?

Die Verpflichtung des Arztes gegenüber der Gesellschaft bestimmt auch Percivals Argumentation im letzten Punkt, den er zur Sprache bringt (ein paar andere haben wir übergangen): das Alter des Arztes und sein Rückzug aus dem Berufsleben. «Laßt den Mediziner wie den Chirurgen nie vergessen, daß ihr Beruf ihnen von der Öffentlichkeit anvertraut ist (that their professions are public trusts). Zu Recht ist dieser Beruf einträglich, solange sie ihn ausüben. Aber Ehre und Anstand gebieten ihnen, denselben aufzugeben, sobald sie sich nicht mehr in der Lage sehen, ihre Aufgabe gut und verläßlich zu erfüllen.» (Ebd. 2,32)

IV. Versuch einer Beurteilung

Es ist deutlich geworden, daß Percival kein Theoretiker der ärztlichen Ethik war und daß sein Buch an grundlegenden philosophischen Erwägungen wenig bietet. Wo er in seinen ergänzenden «Notes and Illustrations» beispielsweise die Frage der Wahrhaftigkeit am Krankenbett weiter erörtert, zitiert er fast nur andere Autoren bis hin zu den Kirchenvätern und schließt mit zwei berühmten Fällen von Verheimlichung niederschmetternder Todesfälle durch die Angehörigen des gefährdeten Kranken. Dafür regelt er sehr genau den Verkehr unter Berufskollegen und andere praktische Dinge. Alles in allem gibt Percival eine weitgespannte ärztliche Pflichtenlehre, eine Deontologie (to deon meint im Griechischen das, was man tun muß), die von der Ethik bis zur Etikette, von der Humanität bis zum Honorar reicht.

Diese Deontologie oder praktische ärztliche Ethik, die Percival vertritt und lehrt, steht im Spannungsfeld zwischen dem Wohl des Patienten – seit Hippokrates die oberste Richtschnur ärztlichen Tuns – und dem Standesinteresse, d. h. dem Streben des einzelnen Arztes wie des ganzen Berufsstandes nach sozialer Geltung, nach Ansehen, Einfluß und Wohlstand. Dieses Spannungsfeld läßt sich schon in den Hippokratischen Schriften erkennen. Zu der großen geistigen Leistung der Hippokratiker und zu ihrem dauernden Vermächtnis gehört ihre Einsicht, daß der Ärztestand seine Stellung in der Gesellschaft am besten wahrt, indem jeder einzelne Heilkundige seine Praxis fachlich und moralisch einwandfrei führt.[16] Dadurch unterscheidet sich der wahre vom falschen Arzt – auch das ein Gegensatz, der im ärztlichen Schrifttum der Antike und des arabischen Mittelalters öfter zur Sprache kam. In der frühen Neuzeit wird er besonders von Chirurgen wie Pierre Franco (ca. 1504–1578)[17] oder Fabricius Hildanus (1560–1634)[18] thematisiert; denn diese vortrefflichen Ärzte und Operateure mußten sich gegen die herumziehenden, oft ebenso unfähigen wie skrupellosen Bruchschneider usw. abgrenzen. Für das kollegiale Verhalten, dem Percival so viel sorgfältige Beachtung schenken sollte, hatte schon 1693 das Ärztekollegium von London, das Royal College of Physicians, recht genaue Regeln aufgestellt; Percival nahm sie wieder auf.[19]

Doch auch Nichtärzte wie der von Percival zitierte Diplomat und Essayist William Temple (1628–1699) und schon früher der Staatsmann und Wissenschaftsphilosoph Francis Bacon (1561–1626) machten sich Gedanken über die Aufgaben des Arztes. Francis Bacon setzte der Medizin im allgemeinen die Verlängerung des menschlichen Lebens zum Ziel. Im Blick auf den einzelnen Kranken verlangte er aber vom Arzt, daß er ihm bei einem unheilbaren Leiden zu einem leichten, guten Sterben, zur euthanasia verhelfe.[20] Im 18. Jahrhundert nimmt das Interesse – vor allem dasjenige der ärztlichen Autoren – an den Fragen der rechtlichen Berufsausübung zu. Medizinische und chirurgische Lehrbücher enthalten entsprechende Kapitel.[21] Eine der frühen Monographien über die richtige Berufsführung stellt der *Medicus politicus* von Friedrich Hoffmann (1660–1742) dar.[22] Der durch sein System einer «Medicina rationalis» berühmte Hallenser Kliniker stellt seine Empfehlungen an die jungen Kollegen ganz unter den Gesichtspunkt des äußeren Erfolges. Der Erfolg beruht aber auch nach Hoffmann letztlich auf den «besonderen Tugenden» des Arztes wie Bescheidenheit, Verschwiegenheit und Nüchternheit.

Größeren Nachhall fanden erst die beiden Briten John Gregory (1724–1773)[23] und vor allem Percival. Gregorys zweite, erweiterte Fassung seiner *Lectures on the Duties and Qualifications of a Physician* von 1772 wurde auch ins Deutsche übersetzt; Percival hat sich, wie Kallmayer aufzeigt, in manchem sehr stark an Gregory angelehnt. Gerade der Umstand, daß Percival seine *Ärztliche Ethik* in Auseinandersetzung und Gedankenaustausch mit gleichgesinnten Zeitgenossen[24] wachsen und Gestalt gewinnen ließ, dürfte für ihre Wirkung günstig gewesen sein: Percival sah den Arzt in der gesellschaftlichen Wirklichkeit seiner Zeit und seines Landes. Er sah ihn auch im ständigen Kontakt mit seinen Kollegen, er faßte Mediziner und Chirurgen, physicians und surgeons, als Glieder ein und desselben Berufsstandes auf – das wies ebenso in die Zukunft wie die Hervorhebung des Krankenhauses als des Ortes, in dem der Arzt einen großen Teil seiner praktischen und einen nicht unwesentlichen seiner wissenschaftlichen Tätigkeit ausübt. Auf der andern Seite störte es weder am Anfang noch im weiteren Verlauf des 19. Jahrhunderts irgend jemand, daß Percivals vorbildlicher Arzt seinen Patienten und vor allem seinen Patientinnen gegenüber eine ausgesprochen patriarchalische Haltung einnimmt: Der Arzt ist der Wissende; der Kranke dagegen hat nur seine Hoffnungen, Ängste und Vorurteile. Bei den kranken Frauen und Mädchen sorgt sich der Arzt überdies nicht nur um ihre Gesundheit, sondern auch um ihre Sittsamkeit. Dennoch: dieser Patriarch ist zugleich ein Gentleman, der die Gefühle der Kranken – auch der Armen – ernst nimmt und schont; zudem kennt er seine Grenzen und ist darum bereit, mit Kollegen zum Wohl der Patienten zusammenzuarbeiten.

Die größte historische Wirkung von Percivals *Ärztlicher Ethik* bestand, wie schon eingangs erwähnt, in ihrer weitgehenden Übernahme durch die junge American Medical Association.[25] Zu dieser Vereinigung hatte sich 1846 eine Elite amerikanischer Ärzte zusammengeschlossen, Ärzte, die es leid waren, daß in ihrem aufstrebenden Land jedermann sich als Arzt, ja als medizinischer Lehrer ausgeben und betätigen konnte. Wie die Hippokratiker, wie ein Pierre Franco, ein Fabricius Hildanus und ihre Nachfolger gaben sie sich nun verbindliche Normen, denen hinfort derjenige zu genügen hatte, der als guter Arzt, später auch als Ärztin, anerkannt werden wollte – von der Öffentlichkeit wie von den Berufskollegen.

Percival spielte somit postum eine wesentliche Rolle bei der Professionalisierung der amerikanischen Ärzteschaft. Für die American Medical Association, die sich aus dem Chaos heraus organisierte, war Percivals Deontologie gerade das Rechte: Diese amerikanischen Ärzte wollten Gentlemen sein, und erfolgreich dazu. Das Streben nach Erfolg und Autorität ändert nichts daran, daß der Arzt als Gentleman, wie Percival ihn sah und selbst verkörperte, kein schlechtes Ideal war.

Eduard Seidler

JOHANN PETER FRANK
(1745–1821)

Im Februar 1811 teilte der Kanzler des Malteserordens und Kurator der Universität Freiburg im Breisgau, Joseph Albrecht von Ittner, seinem Freunde, dem Schweizer Schriftsteller Heinrich Zschokke, mit, daß «der verdienstreiche Dr. Joh. Peter Frank, russisch-kaiserlicher Leibarzt und Staatsrath», nach einer mühevollen Laufbahn jetzt in Freiburg privatisiere und «billig die Achtung und Verehrung aller derjenigen genießt, die das Vergnügen haben, ihn kennen zu lernen». Zschokke antwortet darauf, wie sehr er bedaure, den «respectablen Greis» nicht persönlich gekannt zu haben, gehöre doch sein literarisches Lebenswerk «von jeher zu meinen Classikern, das heißt, stand jederzeit unter meinen Hausgöttern, deren ich doch nicht viel habe, ich meine unter meinen Büchern».[1]

Ein Klassiker also zu Lebzeiten, der «einst als Fürst unter den Ärzten Europas gefeiert, von den Kaisern dreier Länder umworben wurde, dessen Wort unter den zeitgenössischen Ärzten höchstes Gewicht hatte, der aber heute selbst unter Hygienikern kaum noch als einer der Begründer ihrer Fachdisziplin in Erinnerung ist».[2] Überblickt man indessen die – vergleichsweise schmale – medizinhistorische Sekundärliteratur zu Johann Peter Frank, seinem Werk und dessen Wirkung, so häufen sich wie bei kaum einem anderen Großen der Medizingeschichte die Epitheta «Pionier», «Begründer», «Vorkämpfer», «Reformer», «Vater»; sie beziehen sich alle auf Franks Konzept einer sozialen Medizin, auf seinen lebenslangen Versuch, die Erfahrungen der Heilkunde der allgemeinen Wohlfahrt nutzbar zu machen. Frank verwandte hierfür den zeitgenössischen Ausdruck einer »Medicinischen Polizey» und hat sich unter allen seinen wissenschaftlichen Aktivitäten in der Tat vornehmlich der Grundlegung einer sozialhygienischen Volksaufklärung gewidmet: 1779 begann in Mannheim ein sechsbändiges *System einer vollständigen medicinischen Polizey* zu erscheinen; als der letzte Band 40 Jahre später vollendet wurde, war Frank über 70 Jahre alt und der führende europäische Fachmann auf diesem Gebiet. Der Geist einer aufgeklärten Staatsraison, der ihn dabei getragen hatte, war indessen zu diesem Zeitpunkt bereits restaurativen Kräften gewichen, und die Medizin schickte sich an, ihre methodischen und praktischen Fähigkeiten in Frage zu stellen. Wenn einer seiner frühen Biographen, Karl Friedrich Heinrich Marx, bereits im Jahre 1868 beklagt, Frank scheine einer nebelhaften Zeit anzugehören und sein Standpunkt werde von der jüngeren Generation der Ärzte als

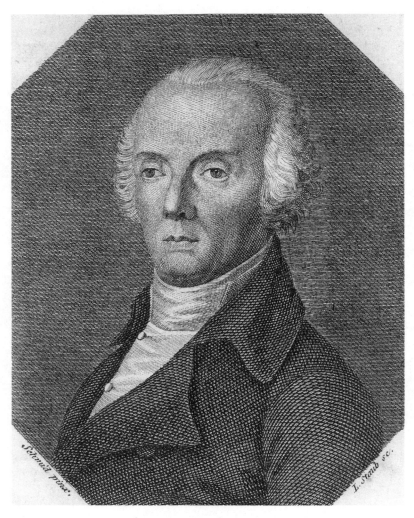

Johann Peter Frank (1745–1821)

längst überwunden angesehen, dann wird zu zeigen sein, daß er nicht nur ein Pionier des Fortschritts, sondern auch ein letzter Vertreter zu Ende gehender Traditionen gewesen ist.

I. Herkunft und Ausbildung

Johann Peter Frank war badischer Pfälzer aus dem deutsch-französischen Grenzbereich; er wurde geboren am 19. März 1745 in Rodalben, einem kleinen Ort in der Nähe von Pirmasens, seinerzeit ein Teil der Herrschaft Grävenstein im Besitz der Markgrafen von Baden-Baden. Die Zugehörigkeit zur badischen Markgrafschaft sollte viele Elemente seines Werdeganges bestimmen; auch hat sich Frank stets selbst als Badener bezeichnet. Er war das elfte von vierzehn Kindern eines nach rauher Kindheit zu mittlerem Wohlstand gelangten Handelsmannes; in seiner Selbstbiographie charakterisiert Frank den Vater als hart und jähzornig, die Mutter als sanft und liebreich, sich selbst als kränklich und anfällig. Nach erstem Schulunterricht im Heimatdorf wird der Siebenjährige in die Familie eines verheirateten älteren Bruders nach Eussertal bei Landau geschickt, von wo er nach zwei Jahren mit dem bestimmten Wunsch zurückkehrt, ein Studium zu ergreifen. Gegen den Willen des Vaters erreichte die Mutter, daß Frank zunächst in die Lateinschule der Piaristen nach Rastatt, danach auf die Jesuitenschule in Boucquenom (Bockenheim) nach Lothringen gehen konnte. Mit 15 Jahren befand er sich zum Studium der Rhetorik und der Poesie in Baden, von wo er 1761 nach Metz und ein Jahr später an die Jesuitenuniversität Pont-à-Mousson übersiedelte.

Der junge Frank fiel an all diesen Ausbildungsorten durch Intelligenz, Kritikfähigkeit und Musikalität, jedoch auch durch Skepsis gegenüber den Ausbildungsformen auf. In Pont-à-Mousson gewann er Geschmack an der Arbeit im «physikalischen Kabinett» des Jesuitenpaters Joseph Borlet und entschloß sich von daher, nunmehr Medizin zu studieren, in der er eine «Tochter der Physik» zu erkennen glaubte. Nach einer Promotion zum Doktor der Philosophie immatrikulierte er sich am 23. November 1763 an der medizinischen Fakultät der Universität Heidelberg; die Finanzierung garantierte sein Bruder.

Der Zustand dieser Ausbildungsstätte war zu diesem Zeitpunkt alles andere als erfreulich und das medizinische Studium mit Ausnahme seltener anatomischer Übungen rein theoretischer Natur, da es klinische Unterrichtsmöglichkeiten nicht gab. Frank hat später ausführlich darüber berichtet und dargelegt, wie sehr er bereits aus dieser problematischen Heidelberger Studiensituation für seine umfassenden Reformpläne Anregungen gewonnen hat. Es müsse doch, so schrieb er hierüber, die vornehmste Aufgabe der medizinischen Unterweisung sein, daß «bei so trockenem theoretischen Unterrichte der Endzweck desselben nie außer dem Gesichtspunkt der Zöglinge dargestellet würde». (Ed. Lesky, 1969, S. 39)

Unter den wenigen und die Studenten kaum begeisternden Lehrern scheint Frank besonders Matthäus Gattenhof (1722–1788) geschätzt zu haben, «einer von Hallers vorzüglichsten Zöglingen», dem es immerhin gelang, Frank beim Studium zu halten, als er nach dem ersten Studienjahr enttäuscht entschlossen war, «der Arzneiwissenschaft auf ewig zu entsagen». 1765 ging er nach Straßburg, wo die medizinische Fakultät zu diesem Zeitpunkt eine besondere Blütezeit erlebte und wo Frank sich insbesondere bemühte, praktische Kenntnisse in den Hospitälern zu erwerben. Zu den akademischen Prüfungen ging er 1766 nach Heidelberg zurück, wo ihm die Fakultät «wegen vorzüglicher Zufriedenheit» zwei Drittel des Examens schenkte und ihn mit einer von Gattenhof redigierten Dissertation *De cunis infantum* promovierte.

Alle Frank-Biographen zitieren als Schlüsselerlebnis für den späteren Lebens- und Arbeitsweg seinen Abschiedsbesuch bei Franz Joseph von Oberkamp (1710–1767), einem von ihm wenig geliebten Lehrer, der von dem begabten 22jährigen einen «Gegenstand» wissen wollte, welchen er «neben den Berufsgeschäften vorzüglich bearbeiten möchte». Frank, so berichtet er selber, sei nach drei Tagen vor Oberkamp hingetreten und habe bekannt, daß ihn keines der wissenschaftlichen Fächer besonders begeistern könnte, ein Gedanke habe sich ihm jedoch besonders aufgedrängt: «Ich sehe, daß Ärzte solche Krankheitsursachen, welche entweder ins Große auf die Völker wirken oder von der Willkür einzelner, noch so sorgfältiger Menschen nicht abhängen, selten zu heben im Stande sind. Viele davon könnten aber doch durch obrigkeitliche Vorsorge beseitigt werden.» Da dies ein medizinischer Gegenstand sei, jedoch die Ausführung «gemeinnütziger Gesundheitsanstalten» größtenteils der Polizei eines Landes überlassen werden müßte, «so schien mir der Name Medizinische Polizei der Sache sehr angemessen». (Ed. Lesky 1969, S. 47 f.)

Wir werden später zu sehen haben, daß Frank weder mit dem Begriff, noch mit dessen Inhalt Neuland betrat, jedoch erkannte, daß «ein zusammenhängendes, wissenschaftliches Gebäude» dieses Gebietes noch fehlte. Er hatte nicht nur sein Thema gefunden, sondern er ahnte auch dessen Umfang und verschrieb dieser Idee in konsequenter Weise seine Lebensarbeit.

Die weiteren äußeren Stationen sind zunächst vielfältig und bunt. 1767 heiratete Frank seine Jugendliebe Cathérine Pierron aus Pont-à-Mousson, nachdem er dort nach einer erneuten ärztlichen Prüfung die Zulassung als praktischer Arzt in Bitsch bekommen hatte. Seine Frau starb im ersten Kindbett nach nur elfmonatiger Ehe; Frank erholte sich nur schwer, erwarb sich jedoch die Aufmerksamkeit des markgräflich-badischen Hofes durch die erfolgreiche Eindämmung einer lokalen Fieberepidemie. Er wurde 1769 zum Hofmedicus ernannt und siedelte nach

Rastatt über, wo er drei Jahre lang sehr aufmerksam, kritisch und vielfach auf unkonventionelle Weise Erfahrungen auf allen Gebieten der medizinischen Praxis sammelte. Nach dem Tode des Landesherrn trat er 1772 in den Dienst des Fürstbischofs von Speyer in Bruchsal, der ihm die Stelle als Stadt- und Landphysikus, später als Leibmedicus anbot.

Als Stadtphysikus hatte Frank neben allen bedürftigen Kranken auch die Einrichtungen des öffentlichen Gesundheitswesens zu betreuen, so das Garnisonsspital, das Alten- und Siechenhaus, das Zuchthaus und das Gefängnis; das Landphysikat mit nicht minder umfangreichen Aufgaben umfaßte 36 Ortschaften. Damit hatte er einen Mikrokosmos ärztlicher Aufgaben gefunden, der genau seiner Vorstellung entsprach, nämlich sich jenen Fragen zu widmen, die der Gesundheit des Volkes abträglich seien. Seine Dienstbereitschaft für das allgemeine Wesen, seine Auffassung, daß öffentliche Übelstände für Krankheiten ursächlich sein könnten, und sein wachsendes und spontanes Engagement für sozialmedizinische Fragen ließen die folgenden, äußerlich harten und durch einen unberechenbaren Dienstherrn getrübten zwölf Bruchsaler Jahre zum Wendepunkt seiner Arbeit werden; von nun an sind Biographie, Zeitgeist und Werk in charakteristischer Weise verschmolzen.

II. Zeitgeist und medizinische Aufklärung

Noch im 17. Jahrhundert waren Probleme der Allgemeinheit in vermehrtem Maße Gegenstand des Nachdenkens geworden. Was die Epoche selbst «Aufklärung» nannte, war der umfassende Versuch, die philosophischen, politischen und wissenschaftlichen Denkansätze der Zeit zur allgemeinen Weltanschauung zu erweitern und auf alle Lebensgebiete anzuwenden. Ein unbändiger Glaube an die Macht der Vernunft und die Kraft der Natur sah in der prinzipiellen Erziehbarkeit jedes Menschen die Garantie für den Fortschritt, das eigene Glück und die Wohlfahrt aller. Dies alles wurde gefördert durch die allgemeine Tendenz zur Verbesserung der Dinge in dieser Welt und durch das Bestreben, sie auch jedem zugänglich zu machen.

Diese Entwicklung wurde unterstrichen durch die ökonomischen und politischen Interessen des aufgeklärt-absolutistischen Staates, der ein Wohlfahrts- und Obrigkeitsstaat mit einer gelenkten Bürokratie sein wollte. Der Herrscher als erster Diener dieser Staatsidee hat die Aufgabe, die Kräfte seiner Mitbürger richtig und mit größtmöglichem Nutzen zur Verwirklichung der Staatsidee einzusetzen. Jeder einzelne Bürger war wertvoll als Arbeitskraft und als Quelle der Macht des Gemeinwesens: Die Pflicht der Obrigkeit, auch für die Gesundheit jedes einzelnen zu sorgen – gleichgültig ob arm oder reich –, entsprach gleichzeitig dem eigenen Nutzen des Staates.

Für den plötzlichen Aufbruch einer Verantwortlichkeit auch der Medizin für die Probleme des Gesellschaftsaufbaues hatte die englische und die französische Philosophie das gedankliche Rüstzeug geliefert. David Hume (1711–1776) und Jean Jacques Rousseau (1712–1778) wollten beide eine natürliche Lebensführung gegen den Dogmatismus der positiven Religion und die Verfallstendenzen der Gesellschaft aufbauen; Hume, indem er auf die in der Gesellschaft lebendige Praxis des gesunden Menschenverstandes verwies, Rousseau, der das erfahrene Naturgefühl zum Naturzustand objektivieren wollte. Die Grundlage hierfür ist die Selbständigkeit des vernünftigen Selbstbewußtseins, welches zur Einsicht begabt, frei und autonom zu sein hat. Die Vernunft hält sich selbst für die einzige Instanz, die über Wahrheit und Irrtum urteilen kann, da sie auch der Rechenschaft über sich fähig ist. Die vernünftige Wahrheit ihrerseits ist nicht dogmatisch, da sie sich selbst der Öffentlichkeit der Kritik unterstellt. Die wahre Öffentlichkeit ist jedoch nach der Meinung der meisten Aufklärer die Wissenschaft, die in gegenseitiger Kritik in stetigem Fortschritt ist und auf eine vom einzelnen Individuum losgelöste Gemeingültigkeit zielt.

Diese Überlegungen sind die Vorbedingung für das Verständnis über den Umgang der aufgeklärten Ärzte bis Johann Peter Frank mit medizinischen Staatsproblemen. Im deutschen Sprachraum hatten bereits die frühen Kameralisten die Gesundheitsprobleme zum Beispiel positiver Begriffsinhalte zweckgerichteten staatlichen Handelns erklärt. George Rosen hat herausgearbeitet, wie sehr gerade die kameralistischen Ideen einer Verwaltungsstrategie noch im 17. Jahrhundert die Gesundheitspolitik des 18. Jahrhunderts vorwegnahmen; nach Veit Ludwig von Eckendorffs 1665 erschienenem Buch *Der Teutsche Fürsten Staat* ist der dem Staat zukommende Zweck die Aufstellung solcher Verordnungen, die das Wohlergehen des Landes und des Volkes sicherstellen. Da Wohlstand und Wohlergehen sich im Bevölkerungswachstum manifestieren, muß man Mittel und Wege finden, um die Gesundheit der Menschen zu schützen, damit sie sich gesund vermehren können. Regierungsprogramme sollten sich daher mit dem Hebammenwesen, der Waisenbetreuung, dem Schutz gegen ansteckende Krankheiten, mit Alkohol- und Tabakkonsum, mit der Prüfung von Wasser und Nahrung, der Kanalisation, den Spitälern und der Armenfürsorge befassen.

Auch Gottfried Wilhelm Leibniz (1646–1710) hatte noch in der zweiten Hälfte des 17. Jahrhunderts genauere Vorschläge anhand der Grundsätze der Kameralisten ausgearbeitet und u. a. die Bildung von Medizinalkollegien sowie die Erarbeitung einer «Topographia politica oder Beschreibung des gegenwärtigen Zustandes eines Landes» vorgeschlagen. Christian Wolff (1679–1754), der die Lehre von Leibniz verbreitete und erweiterte, veröffentlichte 1721 seine *Vernünftigen Gedanken von dem gesellschaftlichen Leben der Menschen und in Sonderheit dem gemeinen*

Wesen zur Beförderung der Glückseligkeit des menschlichen Geschlechtes, schon im Titel ein Programm für die Grundlagen der Aufklärungsmedizin. Philosophie – von ihr nimmt Wolff seinen Ausgang – ist die physische und psychische Lebenslehre, mit der Tendenz zu einer persönlichen Erziehungslehre, in ihrer Potenzierung dann zur Familien-, Gemeinschafts- und Staatslehre. Damit wendet sich der menschliche Geist jenen Gegenständen zu, die man vordem nicht für beachtenswert hielt: das Leben der Kinder, die Pflichten der Familienväter, das Dasein der Zuchthäusler. Überall wird das Konkrete gesucht, nichts ist der Erörterung unwert, ob es sich um das Stillen des Säuglings, die Ernährung, den Beischlaf, die Keuschheit, die rechte Übung des Körpers oder um die Entwicklung moralischer Grundsätze handelt; in allem wird der Wink der Natur gesucht.

Wer gegen das Gesetz der Natur, d. h. gegen die Vernunft verstößt, wird unglücklich, leidend und krank. Jeder steht unter diesem Gesetz; dies gilt es zu finden und zu beobachten, hier müssen normative Maßstäbe für die Medizin gefunden und gesetzt werden. Für das praktische ärztliche Handeln hat sich in den beginnenden Diskussionen der zeitgenössischen Ärzte die alte Erkenntnis neu formuliert, daß die Aufgabe der Medizin nicht nur im Heilen, sondern vernünftigerweise – das Schlagwort der Zeit – auch im Vorbeugen der Krankheiten bestehe. Zwei Wege zeichneten sich dabei ab, die Henry Ernest Sigerist als den konservativen und den revolutionären Weg in einleuchtender Weise beschrieben hat.

Die eine Gruppe der Ärzte verschrieb sich der Anschauung, daß das Volk unmündig sei; es könne nicht wissen, was für ein gesundes und nützliches Leben notwendig sei. Wie in der Familie der Vater die Pflicht hat, seine Kinder zu erziehen, und dies mit Verboten, Befehlen und Anleitungen tut, so hat im Staat der Monarch die Pflicht, seine Untertanen zu erziehen, wozu gehört, sie auch zur Gesundheit anzuleiten. Der Herrscher soll von seinen Ärzten beraten werden. Er muß verbieten, was der Gesundheit abträglich ist und befehlen, was ihr förderlich sei. In dieser Weise müsse es gelingen, den Schädigungen der Kultur und Zivilisation entgegenzuwirken, so daß der Mensch – und damit auch der Staat – unbeschadet ihre Vorteile genießen kann. Die andere Richtung dagegen, die revolutionäre im Sinne des Gedankengutes von Rousseau, war ganz anderer Ansicht. Von oben kann dem Volke nichts Gutes kommen; dort herrsche Tyrannei und Sittenverderbnis, wie das Hofleben ja deutlich zeige. Im Volke dagegen sei ehrliche Einfalt, wahrhafte Güte, kindliche Unschuld, vor allem aber die echte Vernunft zu finden. Das Volk ist nur unglücklich, weil es nicht aufgeklärt ist. Deshalb muß es direkt aufgeklärt werden, auch über Dinge der Gesundheit und Krankheit.

Beide Strömungen trafen in einer eindrucksvollen praktischen Konsequenz zusammen: Das ausgehende 18. und beginnende 19. Jahrhundert ist gekennzeichnet von einer Flut öffentlicher Gesundheitsbelehrungen, die sich als Einzelschriften, Flugblätter, Artikelserien, Vortragsreihen und Lehrgegenstände in den Schulen direkt an die Bevölkerung, besonders an das Landvolk, richten wollen. In der Entwicklung der Medizin ist zu keinem anderen Zeitpunkt ein derart umfangreiches populärmedizinisches Schrifttum entworfen und unter die Leute gebracht worden. Unter dem Postulat der praktischen Vernunft und mit dem Ziel der praktizierbaren Erfahrung war die Zeit reif geworden, auch eine Systematik der sozialhygienischen Volksaufklärung bereitzustellen.

III. Medicinische Polizey

Johann Peter Frank war seiner ganzen Anlage nach und von Anfang an ein entschiedener Anhänger der oben als konservativ bezeichneten Richtung. Auch er verzichtete nicht ganz auf die direkte Volksbelehrung, aber der weitaus wirksamere Weg erschien ihm der über die Aufsichtsorgane des Staates. Erste praktische Erfolge dieser Art in seinem Bruchsaler Arbeitsbereich schienen ihm diesen Ansatz zu bestätigen: Die Gründung einer Hebammenschule und die Aufstellung einer Hebammenordnung leitete eine deutliche Senkung der Kindersterblichkeit ein, ein *Statuarischer Entwurf* zur Regelung des Wundarzneiwesens legte die Organisations- und Prüfungsstrukturen für die Wundärzte fest. Als Grundstein für sein Lebenswerk gilt jedoch die 1776 beginnende Systematisierung der Aufgaben einer Medizinischen Polizei.

Frank hatte zehn Jahre vorher einen ersten, in jugendlicher Begeisterung geschriebenen Entwurf nach Zurückweisung durch einen Karlsruher Verleger enttäuscht zerrissen. Nunmehr ließ er zunächst bei Schwan in Mannheim zwei Rundschreiben veröffentlichen, von denen die lateinisch abgefaßte *Epistola invitatoria ad Eruditos de communicandis, quae ad Politiam medicam spectant, Principium ac Legislatorum Decretis* als Beginn der Arbeit an seinem Thema gewertet wird. Er erhielt zwar kaum Zuschriften, erarbeitete aber nachfolgend konsequent den ersten Band seines *Systems einer vollständigen medicinischen Polizey*, der 1779 beim gleichen Verleger erschien.

Neu an seinem Ansatz war die Ordnung der Dinge, der weitgespannte Bogen, der den Lebensweg des Menschen von der Zeugung bis zu seinem Tode verfolgt und alle äußeren und inneren Faktoren aufsuchen will, die ihn dabei beeinflussen. Der Polizei-Begriff (Policey) selbst lag indessen bereit; abgeleitet vom griechischen «politeia», Staat, Verfassung, war er bei den Kameralisten und anderen Staatstheoretikern seit dem 16. Jahrhundert im Gebrauch, als Umsetzungsinstrument von Regierungspflichten, durch die Leben und Gesundheit, Sitten und Verhalten der Untertanen beaufsichtigt und geschützt werden sollen. Der Begriff «Medizinische Polizei» scheint von dem Ulmer Stadtphysicus Wolfgang Thomas Rau (1721-1772) zum ersten Mal 1764 in seinem Buch *Gedanken von dem Nutzen und der Nothwendigkeit einer medicinischen Policeyordnung in einem Staat* verwendet worden zu sein. Das kleine Werk war weitverbreitet; es forderte vom Ärztestand nicht nur die Krankenbehandlung, sondern auch die gesundheitliche Überwachung der Bevölkerung, die Beratung des Herrschers, die öffentliche hygienische Belehrung, die Eliminierung der Kurpfuscher, überhaupt die Verbesserung und Abschaffung vieler gemeingefährlicher Zustände durch den Einfluß der Arzneiwissenschaft. Rau und viele unmittelbare Nachfolgeschriften legten den Grund für eine Systematisierung des Problemkreises, als Summe der theoretischen und praktischen Verfahrensweisen in Gesundheitsdingen, die aus der politischen und sozialen Grundlage der absolutistisch-aufgeklärten Staatsideen des 17. und 18. Jahrhunderts hervorgingen. Die Erstellung eines solchen Systems, die «Pioniertat auf dem Gebiet einer systematischen Analyse der Gesundheitsprobleme im Gemeinschaftsleben»,[3] blieb Johann Peter Frank vorbehalten.

Es würde den Rahmen dieser Darstellung sprengen, den Inhalt des gesamten Werkes zu referieren; indessen gibt es bereits in den ersten Bänden inhaltliche Zusammenhänge, auf die hingewiesen werden muß. Sie betreffen das Fortpflanzungsverhalten des Menschen, von dem die Aufklärung grundsätzlich fordert, daß es der physischen und moralischen Verbesserung des Menschengeschlechtes zu dienen habe. Nicht mehr Schicksal soll es sein, wie viele Kinder gezeugt werden und entweder verderben oder überleben, sondern es ist das Gebot der Zeit, dem Staate nützliche, d.h. gesunde und rechtschaffene Staatsbürger heranzuziehen. Daher ist alles ins Auge zu fassen, was den Menschen von der Zeugung bis zum Tode gefährden und an seiner Aufgabe als Staatsbürger hindern könnte: «Servandis et augendis civibus», dem Bürger, den es zu schützen und zu mehren gilt, lautet das Motto des Gesamtwerkes. Die Konzeption entfaltet sich folgerichtig; sie beginnt mit der Erörterung der Zeugungstriebe, beschreibt Vor- und Nachteile von Ehe und Zölibat, fordert eine umfassende Eheberatung und Schwangerenbetreuung, diskutiert im zweiten Band schonungslos die Probleme von Abtreibung, Kindesaussetzung und ehelosen Müttern und entwirft umfassende Pläne, eine aufgeklärte Fortpflanzungshygiene durch die Belehrung bereits der heranwachsenden Jugend zu erreichen.

Mit Rousseau ist sich Frank einig, daß ein großer Teil der Leiden des Menschen durch ihn selbst, durch einen zivilisatorischen Entartungsprozeß, verursacht sei; im Gegensatz zu Rousseaus Folgerungen sieht er indessen keine Möglichkeit, die Verbesserung dieser Situation einer natürlichen Entwicklung zu überlassen. Hier sind vielmehr die Ärzte aufgerufen, den Gesetzgeber zu veranlassen, mit gesundheitsfördernden Maßnahmen – wie in der Erziehung unmündiger Kinder – Verhaltensweisen zu bahnen: «Haben denn nicht auch Völker ihre Kindheit, in der sie durch gute Gesetze angewöhnt werden müssen? So muß eine große Menge von Gegenständen bei einem in der Kultur noch um vieles zurückstehenden Volke anfänglich durch Gesetze befohlen werden, welche einmal eingeführt, von sich selbst als bloße Gebräuche, ohne daß von jenen mehr Meldung geschähe, beobachtet werden.» (*Medicinische Polizey* I, S. XIX)

Dies ist insofern ein wichtiger Ausgangspunkt, als er die in unseren Tagen von Erna Lesky gestellte Frage *Frank – Jakobiner oder Monarchist?* in ihrer jeweiligen Einseitigkeit relativiert. Gewiß war Frank kein Revolutionär, sicher aber auch kein Gesundheitskommisar in dem Sinne, daß er einer permanenten Überwachung durch staatshygienische Maßnahmen das Wort redete. Vielmehr vertritt er den «Erziehungsoptimismus der Aufklärung»,[4] der im Verordnungsgeber den Vater sieht, der zu seinen Kindern spricht und sie durch seine Hinweise zur selbständigen Lebensmeisterung erziehen will; freilich einen Vater, der alles besser weiß.

Die medizinische Polizei soll daher kein starres Gesetzeswerk sein, sondern «eine Verteidigungskunst, eine Lehre, die Menschen und ihre tierischen Gehilfen wider die nachteiligen Folgen größerer Beisammenwohnungen zu schützen, besonders aber deren körperliches Wohl auf eine Art zu befördern, nach welcher solche, ohne zu vielen physischen Übeln unterworfen zu sein, am spätesten dem endlichen Schicksale, welchem sie untergeordnet sind, unterliegen mögen.» (*Medicinische Polizey* I, S. V)

Ein gesundes, nützliches und langes Leben für alle Menschen, als Ergebnis des tätigen Zusammenwirkens von Erziehung und Staatsraison, und letztlich als selbstwirkende Kraft der menschlichen Vernunft, darauf zielt «die große Menge von Gegenständen», die Frank in seinem Werk verarbeitet und die er mit umfassender Literaturkenntnis und reichlicher Kasuistik ausstattet. Der zweite Band erscheint bereits 1780, der dritte 1783; mit ihm war das Thema von der Lebensführung des einzelnen konsequent auf die Elemente der Umwelthygiene ausgedehnt: Speisen und Getränke, Kleidung und Volksbelustigungen, Wohnungs- und Städtebau, Abwasser-, Fäkalien- und Müllbeseitigung. *Von öffentlicher Sicherheit überhaupt* erschien als vierter Band 1788 und behandelt zufällige, leichtsinnige und vorsätzliche Schäden, die sich der Mensch selbst oder die Individuen untereinander beizubringen pflegen, ob sie einander überfahren, sich schlagen, vergiften oder sonstwie mißhandeln. Bis zu den nächsten Bänden der *Medicinischen Polizey* (*Von Sicherheitsanstalten,* Tübingen 1813 und *Medicinalwesen,* Wien 1817–19) sollten 25 Jahre vergehen; Johann Peter Frank hat indessen in dieser Zeit in ungeahnter Weise die Möglichkeit erhalten, seine Ideen in der Praxis zu erproben, zum Erfolg zu bringen und teilweise auch scheitern zu sehen.

IV. Der Aufstieg: Göttingen – Pavia – Wien

Die ersten drei Bände der *Medicinischen Polizey* hatte Frank noch als Bediensteter des Fürstbischofs von Speyer in Bruchsal verfaßt und war mit ihm – vor allem wegen seiner freimütigen Einstellung zum priesterlichen Zölibat – darüber endgültig in ein Zerwürfnis geraten. Seine Arbeit hatte indessen teils begeisterte, teils kritische, in jedem Falle aber engagierte Reaktionen hervorgerufen und die öffentliche Diskussion von Gesundheitsfragen zum Politikum gemacht; 1784 prägte Christoph Friedrich Daniel (1753–1798) in Halle dafür den Begriff «Staatsarzneikunde».

Im gleichen Jahre wurden Frank eine Professur für physiologische Medizin und medizinische Polizei in Mainz, die Professur der praktischen Arzneischulen in Pavia als Nachfolger des berühmten Aufklärers Simon-André Tissot (1728–1797) und die Professur für medizinische Praxis in Göttingen angeboten. Die verschiedenen Verhandlungen überkreuzten sich und Frank hatte in Göttingen bereits angenommen, als er die Ernennung von Pavia bekam. Der Aufenthalt in Göttingen währte jedoch nur zwei Semester; Frank fühlte sich dort nach eigenen Angaben physisch nicht wohl und litt unter dem Mangel an praktischer klinischer Tätigkeit. Ende März 1785 gibt er auf und entscheidet sich endgültig für Pavia; damit wurde Kaiser Joseph II. (1741–1790), der reformfreudigste unter den aufgeklärt-absolutistischen Herrschern, sein Dienstherr und die österreichische Lombardei mit dem Herzogtum Mantua sein sozialmedizinisches Experimentierfeld.

Der Kaiser, als «kongenialer, vernunftgläubiger Optimist»[5] der ideale Vorgesetzte für Frank, war auf allen Gebieten der Staatsstruktur bemüht, Reformen durchzusetzen; nach ersten Erfolgen Franks als Universitätslehrer und Spitaldirektor ernannte er ihn 1786 zum Protomedicus sämtlicher Krankenhäuser und Protophysicus des Medizinalwesens der Lombardei. Dadurch erhielt er freie Hand, umfassende Neuerungen in Gang zu setzen. Er reformierte vor allem gründlich die medizinische Ausbildung unter dem Postulat, «daß das Praktische einer Wissenschaft von dem Theoretischen so wenig als möglich getrennt vorgetragen werden». (*Medicinische Polizey* Suppl. 2, S. 33) Damit förderte er ebenso die pathologische Anatomie wie die praktische chirurgische und geburtshilfliche Demonstration, insbesondere sorgte er aber dafür, daß die Studenten mehr konkrete Anschauung durch Praktika und Famulaturen erhielten. Er entwarf neue Strukturen für das Apothekenwesen und den Hebammenstand und reiste unermüdlich durchs Land, um Waisenhäuser, Irrenhäuser und Spitäler zu visitieren. Dabei begleitete ihn zunehmend häufiger sein ältester Sohn Joseph (1771–1842), seinerseits ein begabter Arzt, der als Pathologe und Kliniker an der Universität Wilna in die Medizingeschichte eingehen sollte. Schließlich rang sich Frank noch die

Zeit für literarische Arbeiten ab; neben der Fortführung der *Medicinischen Polizey* gab er von 1785–1793 eine Sammlung wissenschaftlicher Abhandlungen für seine Studenten heraus und begann ab 1792 ein sechsbändiges Lehr- und Handbuch der Pathologie und Therapie erscheinen zu lassen, die *Epitome de hominum morbis curandis*, «auf mehrere Dezennien hinaus wohl das bekannteste und gelesenste seiner Art».[6]

Frank stand auf der Höhe seines Ansehens, aber auch im Kreuzfeuer von Anfeindungen, als sein Gönner Joseph II. im Februar 1790 plötzlich starb. Der Nachfolger Leopold II. (1747–1792) bestätigte ihn zwar in seinen Ämtern und Aufgaben, jedoch wuchs unübersehbar der Widerstand unter Kollegen und Behördenvertretern gegen jenen Mann, der aus Pavia «die dritte jener glänzenden Schulen des 18. Jahrhunderts» gemacht hatte und der «Leydener und Wiener Schule» würdig gefolgt war.[7] Die Anklagen gegen ihn betrafen die Überbürdung der Studenten, zu strenge Examina, die Bevorzugung von Ausländern und vieles andere mehr; offenkundig waren es aber auch Franks kompromißlos geäußerte Gedanken zur gesundheitspolitischen Situation, die den Vorwand lieferten, in ihm einen Staatsfeind zu erkennen.

Exemplarisch hierfür ist jene akademische Rede aus dem Jahre 1790 geworden, die nach Form und Inhalt seither als allgemeingültige, ihre Zeitgebundenheit weit übersteigende ärztliche und sozialpolitische Aussage angesehen wird. Erna Lesky hat sie in einer vorzüglichen Edition (1960) unter die klassischen Texte der Medizingeschichte eingereiht und in ihr zu Recht ein «für alle Zeiten gültiges Dokument sozialärztlichen Wollens» gesehen. In dieser *Oratio academica de populorum miseria, morborum genetrice* (Akademische Rede vom Volkselend als der Mutter der Krankheiten) erweist sich Frank insbesondere als selbstkritischer Geist, der in der Praxis gelernt hat, sein eigenes Werk in Frage zu stellen und an der eigentlichen Ursache des Übels zu messen: «Wie leicht es sein würde, den Ansturm der schwersten Krankheiten durch ein weises Gesetz vom Staate abzuwenden und diesen auch von jenen Schäden heil und unversehrt zu bewahren, bei welchen sogar das Ansehen und die Macht der Ärzte selbst sehr schwach sind, das habe ich bei einer anderen Gelegenheit weitläufiger auseinandergesetzt. Aber wieviel das äußerste Elend der Völker die Lebenskraft nützlichster Bürger erstickt hält oder durch einen giftigen Hauch vernichtet; wer wird da nicht gerne zugeben, daß bei solchen Umständen selbst die besseren Vorschläge vergeblich sind?

Mögen, sofern sie dazu imstande sind, die Herrscher von ihren Untertanen das Verderben ansteckender Seuchen, die von den Grenzen her drohen, abwenden! Mögen sie die trefflichsten Männer in den Provinzen aufstellen! Mögen sie Spitäler errichten und ihre Direktion verbessern, über die Apotheken genaue Aufsicht halten lassen und endlich noch eine

Menge anderer Anstalten zur Wohlfahrt der Bürger treffen! Angenommen aber, daß sie dabei diesen einzigen Punkt übersehen, nämlich den so reichen Urgrund der Krankheiten, das äußerste Elend des Volkes, zu zerstören oder es wenigstens erträglicher zu machen: und kaum werden merklich sein die heilsamen Wirkungen der Verordnungen, die über die öffentliche Gesundheitspflege wachen.»[8]

«Ein Sklavenvolk ist ein kachektisches Volk...» oder: «Das ist der Einfuß des äußersten Elends auf das Volk, das die Wirkung des überall gesteigerten Luxus und einer Behördenschaft, die sich allzu wenig um die Wohlfahrt nützlichster Bürger kümmert» – die Zeitgenossen haben, unmittelbar nach der französischen Revolution, aus solchen Äußerungen den Vorwurf des Jakobinismus abgeleitet, der indessen den unerschütterlichen Monarchisten Frank nicht erreichte. Vielmehr war hier auf den Punkt gebracht, was unabhängig von Regierungsformen zu den immer wiederkehrenden Elementen ärztlicher Fürsorgepflicht gehören muß, nämlich die Ursache der Krankheiten da zu suchen, wo sich physische, psychische und soziale Hinfälligkeit mit Armut und Unwissenheit treffen. Frank hat damit allerdings nicht nur das Grundpostulat jeder sozial denkenden und handelnden Medizin angesprochen, sondern auch gleichzeitig deren Dilemma, zwischen Gesundheitspflicht und Gesundheitsrecht des Menschen eine immer wieder zu beschreibende Position beziehen zu müssen.

Nicht sehr lange danach (1792) starb auch Franks zweiter kaiserlicher Gönner Leopold; unter dem eher zurückhaltenden Nachfolger Franz II. (1768–1835) fühlte Frank in Pavia keinen Rückhalt und keine Protektion mehr. Er nahm 1795 die Ernennung zum ordentlichen Professor der praktischen Arzneischule und zum Direktor des Allgemeinen Krankenhauses in Wien an, jener richtungweisenden Schöpfung Joseph II., die 1784 den endgültigen Wandel des Hospitals zum Krankenhaus markiert hatte.

Frank hatte die Institution bereits früher besichtigt und sich gutachterlich positiv zu ihr geäußert; nunmehr sollte er ihrer inzwischen problematisch gewordenen Struktur eine neue Form geben. «Da ich bisher stets der Meinung war, daß die Errichtung eines nur in etwas ansehnlichen Krankenhauses immer drei Gesichtspunkte, nämlich erstens die Verpflegung dürftiger Kranker, zweitens die Erziehung geschickter Ärzte und Wundärzte, drittens aber die Beförderung, Erweiterung der Heilwissenschaft vorgesetzt werden sollten, so blieb mir noch manches zur Erzielung so großer Endzwecke vorzuschlagen übrig». (Ed. Lesky, 1969, S. 147) Entsprechend reorganisierte Frank den medizinischen und pflegerischen Betrieb, vor allem aber den Tagesablauf in diesem 2000-Betten-Haus, entwarf wiederum eine durchgreifende Reform des Medizinstudiums und demonstrierte seine ärztlichen Fähigkeiten durch die Einführung neuer klinischer Arbeitsmethoden, wie etwa der Perkussion.

In gleichem Maße, wie sein persönliches Ansehen wuchs und er internationale Wertschätzung genoß, verschlechterte sich indessen seine öffentliche Position in Wien. Hier hatten unter Franz II. restaurative Tendenzen um sich gegriffen, die nicht nur die meisten politischen Maßnahmen Josephs II. rückgängig zu machen begannen, sondern auch das soziale Leben erfaßten. Es ist sicher kein Zufall, daß Franks Selbstbiographie mit dem Weihnachtstag 1801 abbricht; noch kann er schreiben: «Das schmachtende Pflänzchen, welches ich als Verfasser der medizinischen Polizei in jenen Boden versetzt habe, ist in einem nicht sehr langen Zeitraum zu einem Baum emporgewachsen, welcher seine Äste bereits über den größten Teil von Europa ausgedehnt und überall Früchte, deren Reife ich sobald selbst nicht erwartet hätte, getragen hat. Unter dem Schatten solch eines Baumes mein Grabmal! Wird wohl je die Mißgunst auch meine Asche da zu beunruhigen wagen?» (Ed. Lesky 1969, S. 157f.)

Sie tat es inzwischen im immer schwieriger werdenden Alltag; verkörpert in der Person des Joseph Andreas Stifft (1760–1836), seit 1798 Leibarzt am Hofe und zunehmend Vertrauter des ängstlichen Kaisers, erhob sich das Mittelmaß gegen weitergehende Reformbestrebungen. Die Kritik richtete sich, wie seinerzeit in Pavia, gegen Einzelheiten der Studienreform, gegen die Aufgeschlossenheit Franks gegenüber zeitgenössischen medizinischen Lehren, gegen Privatpraxis und Lehrtätigkeit. Stifft wurde 1803 in Personalunion Protomedicus der österreichischen Erblande, Direktor des medizinischen Studiums und Rektor der Wiener Universität und konnte uneingeschränkt seine konservative Richtung fortsetzen. Hatte er 1801 bereits die Vorlesungen eines weiteren medizinischen Neuerers, Franz Joseph Gall (1758–1828), des Begründers der Schädellehre, verbieten lassen, so war es ihm jetzt möglich, durch behördliche Maßnahmen Franks Intentionen sowohl zu durchkreuzen als auch einzelne Elemente, z. B. die Durchsetzung der Kuhpockenimpfung, an sich zu ziehen. Frank wurde darüber krank und verbittert und verließ zum Herbst 1804 das ihm zur Last gewordene Wien, um eine Berufung des russischen Zaren Alexander II. nach Wilna und später nach St. Petersburg anzunehmen.

V. Das Ende einer Idee

Die Russische Regierung hatte an der 1803 gegründeten Universität Wilna nicht nur für Johann Peter Frank, sondern auch für seinen Sohn Joseph eine Professur eingerichtet. Die Bedingungen waren hervorragend; Joseph Frank ist bis 1824 als Professor der Pathologie, später der klinischen Medizin dort geblieben und hat maßgeblich zum Ausbau dieser Hochschule beigetragen. Über die Tätigkeit des Vaters in Wilna ist

Johann Peter Frank (1745–1821)

wenig bekannt. Er versah die Lehrstühle für spezielle Therapie und ärztliche Klinik und war Direktor des Krankenhauses.

Bereits 1805 wird er nach St. Petersburg geholt, der damaligen Hauptstadt des Russsischen Reiches, um die Leitung der medico-chirurgischen Akademie zu übernehmen. Der Zar wünschte – nach dem Vorbild der Josephinischen Akademie in Wien – vor allem eine Hochschule zur Ausbildung medizinisch gebildeter Feldchirurgen. Noch einmal entfaltete sich Franks Organisationstalent, und er entwarf einen konkreten, praxisnahen Ausbildungsplan, der u. a. das Studium zweier moderner Fremdsprachen forderte. Gleichzeitig plante er eine medizinische und chirurgische Klinik, eine Entbindungsanstalt und ein Institut für Tierheilkunde. Unter großem Zulauf von Studenten und anderen interessierten Hörern und unter uneingeschränkter Förderung insbesondere durch die Zarin gelang dem 60jährigen nochmals ein Höhepunkt klinischer Lehrtätigkeit. Wiederum scheitert er aber an der Mißgunst der Kollegen und an der Bürokratie. Der schottische Leibarzt des Zaren, Wylie, erreicht die Zurückweisung neuer, von Frank ausgearbeiteter Statuten für die Klinik und die Annahme eines eigenen Entwurfs. Frank, ohnehin durch eine chronische Ruhr geschwächt, kann die Kränkung nicht überwinden und verläßt Rußland nach drei Jahren, als russischer Staatsrat und Staatsbürger und mit einer hohen Pension versehen.

Als er 1801 seine Lebenserinnerungen abschloß, hatte er bereits geschrieben: «noch habe ich von meinem System der medizinischen Polizei, um daß es vollständig heißen mögen, zwei – von meiner Epitome de curandis hominum morbis wenigstens noch drei Bände zu liefern»; nun suchte er ganz offensichtlich einen ruhigen Ort, um dies zu realisieren. In Wien, wohin er zunächst zurückkehrte, überraschte ihn der Krieg zwischen Frankreich und Österreich; in diesem Zusammenhang trug sich die vielzitierte Begegnung mit Napoleon zu, der ihn bei zwei Unterredungen zum Generalinspekteur seines Medizinalwesens machen wollte. Frank lehnte dieses und ähnliche Ansinnen ab und übersiedelte 1809 nach Freiburg im Breisgau, wo er sich endlich auf seine schriftstellerische Arbeit konzentrieren konnte.

Hier erarbeitete er den fünften Band seiner *Medicinischen Polizey,* der sich fast ausschließlich dem seinerzeit heftig diskutierten Problem des Scheintodes widmete, verbunden mit den Gefahren der «Luftverderbnis» sowie den Vorzügen und Nachteilen der verschiedenen Begräbnismethoden. Außerdem stellte er frühere Paveser Erfahrungen über die Organisation von Krankenhäusern, Apotheken und Ausbildungsplänen zu einem ersten Supplementband zusammen und schloß schließlich mit dem achten Teil seine *Epitome* im wesentlichen ab.

Der plötzliche Eklampsietod einer Tochter im Wochenbett veranlaßte Frank 1811, wieder von Freiburg nach Wien zurückzukehren. Noch einmal wurde er der gesuchte Konsiliararzt, aber ohne öffentliche Funktion; jetzt rundete er die *Medicinische Polizey* mit einer großangelegten Übersicht über die Heilkunst und die medizinischen Lehranstalten ab. Hierbei wird einmal mehr sichtbar, worum es ihm eigentlich gegangen ist: eine «ärztliche bzw. obrigkeitliche Prophylaxis» zu etablieren, eine vorbeugende Gesundheitsführung, die sich im günstigsten Falle selbst reguliert: «Ohne eben der ausübenden Heilkunde zu nahe treten zu wollen, wette ich beherzt, daß unter zwei sich sonst in allem gleichen Reichen, deren eines mit den geschicktesten Praktikern hinlänglich versehen, hingegen aller Vortheile einer guten medizinischen Polizei beraubt wäre, und daß andere im Gegentheil zwar keine Heilkünstler aufzuweisen, allein diesen Mangel bloß ausgenommen, der angemessensten Gesundheitsanstalten sich zu erfreuen hätte – das letztere vorteilhafter abschneiden würde. Es würde sowohl an Menge als an gesunder und dauerhafter Beschaffenheit seiner Einwohner dem anderen unstreitig den Rang abgewinnen.» (*Medicinische Polizey* VI, S. XVI.)

Frank mag sich selbst bewußt gewesen sein, daß er damit den Boden der Realität verließ, zumal sich in seiner Sicht der Zustand der meisten existierenden Einrichtungen eher zu verschlechtern begann: Am Ende seines Lebens glaubte er erkennen zu müssen, daß die Mehrzahl der Krankenhäuser ihrer Bestimmung entgegen durch Überfüllung, gewinnsüchtige Pächter, halbunterrichtete oder hochgelehrte Probierärzte mehr zur Sterblichkeit der Menschen als zu ihrem Wohl beitrügen.

Den Grund dieses Mangels sah Frank offensichtlich in einem sich wandelnden Zeitgeist, der den alten aufklärerischen Autoritätsanspruch hinter sich gelassen hatte. Seinem bewunderten ersten Förderer, Joseph II., hatte er 1785 nach der Besichtigung des Allgemeinen Krankenhauses versichert, daß «ein so großes Uhrwerk» nur funktionieren könne, «so lange nämlich ein so mächtiges Gewicht dasselbe in Gang setzt». (Ed. Lesky, 1969, S. 95) Als Johann Peter Frank am 24. April 1821 starb, hatte er inzwischen eine neue Zeit beklagen müssen: «Was sollte aus der Erziehung werden, wenn dem Kinde, wenn dem Knaben, was aus dem beisammen wohnenden Erwachsenen werden, wenn das Gute nie befohlen, das Böse nie verboten, sondern alles der Willkür von allen heimgestellt werden sollte!»[9]

VI. Wirkungsgeschichte

In dieser Bemerkung liegt der Schlüssel für Franks problematische Wirkungsgeschichte. Es ist sicher im einzelnen richtig, wenn man ihn als Begründer späterer Einzeldisziplinen wie Hygiene, Staatsarzneikunde, Sozialmedizin herangezogen hat, indem man Einzelelemente seines umfangreichen Werkes, insbesondere der *Medicinischen Polizey*, in einen fortschrittsgeschichtlichen Zusammenhang gebracht hat. Anderseits ist ihm schon von seinen Zeitgenossen vorgeworfen worden, das Gesetzeshafte der *Medicinischen Polizey* stünde im Mittelpunkt seiner Betrachtungen und er ordne ihm alles andere unter, nicht zuletzt den Betroffenen selbst, dessen persönliche Freiheit er beeinträchtige. So hat etwa Zacharias Gottlieb Hussty (1754–1803) in seinem *Diskurs über die medizinische Polizey* (1786) versucht, das Gesamtgebiet theoretisch und praktisch aufzuteilen und für die soziale Aufgabe der Volksgesundheit nicht nur den Arzt, sondern die Zusammenarbeit folgender Hilfswissenschaften gefordert: Arzneiwissenschaft, Philosophie, Naturgeschichte, Polizei- und Staatsverfassung, Landesgerichtsamkeit und Mathematik. Dies vor allem, um die Problematik der Verwirklichung einer Sozialhygiene besser auf die allgemeinen Verhältnisse hin ordnen zu können.

Bei kaum einem der Autoren zum gleichen Thema wird indessen das konstitutive Problem zwischen Entwurf und Verwirklichung so deutlich wie bei Franks Studienkollegen und engem Fachgenossen Franz Anton Mai (1742–1814), Medizinalrat in Mannheim und Professor in Heidelberg. Auch er hat thematisch das Konzept der *Medicinischen Polizey* voll aufgenommen, war jedoch überzeugt, daß die Gesundheitszustände nicht ausschließlich auf dem Verordnungswege zu bessern seien, sondern daß eine Änderung der ungünstigen Lebensbedingungen nur auf dem Boden einer vernünftigen Regelung der Lebensordnung des einzelnen zu erreichen sei. Er ist daher sowohl seinem Staat als auch seiner unmittelbaren Umgebung mit praktischen Einzelvorschlägen noch leidenschaftlicher auf den Leib gerückt, als Frank es tat. Daß auch er letztlich scheiterte, lag nicht nur an den Zeitumständen, sondern an dem im Grunde bis heute ungelösten Problem, ob man Gesundheit verordnen kann oder ob sie sich entwickeln muß.

In einem Punkte stand Johann Peter Frank, wie auch Mai und andere Bearbeiter des Themas, unübersehbar noch am Ende der langen Tradition der alten Medizin: die Diätetik, die vorsorgende und heilende Regelung der Lebensordnung des einzelnen, war die zentrale Aufgabe der alten Ärzte und der grundsätzliche Einstieg in jede Form von Prävention und Therapie. Hier gehört er zu den Letzten in einer langen Reihe großer Namen und mit ihm noch viele Zeitgenossen wie Christoph Wilhelm Hufeland (1762–1836), den er besonders verehrte. Aus der Diätetik bezog er nicht nur unübersehbare thematische Elemente; ihr Standort im überkommenen Therapieplan deckte sich nahtlos mit der Forderung auch der aufgeklärten Medizinischen Polizei, das Wohlbefinden des Menschen an der Fähigkeit zur Befriedigung seiner Grundbedürfnisse zu messen. Äußeres Zeugnis dieser Traditionsverflochtenheit Franks sind seine reichhaltigen Zitate aus der diätetischen Literatur der gesamten abendländischen Tradition.

Daß Frank die Wendung der Prävention zur Staatsaufgabe vollzog und damit über die Staatsarzneikunde einer öffentlichen Hygiene den Weg bahnen wollte, mußte sich noch an seinem Vertrauen in die Überlegenheit der aufgeklärten staatlichen Vernunft brechen. Was bei ihm im Grunde erst zögernd anklang, nämlich den Staat zur Änderung seiner eigenen strukturell pathogenen Verhältnisse zu veranlassen, blieb den veränderten politischen und wissenschaftlichen Verhältnissen des 19. Jahrhundert vorbehalten. Hier war der Ansatzpunkt für Männer wie Rudolf Virchow, Samuel Neuman, Max von Pettenkofer, Alfred Grotjahn: Die Medizinische Polizei wurde durch sie zur Medizin der sozialen Veränderungen, die nach Virchow nicht ausschließlich Sache des Staates sei, sondern im Sinne einer Dezentralisierung auf alle Beteiligten verpflichtend ausgedehnt werden müsse, von der Familie, den Freunden, der Gemeinde bis hin zur Staatsgewalt.

Die Sozialhygieniker des 19. und 20. Jahrhunderts standen nicht mehr auf den Schultern von Johann Peter Frank, aber er hatte mit seiner gewaltigen synthetischen Kraft die Fragen formuliert und weitergegeben.

Manfred H. Lücke

EDWARD JENNER
(1749–1823)

Eine der verheerendsten Seuchen des 18. Jahrhunderts waren die Pokken.[1] Viele ihrer Opfer starben unter schrecklichen Qualen; die Überlebenden waren oft durch Narben bis zur Unkenntlichkeit entstellt und nicht selten teilweise oder vollständig erblindet. Noch in den ersten zehn Jahren des 20. Jahrhunderts erlagen in Rußland und Polen (von 134 Mio. Einwohnern) ca. 400 000 Menschen dieser Krankheit. Im Deutschen Reich dagegen waren bei einer etwa halb so großen Einwohnerzahl von 65 Mio. lediglich 386 Pockentote zu verzeichnen, weil sich die meisten Deutschen seit 1874 einer zweifachen Vakzination, einer Schutzimpfung mit Kuhpocken, unterziehen mußten. Im liberaleren Großbritannien, dem Ursprungsland dieser Immunisierungsmethode, und in Irland starben wiederum, auch wegen des fehlenden Impfzwanges, ca. 5 000 der 45 Mio. Einwohner. Daß dann die Weltgesundheitsorganisation (WHO) 1980 die Ausrottung der Pocken verkünden konnte, verdanken wir neben vielen anderen insbesondere dem englischen Arzt Edward Jenner.

I. Leben[2]

Edward Jenner wurde als dritter Sohn und jüngstes von insgesamt sechs Kindern am 17. Mai 1749 in Berkeley/Gloucestershire (England) geboren. Sein Vater, Reverend Stephen Jenner (1702–1754), Master of Arts der Universität Oxford, Rektor von Rockhampton und Vikar von Berkeley, verfügte dort über beträchtlichen Landbesitz. Die Mutter, Tochter des Reverend Henry Head, entstammte einer alten Familie aus Berkshire; sie starb nur kurze Zeit nach ihrem Gatten. Nach dem Tod der Eltern übernimmt der älteste Sohn, Reverend Stephen Jenner, als Nachfolger des Vaters auch die Erziehung seines damals achtjährigen Bruders Edward, den er für etwa ein halbes Jahr auf die Lateinschule des Dr. Washbourn in Cirencester gibt. Danach wird Edward in die Obhut eines Geistlichen in Wotton-under-Edge gegeben, der ihm eine Einführung in das klassische Wissen vermittelt. Mit zwölf Jahren beginnt er eine Lehre bei Abraham Ludlow, einem Wundarzt in Sodbury bei Bristol. Edward Jenner schlägt damit den handwerklich-praktischen Weg zur Ausbildung eines Mediziners ein.

Neben dem teuren und vorwiegend theoretischen Universitätsstudium an einer medizinischen Fakultät boten die großen Krankenhäuser beson-

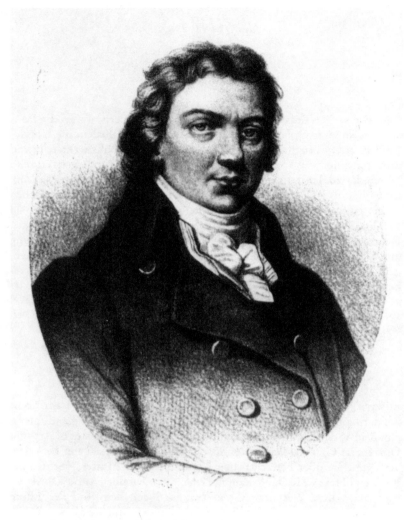
Edward Jenner (1749–1823)

ders in London, wo es zu jener Zeit noch keine Universität gab, die Möglichkeit zu einer fundierten Weiterbildung. Außerdem konnten an privaten Schulen Kurse in Anatomie, Physiologie und Geburtshilfe besucht werden. Bei den Brüdern William und John Hunter kosteten derartige Kurse zehn Guineas, für weitere fünf Guineas konnten im Winter an Leichen Sektionen vorgenommen werden.[3]

Im Oktober 1770 beginnt Edward Jenner am St. George's Hospital in London als «surgical dresser» von John Hunter; zugleich wird er dessen erster Hausschüler. John Hunter (1728-1793), der als Begründer der Pathologischen Anatomie in England gilt, hatte seinem Bruder William Hunter (1718-1783), einem berühmten Geburtshelfer, u. a. bei den Präparationen in der Anatomie assistiert und war dann Chirurg am St. George's Hospital geworden. John Hunter hat sich insbesondere als ein Verfechter experimenteller und vergleichender Methoden – auch auf den Gebieten der Biologie, der Anatomie, der Physiologie und der Pathologie – erwiesen und als solcher einen prägenden Einfluß auf seinen Schüler Edward Jenner ausgeübt. So hat er ihm in einem Brief vom 2. August 1777 den bezeichnenden Rat gegeben, nicht zu spekulieren, sondern statt dessen entsprechende Versuche durchzuführen.[4] Für John Hunter typisch sollen allerdings auch seine Vorschläge zu einer möglichst profitablen Vermarktung einer von Jenner entwickelten Arznei gewesen sein.[5] Jenner assistierte seinem Lehrer und späteren Freund zwei Jahre lang am Krankenbett, bei pathologischen und anatomischen Untersuchungen, bei physiologischen Experimenten an lebenden Tieren und beim Aufbau eines Museums für Anatomie und Pathologie.[6]

Nach Beendigung dieser vorwiegend praktischen Ausbildung läßt sich der 24jährige Jenner 1773 in seinem Geburtsort Berkeley als Wundarzt nieder. Damit beginnt sein zweites Lebensdrittel, das mit der ersten Veröffentlichung zur Schutzimpfung durch Kuhpocken 1798 seinen Abschluß findet. Jenner wird Mitglied mehrerer medizinischer Vereinigungen, so der Gloucestershire Medical Society, die dreimal jährlich in Rodborough bei Stroud zusammentrat, und der Convivio-Medical Society, die jeden Mittwoch in Alveston tagte. Die erste, bedeutendere bezeichnete Jenner selbst auch in Analogie zur zweiten als «Medico-Convivial Society»; in dieser trafen sich alte Freunde, ehemalige Klassen- oder Studienkameraden wie Caleb Hillier Parry, dem Jenner später seine Schrift über die Kuhpocken widmet, oder Daniel Ludlow, der Sohn von Jenners altem Meister. In der verbleibenden Zeit verfaßt Jenner Gedichte, einige Prosatexte (so über einen Ritt durch einen Schneesturm), spielt in einem Kreis von Musizierenden die Violine und widmet sich neben seiner ärztlichen Tätigkeit über viele Jahre hinweg einer Reihe von naturkundlichen Fragen.

1785 erwirbt Jenner «The Chantry», ein Haus mit zahlreichen Zimmern, weitläufigen Außengebäuden und großen Gärten, zu denen «The

Temple of Vaccinia», eine kleine Hütte, gehörte, in welcher die Bevölkerung der näheren Umgebung geimpft wird.[7] 1788 heiratet er im Alter von 39 Jahren Catherine Kingscote, die zwei Söhnen und einer Tochter das Leben schenkt. Einer der beiden Söhne ist geistig behindert; er stirbt 1810. Die Ehefrau kränkelt einige Jahre, bevor auch sie 1815 stirbt.

In den 90er Jahren, in denen Jenner eine Reihe von Impfversuchen mit Pferde-, Schweine- und Kuhpocken unternimmt, bemüht er sich auch um eine größere Reputation; so erwirbt er 1792 auf dem Korrespondenzwege – gegen Bezahlung der Gebühren – den medizinischen Doktorgrad (M.D.) der schottischen St. Andrews-Universität. Er gibt die als handwerklich weniger geachtete (und schlechter bezahlte) Chirurgie auf und praktiziert statt dessen bis 1815 während der Sommermonate als Badearzt in dem nahe gelegenen Kurort Cheltenham. Nachdem Jenner 1798 die Entdeckung eines Impfmittels gegen die Pocken bekanntgegeben hat, besucht er bis 1814 jedes Jahr für jeweils mehrere Monate London (von 1801 bis 1805 als praktizierender Arzt), um seiner Methode größere Anerkennung zu verschaffen. Nach dem Tode seiner Frau verläßt Jenner dann nur noch selten die nähere Umgebung; dennoch ist auch das Ende seines letzten Lebensdrittels der Verbreitung seines Werkes gewidmet.

Am 26. Januar 1823 stirbt Erward Jenner, nachdem er kurz zuvor einen Hirnschlag erlitten hat, in seinem Geburtsort Berkeley/Gloucestershire.

II. Das Werk[8]

Die frühen Arbeiten Edward Jenners sind direkt von John Hunter angeregt worden; über die meisten Ergebnisse wird deshalb in Hunters Veröffentlichungen berichtet. Dieser hatte seit etwa 1775 eine Reihe von Unterkühlungsversuchen an verschiedenen Tieren unternommen und Jenner gebeten, ihm dafür Igel zu übersenden und entsprechende Untersuchungen selbst durchzuführen – wie z.B. deren Körpertemperaturen während des Sommers und während der Überwinterung zu vergleichen.[9] Dabei erkannte Jenner physiologische Rhythmen, die er einige Jahre später auch als ursächlich für den Vogelzug annahm.[10]

Von den naturkundlichen Themen hat Jenner lediglich über das Brutverhalten des Kuckucks selbst publiziert. Bereits in einem der ersten Briefe jener lebhaften und freundschaftlichen Korrespondenz, die bis zum Tode John Hunters den beständigen Gedankenaustausch aufrechterhält, bittet dieser um die Zusendung von Kuckucksmägen, um die Gewölle zu untersuchen. Er regt Jenner an, nach Möglichkeit die Eier in andere Nester zu verlegen und die Jungen selbst handzahm aufzuziehen, um dann deren Gesangart festzustellen. Im Juni 1787 beobachtet Jenner, daß es der junge Kuckuck ist, der die anderen Eier oder Jungvögel aus dem Nest drängt; später bezieht er in seine ausführliche Beschreibung auch die entsprechenden anatomischen Voraussetzungen mit ein. Außerdem stellt er fest, daß das Kuckucksei ähnlich klein ist wie das der Wirtsvögel, aber doch aufgrund seines größeren Gewichtes unterschieden werden kann. Die anatomischen Präparate, die er von den männlichen und weiblichen Genitalorganen anfertigt, werden vom Hunterian Museum des Royal College of Surgeons erworben.[11] Die 1788 in den «Philosophical Transactions» erschienene Schrift fand die Anerkennung auch französischer und italienischer Naturforscher und verhalf ihm im Februar 1789 zur Mitgliedschaft in der Royal Society.

Bemerkenswert ist auch Jenners Beitrag zu John Hunters «Beobachtungen, die zeigen sollen, daß der Wolf, der Schakal und der Hund alle derselben Art angehören», wonach der Hund ein Wolf «in a degenerate state» sei.[12] In seinen *Observations on the Animal Oeconomy* von 1792 führt Hunter zu diesem Thema aus, daß Mischlinge dieser Species dazu neigen, in die ursprünglichen instinktiven Verhaltensweisen zurückzufallen. Er zitiert hierzu Jenner, dem er ein Weibchen – zu einem Viertel Schakal und zu drei Vierteln Hund – zur Beobachtung übergeben hatte. Das Verhalten des Mischlings beschreibt Jenner in einigen Punkten als auffällig: Das Weibchen sei zwar zahm, aber nicht so intelligent wie andere Hündinnen; es sei weniger gehorsam, schreckhafter, scheuer und jage – z.B. Feldmäuse – auf eine andere Weise.[13]

In seiner ersten eigenen Veröffentlichung, die im Herbst 1783 anonym und undatiert von einem Buchhändler in Wotton-under-Edge gedruckt worden ist, geht es Jenner um die verläßliche Herstellung gebräuchlicher Arzneien, die «von regelmäßiger Stärke und einheitlicher Wirkung» sein sollten. Er macht dazu eigene Versuche, insbesondere um reine Kristalle des Brechweinsteins (Kalium-Antimonyl-Tartrat) herzustellen. Auf Vorschlag John Hunters läßt Jenner dieses Verfahren auch durch dessen «Society for the Improvement of Medical and Chirurgical Knowledge» veröffentlichen.

Das wichtigste medizinische Thema Jenners ist neben der Bekämpfung der Pocken die Angina pectoris. Ein enger Freund, Caleb Hillier Parry aus Bath, hatte als hauptsächliche Ursache für diese Krankheit eine mangelhafte Funktion der Arterien vermutet; Jenner konnte die krankhafte Verhärtung der Koronararterien anhand eigener Sektionen nachweisen. 1799 schreibt er in einem Brief an Parry: «Der erste Fall, wo ich die Angina Pectoris zu sehen Gelegenheit hatte, war der im Jahre 1772 von Dr. Heberden bekannt gemachte, die Leichenöffnung hatte Dr. Hunter übernommen. Bei derselben wurden, wie ich fast mit Gewißheit sagen kann, die Arteriae coronaria des Herzens nicht untersucht. Ein anderer Fall, der einen gewissen Dr. Carter zu Dursley betraf, ward meiner Behandlung anvertraut. Als ich nach dem Tode die wichtigsten Teile des Herzens untersuchte, und nichts finden konnte, was mich sowohl auf die Ursache seines plötzlichen Todes, als auch auf die der Symptome, die ihm vorangingen, schließen ließ, so durchschnitt ich das Herz in der Quere nahe an der Basis desselben, wobei mein Messer auf etwas so Hartes und Sandichtes gerieth, daß es eine Scharte bekam. Ich erinnere mich noch sehr gut, daß ich sogleich nach der alten baufälligen Decke des Zimmers aufsah, weil ich glaubte, es könnte etwas Mauerkalk herabgefallen sein. Bei fernerm Nachforschen entdeckte ich jedoch bald die wahre Ursache, die Kranzadern waren nämlich verknöcherte Kanäle geworden. Damals fing mir die Sache an schon etwas verdächtig zu werden. Bald nachher kam dem Dr. Paytherus ein ähnlicher Fall vor. Ehe wir noch den Körper untersuchten, bot ich ihm eine Wette an, daß wir die Kranzpulsadern verknöchert finden würden. Wir fanden jedoch, daß dieses nicht ganz der Fall war, indessen waren die Häute der Arterien verhärtet, und es hatte sich im Innern einer jeden Arterie eine Art von knorpelartigem Kanal gebildet, der jedoch nur so damit zusammenhing, daß er sich so leicht wie der Finger von einem engen Handschuh trennen ließ. Wir schlossen daher, daß eine fehlerhafte Organisation dieser Gefäße die Ursache der Krankheit wäre. Genau um dieselbe Zeit (1777) zeigten sich bei Mr. John Hunter, meinem schätzbaren Freunde, die deutlichsten Spuren von der Angina Pectoris, und dieses hielt mich ab, irgend etwas von meinen Ideen öffentlich verlauten zu lassen über diesen Gegenstand, weil es zu einer sehr traurigen Unterhaltung zwischen mir und Mr. Hunter geführt haben würde. Ich teilte bei einer der Abendzusammenkünfte, die des Sonntags bei Mr. Hunter stattfanden, dem Mr. Cline und Mr. Home meine Bemerkungen über diesen Gegenstand mit, sie schienen aber nicht sehr darauf zu achten. Jedoch als Mr. Hunter starb (am 16. Oktober 1793), so schrieb mir Mr. Home gleich nach der Leichenöffnung, und gestand mir freimütig, ich hätte recht gehabt. Die Erscheinungen, welche bei der Krankheit und dem Tode des Mr. Bellamy vorkamen, brachten mich auf die Idee, die Krankheit entstehe von einem Antriebe nach den Vasa vasorum (from a determination to the vasa vasorum) und Konkretionen würden aus der koagulablen Lymphe, oder andern Flüssigkeiten abgesetzt, die sich an der innern Oberfläche der Arterie abgeschieden hätten.»[14]

Die bekanntesten Schriften Jenners gehen auf seine Untersuchungen über die Schutzimpfungen gegen die Pocken zurück. Noch während seiner Ausbildung in Sodbury hatte er zufällig der Bemerkung einer Patientin, einer jungen Frau vom Lande, entnommen, daß sie bereits die Kuhpocken gehabt habe und eine Impfung bei ihr deshalb nicht mehr nötig sei. Es war nämlich in den vorangegangenen 70 Jahren üblich geworden, zur Vorbeugung gegen die Pocken gesunden Menschen den Inhalt von Pockenpusteln bereits Erkrankter zu «inoculieren».[15] Jenner kannte diese Methode der «Variolation», die häufig zu einer ernsten Erkrankung der geimpften Personen und im weiteren sogar zu Epidemien führen konnte.[16]

Während seiner praktischen Tätigkeit in Berkeley und Umgebung ging Jenner diesen Fragen weiter nach. Immer wieder befragte er Melker und Melkerinnen und viele seiner Kollegen, was sie von jener außerhalb des medizinischen Schulwissens tradierten Meinung hielten, nach der die Erkrankung an Kuhpocken eine vorbeugende Wirkung habe. Im Medical Club in Alveston soll Jenner dieses Thema derart häufig angesprochen haben, daß ihm für den Fall einer nochmaligen Erwähnung der Ausschluß angedroht worden sei. Im Verlauf seiner Untersuchungen erfuhr er, daß die Kuhpocken in Abständen von einigen Jahren immer wieder ausbrachen, gewöhnlich aber einen milden Verlauf nahmen.

Es hatte bereits vor Jenner Versuche gegeben, die Kuhpocken wegen ihrer vorbeugenden Wirkung auf Menschen zu übertragen. Jenner ist jedoch der erste, der den Impfstoff mit den Viren[17] nicht allein, wie es vor ihm gehandhabt wurde, aus den Pusteln von erkrankten Tieren, sondern auch von den mit Kuhpocken infizierten Menschen gewann und somit unabhängig wurde von den nur gelegentlichen Infektionen verschiedener Tiere, zu denen neben den Kühen auch Pferde und Schweine gehören. So hat Jenner am 17. Dezember 1789 selbst seinen einjährigen Sohn mit Schweinepocken-Viren geimpft und am 12. Januar des folgenden Jahres, also ca. vier Wochen später, die vorbeugende Wirkung dieser «Vakzination» durch die «Variolation», d. h. durch «Inokulation» von Pocken, überprüft.[18]

Am 14. Mai 1796 überträgt Jenner zum ersten Mal die Kuhpocken-Viren von einem Menschen auf einen anderen; er selbst beschreibt dieses Ereignis in dem zwei Jahre später erscheinenden schmalen Bändchen *Untersuchungen über die Ursachen und Wirkungen der Kuhpocken* als Fall 16 und 17 wie folgt:

16. Fall

Sarah Nelmes, eine Viehmagd in unserer Nachbarschaft, wurde im Mai 1796 von den Kühen des Gehöftes mit Kuhpocken infiziert. Die Ansteckung ergriff gerade eine Stelle an der Hand, wo sie sich kurz zuvor mit einem Dorn geritzt hatte. Eine große geschwürige Pustel gesellte sich zu den üblichen Symptomen der Krankheit. Sie bot den ausgesprochenen Charakter der Kuhpocken, wie sie auf den Händen aufzufahren pflegen, so daß ich auf der beifolgenden Tafel das Bild wiedergegeben habe. Die zwei kleinen Pusteln am Handgelenke entsprangen auch von der Einwirkung des Virus auf die unbedeutenden Hautabschürfungen. Aber die livide Färbung, die einige immer aufweisen, war zur Zeit nicht erkennbar, als ich die Patientin sah. Die Pustel am Zeigefinger zeigt die Krankheit in einem frühen Stadium. Sie war tatsächlich nicht auf der Hand dieses jungen Weibes aufgetreten, sondern wurde einer anderen Kranken entnommen und in der Absicht beigefügt, um die Krankheit zu veranschaulichen, wie sie frisch entstanden war.

17. Fall

Um den Verlauf der Infektion noch genauer zu beobachten, impfte ich (James Phipps) einem gesunden achtjährigen Knaben die Kuhpocken ein. Der Stoff stammte aus der Pustel des Armes einer Milchmagd,[19] die sich bei den Kühen ihres Herrn angesteckt hatte, und wurde am 14. Mai 1796 mittels zweier seichter Hautschnitte, von denen jeder halb daumenbreit war, dem Arme des Knaben appliziert.

Am 7. Tage klagte er über Schwere in der Achsel, am 9. Tage befiel ihn ein leichter Frost, er verlor den Appetit und hatte geringen Kopfschmerz. Während des ganzen Tages war er offensichtlich krank und verbrachte die Nächte in Unruhe, doch am nächsten Tage fühlte er sich wiederum wohl. Die Erscheinung an den Einschnittstellen war in ihrem Fortschreiten bis zum Stadium der Eiterung ganz dieselbe, wie sie in ähnlicher Weise bei der Blatternmaterie zustande kommt. Nur darin habe ich einen Unterschied beobachtet, daß der Zustand der dünnen Flüssigkeit von der Aktion des Virus herrührte und später eine dunklere Farbe annahm, sowie daß die Effloreszenz um die Einschnitte sich erstreckte, mehr ein erysipelatöses Aussehen hatte, als wie wir es gemeiniglich beobachten, wenn die Blatternmaterie in derselben Weise gewirkt hat. Doch alles dies trat zurück, an der Insertionsstelle bestanden zwar noch Krusten und Schorfe, ohne mir oder meinem Patienten die geringste Sorge einzuflößen.

Um mir größere Gewißheit zu verschaffen, ob dieser vom Virus der Kuhpocken in so milder Form infizierte Knabe gegen Variola immun wäre, unterzog ich ihn am 1. Juli der Impfung mit der aus einer Pustel entnommenen Blatternmaterie. Sie wurde auf beiden Armen nach Vornahme mehrerer Einstiche und Schnitte sorgfältig übertragen, doch zu einem Ausbruch der Blattern kam es nicht. Dieselben Erscheinungen traten an den Armen auf, wie sie an einem Kranken sich einzustellen pflegen, welchem der Blatternstoff inseriert worden ist, nachdem er entweder Variola oder Kuhpocken durchgemacht hatte. Nach Ablauf einiger Monate wurde er neuerlich mit Blatternmaterie inokuliert, doch zeigte sich keinerlei sichtbare Wirkung am Körper.

Eine Darstellung seiner Untersuchungen schickt Jenner an den Schwager und Assistenten John Hunters, den Chirurgen und vergleichenden Anatomen Sir Everard Home, der dieses Manuskript im April 1797 an Sir Joseph Banks weiterleitet. Banks ist laut Jenner aber gar nicht beteiligt gewesen, vielmehr habe es dem Council der Royal Society vorgelegen und sei weder zur Verlesung noch zur Veröffentlichung angenommen worden. So publiziert Jenner im Juni 1798 auf eigene Kosten das schmale Bändchen mit dem Titel *An Inquiry into the Causes and Effects of Variolae vaccinae, a Disesase known by the name of the Cow-Pox*. Bereits ein Jahr später erscheint in Wien eine lateinische und in Hannover eine deutsche Übersetzung unter dem Titel *Untersuchungen über die Ursachen und Wirkungen der Kuhpocken*. Ein weiteres Jahr später folgen französische und italienische Ausgaben, 1801 eine holländische und 1803 eine portugiesische Fassung.

Jenner stellt diesem nicht sehr umfangreichen Werk eine Widmung an seinen Freund C. H. Parry voran, nach der es den Anschein hat, den auch der Titel vermittelt, als ob es Jenner vorwiegend um die Kuhpocken als solche und nicht etwa wesentlich um deren vorbeugende Wirkung ginge. Die Einleitung beginnt er mit folgenden Worten:

«Die Abweichung des Menschen von dem Zustande, in welchen ihn ursprünglich die Natur versetzte, scheint für ihn eine ergiebige Quelle von Krankheit geworden zu sein. Durch Prunkliebe, Neigungen zum Luxus und Vergnügen hat er sich selbst mit einer großen Zahl von Tieren vertraut gemacht, die anfänglich zu seiner Gesellschaft nicht bestimmt gewesen sein mochten.

Der Wolf, seiner Wildheit entäußert, wird jetzt im Schoße der Damen gehätschelt.[20] Die Katze, der kleine Tiger unserer Inseln, der in Wäldern zu hausen pflegte, ist heutzutage ein beliebtes Haustier. Die Kuh, das Schwein, das Schaf und das Pferd sind verschiedener Zwecke wegen dem Vergnügen und der Gewalt des Menschen dienstbar.

Die Pferde leiden in diesem Zustand der Zahmheit häufig an einer Krankheit, welche die Hufschmiede Mauke (the Grease) genannt haben. Es ist dies eine Entzündung und Anschwellung an der Ferse, aus der eine Materie von ganz besonderer Eigenschaft ausfließt, die im menschlichen Körper (nämlich anders geartet, wie gezeigt werden wird) eine den Blattern so ähnliche Krankheit erregt, daß ich ganz und gar nicht bezweifle, die Blattern selbst hätten aus dieser Quelle ihren Ursprung genommen.

In dieser Molkerei-Gegend wird eine große Zahl von Kühen gehalten und das Melken unterschiedslos von Knechten und Mägden verrichtet. Wenn zufällig ein Bursche auf die mit der Mauke behafteten Pferdefüße Umschläge legt, auf Sauberkeit nicht achtet und mit seinen vom anstekkenden Eiter beschmutzten Fingern das Melken der Kühe vornimmt, so ereignet es sich häufig, daß die Krankheit von der infizierten Hand den Kühen, von den Kühen aber den Milchmägden mitgeteilt wird, welche das Übel auf das ganze Gehöft und den übrigen Viehbestand verbreiten, bis die Dienstleute die unangenehmen Folgen verspüren. Von daher hat die Krankheit den Namen Kuhpocken erhalten.»

In den darauffolgenden Sätzen beschreibt Jenner den Krankheitsverlauf bei den Kühen sowie bei den infizierten Personen. Hierbei äußert er die Vermutung, daß die Lippen, Nasenlöcher, Augenlider und andere Partien des Körpers lediglich dann in Mitleidenschaft gezogen werden, «wenn sich die Kranken unnötig mit den infizierten Fingern gerieben oder gekratzt haben.» Er schließt diesen Teil zusammenfassend mit drei Hauptthesen:

(1) «Auf diese Weise wird die Krankheit von den Pferden auf die Euter der Kühe und von diesen auf den menschlichen Körper verbreitet.»

(2) «Die Krankheitsmaterie (engl. «matter») verschiedener Gattung vermag, wenn sie im Organismus absorbiert wird, ähnliche Wirkungen hervorzurufen. Aber es ist eine besondere Eigenschaft des Kuhpockengiftes, daß der Mensch, der von ihm ergriffen worden ist, späterhin gegen die Ansteckung der Menschenblattern geschützt bleibt. Denn sei es, daß er sich den Ausdünstungen der Blattern aussetzt oder daß das Gift der Variola der Haut selbst einverleibt wird, niemals wird die Blatternkrankheit zum Ausbruch kommen.»

(3) «Allein die Impfung mit den echten Kuhpocken vermittelt einen ausreichenden Schutz.»

Alle drei Behauptungen hat Jenner in den folgenden Jahren zumindest teilweise zurücknehmen müssen. Er hat sich dabei sehr schwer getan und dadurch seinen Gegnern unnötigerweise Angriffsmöglichkeiten geboten. Insbesondere die dritte These erweckte den Anschein, als wolle Jenner damit bei mißglückten «Vakzinationen» die Schuld auf eine falsche Auswahl des Impfstoffes schieben.

Der letzte Satz der Einleitung macht schließlich Jenners eigentliche Absicht deutlich: Er will mit den folgenden 23 Fallbeispielen, die sich z. T. auf mehrere erkrankte oder geimpfte Personen beziehen und den weitaus größten Teil der 80 Seiten ausmachen, die Richtigkeit insbesondere seiner zweiten These beweisen. Im Schlußteil seiner Schrift gesteht Jenner bezüglich der ersten These ein, daß er diese noch nicht ausreichend durch Experimente habe belegen können.

In Fall 1 bis 12 geht es um Menschen, die sich nach einer zufälligen Infektion mit Kuhpocken als immun gegen inokulierte Pocken erwiesen haben. In Fall 13 bis 15 werden entsprechende Infektionen mit «Mauke», den Pferdepocken, geschildert, die aber laut Jenner nicht immer zu einer vollständigen Immunität gegen die eigentlichen, danach inokulierten Pocken geführt haben: Bei der ersten Person, dem Sohn eines Schmiedes und Hufarztes, hatte Jenner auch nach mehrfachen Inokulationen mit Pockenviren außer einer Entzündung keine Wirkung erzielen können; bei der zweiten Person waren lediglich einzelne Pusteln erschienen, die dann, ohne zu eitern, verschwanden; die dritte Person schließlich, ein Landwirt, infizierte sich, obwohl er zuvor an Pferdepocken erkrankt war, an den echten Pocken – seine Krankheit nahm allerdings einen milden Verlauf.

In Fall 16 und 17 handelt es sich um die bereits hier und auch sonst vielzitierte (zufällige) Infektion mit Kuhpocken an einem Tier, um deren gezielte Übertragung auf einen anderen (bisher nicht an Pocken erkrankten) Menschen und um die anschließende Überprüfung durch «Variolation». Der Fall 18 beschreibt einen entsprechenden Versuch mit Pferdepocken:

«Johann Backer, ein Knabe von 5 Jahren, wurde am 16. Mai 1798 inokuliert mit dem Inhalte einer Pustel von der Hand des Thomas Virgoe, eines der Knechte, die von den Hufen der Stute infiziert worden waren. Am 6. Tage zeigten sich die Symptome, die den Begleiterscheinungen der Kuhpocken am meisten ähneln. Am 8. Tage war er wieder vollständig wohl. Hier fand einigermaßen eine Abweichung in der Erscheinung der Pusteln am Arme statt. Obgleich sie eine gewisse Ähnlichkeit mit einer Blatternpustel aufwies, so war doch diese Ähnlichkeit nicht so deutlich, als wenn sie aus der Materie vom Euter der Kuh herstammte oder wenn die Materie von hier aus durch das Medium des menschlichen Körpers hindurch gegangen wäre.

Dieses Experiment wurde zu dem Zweck unternommen, um den Verlauf und die nachfolgenden Wirkungen der so weitverbreiteten Krankheit sicherzustellen. Wir haben gesehen, daß das Virus vom Pferde, wenngleich es auf den Menschenleib ansteckend wirkt, doch den Organismus nicht vor der Blatterninfektion zu schützen vermag, hingegen der vom Euter der Kuh gewonnene Stoff hierzu vollkommen imstande ist. Ob es vom Pferde durch den menschlichen Körper hindurchgehend, wie im vorliegenden Falle, eine ähnliche Wirkung hervorrufen wird, bleibt der Entscheidung vorbehalten. Dies wäre jetzt erreicht worden, aber der Knabe war zur Vornahme der Inokulation untauglich, er akquirierte in einem Volkshause ein kontagiöses Fieber, bald nachdem dieses Experiment angestellt worden war.»

Im Fall 19 werden einem Kind gezielt die Kuhpocken direkt von dem erkrankten Tier übertragen; danach wird der Impfstoff den Pusteln des infizierten Kindes entnommen und einem anderen (bisher gesunden) Kind (Fall 20) eingeimpft. Von letzterem werden die Kuhpocken auf mehrere andere Kinder sowie auf Erwachsene übertragen (Fall 21); in den Fallstudien 22 und 23 werden diese Übertragungen von Mensch zu Mensch fortgesetzt.

Zu Beginn der dann folgenden, relativ ausführlichen abschließenden Bemerkungen gesteht Jenner ein, daß es ihm nicht gelungen sei, die Meinung des Wundarztes Dolland, «die Quelle der Infektion wäre eine spezifische im Pferde entstehende Krankheitsmaterie», «auf Grund der unter meinen Augen vollzogenen Experimente zu prüfen, doch halte ich die angeführten Beweise für hinreichend begründet.» Gewissermaßen um Verständnis werbend, fährt er dann fort: «Diejenigen, welche nicht genug bewandert sind, Experimente anzustellen, können nicht ermessen, wie viele Umstände notwendigerweise übereinzustimmen haben, um eine vollkommene Entscheidung zu fällen. Wie oft sind nicht mit berufsmäßigen Forschungen beschäftigte Männer zu Unterbrechungen gezwungen, die nahezu das vereiteln, was sie zu beendigen im Begriffe sind.»

Dennoch, so wiederholt Jenner, glaube er, daß die Viren von Pferden ausgehen, auf Kühe übertragen werden, durch diese eine Steigerung in ihrer Kraft erfahren, um schließlich beim Menschen ihre vorbeugende Wirkung zu entfalten. Dabei führt Jenner noch einige Punkte an, die seiner Meinung nach noch zu klären seien: weitere Versuche müßten z. B. entscheiden, wann die Wirksamkeit der «Krankheitsmaterie» (engl. «matter») erlösche; oder ob «die Materie der Kuhpocken oder der (infizierten) Pferdehufe die gesunde Haut des Menschen angreift». Als mögliche Antwort auf die letzte Frage weist Jenner auf die ständigen Hautverletzungen der Knechte und Mägde hin.

Hieran schließen sich Überlegungen an, die bereits zu Beginn der Einleitung im Zusammenhang mit der Abstammung der Haustiere angeklungen sind: «Und wenn wir die auffällige Änderung beobachten, die das Virus durch den Übergang von Pferden auf Kühe wie durch die produzierte Krankheit erleidet, dürfen wir dann nicht voraussetzen, daß viele der unter uns herrschenden Infektionskrankheiten nicht aus einfachen, sondern zusammengesetzten Ursachen abzuleiten sind? Ist etwa die Vermutung damit unvereinbar, daß beispielsweise die Masern, der Scharlach, kombiniert mit Rachengeschwüren und Hautausschlägen aus derselben Quelle entsprungen sind und sich einiger Verschiedenheit in ihren Formen, entsprechend der Natur der neuen Kombinationen, angepaßt haben?» Als Beleg für die Richtigkeit seiner Vermutungen verweist Jenner auf die Tatsache, daß die eigentlichen Pocken in verschiedenen Formen auftreten; so gäbe es Pocken von derartig milder Natur, daß die «unteren Volksschichten» sich nicht vor einer Ansteckung fürchteten.

In den folgenden Abschnitten betont Jenner, wie wichtig die Herstellung, Lagerung und Einbringung des Impfstoffes sei; so dürfe dieser nicht in Fäulnis geraten und auch nicht allzu tief unter die Haut eingeimpft werden. Nachdem er schließlich auf die Gefahren der Inokulation mit Pocken, also der Variolation, hingewiesen hat, stellt er im Gegensatz dazu heraus, daß es bei richtiger Anwendung seiner Methode (der «Vakzination») noch nie zu Komplikationen gekommen sei.[21]

Seine zusammenfassenden Bemerkungen beendet er mit den Worten: «Bis hierher bin ich in der Untersuchung vorgeschritten, die sich, soweit es nötig erschien, auf die Basis von Versuchen stützt. Die gelegentlich eingestreuten Mutmaßungen lege ich den in solchen Fragen bewanderten Männern zum Zweck genauerer Forschung vor.» – «Inzwischen will ich fortfahren, diese Untersuchung weiter zu verfolgen, ermutigt durch die Hoffnung, damit der Menschheit eine wesentliche Wohltat zu erweisen.»

Im April 1799 veröffentlicht Jenner dann auch weitere Beobachtungen, *Further Observations*, die bereits im selben Jahr ins Lateinische und ins Deutsche übersetzt werden; ein Jahr später erscheint eine Fortsetzung, *A Continuation*, die ebenfalls innerhalb kurzer Zeit eine Reihe von Übersetzungen erfährt. Beide Schriften bezieht Jenner in die zweite Auflage seines Hauptwerkes mit ein, das mit einer entsprechenden Widmung versehen am 7. März 1800 König Georg III. überreicht wird. Bereits 1801 erscheint mit kleineren Korrekturen die dritte Auflage, 1802 eine amerikanische Ausgabe. In den folgenden Jahrzehnten werden im Zusammenhang mit Schutzimpfungs-Kampagnen immer wieder Neuauflagen gedruckt, so 1853 in Italien, 1884 in Australien und den USA.

Das letzte Drittel seines Lebens hat Jenner vorwiegend der Verbreitung seiner «Vakzinations»-Methode gewidmet. In einer ganzen Reihe von ergänzenden Schriften, Pamphleten, Artikeln und Briefen macht er einige Korrekturen sowie neue Beobachtungen bekannt: Zuerst gibt er die These auf, die Kuhpocken müßten von den Pferden ausgehen; 1801 veröffentlicht er die «goldene Regel», daß der Impfstoff zwischen dem fünften und achten Tag den Pusteln entnommen werden soll; seit 1804 plädiert er für Wiederholungsimpfungen, nachdem er erkannt hat, daß Herpes(-viren)infektionen die Vakzination beeinträchtigen; und 1809 stellt er fest, daß die Staupe bei Hunden zu demselben Krankheitstypus gehört wie die Pocken.

III. Bedeutung

Die entscheidende Wirkung Jenners beruht auf seinen Arbeiten zur Schutzimpfung gegen die Pocken. Seine übrigen Schriften sind bereits zu seinen Lebzeiten kaum beachtet worden.

Die Pocken oder Blattern werden durch Viren verursacht, von denen heute etwa 40 Arten unterschieden werden, die jedoch alle ein gemeinsames Nukleoprotein-Antigen besitzen. Die gefährlichste Form, die «Scharzen Blattern» (Variola haemorrhagica), führt zu ausgedehnten Blutungen der Haut, der Schleimhäute sowie der inneren Organe und verläuft nahezu ohne Ausnahme tödlich. In den anderen Fällen führt die Infektion dann zum Tode, wenn sie nicht nur die Haut, sondern auch Organe wie Lunge, Herz oder Leber befällt. Im allgemeinen stirbt mindestens ein Viertel der Erkrankten. Die Überlebenden sind in der Regel durch Narben mehr oder weniger entstellt; ungefähr jede(r) Hundertste erblindet.[22] Die Übertragung der Viren erfolgt meistens durch Tröpfchen (besonders der Atemluft); es können jedoch auch der Körper oder die Kleidung selbst von Verstorbenen eine Infektion bewirken; überaus selten werden die Pocken z.B. durch Fliegen oder Staub übertragen. Als sogenannte «kleine Pocken» («small-pox», «la petite vérole») rufen sie einen ähnlichen Hautausschlag hervor wie die Syphilis, die um 1500 von den Spaniern aus der Neuen Welt nach Europa eingeschleppt worden war und als «große Pocken» («great-pox», «la grosse vérole») bezeichnet wurde. Bei der Variolation kam es deshalb bisweilen zu Verwechslungen, so daß statt der Pocken Syphilis inokuliert wurde.

Als eines der ersten Opfer der Pocken läßt sich der ägyptische Pharao Ramses V. nachweisen, der 1157 v. Chr. im Alter von etwas über 30 Jahren nach einer kurzen und heftigen Erkrankung verstirbt – am mumifizierten Körper lassen sich noch heute charakteristische Merkmale der Pocken erkennen. In Indien wird eine erste Beschreibung des Verlaufs der Krankheit Dhanvantari, der als der erste Arzt der Hindu gilt, zugeschrieben; entsprechende Texte entstammen zwar dem 4. Jahrhundert n. Chr., lassen sich aber womöglich auf Quellen des 2. Jahrtausends v. Chr. zurückführen. Für China wird ein erstes epidemisches Auftreten der Pocken zwischen 1700 und 243 v. Chr. angenommen.

In Griechenland sind die Pocken wahrscheinlich das erste Mal von dem Geschichtsschreiber Thukydides beschrieben worden; diese sind demzufolge 430 v. Chr. aus Nordafrika nach Piräus eingeschleppt worden und töteten innerhalb von zwei bis drei Jahren ein Viertel der Armee und zahllose Bürger Athens. Einige Autoren führen auch die «Plage des Antonius» auf eine Pockenepidemie zurück, deren Ausbreitung den römischen Heerführer Avidius Cassius 164/165 n. Chr. in Mesopotamien zum Rückzug gezwungen haben soll. Rückkehrende Soldaten haben die Pocken dann ins Römische Reich gebracht, wo sie über 15 Jahre lang täglich bis zu 2000 Tote forderten – unter ihnen Kaiser Marcus Aurelius im Jahre 180 n. Chr. Für das gesamte Römische Reich wird die Zahl der von den Pocken Getöteten auf 3,5 bis 7 Millionen geschätzt.[23]

In der Neuen Welt erlagen den von den spanischen Eroberern eingeschleppten Pocken Millionen von Indios, unter ihnen der letzte Herrscher der Azteken, wahrscheinlich auch der letzte unabhängige Herrscher der Inkas. Bei der Eroberung Kanadas wurden, unterstützt durch diese Krankheit, mehrere Indianerstämme ausgelöscht.

Das österreichische Kaiserhaus verlor innerhalb von 50 Jahren elf seiner Familienmitglieder durch die Pocken. Von historischer Bedeutung war auch der vorzeitige Tod des Kaisers Joseph I. (1678–1711), wodurch im Spanischen Erbfolgekrieg nach vielversprechenden Erfolgen die Wende zuungunsten des Hauses Habsburg eintrat.

Welche Bedeutung nicht allein der Tod, sondern auch die Entstellung insbesondere des Gesichts haben konnte, zeigt das Beispiel der englischen Königin Elisabeth I., die im Herbst des Jahres 1562 an den Pocken erkrankt. Nach einer Fieberattacke versinkt sie im Koma und droht zu sterben; sie überlebt jedoch und schreibt so bald wie möglich ihrer Rivalin, der schottischen Königin Mary, daß nur sehr wenige Narben zurückgeblieben und ihr die Haare nicht ausgefallen seien – dennoch verbreitete sich das Gerücht, sie habe bis zu ihrem Lebensende eine Perücke tragen müssen. Elisabeth regierte danach 41 weitere Jahre; ihre Pflegerin, eine Hofdame, überlebte die Infektion ebenfalls, war jedoch derartig entstellt, daß sie nur noch mit einer Maske am Hofe zu erscheinen wagte; eine ehemalige Kinderfrau Edwards VI. erlag der Krankheit.[24]

In Europa erreichen die Pockenepidemien ihren Höhepunkt im 18. Jahrhundert; 1719 fordert eine von ihnen allein in Paris ungefähr 14000 Tote; Voltaire äußert 1727 in seinem elften philosophischen Brief die Vermutung, daß «von hundert Personen in der Welt mindestens sechzig die kleinen Pocken haben». Insgesamt sollen dieser Krankheit zwischen 1700 und 1800 etwa 60 Millionen Menschen zum Opfer gefallen sein.

Bereits lange Zeit vor Jenner war die Inokulation von Pockenviren, die Variolation, als vorbeugende Maßnahme bekannt und gebräuchlich. In Indien wird Dhanvantari nicht nur die erste Beschreibung einer Pockenerkrankung, sondern auch die vorbeugende Impfung mit Kuhpocken, also eine Vakzination, zugeschrieben.[25] In China und in der Türkei wurde der Impfstoff ganz gezielt den Pusteln der jeweils am leichtesten Erkrankten entnommen – was allerdings keine Gewähr bot, daß der Geimpfte nicht doch schwer erkrankte und zur Verbreitung der Pocken beitrug.

In Europa wird die Methode der Variolation erstmals 1715 in Venedig veröffentlicht. In England wird diese Methode 1717 durch einen Brief bekannt, in dem Lady Mary Wortley Montague (1690–1762), die Frau des englischen Gesandten, aus Adrianopel an Miss Sarah Chiswell schreibt: «Über Krankheiten will ich Ihnen etwas berichten, aufgrund dessen ich sicher bin, Sie wünschten sich selbst hier. Die Pocken, diese üble und so weit verbreitete Krankheit, ist hier im ganzen harmlos infolge der Erfindung einer Pfropftherapie, wie sie das hier nennen. Es gibt hier eine Art alter Weiber, die im Herbst immer beruflich die Operation vornehmen, im September nach der großen Hitze. Die Leute stellen untereinander fest, ob in irgendeiner Familie jemand beabsichtigt, (künstliche) Pocken zu bekommen. Dann bilden sie Gruppen zu diesem Zweck, und wenn gewöhnlich fünfzehn bis sechzehn zusammen sind, kommt das alte Weib mit einer Nußschale voll Material der Pockensorte und fragt, welche Venen man geöffnet zu haben wünscht. Dann macht sie diese unmittelbar auf mit einer breiten Nadel, die nicht mehr Schmerzen macht als eine gewöhnliche Schramme, und dabei verbringt sie in die Vene soviel Gift wie auf ihren Nadelkopf geht; danach verbindet sie die kleine Wunde mit einem gewöhnlichen Stück Hülle, und auf diese Weise öffnet sie vier bis fünf Venen.

Die Griechen haben gewöhnlich den Aberglauben, man solle mitten auf dem Haupt vorn, an jedem Arm, an der Brust öffnen, und zwar in Form eines Kreuzes; das hat aber eine sehr schlechte Wirkung, alle diese Wunden hinterlassen kleine Narben, und das ist nicht nötig bei nicht Abergläubischen. Diese (letzteren) wünschen (die Stellen) an den Beinen zu haben oder an solchen Stellen des Arms, die den Blicken entzogen sind. Die Kinder oder junge Patienten spielen zusammen den ganzen übrigen Tag und erfreuen sich bester Gesundheit. Nach acht Tagen schließlich befällt sie Fieber, sie legen sich zu Bett für zwei, höchstens drei Tage. Sie haben sehr selten etwa zwanzig bis dreißig (Pocken) im Gesicht, die nicht zurückbleiben. Und in weiteren acht Tagen sind sie so gesund wie vor der Erkrankung. Zur Zeit der Wundsetzung während der Krankheit fühlen sie sich unbehaglich; ich zweifle indessen nicht an der großen Hilfe seitens dieser Erkrankung.

Alljährlich unterziehen sich Tausende dieser Operation, und der französische Botschafter sagt, sie bekämen hier die Pocken zur Prophylaxe, wie man in anderen Ländern ein (Heil-)Wasser trinkt. Es ist kein einziger Todesfall bekannt geworden und du kannst glauben, daß ich sehr befriedigt bin von der Sicherheit dieses Experiments, zumal ich beabsichtige, es bei meinem kleinen Sohn zu versuchen. Ich bin Patriot genug, mich zu bemühen, diese nützliche Erfindung in England aktuell zu machen. Ich werde nicht verfehlen, einigen unserer Ärzte darüber ausführlich zu schreiben.»[26]

Nach ihrer Rückkehr nach England bemühte sich Lady Montague, ihre Freundin, die Prinzessin von Wales, davon zu überzeugen, daß deren Kinder ebenfalls geimpft werden sollten. Nachdem sechs zum Tode verurteilte Sträflinge und danach einige Waisenkinder erfolgreich inokuliert worden waren, wurde 1722 am englischen Hof die Variolation eingeführt und verbreitete sich von dort über ganz England; das Royal College of Physicians in London empfahl allerdings erst 1754 in aller Form diese Art von Schutzimpfung. Auf dem Kontinent findet diese Methode 1749 zuerst in Genf, das enge Beziehungen mit England pflegt, Eingang; einer der ersten Propagandisten ist Voltaire, der zu ihrer Einführung in Frankreich beiträgt. In der zweiten Hälfte des 18. Jahrhunderts betreiben einige Ärzte die Variolation im großen, geschäftsmäßigen Stile und gelangen so zu Ruhm und Reichtum.

Als Jenner 1798 mit seiner Methode, der Vakzination, an die Öffentlichkeit tritt, findet er nicht nur ein etabliertes Impfwesen mit speziellen Impfhäusern und -ärzten vor; in einigen Staaten ist außerdem die Bevölkerungsstatistik so weit gediehen, daß relativ genaue Zahlen über Wert oder Unwert bestimmter Verfahren vorliegen oder gewonnen werden können; zudem herrscht eine gewisse Offenheit für statistisch belegte Argumente vor. So errechnete der Mathematiker und Philosoph d'Alembert, daß die Variolation die durch die Pocken verursachte Sterblichkeit bis auf 2,5 % senken könne. Darüber hinaus hat in der Zeit der Aufklärung ein Wandel in der Einstellung zum Kind stattgefunden – im wesentlichen waren Kinder die Opfer der Pockenepidemien; nun galt es, lieber weniger Kinder besser zu erziehen und auszubilden als von vielen Kindern die meisten durch Krankheit zu verlieren. Von ausschlaggebender Bedeutung war schließlich die allgemeine Verbesserung des Gesundheitswesens, insbesondere des Militärsanitätswesens; so betonen einige Autoren ausdrücklich, daß der Untergang Napoleons auch darauf zurückzuführen sei, daß im Gegensatz zu den französischen Truppen alle britischen Soldaten, die in Ägypten eingesetzt werden sollten, sowie deren Angehörige bereits 1799 in einem ersten «Großversuch» zwangsweise vakziniert worden sind.

Auf dem Kontinent werden die ersten Schutzimpfungen ebenfalls 1799 in Wien von dem Arzt Jean de Carro (1770–1857) vorgenommen, unterstützt von Johann Peter Frank (1745–1821), der später das österreichische Gesundheitswesen neu organisiert. Bald darauf werden auch im Königreich Hannover, das in Personalunion mit England verbunden ist, Vakzinationen durchgeführt. In Berlin gründet im Jahre 1800 der Leibarzt Ernst Ludwig Heim (1747–1834) eine Anstalt zur Verbreitung der Kuhpockenimpfung. Zu den Befürwortern gehört auch Christoph Wilhelm Hufeland (1762–1836), der in seinem *Journal der practischen Arzneykunde und Wundarzneykunst* selbst eine Reihe von Artikeln verfaßt und damit eine anhaltende Diskussion entfacht. In Frankreich läßt Napoleon 1805 alle bisher nicht an den Pocken erkrankten Soldaten vakzinieren. Im Königreich Bayern wird die Vakzination bereits 1807 als allgemein verbindliche Zwangsimpfung eingeführt. Die Nachimpfung wird in Württemberg 1829 für alle Soldaten obligatorisch; andere verbündete Staaten schließen sich dann dieser Maßnahme an.

In England selbst kommt es jedoch zu erheblichen Rückschlägen. Falsche Behandlungsmethoden, überalterte oder mit anderen Erregern kontaminierte Vakzine führen zu einigen Todesfällen. Außerdem wütet von 1816 bis 1819 unter der englischen Bevölkerung eine schwere Pokkenepidemie, die das Vertrauen in die Verläßlichkeit der Vakzination noch zusätzlich erschüttert. Neben einer religiös motivierten Kritik, die vorbeugende Maßnahmen als Eingriff, der gegen den Willen Gottes gerichtet sei, generell ablehnte, gab es auch liberalistische Argumentationen, die aus wirtschaftlichen Gründen eher in eine sozialdarwinistische Richtung tendierten. Aber selbst unter den Medizinern finden sich bis in die Gegenwart hinein nicht nur positive Einschätzungen Edward Jenners, sondern auch einige ernstzunehmende kritische Stimmen. Einer der einflußreichsten Gegner der Vakzination war Edgar Crookshank, Professor für Bakteriologie am Londoner King's College, der 1889 im ersten der zwei Bände seiner *History and Pathology of Vaccination* die unwissenschaftliche und gesundheitsgefährdende Herstellung der Vakzine dem Charakter Jenners bzw. dessen Fehlverhalten zuschreibt. Charles Creighton bezeichnet 1894 im zweiten Band seiner «History of Epidemics in Great Britain» die Schutzimpfungen sogar als unwirksam und überflüssig. Selbst in den siebziger Jahren dieses Jahrhunderts wird Jenner gelegentlich noch als Scharlatan dargestellt.[27]

Der Virologe Derrick Baxby hat in seinem Buch *Jenners's Smallpox Vaccine* (1981) den Streit der Anhänger und der Gegner der Vakzination eingehend verfolgt und aus heutiger Sicht zu erklären versucht. Demnach stammt das Impfserum, die Vakzine, weder von den «echten» Pocken noch von den Kuhpocken, sondern von den heute in der Natur ausgestorbenen Pferdepocken – bei denen das entsprechende Virus also nicht mehr von einem Pferd auf ein anderes übertragen wird, sondern von Mensch zu Mensch. Jenner selbst hatte bei den verschiedenartigen Pockenerkrankungen von Menschen und Tieren als Ursache miteinander verwandte «viruses» bzw. «poisons» in deren Absonderungen vermutet. Dabei verstand er das lateinische Wort «virus» im Sinne seiner Zeit als eine «giftige zähe Flüssigkeit», womit auch Schleim, Eiter oder Geifer gemeint sein konnte. Mikroorganismen waren ihm nicht bekannt.[28] Seine Vermutung, daß eine abgeschwächte Krankheit eine schwerere verhindern könne, beruht laut LeFanu wohl auf der irrtümlichen Annahme John Hunters, daß nicht zwei konstitutionelle Krankheiten dasselbe Individuum befallen können.

Wenn also Jenner die eigentliche Ursache der Pockenerkrankungen und der vorbeugenden Wirkung der Vakzine nicht kannte, so hat er doch durch seine systematischen Untersuchungen zu einer besseren Eingrenzung der möglichen Ursachen beigetragen – was sich u. a. in der begrifflichen Einengung des Wortes «Virus» widerspiegelt. Wenn es außerdem bereits vor Jenner Impfungen mit Kuhpocken gegeben hat, so war er dennoch der erste, der den Impfstoff nicht allein den erkrankten Tieren direkt, sondern auch den Pusteln der zuvor mit Kuhpockenviren geimpften Menschen entnahm – und damit von den nur gelegentlichen Erkrankungen der Kühe unabhängig wurde. Jenner und einige seiner Kollegen, die ebenfalls der Gloucestershire Medical Society angehörten, waren auch die ersten, welche die Wirksamkeit der Vakzination anhand einer nachfolgenden und dann meistens wirkungslosen Inokulation mit den gefährlicheren echten Pockenviren nachwiesen. Jenner erkannte außerdem recht bald, daß die Tiefe der Hautverletzungen, insbesondere durch das Impfen selbst, einen entscheidenden Einfluß auf die Schwere der schädlichen Nebenwirkungen hat, die heute u. a. als nachfolgende bakterielle Infektion erklärt werden.

Als entscheidend für die Bedeutung Edward Jenners stellen einige Biographen heraus, daß dieser einen Sieg für die Menschen und nicht einen Sieg über Menschen errungen habe – und deshalb wesentlich höher einzuschätzen sei als berühmte Feldherrn, deren Siege mit dem Blut vieler Unschuldiger erkauft worden seien. Jenners Leistung sei auch höher zu bewerten als die der Maler, Schauspieler und anderer Künstler, die lediglich die Sinne des Menschen ansprechen. Einige Autoren halten Jenner sogar für bedeutender als Harvey, weil dessen Entdeckung des Blutkreislaufs zwar für die Theorienbildungen überaus wichtig gewesen sei, jedoch bei weitem nicht derartige praktische Auswirkungen gehabt habe wie Jenners Schutzimpfung.[29]

Sicher ist jedenfalls, daß Jenner einige hunderttausend Menschen vor einem qualvollen Tod, vor Erblindung oder Entstellung bewahrt hat. Er hat wesentlich dazu beigetragen, daß die WHO am 8. Mai 1980 die Ausrottung der Pocken verkünden konnte. Darüber hinaus hat er durch die Art seiner systematischen Untersuchungen als Vorbild für viele ähnliche Arbeiten gedient. So haben Louis Pasteur (1822–1895), Joseph Lister (1827–1912) und Clemens von Pirquet (1874–1929) Jenner als einen wichtigen Vorläufer für ihre eigenen Arbeiten zur Pasteurisierung, zur Antisepsis bzw. zur Entstehung von Allergien bezeichnet.[30]

G. Matthias Tripp

MARIE-FRANÇOIS-XAVIER BICHAT
(1771–1802)

I. Lebens- und zeitgeschichtlicher Hintergrund

Marie-François-Xavier Bichat wurde am 11. November 1771 in Thoirette-en-Bas, Département Bresse (Ain), geboren. Seine ersten Lebensjahre verbringt er in Poncin bei Nantua, wo sein Vater Jean-Baptiste Bichat Arzt und Bürgermeister ist. Im Alter von sieben Jahren beginnt er mit dem Sezieren von Tieren. Vom elften Lebensjahr an besucht er das Jesuiten-Kolleg in Nantua, das er 1790 verläßt, um seine Studien am Seminar Saint-Irénée in Lyon zu beenden. Dort macht er sich mit Bacon, Locke, Pope, Condillac, Buffon und Rousseau vertraut. Ab 1791 nimmt er an den Anatomie- und Chirurgiekursen des berühmten Anatomen Antoine Petit am Hôtel-Dieu in Lyon teil. 1792 wird er als «chirurgien surnuméraire» am Seminar Saint-Irénée dienstverpflichtet. Bichat kämpft im April 1793 auf der Seite der Royalisten und Moderantisten gegen die republikanischen Belagerer von Lyon und zieht sich im Juni 1793 nach Poncin zurück. Er wird als «chirurgien de troisième classe» für die Armee in Grenoble und Bourg tätig, kehrt erneut nach Poncin zurück und verläßt es im Juni 1794 infolge lokaler republikanischer Pressionen in Richtung Paris.

Durch seine Verwandten, die Familie Buisson, erhält er in Paris Zugang zur intellektuellen und akademischen Gesellschaft. Infolge herausragender Leistungen wird er Schüler von Pierre-Joseph Desault, dem bedeutendsten Chirurgen seiner Zeit, der die erste chirurgische Klinik in Frankreich gründet und am Hôtel-Dieu Anatomie lehrt. Vom Herbst 1794 bis zu seinem Tode lebt er bei der Familie Desault. 1795, nach Desaults Tod, gibt er den vierten und letzten Band des *Journal de Chirurgie* heraus, der fünf eigene Arbeiten sowie eine *Notice historique* über Desault enthält. Von diesem Zeitpunkt an beginnt er deskriptive Anatomie, bald darauf Chirurgie und Knochenkrankheiten zu lehren. Anregungen empfängt er vor allem durch Pinels Unterscheidung von Fieber und Entzündung, deren Ergebnis der *Traité des membranes* ist. Dieses Werk beeinflußt die zeitgenössische Anatomie, Physiologie und Pathologie nachhaltig, weil jedes Organ in seiner Struktur, seiner Funktion und seiner Krankheit analysiert wird. Im selben Jahr wie dieses Werk, 1800, erscheinen außerdem seine *Recherches physiologiques sur la vie et la mort*. Seit 1797 gibt Bichat private Anatomie-Kurse in der Rue des Carmes, die er 1802 im größeren Rahmen am Collège de Liseaux

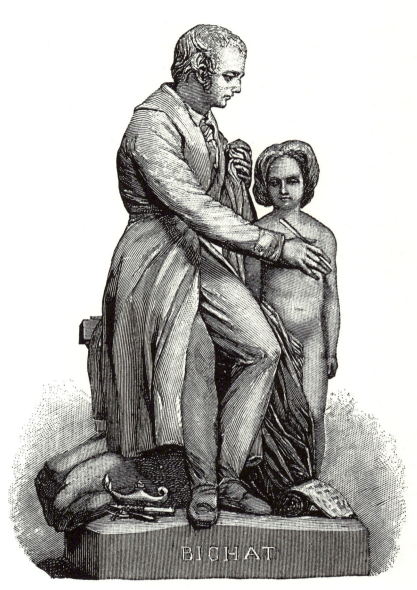

Marie-François-Xavier Bichat (1771–1802)

fortsetzt. 1798 stellt er seine Sammlung der medizinischen Arbeiten Desaults der Öffentlichkeit vor. Im zweiten Band der *Mémoires de la Société Médicale d'Emulation* erscheinen sechs Artikel von ihm. Ab 1799 ist Bichat ständiges Mitglied der Société de Santé de Paris. Er ist Mitbegründer der Société Médicale d'Emulation (23. Juni 1796) und wird 1880 Sekretär der Société de l'Ecole de Médecine de Paris. Im Januar 1801 erhält er den Titel Médicin expectant am Hôtel-Dieu. Der Lehrstuhl für Anatomie an der Ecole de Médecine wird ihm jedoch nicht zugesprochen. Sein Hauptwerk, die *Anatomie appliquée à la physiologie et la médecine*, publiziert er 1801. Bichat stirbt an den Folgen eines Sturzes am 22. Juli 1802.

Seine Mitarbeiter Buisson und Roux geben aus dem Nachlaß den *Traité d'anatomie descriptive* heraus. Xavier Bichat wurde zeit seines Lebens in keine öffentliche medizinische Institution zur Lehre berufen, obgleich er als der herausragende Verfechter des Vitalismus und als Begründer der Gewebetheorie in der Anatomie anzusehen ist. Seine Büste schmückt heute das Pantheon.

II. Konzept einer Lebenslehre

Bichat gilt als einer der Begründer der modernen Medizin, die sich strikt naturwissenschaftlicher Verfahrensweisen bedient. Seine Arbeiten umfassen die Gebiete der Anatomie und Physiologie, der Pathologie, der anatomischen Pathologie und der Therapie der Krankheiten. Er steht in der Tradition von Haller und Bordeu, die ihrerseits in ihrem Wissenschaftsverständnis von Leibniz beeinflußt sind. Bichat wendet sich daher gegen die Iatromechanik und ihre Repräsentanten Boerhaave und Hoffmann, denen er einen vitalistischen Standpunkt entgegensetzt. Bichat vor allem verbreitet die theoretischen Auffassungen der Schule von Montpellier in Paris. Ebenso wie von der Iatromechanik grenzt er sich vom Stahlschen Animismus ab. Letztlich gibt es für den Vitalisten Bichat kein abstraktes Prinzip, sondern nur vitale und nicht-vitale Eigenschaften, deren Unterscheidung die strenge Trennung von Physiologie und Physik notwendig macht. Hierin ist denn auch der Grund zu suchen, warum Bichat seine Lehre so strikt auf Opposition gründet.

Nach Bichat gibt es in der Natur zwei Klassen von Lebewesen, zwei Klassen von Eigenschaften und entsprechend zwei Klassen von Wissenschaften. Die Lebewesen sind organisch oder nicht organisch, die Eigenschaften vital oder nicht vital, die Wissenschaften physiologisch oder physikalisch. Pflanzen und Tiere sind organisch, Minerale anorganisch. Sensibilität und Kontraktilität sind vitale Eigenschaften; Schwere, Elastizität und Affinität hingegen solche der Physik. Von diesen Eigenschaften hängen alle anderen ab. Bei Bichat stehen folglich vitale Eigenschaften, zu denen alle physiologischen und pathologischen Phänomene gehören, den physikalischen Phämomenen als Eigenschaften der Materie gegenüber. Beide, die physikalischen wie die physiologischen Wissenschaften, umfassen deshalb erstens die Untersuchung aller Phänomene, welche sich als Wirkungen darstellen. Zweitens sind sie auf die Untersuchung der Verbindungen gerichtet, welche als ihre jeweiligen Ursachen anzusehen sind.

Leben faßt Bichat als die Einheit der Funktionen auf, welche dem Tod widerstehen. Diese Reaktionsweise ist auf ein unbekanntes Prinzip zurückzuführen, das sich während seiner ganzen Dauer im Kampf mit äußeren Einflüssen befindet, die darauf aus sind, es zu vernichten. Eine genauere Betrachtung läßt organisches und animalisches Leben unterscheiden. Ersteres besteht in den Funktionen, mit deren Hilfe ein organisiertes Lebewesen die Moleküle benachbarten Körper in seiner eigenen Substanz umformt und solche, die ihm heterogen sind, abstößt. Pflanzen und Tiere sind hierdurch gleichermaßen charakterisiert. Das animalische Leben hingegen kommt nur den Lebewesen zu; es hat Berührung mit der Außenwelt, denn es empfindet und ist mit Wahrnehmung begabt. Gemäß seinen Empfindungen bewegt es sich aus eigenem Antrieb. Indem es seine Empfindungen auch äußerlich manifestiert, tritt es darüber hinaus in Kommunikation. Die Fortpflanzung dagegen stellt eine Klasse für sich dar; sie gehört zur Gattung, nicht zum Individuum. Nur indirekt hängt sie mit den übrigen Funktionen zusammen und beginnt erst dann, wenn die anderen Funktionen bereits seit langem ausgeübt werden. Ebenso verlöscht sie lange vor diesen.

Beide Formen des Lebens, die organische wie die animalische, stellen jeweils zwei Ordnungen von Funktionen dar. Für die animalische sind dies: 1) die Wirkung äußerer Ursachen auf das Gehirn mittels Empfindung (sensation, impression, transmission, perception), 2) die daraus folgende Hirntätigkeit, welche die Ursache für alle Willensbestrebungen (volitions) abgeben, die zu Umsetzungen in den Bewegungsorganen (organs locomoteurs und vocaux agents) führen. Für die organischen Formen sind dies: 1) der Vorgang der Assimilation, der sich aller Organe bedient, die auf folgende Funktionen gerichtet sind: Verdauung, Kreislauf, Atmung, Ernährung, 2) der Vorgang der Désassimilation (Ausscheidung), der bei Absorption, Exhalation und Sekretion zu beobachten ist. Während für die animalischen Formen das Gehirn das Zentrum darstellt, ist es für die organischen Formen der Kreislauf. Beide Systeme sind durch die unterschiedliche äußere Form ihrer Mittel (instruments) bestimmt. Kennzeichen des animalischen Systems ist Symmetrie, des organischen dagegen Unregelmäßigkeit.

Den Organismus insgesamt erklärt Bichat durch die vitalen Eigenschaften, von denen zwei seiner Ansicht nach grundlegend sind: Sensibilität und Kontraktilität. In beiden Systemen zeigen sich folgende Unterschiede. Im Organismus vollzieht sich die Sensibilität unbemerkt; sie zielt immer nur auf ein Organ. So ist z. B. der Magen sensibilisiert für die Nahrung oder das Herz für das Blut. In der animalischen Form hingegen wird sie durch die Empfindung vom Hirn wahrgenommen. Auch die Kontraktilität weist in beiden Systemen Unterschiede auf. Entscheidendes Kriterium ist hier die Willenshandlung. In der animalischen Form unterliegt die Kontraktilität im wesentlichen dem Willen. Er wird dann unterbrochen, wenn die Verbindung über die Nervenbahnen, die zu den entsprechenden Organen führt, nicht mehr funktioniert. Die animalische Kontraktilität hat ihren Sitz ausschließlich in den Muskeln, der Stimme, ganz allgemein in den Kopfbewegungen und im Thorax. Ihr Charakteristikum ist ihre Verbindung mit dem Gehirn. Diese Verbindung fehlt der organischen Kontraktilität völlig, die sich nur in der Verdauung, der Zirkulation, Sekretion, Absorption und Ernährung äußert. Andererseits unterscheidet Bichat bei dieser eine sensible und eine insensible Kontraktilität. Erstere ist am Herzen, Magen und an den Eingeweiden zu beobachten. Letztere hingegen kann nicht wahrgenommen werden, weil die Exkrete (conduits excréteurs) von entsprechenden Flüssigkeiten (z. B. Blut) absorbiert werden.

Diese vitalen Eigenschaften sind nicht mit den Eigenschaften der Gewebe zu verwechseln, die sich auf Ausdehnbarkeit und Kontraktilität konzentrieren. Bichat führt dies in seiner *Anatomie générale* aus. Gegenüber dem rein deskriptiven Charakter ihrer Vorläufer zeigt dieses Werk die Gewebe in ihren Funktionen und demonstriert deren verschiedene Kräfte und Eigenschaften.

III. Physiologische Untersuchungen über das Leben und den Tod

Die *Recherches physiologiques sur la vie et la mort* erscheinen 1800 in Paris. Das Leben besteht nach Bichat in der Gesamtheit der Funktionen, die dem Tod widerstehen, d. h. der inneren Resistenz gegen äußere Kräfte, die auf organischen oder animalischen Formen beruht. Die organische ist durch Symmetrie, Harmonie und Kontinuität bestimmt, die animalische dagegen auf Asymmetrie, Disharmonie, Diskontinuität.

Beide Lebensformen unterscheiden sich durch die Dauer ihrer Tätigkeit. Die organischen Funktionen sind ferner durch ihre Kontinuität und wechselseitige Abhängigkeit charakterisiert, während die animalischen Unterbrechungen aufweisen, wie das Phänomen des Traumes zeigt. Der Traum ist für Bichat Ausdruck einer Gesetzmäßigkeit des animalischen Lebens, welche durch die Verkettung von periodischen Aktivitäten mit Phasen der Ruhe oder Unterbrechung in seinen Funktionen gekennzeichnet ist. Seine extreme Form erreicht er dort, wo das ganze äußere Leben aufgehoben scheint, während er im geringsten Stadium nur auf ein einzelnes Organ beschränkt ist.

Beide Formen lassen sich auch hinsichtlich der Gewohnheit unterscheiden. Im animalischen Leben wird jede Funktion durch Gewohnheit verändert. Im Artikel fünf seiner *Recherches* führt Bichat über den Zusammenhang von Empfindung und Urteil aus: «Eine Melodie gelangt an unser Ohr. Der erste Eindruck ist angenehm oder schmerzlich, ohne daß wir den Grund wüßten. Es ist allein die Empfindung, die spricht. Ertönt die Melodie weiter, suchen wir verschiedene Töne zu unterscheiden und ihre Akkorde zu bestimmen. So entsteht ein Urteil. Die Gewohnheit hingegen verfährt umgekehrt.»

Alles, was den Verstand betrifft, gehört zum animalischen Leben. Ihm verdankt der Mensch seine Größe, seine Überlegenheit anderen Lebewesen gegenüber. Die Distanz zur rohen Materie, Wissenschaften und Künste, die sublimen Bilder des Geistes werden hierdurch ermöglicht. Handel und Industrie, die gegenwärtige Gesellschaft, sind auf das animalische Leben gegründet.

Das organische Leben hingegen vermag niemals die engen Grenzen zu überschreiten, welche die Natur ihm zieht. Der Einfluß der Leidenschaften z.B. ist immer auf das organische, niemals auf das animalische Leben gegründet, denn Liebe, Freude, Trauer, Haß beziehen sich immer auf das Herz, den Magen oder die Eingeweide. Einzig die durch sie verursachte stärkere Blutzufuhr zum Gehirn zieht auch das animalische Leben in Mitleidenschaft. Es ist dann nicht mehr unumschränkter Herr seiner selbst. Andererseits dehnen sich alle Phänomene, die auf Empfindung, Wahrnehmung und Intelligenz beruhen, auf Kosten der Leidenschaften aus. Der glücklichste Mensch ist derjenige, in dem sich die cerebralen und epigastrischen Kräfte im Gleichgewicht befinden. Es ist der Einfluß der Leidenschaften auf das animalische Leben, der das bildet, was man Charakter nennt. Platon, Marc Aurel, Augustinus, Bacon, Saint-Paul, Leibniz, Van Helmont, Buffon und viele andere haben dies bereits festgestellt. Anstatt jedoch die Ursache zu suchen, sollten besser die Phänomene beobachtet und ihre wechselseitigen Beziehungen analysiert werden.

Die vitalen Kräfte unterscheiden sich grundsätzlich von den physikalischen durch ihre Irregularität. Untersucht man die Eigenschaften eines jeden Organs in ihrer Beziehung zum Leben, so lassen sich zwei Typen von Eigenschaften unterscheiden. Die einen sind unmittelbar mit dem Leben verbunden, sie beginnen und enden mit ihm, bilden sein Prinzip und sein Wesen. Der andere Typus weist nur eine indirekte Verbindung zum Leben auf und scheint eher von der Organisation und Textur der Teile abhängig zu sein. Die Eigenschaft der Empfindung und der spontanen Kontraktilität gehört zum vitalen Typus. Die Fähigkeit zu Ausdehnung und Zusammenziehen hingegen sind Eigenschaften des Gewebes. Die vitalen Eigenschaften reduzieren sich auf Empfindung und Bewegung, welche sich in den beiden Lebensformen unterschiedlich darstellen.

Im organischen Leben bewirkt die Sensibilität eine Impression. Im animalischen Leben jedoch besteht die Sensibilität zusätzlich darin, diese Impression an ein gemeinsames Zentrum weiterzuleiten.

Im Zusammenhang mit dem äußeren Leben entwickelt sich das animalische in einem dauernden Lernprozeß. Die Gesellschaft übt auf diese Weise auf die Organbildung des animalischen Lebens einen beträchtlichen Einfluß aus. Sie vergrößert den Radius der einen, und verkürzt den der anderen; alle werden durch sie geformt. Es ist die Art unserer Beschäftigungen, welche die Organe verfeinert, «das Ohr beim Musiker, den Gaumen beim Küchenchef, das Gehirn beim Philosophen, die Muskeln beim Tänzer, die Stimmbänder beim Sänger (*Recherches,* Artikel 81). Die Beschäftigungen lassen sich in drei Klassen teilen: In diejenige, die den Sinnen gefällt, ferner solche, die das Gehirn, die Vorstellung, das Gedächtnis und die Urteilskraft bilden, und schließlich diejenigen der mechanischen Künste.

Aus dieser Tatsache muß für die soziale Erziehung der Schluß gezogen werden, daß niemand sein Interesse auf verschiedene Studien gleichzeitig richten soll, wenn er in einer einzigen erfolgreich sein will. Der Mensch kann dies von den Tieren lernen, die immer nur über eine ausgezeichnete Eigenschaft verfügen. Die Universalität der Kenntnisse ist für Bichat eine Chimäre, welche gegen die Gesetze der natürlichen Organisation verstößt.

Die Bildung der Organe des animalischen Lebens erfolgt gemäß den verschiedenen Altersstufen. In der ersten werden die Sinne geformt, in der zweiten Vorstellung und Gedächtnis vervollkommnet, in der dritten das Urteilsvermögen entwickelt. Die geistigen Anforderungen müssen deshalb den verschiedenen Altersstufen entsprechen. Das Kind soll zeichnen und musizieren, der Heranwachsende mit Wissenschaften, die eine Nomenklatur aufweisen, und den Schönen Künsten beschäftigt werden, der Erwachsene hingegen soll sich den exakten Wissenschaften, Logik, Mathematik und der Verbindung von Vernunftschlüssen und Fakten zuwenden.

Bildung und Entwicklung des organischen Lebens fallen mit der Entstehung des Fötus zusammen, dessen rasche Assimilation auffällt und der nur ein geringes Maß an Ausscheidung korrespondiert. Nach der Geburt treten die inneren Organe sofort in Aktion, ihre Tätigkeit nimmt ohne Hilfe äußerer Erziehung zu. Ihren Grad an Vollkommenheit erreichen sie deshalb aus sich heraus. Diese Qualität des organischen Lebens hängt direkt vom Gewebe der Organe ab, niemals von Erziehung. Deshalb können physisches Temperament und geistiger Charakter auch nicht durch Erziehung verändert werden. Ein solcher Versuch käme dem Bemühen eines Arztes gleich, der den Rhythmus eines gesunden Herzens zu ändern sucht. (*Recherches,* Artikel neun)

Beim natürlichen Tod zieht das animalische Leben sich zuerst zurück.

Das organische Leben hingegen endet weder mit dem natürlichen noch einem gewaltsamen Tode. Entweder tritt der Tod infolge einer großen Störung ein, welche in der Ökonomie des Körpers hervorgerufen wird, oder er ist langsam und stufenweise die Folge von Krankheit. Deshalb wäre es wichtig, den Zustand zwischen Gesundheit und Tod zu kennen, denn in ihm erleiden alle Funktionen beträchtliche Veränderungen, die unendlich variieren können und verschiedene Krankheiten verursachen.

Im wesentlichen lassen sich zwei Abhängigkeiten feststellen, auf die alle Zustände zurückzuführen sind, nämlich die zwischen dem animalischen und dem organischen Leben. Für das erste steht das Gehirn, für das zweite die Lunge oder das Herz. Die Tätigkeit des einen Organs ist unbedingt notwendig für die der anderen; endet sie, dann verlöschen auch die anderen.

IV. *Anatomie générale* appliquée

Im Gegensatz zur Vorgehensweise von Stahl, Boerhaave und anderen, die für die Struktur des lebenden Organismus ein einziges, abstraktes, rein imaginäres, ideales Prinzip entwickeln, verfolgt dieses Werk Bichats, das 1801 in Paris erscheint, die Absicht, die Eigenschaften lebender Körper genau zu untersuchen. Wenn sich nämlich in Physik, Chemie und Astronomie das Axiom durchgesetzt hat, die Beziehung der Eigenschaften als Ursachen der Phänomene als deren Wirkungen anzusehen, muß ein analoges Verfahren auch in der Physiologie zur Anwendung kommen. Ihm widmet Bichat sein Werk.

In der Natur gibt es zwei Arten von Wesen, denen zwei verschiedene Wissenschaftsrichtungen entsprechen. Die «physiologie animale», die «physiologie végétale» und die Medizin bilden die physiologischen Wissenschaften; die Astronomie, die Physik, die Chemie etc. sind den physikalischen Wissenschaften zuzuordnen. Ihnen korrespondieren wiederum zwei andere Forschungsrichtungen, die sich in organische und anorganische teilen. Der Erforschung organischer Körper sind Botanik, Anatomie und Zoologie gewidmet, für die anorganischen Körper ist die Mineralogie zuständig. Physikalische und physiologische Wissenschaften haben gemeinsame Ziele. Sie untersuchen beide die Phänomene, welche als Wirkungen aufzufassen sind und darüber hinaus die Verbindungen, die zwischen jenen und den physikalischen wie vitalen Eigenschaften bestehen, welche als Ursachen anzusehen sind. Den physiologischen Disziplinen fehlt indes die sichere Grundlegung, welche die physikalischen Wissenschaften durch Newton erfahren haben. Die Versuche von Boerhaave, Stahl, Barthez, Haller und Vicq d'Azyr genügen diesen Ansprüchen nicht. Dazu bedarf es einer klaren Vorstellung der vitalen Eigenschaften. (Vgl. *Recherches physiologiques sur la vie et la mort*)

Bei der Beurteilung des Einflusses der vitalen Eigenschaften auf die Phänomene der physiologischen Wissenschaften ist folgender Sachverhalt aufschlußreich. Durch die höher organisierten Pflanzen zirkuliert ununterbrochen Flüssigkeit, die durch die vitalen Eigenschaften gelenkt wird. Infolge ihrer Empfindungsfähigkeit nimmt die Pflanze den Druck der Flüssigkeit wahr, mit der sie durch ihre Fibern in Kontakt steht und auf die sie selbst wiederum lenkend reagiert. Dieser Vorgang führt zur Unterscheidung von organischer Sensibilität und insensibler organischer Kontraktilität. Im Unterschied zu Pflanzen verfügen tierische Organismen zusätzlich über sensible organische Kontraktilität oder Irritabilität, wie an der Nahrungsaufnahme und Verdauung beobachtet werden kann. Das eigentliche animalische Leben jedoch beginnt erst mit den Außenbeziehungen, wie am Beispiel der Würmer, Insekten und Mollusken zu sehen, die sowohl Empfindung wie selbsttätige Ortsveränderung zeigen und daher zusätzlich über animalische Sensibilität und Kontraktilität verfügen.

Im Zustand der Gesundheit hängen alle Phänomene der kapillaren Zirkulation, der Sekretion, Absorption, Verdauung und Ausdünstung von der organischen Sensibilität und der sensiblen wie insensiblen Kontraktilität ab. Aus der animalischen Sensibilität hingegen resultieren in diesem Zustand alle äußeren Empfindungen wie Sehen, Hören, Riechen, Schmecken und Tasten. Auch die inneren Empfindungen wie Hunger, Durst etc. gehören dazu. Der animalischen Kontraktilität z. B. ist das Prinzip der selbständigen Fortbewegung und der Stimme zuzuordnen.

Diesen vier Bedingungen entsprechen vier Arten von Medikamenten, welche die vitalen Kräfte wieder in den natürlichen Zustand versetzen sollen, wenn er bei ihnen beeinträchtigt ist. Zwei Klassen von Lebensphänomenen lassen sich unterscheiden, der Zustand der Gesundheit und der Zustand der Krankheit. Ihnen korrespondieren zwei Wissenschaften: Physiologie und Pathologie. In den physikalischen Wissenschaften hingegen gibt es nichts, was dem Therapeutischen in den physiologischen entspricht. Ein grundsätzlicher Unterschied zu ihnen ist ferner durch die Sympathien gegeben, welche die physikalischen Wissenschaften nicht kennen, denn im lebenden Körper ist alles derart miteinander verbunden, daß kein Teilbereich gestört werden kann, ohne den anderen in Mitleidenschaft zu ziehen.

Die vitalen Eigenschaften und ihre Phänomene sind hinsichtlich ihrer Beziehungen zu den flüssigen und festen Bestandteilen zu untersuchen, aus denen jeder organisierte Körper besteht. Die flüssigen dienen den festen Teilen einerseits zur Ernährung, anderseits stellen sie deren Rückstände dar. Sie stehen sowohl im Dienste des Aufbaus (composition) wie der Auflösung (décomposition). Die festen Bestandteile bilden ihr Ziel, diese wiederum kehren zu ihnen zurück. Alle Phänomene der Struktur des lebenden Organismus zeigen deutlich den nahezu passiven Status der flüssigen und den fast immer aktiven Status der festen Bestandteile. Es sind die flüssigen, die auf einen Reiz reagieren und nur Reizmittel darstellen, denn die festen Bestandteile sind Träger der vitalen Eigenschaften, die krankhaften Veränderungen unterliegen können, welche die flüssigen Bestandteile nicht kennen. (Vgl. *Anatomie générale*)

V. Krankheitslehre

Die vitalen Eigenschaften haben ihren Sitz im wesentlichen in den festen Bestandteilen. Ihre Veränderungen fassen wir als krankhafte Erscheinungen auf. Da die flüssigen weitgehend von den Krankheitserregern gemieden werden, müssen die festen Bestandteile als deren Träger angesehen werden. Sie sind es denn auch, die von Krankheiten am meisten in Mitleidenschaft gezogen werden. Die Ursache hierfür liegt entweder in ihnen selbst oder kommt von außen.

Die Krankheiten werden in solche unterschieden, die das animalische oder das organische Leben stören. Hinsichtlich der Einwirkung auf feste oder flüssige Teile durch Krankheit müssen die Phänomene, die durch Sympathie hervorgerufen werden, von denjenigen, die direkt verursacht werden, getrennt werden. Bichat differenziert zwischen organischen Krankheiten einerseits und geweblichen Veränderungen der Organe andererseits, ferner solchen, die diese Gewebe intakt lassen. Erstere haben deutlich ihren Sitz in den festen Bestandteilen. Die Unterscheidung der Krankheiten in akute und chronische darf ebenfalls nicht vernachlässigt werden; außerdem sind diejenigen Krankheiten zu berücksichtigen, die unabhängig von dem der organischen Struktur innewohnenden Prinzip sind, sowie solche, die einem ähnlichen Prinzip entspringen, wie dies bei venerischen und skrophulösen Erkrankungen, dem Skorbut und anderen, der Fall ist. Sie erfassen das ganze System und befallen wechselweise die verschiedenen Organe.

Die Gewebe schließlich sind vom Leben unabhängig. Entscheidend für ihren Aufbau ist vielmehr die Anordnung ihrer Moleküle. Für Bichat werden sie denn auch nicht durch den Tod, sondern erst durch die Verwesung und Auflösung der Organe zerstört. Extensibilität und Kontraktilität sind ihre hervorstechenden Eigenschaften. Sie ähneln sich indessen nicht; vielmehr hat die Natur sie deutlich voneinander unterschieden und ihnen unterschiedliche Eigenschaften gegeben. Da die Organe von verschiedenen Geweben gebildet werden, werden diese im Krankheitsfalle nicht völlig in Mitleidenschaft gezogen.

Die postum herausgegebene *Anatomie descriptive* (Paris 1801–1803) wird Textbuch für die Pariser Studenten. Von dem fünfbändigen Werk entstammt indes nur der erste Band und die erste Hälfte des zweiten

Bandes der Feder Bichats. Er widmet sich hier ausschließlich einer genauen Beschreibung des menschlichen Körpers, ohne dadurch in irgendeiner Weise seine Theorie zu erweitern.

VI. Wirkung

Während es Haller gelang, Irritabilität, Sensibilität und Kontraktilität der Muskeln nachzuweisen, dehnt Bichat diese Erkenntnis auf alle Arten von Geweben aus. Der Unterscheidung, die Bichat zwischen organischem und animalischem Leben trifft, unterliegt grundsätzlich auch die Kontraktilität. Wenn für Bichat «Leben» die Summe aller vitalen Eigenschaften darstellt, die dem Tod widerstehen, so beherrscht diese Vorstellung auch seine Auffassung von Pathologie, welche die krankhaften Veränderungen der vitalen Eigenschaften konstatiert. Der Therapie fällt deshalb die Aufgabe zu, diesen ursprünglichen (natürlichen) Zustand wiederherzustellen.

Bichat gilt als Begründer der modernen Gewebelehre. Er unterscheidet 21 Gewebetypen. Die Art der Zusammensetzung eines Organs aus verschiedenen Gewebeformen entscheidet über dessen Bau und dessen Funktionen. Die Kenntnis dieser Organbildung ist für die Entwicklung der Pathologie entscheidend. Nicht zuletzt wirkt Bichat durch seine konsequente Durchsetzung naturwissenschaftlicher Methoden in der medizinischen Forschung, deren Grundpfeiler Beobachtung und Experiment sind. Er begründet die experimentelle Physiologie und entwickelt die pathologische Histologie. So bildet Bichats Gewebepathologie eine Brücke von Morgagnis Organ- zu Virchows Zellular-Pathologie. Während sein Methodenverständnis beispielhaft und für die Entwicklung der modernen Medizin entscheidend ist, vernachlässigt Bichat überraschenderweise die Anwendung des Mikroskops völlig.

Die Theorien Bichats wirken weiter bei Laënnec, Broussais, dem Begründer der physiologischen Medizin und «Haupt» der Pariser Medizin nach 1816, bei Corvisart, Dupuytren und Bayle. Auch Johannes Müller knüpft in seinem Werk über Bau und Entwicklung der Drüsen (1830) an Bichats Gewebelehre an. Darüber hinaus ist Bichat derjenige «médecin-philosophe», der neben Cabanis das Denken Schopenhauers tiefgreifend beeinflußt hat.

Josef N. Neumann

CHRISTOPH WILHELM HUFELAND
(1762–1836)

I. Sein Leben und seine Zeit

Christoph Wilhelm Hufeland wurde im thüringischen Langensalza am 12. August 1762 geboren, im letzten Jahr des Siebenjährigen Krieges, den Friedrich II. von Preußen um Schlesien führte. Diese Zeit war durch tiefgreifende geistige, politische und wirtschaftlich-soziale Veränderungen gekennzeichnet.

Durch die Philosophie der Aufklärung waren die Regierungsform des absolutistischen Regenten und die alte Ständeordnung grundsätzlich in Frage gestellt. Wenige Jahre nach dem Unabhängigkeitskrieg der nordamerikanischen Staaten gegen England (1775–1783) folgten in Europa die Französische Revolution (1789–1795) und die Napoleonischen Kriege, an deren Ende die politische Neuordnung Europas durch den Wiener Kongreß 1815 stand. Preußen etablierte sich im 18. Jahrhundert, umgeben von den Großmächten Österreich, Frankreich und Rußland, durch die Zentralisierung der Verwaltung, die Einführung eines neuen Militärsystems, eine fortschreitende Militarisierung des Soziallebens und nicht zuletzt durch kriegerische Auseinandersetzungen mit seinen Nachbarn als zentraleuropäische Macht und erreichte 1772 durch die erste Teilung Polens ostelbisch ein zusammenhängendes, an Rußland angrenzendes Staatsgebiet.

Hufelands Leben – er starb am 25. August 1836 in Berlin – kann in einer Zeit des Widerstreits zwischen den neuen politischen Ideen und dem Beharrungswillen restaurativer Kräfte nur von den vielfältigen gesellschaftlichen und sozialen Gegebenheiten seiner Zeit her beschrieben und verstanden werden. Sein Bemühen als Landarzt und Volksaufklärer einerseits und seine Dienste als Hofmedicus, Leibarzt und Staatsrat andrerseits weisen auf die Gegensätze seiner Zeit zwischen dem privilegierten Adel und den in bedrückender Armut lebenden, rechtlich und wirtschaftlich abhängigen Bauern, Handwerkern und Manufakturarbeitern (Weberaufstände in Schlesien 1793/1798) hin, während seine Tätigkeit als Hochschullehrer und sein literarisches Werk die Suche der damaligen Medizin nach Neuorientierung zwischen der traditionellen Krasenlehre und den Theorien der Aufklärung, zwischen semiotischer Empirie und dem an der Physik orientierten Experimentbegriff dokumentiert.

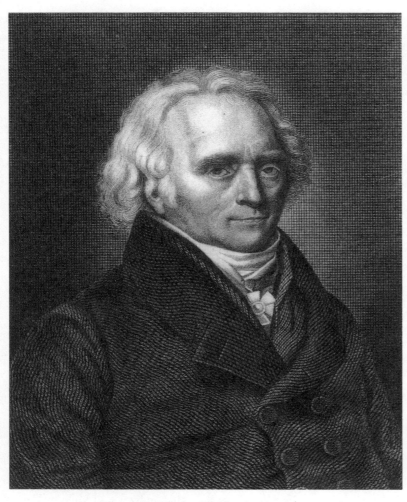

Christoph Wilhelm Hufeland (1762–1836)

1. Kindheit und Ausbildung

Der Großvater, Johann Christoph Hufeland (1695–1767), ehemals Arzt und Bürgermeister in Tennstedt, war bereits Hofrat und Leibarzt am Hofe von Sachsen-Weimar gewesen. 1765 berief Herzog Ernst August Konstantin dessen Sohn, Johann Friedrich Hufeland (1730–1787), zum Leibarzt der Herzogin Anna Amalia und zum Arzt der Hofgesellschaft, so daß Christoph Wilhelm Hufeland im Alter von drei Jahren nach Weimar kam, wo die Familie der Mutter, Dorothea Amalia (1737–1782), seit mehreren Generationen ansässig war. Die von Bibel und alten Sprachen bestimmte Schulbildung (1768–1777) erhielt Hufeland durch die Hauslehrer Senftig und Restel. Diese auf Fleiß, Unterordnung und Pünktlichkeit ausgerichtete Erziehung wollte der Vater auch nicht aufgeben, als 1774 Johann Bernhard Basedow, der im gleichen Jahr das «Philanthropium» in Dessau gegründet hatte, nach Weimar kam, um für seine an den Grundsätzen der Aufklärung ausgerichtete Erziehung zu werben. So wurde entschieden, daß dem Sohn auch der Gymnasialunterricht durch den Direktor des Weimarer Gymnasiums zu Hause erteilt wurde.

Mit 18 Jahren (1780) begann Hufeland das Medizinstudium in Jena, der Universität von Sachsen-Weimar, an der sich drei Professoren den gesamten medizinischen Unterricht teilten. Neben Christoph Friedrich Nicolai (gest. 1802) und Christian Gottfried Gruner (1744–1815) ist besonders der aus Riga gebürtige und in Göttingen ausgebildete Justus Christian von Loder (1753–1832) zu nennen, ein engagierter Arzt, der, seit 1778 in Jena, den Bau des neuen anatomischen Theaters leitete, ein Gebärhaus einrichtete, zeitweise das Amt des Stadtphysicus innehatte und Anatomie, Chirurgie und Hebammenkunst unterrichtete. Zu den Hörern seiner anatomischen und anthropologischen Vorlesungen zählte auch Goethe.

Bereits nach einem Jahr verließ Hufeland Jena, um sein Studium an der 1734 gegründeten Georgia-Augusta-Universität in Göttingen fortzusetzen. Dort traf er die Lehrer, die sein Denken und seine spätere Tätigkeit als Arzt entscheidend bestimmen sollten. August Gottlieb Richter (1742–1812), der seit 1766 den Lehrstuhl für Medizin innehatte und auch Vorlesungen in spezieller Therapie, Chirurgie und Augenheilkunde hielt, verdankt Hufeland, wie er selbst sagt, «die vorwaltende praktische Richtung in der Wissenschaft».[1] Der aus Stockholm stammende Johann Andreas Murray (1740–1791) hielt in Göttingen ab 1763 nicht nur Vorlesungen in Botanik nach dem System von Karl von Linné, sondern machte *Des Herrn Nils Rosen von Rosenstein Anweisung zur Kenntniß und Kur der Kinderkrankheiten* (Originalausgabe: Stockholm 1765) durch seine Übersetzung im deutschsprachigen Raum bekannt. Durch Johann Friedrich Blumenbach (1752–1840), den Begründer der vergleichenden Anatomie und medizinischen Anthropologie, der für Wachstums- und Differenzierungsvorgänge in der Natur, besonders in der embryonalen Entwicklung, einen «Bildungstrieb» als Wirkursache postulierte, wurde Hufeland mit der Frage nach der Lebendigkeit der organischen Natur und ihrer Differenz zur physikalischen Welt des Anorganischen konfrontiert.

Von besonderer Bedeutung war für Hufeland die Begegnung mit dem Naturwissenschaftler und Philosophen Georg Christoph Lichtenberg (1742–1799), der sich als Experimentalphysiker vor allem mit der Elektrizitätslehre befaßte («Lichtenbergsche Figuren»; 1777). Unter seiner Anleitung führte Hufeland eine experimentelle Promotionsarbeit durch (*De usu vis electricae in asphyxia*), in der er zu prüfen hatte, ob mit Hilfe elektrischer Reize zuvor ertränkte oder mit Kohlenoxyd vergiftete Tiere wieder zum Leben erweckt werden können.

2. Weimar und Jena

Nach dem Studium kehrte Hufeland statt der sonst üblichen Bildungsreise 1783 nach Weimar zurück, um in der väterlichen Praxis, deren Einzugsgebiet bis an die Harzgrenze Thüringens reichte, mitzuarbeiten. Am 13. März 1787 starb der Vater nach einer Augenerkrankung; im gleichen Jahr heiratete Hufeland die Pastorentochter Juliane Amelung.

Während seiner zehnjährigen Tätigkeit als Landarzt, Hofmedicus und später herzoglicher Leibarzt begegnete Hufeland allen Bevölkerungsschichten im Herzogtum Sachsen-Weimar. Besonders bedrückend empfand Hufeland die hohe Sterblichkeitsrate bei Krankheit in allen Lebensaltern unter der Landbevölkerung und den ärmeren Stadtbewohnern: «Gesetzt, es werden 1000 Menschen geboren, so sterben davon 24 gleich in der Geburt selbst; das Geschäft des Zahnens nimmt ihrer 50 mit; Konvulsionen und andre Kinderkrankheiten in den ersten zwei Jahren 277; die Blattern, die bekanntlich zum allerwenigsten den zehnten Menschen töten, reiben ihrer 80–90 auf; die Masern zehn. Sind es Weibspersonen, so sterben davon acht im Kindbett. Schwindsucht, Auszehrung und Brustkrankheiten... töten 190. Andre hitzige Fieber 150, Schlagflüsse zwölf, die Wassersucht 41. Also kann man von 1000 Menschen nur 78 annehmen, welche am Alter, d. h. eines natürlichen Todes sterben, denn auch da wird der größere Teil noch durch zufällige Ursachen weggerafft. Genug, es ergibt sich hieraus, daß immer 9/10 vor der Zeit und durch Zufall umkommen.» (*Die Kunst, das menschliche Leben zu verlängern*, S. 127)

Die Frage nach Leben und Lebenszeit stellt sich neu, jetzt nicht als Lebenstheorie oder physiologisches Experiment, sondern als soziales und gesundheitspolitisches Problem. Hufeland stellte fest, daß die Sterblichkeit in den Städten allgemein höher lag als auf dem Land und daß die

Lebenserwartung der Beschäftigten in Manufakturen ebenso wie die der Berg- und Hüttenarbeiter vergleichsweise niedrig war. Indem er die durch Krankheit bedingte Mortalitätsrate mit den Lebens- und Arbeitsbedingungen der Bevölkerung in Beziehung setzte und Daten der Lebensdauer nach Land- und Stadtbewohnern, Berufen und gesellschaftlichen Ständen differenzierte, erweiterte Hufeland die medizinische Betrachtungsweise, die sich bislang an Wohnverhältnissen und Ernährungsweise der Menschen und an den geographischen Bewegungen von Epidemien im Verhältnis zu meteorologischen Gegebenheiten orientierte, und er scheute sich nicht, auf ein bedingendes Verhältnis von Gesundheit und Politik hinzuweisen: «Den äußersten schrecklichsten Grad menschlicher Sterblichkeit treffen wir in zwei Erfindungen der neuern Zeit an, unter den Negersklaven in Westindien und in den Findelhäusern. – Von den Negersklaven stirbt jährlich der fünfte oder sechste, also ungefähr so viel, als wenn beständig die fürchterlichste Pest unter ihnen wütete. Und von 7000 Findelkindern, welche gewöhnlich alle Jahre in das Findelhaus zu Paris gebracht werden, sind nach Verlauf von zehn Jahren noch 180 übrig und 6820 sind gestorben, also von 40 entrinnt nur einer diesem offenen Grabe... Es gehört eine Überverfeinerung dazu, die nur den neuesten Zeiten aufgehoben war. Es gehörten jene kurzsichtigen politischen Rechenkünstler dazu, welche dartun konnten, der Staat sei die beste Mutter, und es sei zur Plusmacherei weiter nichts nötig, als die Kinder für ein Eigentum des Staats zu erklären, sie in Depot zu nehmen und einen öffentlichen Schlund anzulegen, der sie verschlinge.» (Ebd. S. 80f.)

Die Verlängerung des menschlichen Lebens wurde für Hufeland zum vorrangigen Handlungsziel der Medizin. In der Schrift *Die Ungewißheit des Todes* (1790) setzte er sich im *Neuen Teutschen Merkur* mit dem sogenannten «Scheintod» auseinander, ein Begriff, in dem Hufeland die landläufige Angst vor dem Lebendigbegrabenwerden mit der medizinischen Einsicht verbindet, daß die Grenze zwischen Leben und Tod nicht eindeutig bestimmt werden kann. Wie der Lebensbeginn einen Entwicklungsvorgang darstellt, so ist das Lebensende ein Prozeß des Vergehens, in dem sich die Lebenskraft zunehmend aus ihrer Verbindung zum Körper als «Maschine» löst und die Möglichkeit der «Heilung» abnimmt. Indem Hufeland ausdrücklich vom «heilbaren Scheintod» spricht, erfährt der Begriff «Heilung» einen grundlegenden Bedeutungswandel und bezeichnet nicht mehr allein einen Akt im Verhältnis von Krankheit und Gesundheit, sondern meint Lebensverlängerung. Folgerichtig diskutiert Hufeland bereits die Wirkungen technischer Wiederbelebungsmaßnahmen (vgl. *Kleine medizinische Schriften* Bd. 3, S. 141–144) als Ergänzung der bisherigen Therapie. Anderseits setzt er sich dafür ein, daß auf dem Jakobsfriedhof in Weimar das erste Leichenhaus errichtet wird, um auch auf diese Weise jede Möglichkeit der Unachtsamkeit dem menschlichen Leben gegenüber zu verhindern.

Im Herbst 1792 hielt Hufeland in der von Goethe gegründeten «Freitagsgesellschaft» den Vortrag *Ueber die Verlängerung des Lebens*, durch den Herzog Carl August sich veranlaßt sah, Hufeland als Hochschullehrer nach Jena zu versetzen. In dem Kolleg *Über die Kunst, das menschliche Leben lange und brauchbar zu erhalten*, das Hufeland von Ostern 1793 an vor einer großen Hörerzahl las, erarbeitete er die Grundlagen seines Hauptwerks *Die Kunst, das menschliche Leben zu verlängern* (1797), das zahlreiche Auflagen und Übersetzungen erlebte und unter dem Titel der dritten Auflage (1805) als *Makrobiotik* bis heute (1984) nachgedruckt wird. Die erste Auflage widmete Hufeland seinem Lehrer Lichtenberg.

3. Als Hochschullehrer und Gesundheitspolitiker in Berlin

Nach sieben Jahren Lehrtätigkeit in Jena wurde Hufeland 1800 vom preußischen König zum Nachfolger des verstorbenen Christian Gottlieb Selle (1748–1800) nach Berlin berufen; damit verbunden war die Ernennung zum königlichen Leibarzt, zum Leiter des 1724 als Ausbildungsstätte für Militärärzte gegründeten Collegium medico-chirurgicum und zum ersten Arzt der Charité, wo Hufeland ab dem Frühjahr 1801 medizinische Vorlesungen und klinische Übungen abhielt. In dieser Zeit entstand Hufelands zweites großes Werk, das zweibändige *System der praktischen Heilkunde*, in dem er versucht, die praktische Medizin mit den zahlreichen medizinischen Theorien seiner Zeit zu vermitteln. Dennoch steht auch in Berlin für Hufeland die medizinische Praxis im Vordergrund, die aber angesichts der sich neu eröffnenden Möglichkeit, das staatliche Medizinalwesen mitzugestalten, zu einer umfassenden gesundheitspolitischen Tätigkeit erweitert wird.

Die gesellschaftliche und soziale Situation in Preußen um 1800 war gekennzeichnet von einer sprunghaften Zunahme der Landbevölkerung, die sich zwischen 1764 und 1800 auf 6,2 Millionen verdoppelte, während die gleichzeitige Verdoppelung der Einwohner Berlins (von 95 000 auf 183 000) nicht durch einen Geburtenüberschuß, sondern durch Einwanderungen bedingt war. Preissteigerungen, Hungersnöte (1816/17) und Seuchen waren die wichtigsten Ursachen für eine hohe Mortalitätsrate, besonders unter den Kindern. In Berlin selbst waren die hygienischen Verhältnisse besorgniserregend: bereits in den Nebenstraßen der Prachtstraße Unter den Linden fanden sich Misthaufen vor den Türen, die Straßenpflaster waren kotig und lückenhaft, der Abfall wurde in die Spree geschüttet, aus der das Trinkwasser genommen wurde. Unter den Einwohnern Berlins zwischen 20 und 36 Jahren starben jährlich 1000 an Schwindsucht.[2]

Hufeland setzte sich in seiner Privatpraxis zusammen mit dem Geheimrat Heim, mit dem er befreundet war, für die medizinische Behandlung der armen Bevölkerung ein. Gleichzeitig wies er auch an höchster Stelle auf den bedingenden Zusammenhang von Armut, Krankheit und verringerter Lebenserwartung hin: «...denn es ist entschieden, daß gerade die Winkel der Armuth es sind, wo Mangel, Kummer und Unreinlichkeit, die furchtbarsten Krankheitserzeuger, durch ihr Zusammentreffen die allerverderblichsten Seuchen und Ansteckungsgifte ausbrüten, welche sich dann von da aus über das Ganze und in die höheren Regionen verbreiten.» (Armen-Pharmakopöe, S. 6)

Nach der Schlacht von Jena und Auerstedt (1806) begleitete Hufeland die vor Napoleon fliehende königliche Familie nach Königsberg, Memel und Tilsit und kehrte erst drei Jahre später nach Berlin zurück. Im ostpreußischen Exil hatte sich Hufeland in besonderer Weise mit der Neuordnung des Medizinalwesens befaßt und sich zusammen mit den Ministern Stein, Altenstein und Wilhelm von Humboldt an der Planung der neuen Universität beteiligt, die in Berlin am 1. Februar 1810 eröffnet wurde. Hufeland übernahm den Lehrstuhl für spezielle Pathologie und Therapie und wurde zum ersten Dekan der medizinischen Fakultät ernannt, in der neben ihm Johann Christian Reil (1759–1813) die klinische Medizin und Carl Asmund Rudolphi (1771–1812) die Anatomie vertrat. Gleichzeitig übernahm er die Leitung der neu organisierten medizinisch-chirurgischen Militärakademie und als Staatsrat die Abteilung Gesundheitswesen im Innenministerium unter Alexander von Humboldt.

Bedeutsam für die zukünftige Klinikstruktur an den Universitäten ebenso wie für die medizinische Versorgung der armen Bevölkerung und die Entwicklung einer eigenständigen Kinderheilkunde in Deutschland wurde die Gründung der ersten Poliklinik an der Charité. Dabei orientierte sich Hufeland an der Organisation und Arbeitsweise der «Anstalt zur Verpflegung armer Kranker», die 1806 auf Betreiben des Armendirektoriums, dessen Geschäftsführer er war, gegründet worden war, sowie an seinen Erfahrungen in der medizinisch-chirurgischen Krankenanstalt in Jena, deren Bedeutung er schon damals im Verhältnis von gesundheitspolitischer Aufgabe, wissenschaftlicher Medizin und medizinischer Ausbildung verstand: «In erster Rücksicht sind solche Institute ein wichtiger Theil der Staatsverwaltung, des Polizey- und Armenwesens, in der zweiten, ein großes Hülfsmittel der medizinischen Kultur und Aufklärung, und in der dritten, ein unentbehrliches Stück der medizinischen Lehranstalt. Sie können folglich unter politischer, scientifischer und akademischer Hinsicht betrachtet werden. Der Direktor einer solchen Anstalt muß immer alle drey Zwecke bey der Ausführung vor Augen haben, und je mehr sie das Institut alle drey erfüllt, desto vollkommener ist es.» (Kleine medizinische Schriften Bd. 2, S. 131 f.)

Gleichzeitig erinnern die Gründe gegen eine vorrangig stationäre medizinische Behandlung in Hospitälern, die Hufeland in der für die

Poliklinik verfaßten *Armen-Pharmakopöe* wiederholt, an die heutige Krankenhauskritik: Im Hospital ist der Mensch einer unpersönlichen Versorgungs-Routine unterworfen; er ist nicht «Zweck für sich allein», sondern «Objekt» und «Mittel»; außerdem verliert er die Beziehung zu seiner Familie. Von daher ist Hufeland um ein ambulantes Versorgungssystem bemüht, in dem der Arzt den Kranken in seiner häuslichen und sozialen Umwelt erlebt und in dem die medizinische Therapie stets durch vorbeugende Gesundheitserziehung und soziale Hilfe (Beschaffung von Nahrung, Kleidung, Brennmaterial u. a.) ergänzt wird. Dazu wurden Berlins Stadtteile in Distrikte aufgeteilt, für die je ein Armenarzt mit einem Stellvertreter und ein Chirurg verantwortlich waren. Diese hatten die Hausbesuche zu besorgen und trafen sich jeden Monat zu einer Konferenz, die der Besprechung der gesundheitspolitischen Situation und dem Erfahrungsaustausch diente.

II. Das klassische Werk

Die Biographen betonen häufig, in Hufelands Denken habe die medizinische Praxis stets im Vordergrund gestanden; medizinische Forschung und Theorie hingegen seien in seinem literarischen Werk von untergeordneter Bedeutung – ein Urteil, das der Titel seines letzten Werkes, deren zweite Auflage er fünf Tage vor seinem Tod fertigstellte, zu bestätigen scheint: *Enchiridion medicum oder Anleitung zur medizinischen Praxis. Vermächtnis einer fünfzigjährigen Erfahrung.* Dennoch wird eine Beurteilung Hufelands allein aus dem Blickwinkel medizinischer Praxis der Bedeutung seiner Schriften, die diesen auch in theoretischer Hinsicht zukommt, nicht gerecht. Gleichwohl muß der Versuch, Hufelands Bedeutung für Theorie und Praxis der Medizin zu verstehen und historisch einzuordnen, von seinem Verständnis der medizinischen Praxis und seiner Begründung ärztlichen Handelns ausgehen.

Hufeland leitet therapeutische Maßnahmen unmittelbar von den äußeren Krankheitserscheinungen ab und beurteilt ihre Anwendung pragmatisch ihrem Erfolg entsprechend. Dabei ist er sich bewußt, daß er weder die Krankheitsursache noch den kausalen Wirkmechanismus des angewandten Heilmittels kennt. Diesen Mangel an kausaler Erklärung sucht Hufeland auszugleichen durch das systematische Sammeln und Vergleichen therapeutischer Erfahrungen, um auf einer möglichst breiten Erfahrungsbasis die Wirkung therapeutischer Maßnahmen beurteilen zu können. Dieses Vorgehen belegen die zahlreichen Erfahrungsberichte, die Hufeland selbst verfaßt oder zu denen er seine Kollegen aufgerufen hat. Bereits in Weimar faßte Hufeland die Erfahrungen einer Pockenepidemie (1788), während der er die fürstlichen Kinder und hundert weitere Kinder mit menschlicher Pockenflüssigkeit geimpft hatte, in den *Bemer-*

kungen über die natürlichen und inoculirten Blattern zusammen und warb im *Journal des Luxus und der Moden* (1788/89) öffentlich für die «Blatterninoculation». 1802 berichtete er über das in Berlin errichtete Impfinstitut, nachdem er bereits 1801 eine *Aufforderung an alle Aerzte Deutschlands in Betreff der Kuhpocken* gerichtet hatte, in der er sich für die Einführung der weit risikoärmeren, von Edward Jenner entdeckten Pockenschutzimpfung einsetzte.

Während des Exils in Ostpreußen beschrieb Hufeland die verheerende Typhusepidemie von 1807, faßte 1814 seine Erfahrungen mit dieser Seuche in der Schrift *Ueber die Kriegspest alter und neuerer Zeiten, mit besonderer Rücksicht auf die Epidemie im Jahre 1813* zusammen und beschäftigte sich allgemein mit epidemiologischen Fragen in einer *Vergleichende(n) Uebersicht der epidemischen und contagiösen Krankheiten des Jahres 1822 in der ganzen preussischen Monarchie*. Dabei ist er stets bemüht, Therapie und Schutz vor Epidemien durch die Aufklärung der Bevölkerung, die Schaffung entsprechender Einrichtungen und den Erfahrungsaustausch unter den Ärzten zu verbessern; denn es ist «Pflicht jedes praktischen Arztes, Bemerkungen, die er über interessante Gegenstände gemacht zu haben glaubt, öffentlich bekannt zu machen, theils um, im Fall sie gegründet sind, seinen wohltätigen Wirkungskreis zu erweitern, theils um ihm Gelegenheit zu verschaffen, irrige Meinungen zu berichtigen; aber vorzüglich darf der Epidemieenbeschreiber nie vergessen, daß die Wahrheit seiner Behauptungen oft nur relativ ist, daß die glücklichsten Erfahrungen in einer Epidemie noch keine Gesetze fürs Ganze geben und nur mit einer richtigen Urtheilskraft und einem feinen Beobachtungsgeist auf andre Fälle angewendet werden können.» (*Bemerkungen über die Blattern*, S. VIII f.)

In gleicher Weise verfolgte Hufeland therapeutische und hygienisch-vorbeugende Absichten zugleich, als er im *Journal des Luxus und der Moden* (1790) für die *Wiederherstellung der Bademode als des vorzüglichsten Mittels einer allgemeinen Gesundheitsrestauration* aufklärte und dabei von Lichtenberg, der während seines Englandaufenthalts das Baden im Meer kennengelernt hatte, durch die Schrift *Warum hat Deutschland noch kein öffentliches Seebad?* unterstützt wurde. 1802 richtete er eine *Aufforderung an die Brunnenärzte Deutschlands, besonders Schlesiens*, von Zeit zu Zeit die besonderen Wirkungen ihrer Heilquellen öffentlich mitzuteilen, und gab selbst einen Bericht über die Seebäder Norderney und Kolberg heraus, dem während des ostpreußischen Exils eine *Practische Uebersicht der vorzüglichsten Heilquellen Deutschlands* folgte.

Darüber hinaus war für Hufeland die klinische Tätigkeit allgemein stets Gegenstand von Erfahrungsberichten. Vor dem ostpreußischen Exil berichtete Hufeland jedes Jahr (1802–1806) über die Medizin an der Charité; ab 1811 veröffentlichte er regelmäßig die Jahresberichte der Berliner Poliklinik (bis 1835). Dem Erfahrungsaustausch unter Kollegen diente auch die 1810 in Berlin gegründete medizinisch-chirurgische Gesellschaft, die sich ab 1833 «Hufelandsche Gesellschaft» nannte. Unter den von Hufeland gegründeten Periodica ist vor allem das *Journal der practischen Arzneykunde und Wundarzneykunst* zu nennen, das von 1795 bis 1844 erschien und zum Meinungsaustausch auch Kritikern, beispielsweise Samuel Hahnemann (1755–1843), dem Begründer der Homöopathie, offenstand.

Den zeitbedingten Voraussetzungen in Hufelands Denken ist näherzukommen, wenn man sein Verhältnis zum Kind und seinen Beitrag zur Entwicklung einer eigenständigen Kinderheilkunde untersucht; denn als Anstalten für die arme Bevölkerung waren die Polikliniken von Anfang an auch für die Kinder zuständig und bildeten in Deutschland häufig die Institution, aus der die späteren Kinderkliniken hervorgingen. Im *Enchiridion medicum* meint Hufeland grundsätzlich zur Bedeutung der Kinderheilkunde in der Poliklinik: «Ein höchst wichtiger Gegenstand für die Praxis. Denn ein Drittheil aller Kranken sind Kinder, und es ist eine ganz einthümliche Praxis, die besonders studirt sein will. Man kann ein sehr guter Arzt für Erwachsene sein und man ist ein schlechter Kinderarzt. Denn es ist nicht blos, wie Einige glauben, die Verminderung der Dosen, die ihn macht, sondern andere Semiotik, anders modificirte Pathologie und Therapie, ein anderer Charakter. Es ist also hier die Rede, theils von den Krankheiten, die nur im Kindesalter vorkommen, theils von dem eigenthümlichen Charakter, den das Kindesalter allen Krankheiten und der ganzen Praxis in diesem Zeitpunkt giebt.» (*Enchiridion medicum,* S. 718)

Als «Kinderkrankheiten» bezeichnet Hufeland Erkrankungen, die nur oder überwiegend im Kindesalter auftreten, deren Diagnostik und Therapie eine besondere Kenntnis des Kindes voraussetzen, und die von daher den «Kinderarzt» erfordern. «Der Mangel der Sprache, die Unvernunft der Kinder, die Vorurtheile ihrer Wärterinnen, erschweren die Beobachtung und Erkenntnis ihrer Krankheiten so sehr, vereiteln so manchen Heilungsplan, machen die Anwendung mancher Mittel so unmöglich, daß eine unendliche Geduld, eine unermüdete Aufmerksamkeit, und, ich möchte behaupten, ein eigener Takt und semiotisches Gefühl dazu nöthig sind, um ein guter Kinderarzt zu seyn. Nimmt man dazu den unvollkommnen Unterricht, den oft der junge Arzt über diesen Theil der Heilkunde auf Akademien erhält, den Mangel von Kinderhospitälern, und von Gelegenheit, sie zeitig in Natur kennen zu lernen; so ist es wohl sehr begreiflich, warum so manche Aerzte eine solche Gleichgültigkeit gegen diesen Theil ihrer Kunst haben, warum bey vielen... der höchst nachtheilige Glaube herrscht, als sey bey Kinderkrankheiten nicht viel zu thun, und der Natur alles zu überlassen, und warum folglich dieser Theil noch nicht jenen Grad von Vollkommenheit erhalten hat, dessen sich andere rühmen können. Ich wage es daher, einen großen Theil meiner

Herren Kollegen aufzufordern, diesem Theil ihres Berufs einen höhern Werth beyzulegen ...» (*Bemerkungen über die Blattern*, S. 258 f.)

Die Zuwendung zum Kind geschieht bei Hufeland nicht nur aus pragmatischen Gründen, die sich aus der Struktur der damaligen Krankenversorgung in der Poliklinik ergeben, sondern entspricht dem neuen Kindheitsverständnis der Aufklärung und der praktischen Forderung einer «physischen Erziehung», wie sie erstmals von John Locke als Einheit von körperlicher und geistig-moralischer Bildung beschrieben und von Rousseau im Erziehungsroman *Emile*, den Entwicklungsschritten des Kindes folgend, differenziert wurde. Hufeland hat sich systematisch mit der allgemeinen Pathologie und der nosologischen Systematik, mit Fragen der speziellen Therapie und der Materia medica im Kindesalter beschäftigt und der physischen Erziehung in seinen wichtigsten Werken eigene Kapitel gewidmet, deren Ratschläge zur Ernährung und Kleidung, Hygiene, Körperpflege und Schulbildung der Kinder er als Aufklärungsschrift *Guter Rath an Mütter über die wichtigsten Punkte der physischen Erziehung der Kinder in den ersten Jahren* (1794/1799) für das interessierte Publikum nochmals zusammenfaßte und gesondert herausgab. Dabei ist bemerkenswert, daß nach Hufeland die Voraussetzungen für die Senkung der Kindersterblichkeit und ein langes Leben bereits in der Zeit vor der Geburt gegeben sind; denn die Konstitution des Kindes ist begründet in der der Eltern, in seiner «physischen Herkunft». Über seine Lebensdauer wird bereits im «Gesundheitszustand der Eltern, dem Augenblick der Zeugung und dem Zeitraum der Schwangerschaft» entschieden. Die Kinder sind ein «Abdruck (der) Eltern, nicht bloß in Absicht auf die allgemeine Form und Textur, sondern auch in Rücksicht der Summe von Lebenskraft und besonderer Schwäche und Fehler einzelner Eingeweide». (*Die Kunst, das menschliche Leben zu verlängern*, S. 155)

Damit ist die hohe Kindersterblichkeit als eine Folge «von großer Schwäche der Lebenskraft» zu verstehen,[3] die Hufeland mit seiner Vorstellung vom Scheintod in Beziehung setzt. (Vgl. *Bemerkungen über die Blattern*, S. 355) Folgerichtig setzt sich Hufeland, der den Zweck medizinischen Handelns in der Lebensverlängerung sieht, für die Anwendung von Wiederbelebungsmaßnahmen auch bei Neugeborenen und Säuglingen ein. (Vgl. *Die Ungewissheit des Todes*, S. 26; *Rettung eines neugeborenen Kindes*) Er stellt die Frage, wie das Leben des Föten bei Erkrankungen der Mutter erhalten werden kann und handelt schon 1827 *Von den Krankheiten der Ungeborenen und Vorsorge für das Leben und die Gesundheit des Menschen vor der Geburt*. Den «Uebergang von dem Leben im Ey zu dem freyen, mit einer ganz neuen Welt in Berührung kommenden Menschenleben», begreift Hufeland als «Verwandlung... aus einem abhängigen, nur einen Theil eines andern ausmachenden, in ein selbständiges, sich allein überlaßnes Wesen» und als Zeit «einer fortgesetzten Zeugung und Entwicklung». (*Enchiridion medicum*, S. 718) Zwar ist auch bei Hufeland die überkommene Anschauung von der Kindheit als einem von Disharmonie und Ungleichgewicht (zu feucht/zu warm) gekennzeichneten, in sich krankhaften Zustand noch nachweisbar,[4] die die hohe Kindersterblichkeit aus dem noch unfertigen Zustand des Kindes, seiner erhöhten Reizbarkeit und Neigung zu «Konvulsibilität» erklärt. Noch im *Enchiridion medicum* schreibt Hufeland: «Das Leben des Kindes ist also noch kein normaler Zustand, sondern das Streben, dazu zu gelangen, ein Zustand der Krankheit, der Krisis, und muß eben so von dem Arzte betrachtet und behandelt werden.» (*Enchiridion medicum*, S. 719)

Der von Hufeland eingeführte Begriff der «Entwicklungskrankheit» der auch als «Entwicklungsentzündung» auf krankhafte entzündliche Zeichen (besonders beim Zahnen) hinweist und diese gleichzeitig als Begleiterscheinungen naturnotwendiger Entwicklungsprozesse charakterisiert,[5] kennzeichnet den Übergang der humoralpathologischen Vorstellungen vom Kindsein zu einem Kindheitsverständnis, das vom Entwicklungsbegriff der Aufklärungspädagogik bestimmt ist: «Das Kindesalter ist das Alter der Entwicklungen. In keinem Zeitpunkte des Lebens drängen sie sich so, wächst der Mensch so, ist die Natur so anhaltend mit Entwicklung und Ausbildung neuer Organe und Kräfte beschäftigt, als hier, und das erste Jahr ist wirklich noch eine fortdauernde Generation... Diese Entwicklungen haben ihre eigenen Zufälle, und erregen scheinbare Krankheiten, die, wenn man sie bloß als Krankheit, ohne Rücksicht auf ihren wahren Zweck betrachten wollte, gar leicht falsch geleitet und behandelt, und die dadurch beabsichtigten Entwicklungen gehindert, gestört, verspätet oder auch zu sehr beschleunigt werden können; z. E. etwas Fieber und Hitze gehört zur Entwicklung des Zahngeschäfts, und wollte man diese durch kühlende ableitende Mittel ganz wegnehmen, so würde man das ganze Geschäft verspäten und hindern. Es ist daher wichtig, die Entwicklungskrankheiten mehr zu studiren, auf die bisher wenig oder gar keine Rücksicht genommen worden ist; und mit Vergnügen bemerke ich, daß man anfängt, sich mit diesem wichtigen Gegenstande mehr zu beschäftigen, dessen genaueres Studium uns gewiß zeigen wird, daß manche dafür gehaltene Krankheit dieses Alters eigentlich keine Krankheit ist, und daß die Behandlung, die nach allgemeinen Grundsätzen vielleicht sehr passend ist, in dieser Rücksicht widersinnig und zweckwidrig seyn kann.» (*Bemerkungen über die Blattern*, S. 269–271)

Mit dem Begriff «Entwicklung» eröffnet sich ein Sinnhorizont im Verhältnis der Kindheit zum gesamten Leben des Menschen, das als Einheit eines von der Zeugung bis zum Tod fortschreitenden Naturprozesses gesehen wird. Rousseau schreibt: «Die innere Entwicklung unserer Fähigkeiten und unserer Organe ist die Erziehung durch die Natur.»[6]

Entwicklung ist das Werden und Vergehen des Menschen entsprechend den Gesetzmäßigkeiten der Natur. Im Gang der Natur gewinnt jedes Lebensalter, auch das der Kindheit, seinen Sinn. Das bedeutet, daß der Entwicklungsbegriff nur von dem der Natur aus verstanden werden kann.

«Natur» meint im Verständnis der Aufklärung nicht nur die Summe aller Dinge, der anorganischen und organischen Körper, sondern die Gesamtheit der Gegenstände in ihrem Verhältnis zum Menschen, der, als Teil der Natur, dieser seine körperliche Konstitution und geistig-seelischen Vermögen und Fähigkeiten verdankt. Als Denkender tritt der Mensch zwar der Natur gegenüber, betrachtet seine Welt und sich selbst in reflektierender Distanz und wird sich so der Naturgesetze als den Gesetzmäßigkeiten seines eigenen Werdens und Vergehens bewußt. Aber auch im Denken bleibt der Mensch Teil der Natur und erkennt seine unaufgebbare Einheit mit ihr. So gesehen ist der Mensch das Wesen, in dem die Natur zu sich selbst kommt und sich ihrer selbst als Gesamtheit bewußt wird. Demnach ist die Natur als Gesamtheit kein empirischer Begriff, sondern ein Begriff des Denkens, eine Idee, die sowohl im Erkennen als auch im Handeln als übergreifende Sinnstruktur vorausgesetzt ist.

Von daher kann Erkennen nur bedeuten, die Natur in ihren Einzelerscheinungen zu verstehen, um das eigene Handeln an den Gesetzmäßigkeiten der Natur zu orientieren. Erkennen und Handeln sind nicht auf Erklären und Naturbeherrschung gerichtet; vielmehr soll der Sinn der Erscheinungen im Verhältnis zur Gesamtheit der Natur verstanden werden. Dabei wird die Natur in ihrer Sinnhaftigkeit nicht in Frage gestellt, ihre Gegenstände und Entwicklungsvorgänge sollen nicht verändert werden; der Gang der Natur als Werden und Vergehen, Leben und Tod wird fraglos als gut vorausgesetzt: «Leben heißt nicht atmen, sondern handeln; es heißt, unsere Organe zu gebrauchen, unsere Sinne, unsere Fähigkeiten, alles, was in uns ist und uns das Bewußtsein unserer Existenz gibt. Nicht derjenige, der die meisten Jahre zählt, hat am längsten gelebt, sondern der, der das Leben am stärksten erlebt hat. So wird mit hundert Jahren zu Grabe getragen, wer schon als Toter geboren wurde. Es wäre für ihn ein Gewinn gewesen, jung zu sterben, wenn er wenigstens bis dahin gelebt hätte.»[7] Leben als Handeln, der freie Umgang mit sich und seinen Kräften und Fähigkeiten, setzt voraus, daß der Gang der Natur auch in seiner Vergänglichkeit angenommen wird. Von daher hat das Handeln des Menschen nicht einzugreifen, zu verändern oder den Naturvorgängen entgegenzuwirken. Das Handeln des Menschen hat vielmehr der Eigentätigkeit der Natur und ihren Gesetzmäßigkeiten zu entsprechen, es hat Nachvollzug der Natur zu sein.

Der Naturbegriff der Aufklärung wird in Hufelands Schriften zwar nicht systematisch reflektiert, ist aber in der Begründung medizinischen

Handelns vorausgesetzt; denn es ist für die ärztliche Kunst von grundlegender Bedeutung, «... die Sprache der Natur zu verstehen, das Wesentliche von dem Zufälligen abzusondern, und aus der ganzen Physiognomie der Krankheit zu erkennen, was die Fehler der leidenden Natur, und welches ihre Bedürfnisse, Wünsche und Anforderungen an die Kunst sind.» Und weiter sagt Hufeland in seiner Jenaer Antrittsvorlesung: «Alle wahren praktischen Aerzte hatten im Grund von jeher nur eine Methode, nur ein Gesetz. Ihr Gesetz war das Gesetz der Natur und ihre Methode, die Kunst sie zu beobachten, sie zu verstehen und ihren Willen zu tun.» (*Kleine medizinische Schriften* Bd. 2, S. 421 f.)

Die Forderung, die Natur durch Beobachtung zu verstehen und an den erkannten Gesetzmäßigkeiten der Natur das eigene Tun zu orientieren, widerspricht einem medizinischen Handeln, das auf Naturbeherrschung und technische Manipulation von Gegebenheiten gerichtet ist. Aufgabe des Arztes muß es deshalb sein, die Eigentätigkeit zu unterstützen. «Eine Medicin, welche in diesem Sinne die Natur umfaßt, welche in Allem, was sie thut, das höhere Gesetz des Lebens und der Naturselbstthätigkeit anerkennt und achtet, welche nicht sich als Agens, sondern nur als ein Werkzeug dieser innern Heilung betrachtet, welche die Anzeigen zu ihrem Eingreifen nur aus den Bedürfnissen und Anforderungen der kranken Natur erkennt und darnach bestimmt, welche Alles, was im Organismus vorgeht, sowohl Krankheit, als ihre eigene Heilungsoperation und die Wirkung der Arzneimittel, lebendig und als Lebensaktionen auffaßt, genug, welche selbst im Leben lebt, und, so wie sie Alles, was lebt, durch das Leben zu einer höheren Sphäre des Daseins erhoben erkennt, also auch sich selbst und ihr Wirken nur in dieser Sphäre bewegt, und so eins mit der heilenden Natur wird, – eine solche, Medicin nenne ich Physiatrik.» (*Enchiridion medicum*, S. 4 f.)

Die Bestimmung des Begriffs «Physiatrik» im *Enchiridion medicum* zeigt, daß Hufeland bis in sein Alter vom Denken der Aufklärung bestimmt blieb; auch den Tod, so kann man an mancher Stelle seiner Schriften meinen, nimmt er im Sinne Rousseaus an als ein zum Leben gehörendes Ereignis im Gang der Natur. «Wir gehen fast durch eben die Veränderungen aus der Welt, als wir hineinkommen; die beiden Extreme des Lebens berühren sich wieder. Als Kinder fangen wir an, als Kinder hören wir auf. Wir kehren zuletzt in den nämlichen schwachen und hilflosen Zustand zurück, wie im Anfange. Man muß uns heben, tragen, Nahrung verschaffen und reichen. Wir bedürfen nun selbst wieder Eltern, und ... wir finden sie wieder in unsern Kindern ...» (*Die Kunst, das menschliche Leben zu verlängern*, S. 171 f.)

Der grundlegende Wandel, der sich im Vergleich zu Rousseaus Naturbegriff dennoch in Hufelands Denken vollzieht, wird unmittelbar deutlich, wenn man bedenkt, daß dieses Zitat aus der *Makrobiotik* genommen ist, in der das menschliche Leben als «eine eigentümliche animalischchemische Operation» bezeichnet wird, die im medizinischen Handeln nach ihren Gesetzen «befördert oder gehindert, beschleunigt oder retardiert werden» kann mit der Wirkung, die Lebenszeit zu verlängern oder zu verkürzen. Hufeland nennt in der *Makrobiotik* zwar der Aufklärung entsprechend die «veredelte und vollkommenste Menschennatur» als das höchste Ziel medizinischen Handelns; sein tatsächliches Handlungsziel ist aber die Lebensverlängerung, für die er entsprechende Handlungsanweisungen aus der Theorie der Lebenskraft ableitet. Der von dem Arzt und Botaniker Friedrich Casimir Medicus (1736–1808) eingeführte Begriff «Lebenskraft» beabsichtigte, das Ungenügen deutlich zu machen, Bewegungen und Vorgänge lebender Körper allein mechanisch zu erklären, d. h., er kennzeichnet ursprünglich die Differenz von «organisch» und «anorganisch», begrenzt den Naturbegriff auf den Bereich organischer («animalischer») Körper und markiert die Grenze zu dem anorganisch-physikalischer Gegenstände. Gleichzeitig wird aber in diesem Begriff die kausal-mechanistische Denkweise des 17. Jahrhunderts weitergeführt und «Lebenskraft» als eine real wirkende, stofflich nicht näher bestimmbare Ursache gedeutet, die als feinste, mit der Elektrizität oder Magnetkraft vergleichbare, alles durchdringende Materie den Übergang anorganischer Stoffe in den organischen Zustand von Lebewesen bewirkt und das Phänomen des Lebendigen erklärt. «Alles, was in uns eingeht, muß erst den Karakter des Lebens erhalten, wenn es unser heißen soll. Alle Bestandtheile, ja selbst die feinsten Agenzien der Natur, die in uns einströmen, müssen animalisiert werden, d. h. durch den Zutritt der Lebenskraft so modifiziert und auf eine ganz neue Art gebunden werden, daß sie nicht ganz mehr nach den Gesetzen der todten und chemischen Natur, sondern nach den ganz eigenthümlichen Gesetzen des organischen Lebens wirken und sich gegen andere verhalten, kurz als Bestandtheile des lebenden Körpers nie einfach, sondern immer als zusammengesetzt (aus ihrer eigentlichen Natur und den Gesetzen der Lebenskraft) gedacht werden können. Genug, alles was in uns ist, selbst chemische und mechanische Kräfte, sind animalisiert.» (*Ueber menschliches Leben*, S. 138)

Das Verhältnis von «Lebenskraft» und «Leben» wird entsprechend dem von Potenz und Akt bestimmt: «Leben eines organischen Wesens heißt der freie wirksame Zustand jener Kraft und die damit unzertrennlich verbundene Regsamkeit und Wirksamkeit der Organe. – Lebenskraft ist nur Vermögen; Leben selbst Handlung. – Jedes Leben ist folglich eine fortdauernde Operation von Kraftäußerungen und organischen Anstrengungen.» Leben als Handeln bedeutet, ermöglicht durch die Lebenskraft, Eindrücke und Reize zu empfinden (Perzeption) und darauf in Eigenbewegungen zu antworten. Dabei vollziehen sich die Lebensvorgänge im Verhältnis von «Konsumption» (Verbrauch der Lebenskraft) und «Regeneration» (besonders im Schlaf), in der verbrauchte Lebenskraft wieder ersetzt wird. Während Fäulnis, Verwitterung und Frost zerstörend auf die Kräfte der Natur einwirken, stehen Licht, Wärme, Luft und Wasser in einer gewissen «Freundschaft und Verwandtschaft zur Lebenskraft» und stellen deren «wahre und eigentümliche Nahrungs- und Erhaltungsmittel» dar. In der Umwandlung körperfremder und anorganischer Bestandteile der Nahrung in körpereigene, organische Stoffe erweist sich die Lebenskraft als «Reproduktionskraft», die das Leben in seinen drei Perioden – Wachstum, Stillstand, Abnahme – ermöglicht. (Vgl. *Die Kunst, das menschliche Leben zu verlängern*, S. 34ff.) Daraus ergibt sich für das Verhältnis von Lebenskraft und Lebenszeit: die Dauer des Lebens ist abhängig von der Summe der Lebenskraft, der Geschwindigkeit ihrer Konsumtion und der Fähigkeit des Organismus, durch Regeneration die Lebenskraft wieder zu erneuern.

Während die Lebenskraft in ihrer stofflichen Beschaffenheit unbestimmt ist, dennoch aber als reale, im gesamten organischen Bereich wirkende Ursache gedacht wird, ist zwar ihr fortschreitendes Entbehrlichwerden in dem Maße vorherbestimmt, in dem klinische Erfahrung und technisches Experiment Beziehungen zwischen Gegebenheiten aufzeigen, die als Kausalverhältnisse zu deuten sind; zunächst ist es aber möglich, ausgehend von der Lebenskraft als Hypothese, in kausalen Schlußfolgerungen Handlungsanweisungen abzuleiten, die beispielsweise sagen, welche diätetischen Ratschläge zu befolgen sind, damit die Lebenszeit verlängert wird. Hufeland ist sich bewußt, daß er die Kausalverhältnisse zwischen den Einzelerscheinungen der Natur nicht kennt; er meint aber, die zwischen den Dingen bestehenden kausal wirkenden «Eigenschaften und Kräfte... wenigstens praktisch kennen und benutzen» zu können. «So ist's dem menschlichen Geiste gelungen, selbst unbekannte Wesen zu beherrschen und nach seinem Willen und zu seinem Gebrauch zu leiten.» (Ebd. S. 35) Hufeland sieht sich gezwungen, seine Beobachtungen auf die Ebene semiotischer Erscheinungen zu beschränken und von diesen indirekt auf die den Krankheitszeichen zugrundeliegenden inneren Krankheitsvorgänge zu schließen. Sein pragmatisches Vorgehen setzt aber bereits eine medizinische Forschung voraus, die, auf die Erkenntnis kausaler Beziehungen gerichtet, die Verfügbarkeit und technische Anwendbarkeit von Gegebenheiten beabsichtigt.

III. Wirkungsgeschichte

Obwohl Hufelands Praxisverständnis bereits als «technisch» bezeichnet werden kann, was beispielsweise seine Bemühung um die Einführung von Wiederbelebungsmaßnahmen an Erwachsenen und Kindern eindeutig zeigt, wurde dennoch die Frage nach dem kausalen Denken in der Medizin zum Anlaß eines heftigen Streits zwischen Hufeland und verschiedenen Gegnern, unter denen besonders Andreas Röschlaub (1768–1835) hervortrat. 1795 wurde Hufeland in einer anonymen Schrift,[8] zu der sich später der Nürnberger Arzt Johann Benjamin Erhard (1766–1827) bekannte,[9] vorgeworfen, er leite unmittelbar aus den Krankheitszeichen die Art der Therapie ab und begründe diese allein auf der Grundlage der Semiotik. Statt dessen sei eine kausal begründete Therapie (eine «razionelle Kur») zu fordern, die aber nur möglich sei, wenn nach den Ursachen gefragt werde, die den Übergang vom gesunden Zustand in den des Krankseins bewirken. Das setzte wiederum voraus, daß «Krankheit» nicht als etwas gedacht werde, das von außen auf den Menschen zukomme und auf ihn einwirke, sondern als ein Geschehen im Übergang von Gesund- und Kranksein, nach dessen Ursache Physiologie und Pathologie in gleicher Weise zu suchen hätten. So beschreibt Erhard die Lebensvorgänge im menschlichen Körper als «Funktionen» und sieht Krankheit dadurch bestimmt, daß «der kranke Zustand sehr gut durch die Verletzung der Funkzionen erklärt» werden könne.[10]

In seiner Antwort auf die anonyme Streitschrift, *Ein Wort über den Angriff der razionellen Medicin*, zeigt sich Hufeland betroffen, da diese, wie er sagt, «Empirie predigt, und gerade die, nach Gründen handelnde Medicin herabsetzt» (ebd. S. 140). Hufeland sieht sich in eine Reihe gestellt mit den «Empirikern», den medizinischen «Routiniers», die vom Krankheitssymptom unvermittelt die Anwendung des Arzneimittels ableiten, ohne nach Gründen zu fragen. 1805 wird Hufeland im *Journal der practischen Heilkunde* auf Reils Schrift *Ueber Pepinieren, für ärztliche Routiniers* antworten: «Die Heilkunst ist eine wissenschaftliche Kunst, daß heißt, sie begreift Wissen und Handeln; sie verlangt wissenschaftliche Geistesbildung, aber auch Kunstfertigkeit. Nur durch die Vereinigung beider entsteht der vollkommene Arzt oder Heilkünstler. Hat er blos das Wissen ohne die Kunstfertigkeit, so ist er ein medizinischer Gelehrter, aber kein Arzt, denn dazu gehört durchaus das Talent des Handelns. Hat er blos die Kunstfertigkeit ohne die Wissenschaft, so ist er ein Routinier. Das Unterscheidende eines vollkommenen Arztes liegt also darin, daß sein Geist mit den Grund- und Hülfswissenschaften der Naturkenntniß vertraut, und an philosophisches Denken gewöhnt, die Krankheitsentstehung und Erscheinung in ihren innern Quellen aufsucht, die Kur nicht auf Erscheinungen, sondern auf die Ursache der Krankheit gründet, und sie sonach selbst erfindet (construirt), und nichts thut, ohne sich einen hinreichenden Grund dafür angeben zu können.» (*Kleine medizinische Schriften* Bd. 4, S. 51)

Auch Erhard gegenüber nimmt Hufeland in Anspruch, eine «razionelle Medizin» zu betreiben, denn der denkende Arzt wisse, «daß, wenn die oder jene Erscheinungen am lebenden Körper sich zeigen, gewisse damit verbundene Veränderungen in seiner Materie oder Kraft stattfinden, welche Krankheiten heißen und tödliche Folgen haben können. Sie gründet darauf den Schluß, daß gewisse, diesen entgegen gesetzte Veränderungen durch die Kunst hervorgebracht werden müssen, um jene krankhaften aufzuheben. Nun weiß sie durch Erfahrung, daß gewisse Mittel und Einwirkungen die Kräfte besitzen, solche Veränderungen hervorzubringen; sie wendet sie folglich an und so heilt sie. – Dies ist die ganze Theorie aller Heilung...» (*Ein Wort über den Angriff der razionellen Medicin*, S. 151)

Diese Bestimmung der «Theorie der Heilung» ist kennzeichnend für Hufelands Denken und zeigt gleichzeitig dessen Grenzen. Hufeland geht aus von einem zweckrationalen Praxisverständnis, in dem der «wahre Maßstab zur Bestimmung des Werths einer praktischen Wissenschaft der Nutzen ist, den sie stiftet». Dieses Ziel verfolgt Hufeland, indem er die aus klinischen Erfahrungen abgeleiteten medizinischen Theorien einerseits durch weitere kasuistische Hinweise zu bestätigen, andrerseits durch die Ergebnisse von «Grund- und Hülfswissenschaften der Naturkenntniß», insbesondere der Chemie, eklektisch zu ergänzen sucht (vgl. *Kleine medizinische Schriften* Bd. 2, S. 233). Gleichzeitig bleibt sein Denken, vor allem bei der Begründung medizinischen Handelns, am Naturbegriff der Aufklärung orientiert. So fordert Hufeland für die Ausbildung der Ärzte, eine «medizinische Akademie des Unterrichts» habe nicht zu vergessen, «daß der spekulative und transcentelle Unterricht diesem Zweck keineswegs angemessen, sondern daß vielmehr Achtung für die Erfahrung, die Gewöhnung, an nichts Hypothetisches sondern lediglich an factische aus der Erfahrung abgezogene Wahrheiten zu glauben, und Cultur der Beobachtungskunst, d. h. die Kunst, die Natur richtig ins Auge zu fassen, sie zu befragen und ihre Sprache zu verstehen, – die Grundlage der medizinischen Bildung sey». (Ebd. Bd. 4, S. 55)

Indem Hufeland in der Begründung medizinischen Erkennens und Handelns einerseits auf den Naturbegriff der Aufklärung rekurriert, andererseits medizinisches Handeln bereits als Technik versteht, die, auf Naturbeherrschung gerichtet, auch gegen den Gang der Natur handeln kann, gerät er in einen Widerspruch, der Röschlaub die Möglichkeit gibt, kausale Begründungen sowohl für die praktische als auch für die theoretische Medizin zu fordern und darauf hinzuweisen, daß eine Therapie nur dann kausales Handeln sein kann, wenn auch das diagnostische Erkennen unter dem Anspruch kausalen Erklärens geschieht. Dabei beruft sich Röschlaub auf die Erregungstheorie von John Brown (1735–1788), die er Hufeland gegenüber verteidigt: «Daß die Erregungstheorie mehr als irgend eine der zeitherigen Theorien darauf dringet, auf die der Krankheit vorausgegangenen Einflüsse auf den Organism zu sehen, in wieferne und auf welche Weise sie mit der Krankheit in ursächlicher Verbindung stehen, dieses lehrt schon die erste Uebersicht der Erregungstheorie... Man setzte daher nur zu allgemein zu vielen Werth auf die ganze empirische Zeichenlehre, als die völlige Begründerin der Diagnose.

Browns Lehre weckt aber die Aerzte mächtig aus diesem Schlendrian, welcher sich ihrer bemächtigen wollte, und legt ihnen die Nothwendigkeit der Untersuchungen nach den Gesetzen der Kausalität dringender vor Augen. Und dieses ist doch wirklich reeller Gewinn für die Heilkunde (Theorie) und Heilkunst (Praktik), welche nicht gerade allein aus der Lehre von Asthenie, sondern aus der gesamten Erregungstheorie resultiert.»[11] Hufeland wiederum kritisiert an Browns Erregungstheorie zu Recht, daß diese auf einer verhältnismäßig begrenzten Erfahrungsbasis Allgemeingültigkeit beanspruche und dazu verleite, daß «die Hypothese gleich als Motiv der Handlung benutzt wird». (Vgl. *Kleine medizinische Schriften* Bd. 2, S. 225) Dabei werde übersehen, daß die logische Geschlossenheit eines Systems noch kein Wahrheitskriterium darstelle. (Vgl. ebd. Bd. 2, S. 241)

Der Grund für die Kontroverse mit Röschlaub ist vor allem darin zu sehen, daß Hufeland nicht erkannte, daß seine Gegner nicht nur praxisfern spekulierten, sondern ein Stück weit den Theoriebegriff erarbeiteten, der in Hufelands Praxisverständnis bereits vorausgesetzt ist; denn Röschlaub forderte die kausale Begründung medizinischen Handelns, die nur dann möglich ist, wenn eine Erkrankung als ein Prozeß gesehen wird, in dem die krankhaften Veränderungen nach kausalen Gesetzmäßigkeiten aus dem Zustand der Gesundheit hervorgehen.[12] Dabei sieht er in Browns Begriff der «Erregbarkeit» eine adäquate Beschreibung für das Verhältnis des noch physiologischen zum bereits pathologischen Zustand im menschlichen Körper, von dem aus nach den Ursachen zu fragen ist, die den Übergang vom Physiologischen zum Pathologischen bewirken. Er beachtet jedoch zu wenig den vorrangig hypothetischen Charakter dieses Begriffs und behauptet, auch Schelling habe «sich über Brown's Theorie als medizinische Theorie noch im mindesten nicht ungünstig erklärt». Schelling weist aber im gleichen Band des von Röschlaub herausgegebenen Magazins (1799) darauf hin, daß der Begriff «Erregbarkeit» nur durch eine «experimentirende Untersuchung über die Affizierbarkeit der Erregbarkeit selbst» bestimmt werden könne. Diese Untersuchung sei aber nur möglich, «wenn die Medizin, wie schon längst zu hoffen war, die Allianz mit der Physik eingeht... und dem bis jetzt von aller Untersuchung chemischer und physischer Kenntnisse entblößten Brownschen Systeme die Mittel, sich in ein auf Grundsätze der Physik gegründetes System zu verwandeln, anzubieten in Stand gesetzt ist!»[13]

Auf die Frage, warum Hufelands Werk für die weitere Entwicklung der Medizin von untergeordneter Bedeutung blieb und im 19. Jahrhundert nur wenig beachtet wurde, kann darauf hingewiesen werden, daß es Hufeland weitgehend seinen Kollegen oder Diskussionsgegnern überlassen hat, den Theoriebegriff der Medizin, die Bestimmung der Beziehung von Physiologie und Pathologie und die Ursachenforschung im Übergang von Gesundheit und Krankheit voranzutreiben. Anders verhielt er sich im Hinblick auf die medizinische Praxis, deren Ziel Hufeland in der «physischen Vervollkommnung des Menschen, Erhaltung, Wiederherstellung und Verbreitung der Gesundheit, sowohl im Einzelnen als im Ganzen» sah, und das er auf dem von der Aufklärung vorgezeichneten Weg verfolgte, «durch Verbesserung der physischen Erziehung, der Lebensart, der Polizey, der Entfernung der Krankheitsgifte, die bloß durch unsre Unachtsamkeit unter uns wüthen ... Auf diese Weise wird die Medicin ein wesentlicher Theil der Staatsverwaltung, da denn doch wohl die physische Beglückung und Vervollkommnung der Staatsglieder ein eben so wichtiger Zweck des Staats ist als die moralische». (*Ein Wort über den Angriff der razionellen Medicin*, S. 147 ff.)

Indem Hufeland aber nicht mehr die «Gesundheit», einen im Selbsterleben gegebenen naturentsprechenden Zustand, sondern die Lebensverlängerung zum Handlungsziel der Medizin erklärt und damit den Sinn ärztlichen Handelns von der Nachahmung der Natur zu ihrer technischen Beherrschung umdeutet, erhebt er die die vereinzelten Gegebenheiten der Natur ordnende und erklärende Kausalität zum alleinigen Begründungszusammenhang medizinischen Erkennens und Handelns: «Das Leben des Menschen zu erhalten, und wo möglich zu verlängern, ist das höchste Ziel der Heilkunst, und jeder Arzt hat geschworen, nichts zu thun, wodurch das Leben eines Menschen verkürzt werden könne. – Dieser Punkt ist von großem Gewichte, und gehört zu denen, von welchem nicht eine Linie breit abgewichen werden darf, ohne die Gefahr unabsehbaren Unglücks hervorzubringen. Aber wird er auch immer mit gehöriger Gewissenhaftigkeit und Schärfe erwogen? – Wenn ein Kranker von unheilbaren Uebeln gepeinigt wird, wenn er sich selbst den Tod wünscht, wenn Schwangerschaft Krankheit und Lebensgefahr erzeugt, wie leicht kann da, selbst in der Seele des Bessern, der Gedanke aufsteigen: Sollte es nicht erlaubt, ja sogar Pflicht seyn, jenen Elenden etwas früher von seiner Bürde zu befreien, oder das Leben der Frucht dem Wohle der Mutter aufzuopfern? So viel scheinbares ein solches Räsonnement vor sich hat, so sehr es selbst durch die Stimme des Herzens unterstützt werden kann, so ist es doch falsch, und eine darauf gegründete Handlungsweise würde im höchsten Grade unrecht und strafbar seyn. Sie hebt geradezu das Wesen des Arztes auf. Er soll und darf nichts anders thun, als Leben erhalten; ob es ein Glück oder Unglück sey, ob es Werth habe oder nicht, dies geht ihn nichts an, und maßt er sich einmal an, diese Rücksicht in sein Geschäft mit aufzunehmen, so sind die Folgen unabsehbar, und der Arzt wird der gefährlichste Mensch im Staate; denn, ist einmal die Linie überschritten, glaubt sich der Arzt einmal berechtigt, über die Nothwendigkeit eines Lebens zu entscheiden, so braucht es nur stufenweise Progressionen, um den Unwerth, und folglich die Unnöthigkeit, eines Menschenlebens auch auf andere Fälle anzuwenden.» (*Kleine medizinische Schriften*, S. 75 f.)

In der Frage der Handlungslegitimation kann sich der Arzt nicht mehr auf den Gang der Natur als einer dem Menschen übergeordneten Sinnstruktur berufen; das heißt aber auch, daß er nicht nach einem Sinn in seinem Handeln fragen darf, sondern seine Handlungsentscheidungen allein von der Einsicht in Kausalverhältnisse, der möglichen Verfügbarkeit und der technischen Manipulierbarkeit von Gegebenheiten, abhängig zu machen hat. Die Kausalität wird damit zum primären Entscheidungskriterium in der Handlungssituation, und das Sterben bzw. die an den Arzt gerichtete Frage des Sterbenlassens wird unter der Voraussetzung der Lebensverlängerung als Handlungsziel zur entscheidenden ethischen Frage einer zunehmend auf Naturbeherrschung gerichteten Medizin.

Anhang

ANMERKUNGEN UND LITERATUR

Ursula Weisser: Hippokrates und Galen

Anmerkungen

1 Übersetzung nach: Die Hippokratische Schrift «Über die heilige Krankheit». Hrsg., übersetzt u. erläutert von *H. Grensemann*, Berlin 1968 (Ars Medica, II. Abt., Bd. 1).
2 Übersetzung nach *Diller*, S. 64 f.
3 Übersetzung nach *Diller*, S. 21.
4 Übersetzung nach *Diller*, ebd.
5 Übersetzung nach *Kollesch, Nickel*, in: Antike Heilkunst, S. 43.
6 Übersetzungen s. bei *Diller*, S. 8 f.; *Kollesch, Nickel*, a.a.O., S. 42 f.; *Deichgräber* (1983), S. 13–15; *Lichtenthaeler* (1984), S. 19–21.
7 In der älteren Literatur wird ihm irrtümlich der römische Gentilname Claudius beigelegt, vermutlich aufgrund einer Mißdeutung der häufig abgekürzt geschriebenen Ehrenbezeichnung Cl(arissimus), «der Hochberühmte», s. *Kalbfleisch, K.:* ‹Claudius› Galenus. Berliner Philologische Wochenschrift 22 (1902) 413.
8 S. *Nutton, V.:* Galen in the eyes of his contemporaries. Bulletin of the History of Medicine 59 (1984) 315–324, bes. S. 320–323.
9 S. *Rather, L. J.:* The «Six Things Non-Natural»: A Note on the Origins and Fate of a Doctrine and a Phrase. Clio Medica 3 (1968) 337–347.

Literatur

1. Werke

1.1. Hippokrates

Eine moderne griechische Ausgabe des gesamten Corpus Hippocraticum liegt noch nicht vor; zitiert wird nach:
Œuvres complètes d'Hippocrate. Ed. *É. Littré*, Bde. 1–10, Paris 1839–1861 (Nachdruck Amsterdam 1973–1982).
Neue Gesamtausgaben mit Übersetzung wurden begonnen in: Corpus Medicorum Graecorum, Abt. I. (Leipzig), Berlin 1927 ff., sowie in:
Collection des Universités de France: Hippocrate, Paris 1967 ff.
Eine moderne deutsche Gesamtübersetzung fehlt. Zuletzt erschien: Die Werke des Hippokrates. Hrsg. von *R. Kapferer* unter Mitwirkung von *G. Sticker*. Bde. 1–5, Stuttgart (und Leipzig) 1934–1939.
Teilübersetzungen:
Hippokrates: Schriften. Übers. von *H. Diller*. Hamburg 1962 (Rowohlts Klassiker der Literatur und der Wissenschaft. Griech. Lit., Bd. 4).
Hippokrates: Fünf auserlesene Schriften. Eingel. und neu übertr. von *W. Capelle*, 2. Aufl. Stuttgart 1984.
Der Arzt im Altertum. Hrsg. von *W. Müri*, 5. Aufl. München, Zürich 1986 (Anthologie).

Antike Heilkunst. Hrsg. von *J. Kollesch* und *D. Nickel,* Leipzig 1979 (Anthologie).
Zu Ausgaben und Übersetzungen einzelner Werke vgl. ferner: Corpus Hippocraticum. Verzeichnis der hippokratischen und pseudohippokratischen Schriften. Zusammengest. von *G. Fichtner,* Tübingen (Institut für Geschichte der Medizin 1989).

1.2. Galen
Eine moderne griechische Gesamtausgabe fehlt. Zitiert wird nach:
Claudii Galeni Opera omnia. Ed. *K. G. Kühn,* Bde. 1–20, Leipzig 1821–1833 (Nachdruck Hildesheim 1964–1965).
Eine neue Ausgabe wurde begonnen in: Corpus Medicorum Graecorum. Abt. V (und Suppl.), (Leipzig und) Berlin 1928 ff.
Die Übersetzung des Gesamtwerks in eine moderne Sprache steht noch aus. Deutsche Teilübersetzung:
Werke des Galenos. Übers. und erl. von *E. Beintker* und *W. Kahlenberg,* Bde. 1–5, Stuttgart 1939–1954.
Galien de Pergame: Souvenirs d'un médecin. Übers. von *P. Moraux,* Paris 1985 (Anthologie von Selbstzeugnissen).
Zu Ausgaben und Übersetzungen einzelner Werke vgl.:
Corpus Galenicum. Verzeichnis der galenischen und pseudogalenischen Schriften. Zusammengest. von *G. Fichtner,* Tübingen (Institut für Geschichte der Medizin 1989).

2. Sekundärliteratur
Akten der Colloques hippocratiques:
La Collection hippocratique et son rôle dans l'histoire de la médecine (Ier Colloque hippocratique, Strasbourg 1972). Leiden 1975.
Corpus Hippocraticum (IIe Colloque hippocratique, Mons 1975). Mons 1977 (Études univ. Mons, sér. Sci. hum., Bd. 4).
Hippocratica (IIIe Colloque hippocratique, Paris 1978). Paris 1980 (Colloques intern. du CNRS, no. 583).
Formes de pensée dans la Collection hippocratique (IVe Colloque hippocratique, Lausanne 1981). Genève 1983 (Univ. Lausanne. Publ. Fac. Lettr., no. 26).
Die hippokratischen Epidemien: Theorie – Praxis – Tradition (Ve Colloque hippocratique, Berlin 1984). Stuttgart 1989 (Sudhoffs Archiv, Beih. 27).
La maladie et les maladies dans la Collection hippocratique (VIe Colloque hippocratique, Québec 1987). Québec 1990.
Antike Medizin. Hrsg. von *H. Flashar,* Darmstadt 1971 (Wege der Forschung, Bd. 221).
Bachmann, M.: Die Nachwirkungen des hippokratischen Eides. Diss. med. Mainz 1952.
Brain, P.: Galen on Bloodletting. Cambridge 1986.
Deichgräber, K.: Die Epidemien und das Corpus Hippocraticum. Berlin 1933 (Abh. Preuß. Akad. Wiss., phil.-hist. Kl. 1933 Nr. 3), erw. Nachdruck Berlin 1971.
– : Der hippokratische Eid. 4. Aufl. Stuttgart 1983.
– : Medicus gratiosus. Untersuchungen zu einem griechischen Arztbild. Mainz 1970 (Akad. Wiss. Lit. Mainz, Abh. geistes- u. sozialwiss. Kl. 1970, Nr. 3).
Di Benedetto, V.: Il medico e la malattia. La scienza di Ippocrate. Torino 1986.
Edelstein, L.: Hippokrates (Nachtrag). Realenzyklopädie der klassischen Altertumswissenschaft, Suppl. 6 (1935), Sp. 1290–1345, nebst Nachtrag von *M. Michler,* ebd., Suppl. 12 (1970), Sp. 486–496.

Galen: Problems and Prospects. A Collection of Papers Submitted at the 1979 Cambridge Conference. Hrsg. von *V. Nutton*, London 1981.
García Ballester, L.: Galeno en la sociedad y en la ciencia de su tiempo (c. 130 – c. 200 d. de C.). Madrid 1972.
Grensemann, H.: Knidische Medizin, T. I. Berlin, New York 1975 (Ars medica. II. Abt., Bd. 4,1).
Harig, G.: Bestimmung der Intensität im medizinischen System Galens. Berlin 1974 (Schriften zur Geschichte und Kultur der Antike, Bd. 11).
Harig, G., Kollesch, J.: Der hippokratische Eid. Philologus 122 (1978) 157–176.
Heinrichs, H.: Die Überwindung der Autorität Galens durch Denker der Renaissancezeit. Bonn 1914 (Renaissance und Philosophie, H. 12,1).
Ilberg, J.: Über die Schriftstellerei des Klaudios Galenos. Darmstadt 1974 (Libelli 314; Nachdruck einer 1889-1897 im Rheinischen Museum für Philologie erschienenen Arbeit).
Joly, R.: Le niveau de la science hippocratique. Paris 1966.
Jouanna, J.: Hippocrate. Pour une archéologie de l'École de Cnide. Paris 1974.
Kibre, P.: Hippocratic Writings in the Middle Ages. Bulletin of the History of Medicine 18 (1945) 371–412.
Koelbing, H. M.: Arzt und Patient in der antiken Welt. Zürich, München 1977.
Kudlien, F.: Der Beginn des medizinischen Denkens bei den Griechen. Zürich, Stuttgart 1967.
Langholf, V.: Medical Theories in Hippocrates. Early Texts and the ‹Epidemics›. Berlin, New York 1990 (Untersuchungen zur antiken Literatur und Geschichte, Bd. 34).
Lichtenthaeler, Ch.: Der Eid des Hippokrates. Stuttgart 1984.
– : La médecine hippocratique / Hippokratische Studien. T. I–XIII. (Einzeltitel, Ort und Verlag wechselnd) 1948–1989.
Lonie, I. M.: The Hippocratic Treatises «On Generation», «On the Nature of the Child», «Diseases IV». Berlin, New York 1981 (Ars Medica. II. Abt., Bd. 7).
Maloney, G., Savoie, R.: Cinq cents ans de bibliographie hippocratique, 1473–1982. St-Jean-Chrysostome, Québec 1982 (Bibliographie der Hippokrates-Forschung).
May, M. T.: Introduction. In: Galen: On the Usefulness of the Parts of the Body. Transl. *M. T. May*. Ithaca, New York 1966, Bd. 1, S. 1–64.
Moraux, P.: Der Aristotelismus bei den Griechen von Andronikos bis Alexander von Aphrodisias. Bd. 2, Berlin, New York 1984, S. 687–808.
Nutton, V.: The chronology of Galen's early career. Classical Quarterly 23 (1973) 158–171.
L'opere psicologiche di Galeno. Atti del Terzo Colloquio Galenico Internazionale, Pavia 1986. Hrsg. von *P. Manuli, M. Vegetti*. Napoli 1988 (Elenchos, Bd. 13).
Ottosson, P.-G.: Scholastic Medicine and Philosophy: A Study of Commentaries on Galen's Tegni (ca. 1300–1450). Neapel 1984.
Scarborough, J.: The Galenic Question. Sudhoffs Archiv 65 (1981)1–31.
– : Roman Medicine. Ithaca, New York 1969, 2. Aufl. 1976.
Schöner, E.: Das Viererschema in der antiken Humoralpathologie. Wiesbaden 1964 (Sudhoffs Archiv, Beih. 4).
Sigerist, H. E.: Anfänge der Medizin. Zürich 1963.
Smith, W. D.: The Hippocratic Tradition. Ithaca, New York 1979.
Strohmaier, G.: Der arabische Hippokrates. Sudhoffs Archiv 64 (1980) 234–249.
Temkin, O.: Galenism. Rise and Decline of a Medical Philosophy. Ithaca, London 1973.
Thivel, A.: Cnide et Cos? Paris 1981 (Publ. Fac. Lettr. Sci. hum. Nice, Bd. 21).

Wilson, N. G.: Aspects of the transmission of Galen. In: Le strade del testo. Hrsg. von G. Cavallo. Bari 1987, S. 47–64.

Heinrich Schipperges: Arabische Ärzte

Anmerkungen

1 Ullmann (1970), S. 130.
2 Nach Ullmann (1970), S. 133.
3 Nach Ullmann (1970), S. 135.
4 Nach Ullmann (1970), S. 135.
5 Ullmann (1970), S. 141.

Literatur

1. Werke

ʿAlī ibn al-ʿAbbās al-Maǧūsī: Kāmil aṣ-ṣināʿa aṭ-ṭibbīya (al-Kitāb al-Malakī). Būlāq 1294.
Albucasis: De chirurgia. Arabice et latine. Ed. J. Channing, Vol. I, II, Oxonii 1778.
Ibn Sīnā: Kitāb al-Qānūn fī ṭ-ṭibb. Vol. I, II, Romae 1593.
Avicenna (Ibn Sīnā): Liber canonis. Translatus a G. Cremonensi in Toledo ab arabico in latinum, Venetiis 1597.
Al Ḥāwī, the most voluminous of Rāzī's medical works. Hyderabad 1955–1968.
Rhazes: A Treatise of the Smallpox and Measles. Transl. W. A. Greenhill, London 1847.

2. Sekundärliteratur

Anawati, G. C.: Essai de bibliographie avicennienne. Le Caire 1950.
– : Chronique avicennienne 1951–1960. Rev. Thomiste 68 (1960), S. 614–634.
D'Alverny, M. T.: Avicenna latinus. In: Archives d'histoire doctrinale et littéraire du Moyen Âge 28 (1961) 281–316.
Avicenna Commemoration Volume. Ed. Iran Society, Calcutta 1956.
Bloch, E.: Avicenna und die Aristotelische Linke. Berlin 1963.
Brockelmann, C.: Geschichte der arabischen Litteratur. Leiden 1943.
Campell, D.: Arabian Medicine and its Influence on the Middle Ages. Vol. I, II, London 1926.
Dietrich, A.: Medicinalia Arabica. Göttingen 1966.
Goichon, A.-M.: Ibn Sīnā. In: The Encyclopaedia of Islam, Vol. III (1971) 941–947.
Gruner, O. C.: A Treatise of Canon of Medicine of Avicenna. London 1930.
Hau, F. R.: Rhazes und Avicenna. Arztphilosophen des islamischen Mittelalters. Dtsch. Ärzteblatt 77 (1980) 2644–2646, 2699–2701.
Hirschberg, J., Lippert, U. (Hrsg.): Die Augenheilkunde des Ibn Sīnā. Leipzig 1902.
Horten, M.: Das Buch der Genesung der Seele. Eine philosophische Enzyklopädie Avicennas (1907). Nachdruck Frankfurt 1960.
Ibn Abî Uçaibiʾa: ʿUyûn al-Anbâʾ fi Tʾabaqât al-Atʾ ibbâʾ. Alger 1958.
Kahle, E.: Das Ammenregimen des Avicenna (Ibn Sīnā) in seinem Qānūn. Erlangen 1980.
– : Avicenna (Ibn Sīnā) über Kinderkrankheiten im Kinderregimen seines Qānūn. Erlangen 1979.
Kraus, P.: Eine arabische Biographie Avicennas. Klin. Wschr. 11 (1932) 1880–1884.

Leclerc, L. (ed.): La Chirurgie d'Abulcasis. Paris 1861.
– : Histoire de la médecine arabe. Paris 1876.
Opitz, K.: Avicenna, Das Lehrgedicht über die Heilkunde (Canticum de Medicina). Aus dem Arabischen übersetzt. In: Quellen und Studien zur Geschichte der Naturwissenschaften und der Medizin 7 (1940) 304–374.
Ar-Rāzī (Rhazes): Über die Pocken und die Masern. Hrsg. von *K. Opitz*, Leipzig 1911.
Ar-Râzi: De variolis et morbillis, arabice et latine. Cura *J. Channing*, London 1766.
Ruska, J.: Die Alchemie des Avicenna. Isis 21 (1934) 14–51.
– : Avicennas Verhältnis zur Alchemie. Fortschritte der Medizin 52 (1935) 499–510.
Schipperges, H.: Bemerkungen zu Rhazes und seinem Liber Nonus. Sudhoffs Arch. 47 (1963) 373–377.
– : Eine «Summa Medicinae» bei Avicenna. Berlin, Heidelberg, New York 1987.
Tabanelli, M.: Albucasi, un chirurgo arabe dell'alto medio evo. Firenze 1961.
Ullmann, M.: Die Medizin im Islam. Leiden 1970.
Walzer, R.: Greek into Arabic. Oxford 1962.
Wiberg, J.: The Anatomy of Brain in the Works of Galen and ʿAli ʿAbbas, a comparative historical-anatomical study. Janus 19 (1914) 17–32, 84–104.
Wickens, G. M. (ed.): Avicenna, Scientist and Philosopher. A Millenary Symposium. London 1952.
Zentralvorstand der Gesellschaft für Deutsch-Sowjetische Freundschaft (Hrsg.): Avicenna (Abu Ali Hussdin Ibn Abdullah Ibn Sina 980–1037) zur 1000. Wiederkehr des Tages seiner Geburt. Berlin 1980.

IRMGARD MÜLLER: HILDEGARD VON BINGEN

Anmerkungen

1 *Führkötter*: Briefwechsel, S. 169f.
2 Ebd., S. 86.
3 Vita, hrsg. v. *Führkötter*, S. 15.
4 *Führkötter*: Briefwechsel, S. 227.
5 *C. Meier*: Hildegard von Bingen.
6 *Führkötter*: Briefwechsel, S. 240.
7 *Kaiser*: Causae et curae, S. 220f.
8 Ebd., S. 221f.
9 Ebd., S. 276.
10 *Hertzka*: So heilt Gott.

Literatur

1. Werke (lateinisch)
1.1. Physica
Physica S. Hildegardis. Elementorum, Fluminum aliquot Germaniae, Metallorum, Leguminum, Fructuum et Herbarum... naturas et operationes IV libris mirabili experientia posteritati tradens. Straßburg 1533 (Editio princeps), Vorlage unbekannt.
Experimentarius medicinae continens Trotulae curandarum aegritudinum muliebrium... item quattuor Hildegardis de elementorum, naturis et operationibus. Ed. von *G. Kraut*. Straßburg 1544 (Nachdruck von 1533).

Reuss, F. A.: De libris physicis St. Hildegardis commentatio historico-medica. Würzburg 1835.
Hildegardis abbatissae subtilitatum diversarum naturarum creaturarum libri novem. Ed. von *C. Daremberg, F. A. Reuss.* In: *Migne, J. P.:* Patrologiae cursus completus. Ser. Lat. 197 Paris 1855, Sp. 1118–Sp. 1352 (Andere Ausgaben: 1882, 1952) (Edition der Pariser Handschrift).

1.2. Causae et curae
Liber compositae medicinae de aegritudinum causis, signis atque curis, in: *Pitra, J. B.:* Analecta Sanctae Hildegardis Opera Spicilegio Solesmensi parata. Monte Casinense 1882, S. 468–482 (= Analecta sacra Bd. 8) (Teiledition der Kopenhagener Handschrift)
Kaiser, P.: Hildegardis Causae et Curae. Leipzig 1903 (Reprint: Basel, Hildegard Ges. 1980), unkritische Edition des Liber compositae medicinae nach der Handschrift in Kopenhagen. (Die fehlerhafte Textwiedergabe kritisieren: *Steinmeyer, E.:* im Jahresbericht über die Erscheinungen auf dem Gebiete der Germanischen Philologie 25 (1903) 84f., *Manitus, Max:* im Literarischen Centralblatt 40 (1903), 1341 f. und *Winterfeld, P. v.:* im Anzeiger für Deutsches Altertum und Deutsche Literatur 47 (1904) 292–296.)
Schipperges, H. Ein unveröffentlichtes Hildegard-Fragment (Codex Berolin. Lat. Qu. 674). In: Sudhoffs Archiv für Geschichte der Medizin und Naturwissenschaften 40 (1956) 41–77.

1.3. Theologische-Kosmologische Werke, Briefcorpus
Novae epistolae XXXII, in: Analecta Sanctae Hildegardis Opera Spicilegio Solesmensi parata, ed. *J. B. Pitra.* Analecta sacra, tom. 8, Monte Casinense 1882, p. 328–440.
Epistolarum nova et altera series. XXXIII–CXLV, ebd., p. 518–582.
S. Hildegardis abbatissae epistolarum liber, in: S. Hildegardis abbatissae opera omnia, ed. *J. P. Migne.* Patrologiae cursus completus... Series Latina, tom. 197, Parisiis 1882, col. 145–382.
S. Hildegardis liber divinorum operum simplicis hominis, in: S. Hildegardis abbatissae opera omnia, ed. *J. P. Migne.* Patrologiae cursus completus... Series Latina, tom. 197, Parisiis 1882, col. 739–1038.
S. Hildegardis Scivias, in: S. Hildegardis abbatissae opera omnia, ed. *J. P. Migne.* Patrologiae cursus completus... Series Latina, tom. 197, Parisiis 1882, col. 383–738.
Hildegardis Scivias, ed. *A. Führkötter,* coll. Angela Carlevaris. Corpus Christianorum Cont. Med. 43 et 43A, Turnholti 1978.
Liber vitae meritorum, in: Analecta S. Hildegardis Opera Spicilegio Solesmensi parata, ed. *J. B. Pitra.* Analecta sacra, tom 8, Monte Casinense 1882, p. 7–244.
Hildegardis Bingensis Epistolarium. Pars prima 1–90, ed. *L. v. Acker,* Turnholti 1991.

1.4. Vita
Hildegardis vita, auctore Guiberto, in: Analecta S. Hildegardis Opera Spicilegio Solesmensi parata, ed. *J. b. Pitra.* Analecta sacra, tom. 8, Monte Casinense 1882, p. 407–414.
Vita S. Hildegardis auctoribus Godefrido et Theodorico monachis, in: S. Hildegardis abbatissae opera omnia, ed. *J. P. Migne.* Patrologiae cursus completus... Series Latina, tom. 197, Parisiis 1882, col. 91–130.

2. Deutschsprachige Übersetzungen
2.1. Physica

Huber, A.: Der Aebtissin St. Hildegardis mystisches Tier- und Artzeneyen-Buch ... Nach dem Text der Pariser Handschrift aus dem Lateinischen übertragen, erläutert und mit Tierzeichungen aus dem XII. Jahrhundert versehen. Wien 1923. (Vollständige Übersetzung nur des zweiten Teils der Physica [Tierbuch], der erste Teil ist bloß auszugsweise übersetzt und gekürzt.)
Naturkunde. Das Buch von dem inneren Wesen der verschiedenen Naturen in der Schöpfung. Nach den Quellen übersetzt und erläutert von *P. Riethe.* Salzburg 1959, 3. Aufl. 1980. (Die Übersetzung stützt sich auf die lateinische Textausgabe bei *Migne*, die Übertragung ist teilweise gekürzt und teilweise der Inhalt nur sinngemäß zusammengefaßt. S. dazu die Kritik von *K. Hallinger* in: Archiv für mittelrheinische Kirchengeschichte 12 [1960], S. 363–365.)
Das Buch von den Steinen. Nach den Quellen übersetzt und erläutert von *Peter Riethe.* Salzburg 1979. Übersetzung des Steinbuches (Liber quartus) nach der Edition in *Mignes* Patrologia mit Erläuterungen zu den beschriebenen Edelsteinen und ihren medizinisch-magischen Wirkungen auf den Menschen.)
Physika (1150–1157). Nach der Textausgabe von *J. P. Migne,* Paris 1882, übersetzt von *H. Reier.* Kiel 1980 (Privatdruck). (Vollständige Übersetzung der ersten 4 Bücher [Pflanzen, Elemente, Bäume, Steine] als Ergänzung zu der Übertragung von *Huber.*)

2.2. Causae et curae

Schulz, H.: Der Äbtissin Hildegard von Bingen Ursachen und Behandlung der Krankheiten (Causae et curae). München 1933. Neuausgabe Ulm 1955 (= Panopticum medicum, 4), 2. Aufl. Heidelberg, Haug 1980. (Vollständige Übersetzung der Causae et curae nach der fehlerhaften unkritischen Edition von *P. Kaiser* ohne Benutzung der Handschrift.)
Heilkunde (Causae et curae). Das Buch von dem Grund und Wesen der Heilung der Krankheiten. Nach den Quellen übersetzt und erläutert von *H. Schipperges.* Salzburg 1957. (Die Übertragung stützt sich auf die Kopenhagener Handschrift; zur Text-Ergänzung wurde das Berliner Fragment herangezogen. Die weder der Sprache noch der Zeit Hildegards entstammenden Titel, Kapitelüberschriften sowie die Bucheinteilung der Handschrift blieben unberücksichtigt, hingegen wurde der Text sinngemäß geordnet und rubrifiziert. Die einzelnen Kapitel sind in Zwischentexten erläutert.

2.3. Theologisch-kosmologische Werke, Briefcorpus

Hildegard von Bingen. Briefwechsel. Nach den ältesten Handschriften übersetzt und nach den Quellen erläutert von *A. Führkötter,* Salzburg 1965.
Hildegard von Bingen: Lieder. Nach den Handschriften hrsg. von *Pudentiana Barth, M. Ritscher, J. Schmidt-Görg,* Salzburg 1969.
Ergänzungsheft: *M. I. Ritscher,* Kritischer Bericht, Salzburg 1969.
Hildegard von Bingen: der Mensch in der Verantwortung. Das Buch der Lebensverdienste (Liber vitae meritorum). Nach den Quellen übersetzt und erläutert von *H. Schipperges,* Salzburg 1972.
Hildegard von Bingen: Wisse die Wege. Scivias. Nach dem Originaltext des illuminierten Rupertsberger Kodex ins Deutsche übertragen und bearbeitet von *M. Böckeler,* Salzburg 1955; 5. Aufl. 1963, 6. Aufl. 1975.

2.4. Vita

Das Leben der hl. Hildegard von Bingen. Hrsg. und übersetzt von A. *Führkötter*, Düsseldorf 1968 (= Heilige der ungeteilten Christenheit), 2. Aufl. Salzburg 1980.

3. Bibliographien

Lauter, W.: Hildegard-Bibliographie. Wegweiser zur Hildegard-Literatur. 2 Bde., Alzey 1970/1984.

Roth, H.J.: Frühe Naturforschung im Rheingau: Hildegard von Bingen, bibliographische Anmerkungen. Jahrbücher des Nassauischen Vereins für Naturkunde 101 (1971), S. 53–58.

4. Sekundärliteratur

Baader, G.: Naturwissenschaft und Medizin im 12. Jahrhundert und Hildegard von Bingen. Archiv für mittelrheinische Kirchengeschichte 31 (1979), 33–54.

Bernhart, J.: Hildegard von Bingen. Archiv für Kulturgeschichte 20 (1930), 249–260.

Brück, A. P. (Hrsg.): Hildegard von Bingen (1179–1979). Festschrift zum 800. Todestag der Heiligen. Mainz 1979 (Quellen und Abhandlungen zur mittelrheinischen Kirchengeschichte, Bd. 33).

Cadden, J.: It takes all kinds: sexuality and gender differences in Hildegard of Bingen's ‹Book of compound medicine›. In: Traditio, Bd. 40 (1984) 149–174.

Dronke, P.: Women Writers of the Middle Ages: A Critical Study of Texts from Perpetual († 203) to Marguerite Porete († 1310). Cambridge 1984.

Fischer, H.: Die heilige Hildegard von Bingen, die erste deutsche Naturforscherin und Ärztin. Ihr Leben und Werk. München 1927 (= Münchener Beiträge zur Geschichte und Literatur der Naturwissenschaften und Medizin, H. 7/8).

Führkötter, A.: Hildegard von Bingen. 2. Aufl. Salzburg (1972) 1979.

–: Kosmos und Mensch aus der Sicht Hildegards von Bingen. Mainz 1987 (= Quellen und Abhandlungen zur mittelrheinischen Kirchengeschichte, Bd. 60).

Geisenheyer, L.: Über die Physica der heiligen Hildegard von Bingen und die in ihr enthaltene älteste Naturgeschichte des Nahegaues. In: Verhandlungen des Naturhistorischen Vereins der preussischen Rheinlande und Westfalens. Bonn 1912. Abt. E, S. 49–72.

Hertzka, G.: So heilt Gott. Die Medizin der hl. Hildegard von Bingen als neues Naturheilverfahren. Stein a. Rhein 1970, 6. Aufl. 1978, 12. Aufl. 1985.

–: Das Wunder der Hildegard-Medizin. Stein am Rhein 1984.

–: Die Edelsteinmedizin der heiligen Hildegard. Freiburg im Br. 1985.

Ihm, E.: Gesundheitsregeln aus den causae et curae der Äbtissin Hildegard von Bingen. Diss. med. Fak. München 1949.

Kaiser, P.: Die Naturwissenschaftlichen Schriften der Hildegard von Bingen. Wissenschaftliche Beilage zum Jahresbericht des Königstädtischen Gymnasiums zu Berlin, Berlin 1901.

Koch, J.: Der heutige Stand der Hildegard-Forschung. Historische Zeitschrift 186 (1958), 558–572.

Liebeschütz, H.: Das allegorische Weltbild der Heiligen Hildegard von Bingen. In: Studien der Bibliothek Wartburg, Bd. 16, Leipzig 1930. Reprint Darmstadt: Wissenschaftliche Buchgesellschaft 1964. (Versuch, die Herkunft der einzelnen Vorstellungen, Theorien und Motive in Hildegards Visionsbildern zu bestimmen und Parallelen zur zeitgenössischen Bildungswelt und Symbolik zu ziehen. *Liebeschütz* weist Hildegard eine bedeutsame Stelle innerhalb des Rezeptionsprozesses der orientalischen und antik-christlichen Gedankenwelt zu.)

Mantitus, M.: Hildegard von Bingen. In: *Max Mantitus:* Geschichte der lateinischen Literatur des Mittelalters. Bd. 3. München 1931, S. 228–237.
Meier, C.: Hildegard von Bingen. In: Die Deutsche Literatur des Mittelalters. Verfasserlexikon. Hrsg. v. *W. Stammler,* 2. Aufl. Bd. 3 (1981), Sp. 1257–1280.
Müller, I.: Krankheit und Heilmittel im Werk Hildegards von Bingen. In: Hildegard von Bingen (1098–1179). Festschrift zum 800. Todestag der Heiligen. Mainz 1979. S. 311–349.
–: Die pflanzlichen Heilmittel bei Hildegard von Bingen. Salzburg 1982.
–: Magie als Theologie im Steinbuch Hildegards von Bingen (1098–1179) und ihre moderne Verwertung als Edelsteintherapie. In: Magische Kräfte edler Steine. (Ausstellungskatalog) Hrsg. vom Landschaftsverband Rheinland, Köln 1990, S. 33–45.
Newman, B.: Sister of wisdom. St. Hildegard's Theology of the Feminine. Berkeley, Los Angeles, London 1987.
Pagel, W.: Hildegard von Bingen. In: Dictionary of scientific Biography. Hrsg. von C. C. Gillispie. Bd. 6. New York 1972, S. 396–398.
Pfäffl, A.: Die pharmazeutische Botanik der hl. Hildegard von Bingen. Diss. med. Fak. München 1951.
Reuss, F. A.: Der Hl. Hildegard subtilitatum diversarum creaturarum libri novem, die werthvollste Urkunde deutscher Natur- und Heilkunde aus dem Mittelalter wissenschaftlich gewürdigt. Annalen des Vereins für Nassauische Altertumskunde und Geschichtsforschung VI (1859), S. 50–106.
Riethe, P.: Der Weg Hildegards von Bingen zur Medizin unter besonderer Berücksichtigung der Zahn- und Mundleiden. Diss. med. Fak. Mainz 1952.
Schipperges, H.: Krankheitsursache, Krankheitswesen und Heilung in der Klostermedizin, dargestellt am Weltbild Hildegards von Bingen. Diss. med. Fak. Bonn 1951.
–: Das Bild des Menschen bei Hildegard von Bingen. Diss. Phil. Fak. Bonn 1952.
–: Die Benediktiner in der Medizin des frühen Mittelalters. Leipzig 1965 (= Erfurter theologische Schriften, Bd. 7.).
–: Heilkunde und Lebenskunst im Weltbild Hildegards von Bingen. Blätter der Carl-Zuckmayer-Gesellschaft (5) (1979), S. 79–94.
–: Menschenkunde und Heilkunst bei Hildegard von Bingen. In: Hildegard von Bingen (1098–1179). Festschrift zum 800. Todestag der Heiligen. Mainz 1979. S. 295–310.
–: Diätetische Lebensführung nach der «Regula Benedicti» bei Hildegard von Bingen. Arzt und Christ 26 (1980), 87–97.
–: Die Kranken im Mittelalter. München 1990.
Schrader, M., Führkötter, A.: Die Echtheit des Schrifttums der heiligen Hildegard von Bingen. Quellenkritische Untersuchungen. Köln, Graz 1956 (= Beihefte zum Archiv für Kulturgeschichte, Heft 6).
Singer, C.: The Scientific Views and Visions of Saint Hildegard. Studies in the History and Method of Science I (1917), 1–55.
Spies, M.: Über die Krankheitsaetiologie und ihre Grundlagen in causae et curae der Heiligen Hildegard von Bingen. Diss. med. Fak. München 1941.
Struck, R.: Hildegardis de lapidibus ex libro simplicis medicinae. Kritische Edition unter Vergleich anderer Lapidarien. Med. Diss. Univ. Marburg 1985.
Ungrund, M.: Die metaphysische Anthropologie der hl. Hildegard von Bingen. Münster 1938 (= Beiträge zur Geschichte des alten Mönchtums und des Benediktiner Ordens, 20).
Walter-Moskop, R. M.: Health and cosmic continuity in Hildegard of Bingen. Phil. Diss. University of Texas. Austin 1984.
Widmer, B.: Heilsordnung und Zeitgeschehen in der Mystik Hildegards von Bingen.

Basel und Stuttgart 1955 (Baseler Beiträge zur Geschichtswissenschaft 52). Versuch einer Erforschung der theologischen Quellen, aus denen Hildegard schöpfte.

HEINRICH SCHIPPERGES: MAIMONIDES

Anmerkungen

1 Aus dem ethischen Teil der «Mischne Thora», dem Kapitel «Buch des Wissens», in: *Muntner* (1966), S. 188.
2 Aus den «Responsen», einer Stellungnahme des Maimonides zur Frage der Lebensdauer an seinen Schüler Josef ben Jehuda, in: *Muntner* (1966), S. 159.
3 «Responsen», nach *Muntner* (1966), S. 160.
4 Aus «Abhandlung», in: Acht Abschnitte des Rabbi Moses (1824), S. 24.
5 «Regimen Sanitatis», nach *Muntner* (1966), S. 80.
6 Ebd., S. 63.
7 Ebd., S. 95.
8 «Mischne Thora», nach *Muntner* (1966), S. 172.
9 «Responsen», nach *Muntner* (1966), S. 152.
10 «Mischne Thora», nach *Muntner* (1966), S. 177.
11 «Responsen», nach *Muntner* (1966), S. 152.
12 «Mischne Thora», nach *Muntner* (1966), S. 172.
13 «Regimen Sanitatis», nach *Muntner* (1966), S. 89.
14 «Abhandlung» (1824), S. 34/35.
15 «Regimen Sanitatis», nach *Muntner* (1966), S. 72.

Literatur

1. Werke

1.1. Mischne Thora

The Book of Knowledge. Ed. *M. Hyamson*, New York 1974.
Maimonides' Code of Law and Ethics. Ed. *P. Birnbaum*, New York.
Ethical Writlings of Maimonides. Ed. *R. L. Weiss, C. E. Butterworth*, New York 1975.

1.2. More Nevuchim

The Guide of the Perplexed. Ed. *S. Pines*, Chicago, London 1974.
Le Guide des Égarés. Ed. *S. Munk*, Paris 1856–1866 (Nachdruck Osnabrück 1964).
Führer der Unschlüssigen. Übers. u. hrsg. von *A. Weiss*, Leipzig 1923/24 (Nachdruck Hamburg 1972).

1.3. Medizinisches Schrifttum (in Auswahl)

The Medical Aphorisms of Moses Maimonides. Ed. *F. Rosner, S. Muntner*, New York 1973.
Regimen Sanitatis oder Diätetik für die Seele und den Körper. Hrsg. von *S. Muntner*, Frankfurt 1966.
The Preservation of Youth. Essays on Health. Ed. *H. L. Gordon*, New York 1958.
Treatise on Hemorrhoids. Medical Answers. Ed. *F. Rosner, S. Muntner*, Philadelphia, Toronto 1969.
Treatise on Asthma. Ed. *S. Muntner*, Montreal 1963.
On Sexual Intercourse. Ed. *M. Gorlin*, New York 1961.

Treatise on Poisons and their Antidotes, Ed. *S. Muntner,* Montreal 1966.
Glossary of Drug Names. Ed. *F. Rosner,* Philadelphia 1979.
Tractatus Rabbi Moysi: quem domino et Magnifico soldano Babilonie transmissit. In: Consilia Johannis Matthei de Gradi. 1517, f. 97ʳ–102ʳ.
Acht Abschnitte des Rabbi Moses John Maimon, eines im zwölften Jahrhundert lebenden, unter dem Namen Rambam, auch Maimonides, berühmten Spanischen Philosophen. Eine theologisch-moralisch-psychologische Abhandlung. Aus dem Arabischen, Braunschweig 1824.

2. *Sekundärliteratur*

Ackermann, H.: Die Gesundheitslehre des Maimonides: medizinische, ethische und religionsphilosophische Aspekte. Med. Diss. Heidelberg 1983.
– : Moses Maimonides (1135–1204): Ärztliche Tätigkeit und medizinisches Schrifttum. Sudhoffs Arch. 70 (1986) 44–63.
Baron, S. W. (ed.): Essays on Maimonides. New York 1941.
Friedenwald, H.: Moses Maimonides the Physician. Bull. Hist. Med. 3 (1935) 555–584.
Glatzer, N. N. (Hrsg.): Moses Maimonides. Ein Querschnitt durch das Werk des Rabbi Mosche ben Maimon. Köln 1966.
Grossberger, H.: Regimen sanitatis des Maimonides für den Sultan El Malik Al-Afdal. Faksimile der Ausgabe Florenz (ca. 1480). Mit einem Vorwort von *A. Freimann,* Heidelberg 1931.
Guttmann, J. (Hrsg.): Moses ben Maimon. Sein Leben, seine Werke und sein Einfluß. 2 Bde. Leipzig 1908/1914.
Kroner, H.: Der Mediziner Maimonides im Kampf mit den Theologen. Oberdorf-Bopfingen 1924.
– : Der medizinische Schwanengesang des Maimonides. Janus 32 (1928) 12–16.
Leibowitz, J. O.: Maimonides on Medical Practice. Bull. Hist. Med. 31 (1957) 309ff.
– : Maimonides. The Man and His Work. Ariel 40 (1976) 73–88.
Meyerhof, M.: The Medical Work of Maimonides. In: Essays on Maimonides. Ed. *S. W. Baron,* New York 1941, 265–299.
Muntner, S.: Maimonides (1135–1204) als wissenschaftlicher Erneuerer der Medizin. Med. Klinik 57 (1962) 2072–2076.
– : Maimonides. Regimen Sanitatis oder Diätetik für die Seele und den Körper. Basel, New York 1966.
Rosner, F.: Maimonides the Physician. A Bibliography. Bull. Hist. Med. 43 (1969) 221–235.
Sérouya, H.: Maimonide, sa vie, son œuvre avec un exposé de sa philosophie. Paris 1951.
Weil, G. (Hrsg.): Maimonides. Über die Lebensdauer. Ein unediertes Responsum. Basel, New York 1953.
Weiss, R. L., Butterworth, C. E. (eds.): Ethical Writings of Maimonides. New York 1975.
Yellin, D., Abrahams, I.: Maimonides. His Life and Works. New York 1972.
Zeitlin, S.: Maimonides. A Bibliography. New York 1955.

Jörn Henning Wolf: Girolamo Fracastoro

Anmerkungen

Zu den hier verwendeten Abkürzungen der fracastorianischen Schriften siehe *Literatur*.

1 Näheres bei *Mallett, M. E., Hale, J. R.:* The military organization of a Renaissance State: Venice c. 1400 to 1617. Cambridge 1984, S. 212–227.
2 Quellen zur Biographie s. Anm. 8.
3 Vgl. Fracastoros eigene Schilderungen der Veroneser Pestepidemie von 1511 (Contag. III 7, fol. 103r.B) und der Fleckfieberepidemie des Jahres 1514 (Contag. I 12, fol. 82v.C).
4 Uns heute bekannt als die von Treponema pallidum hervorgerufene, zumeist durch Geschlechtskontakt übertragene chronische Infektionskrankheit Syphilis. – In der bis jetzt nicht endgültig entschiedenen Streitfrage bezüglich des Ursprungs der epidemischen Syphilis deutet auch bereits Fracastoro (Contag. II 12, fol. 92v.C), unter Hinweis auf das Quecksilber-Schwefel-Salbenrezept eines Chirurgen und dessen Chance, in der damaligen Epidemiezeit ein unglaublich reicher Mann zu werden (incredibile quaestu dives futurus) die Möglichkeit an, daß unter den wegen schwerer Scabies mit Gelenkschmerzen in früheren Jahrhunderten in Europa mit Quecksilber Behandelten sich Fälle endemischer Syphilis befunden haben können. – Die Opinio communis offenbar respektierend, spricht Fracastoro selbst an anderer Stelle (Contag. III 10, fol. 106r.B) auch von «neuer Krankheit». – Allgemein zum Phänomen und zur Reaktion der Ärzteschaft Italiens s. *Grmek, M. D.:* Les maladies à l'aube de la civilisation occidentale. Paris 1983, S. 199–225 (m. repräsentativer Literaturauswahl); *Moulin, A.-M.:* La réponse médicale à l'épidémie de 1493. In: *Bulst, N., Delort, R.* (Hrsg.): Maladies et société (XIIe–XVIIIe siècles). Actes du colloque de Bielefeld 1986, Paris 1989, S. 121–132. – Zusammenstellung der aufgekommenen Krankheitsbenennungen bei *Bloch, I.:* Der Ursprung der Syphilis. 2 Bde. Jena 1901–1911, Bd. 1, S. 297–306.
5 Vgl. die post mortem verfaßten Fracastoro-Viten (s. Anm. 8) sowie die Selbstzeugnisse (s. Anm. 6).
6 Selbstzeugnisse in Contag. II 12, fol. 92r.A: Nos... quo forte tempore a pestilentia rus pulsi multum ocij nacti essemus; vgl. Contag. III 10, fol. 106v.C: ... civitate pestilentia gravi vexata in Caphios nostros secessissemus, ubi ocij multum nobis dabatur. – Fracastoro nennt ausdrücklich als wichtigstes Vorsorgeziel, von der Pest gar nicht erst befallen zu werden, als heilsamstes Mittel dafür die Flucht und Suche nach gesünderer Luft (Contag. III 7, fol. 103r.B).
7 Selbstzeugnis für die Namensgebung Contag. II 11, fol. 91r.A: Nos Syphilidem in nostris lusibus appellavimus. Im Gedichttext kommt die Bezeichnung nur ein einziges Mal (im Akkusativ: syphilidem) vor, bei der Schilderung der Namensgebung innerhalb des Syphilus-Mythos (Syph. III 332); aber sie dominiert im Titel des Epos, der zumindest in den ersten Ausgaben zwischen 1530 und 1547 einheitlich lautet: «Syphilis, sive morbus gallicus». Die Beziehung von ‹Syphilus› zum Namen ‹Sipulus› in Ovids Niobegeschichte (Metamorph. VI 146–312) erwog erstmals *Boll, F.:* Der Ursprung des Wortes Syphilis. Neue Jb. klass. Altertum 25 (1910) 72–77; ältere Ansichten zur Herkunft des Wortes bei *Turner, É.:* L'étymologie du mot syphilis. Ann. dermat. syph., 2. ser., 3 (1882) 489–504, 564–578, 665–677, 736–740; neuere etymologische Hypothesen entwickelten *Hendrickson, G. L.:* The «Syphilis» of Girolamo Fracastoro, with some observations on the origin and history of the word «Syphilis». Bull. Inst. Hist. Med. 2 (1934) 515–546; *Spitzer, L.:* The etymology of the term «Syphilis». Bull. Hist. Med. 29 (1955) 269–273.

8 Basis für den folgenden biographischen Abschnitt sind postume und anonyme Viten des 16. Jhs., deren Verfasser (nach herrschender Meinung Paolo Ramusio und Adamo Fumano, vgl. *Brenzoni*, s. Anm. 9, S. 1) noch im Bannkreis persönlicher Beziehung zu Fracastoro stehen: [Vita, lat.] in: Op. omn., fol. IIr.–VIr.; [Vita, ital.], abgedruckt in: *Pellegrini, F.* (Hrsg.): Vita di Girolamo Fracastoro con la versione di alcuni suoi canti. Verona 1953, S. 7–21. – Vgl. ferner *Mencke(n), Truffi* [s. Sekundärliteratur], *Wright:* [Biographische Einführung zu Contag., s. moderne Ausgaben].

9 Von *Brenzoni, R:* Documenti per la biografia di Girolamo Fracastoro. Verona 1954 (Raccolta monografica di studi storici Veronesi, 18) ausgewertete Personenstandseintragungen in Veroneser Kirchenbüchern enthalten nur Lebensalterangaben nach dem Hörensagen.

10 Vgl. außer den Viten (wie Anm. 8) Lobgedicht auf Fracastoro in Distichen von Giulio Cesare Scaligero, V.1): Os Fracastorio nascenti defuit...

11 Näheres bei *Müller, G.:* Bildung und Erziehung im Humanismus der italienischen Renaissance: Grundlagen, Motive, Quellen. Wiesbaden 1969; ders.: Mensch und Bildung im italienischen Renaissance-Humanismus: Vittorino da Feltre und die humanistischen Erziehungsdenker. Baden-Baden 1984 (Saecula Spiritalia, 9); *Garin, E.:* Die Kultur der Renaissance. In: Propyläen Weltgeschichte, hrsg. von *Heuß, A., Mann, G., Nitschke, A.,* Bd. 6. Frankfurt a. M., Wien 1964, S. 446.

12 Hierzu u. a. *Kristeller, P. O.:* Acht Philosophen der italienischen Renaissance. Aus d. Engl. (Ausgabe Stanford 1964) übers. von *E. Blum,* Weinheim 1986, S. 63–78.

13 Näheres bei *Nardi, B.:* Saggi sull aristotelismo padovano dal secolo XIV al XVI. Florenz 1958; *Randall, J. H., Jr.:* Paduan Aristotelismus reconsidered. In: Philosophy and Humanism. Renaissance Essays in honour of Paul Oskar Kristeller, hrsg. von *E. P. Mahoney,* New York 1976, S. 275–282; *Poppi, A.* (Hrsg.): Scienza e filosofia all' università di Padova nell Quattrocento. Triest 1983 (Contributi alla storia dell' università di Padova, 15); *Olivieri, L.* (Hrsg.): Aristotelismo Veneto e scienza moderna. Padua 1983 (Saggi e testi, 17/18).

14 De immortalitate animae (Ausgabe von *G. Morra,* Bologna 1954).

15 Hierzu *Bertoli, G.:* Alessandro Benedetti: Il primo teatro anatomico Padovano. Acta med. Hist. Patav. 3 (1956/57) 1–13; *Massalongo, R.:* Alessandro Benedetti e la medicina Veneta del Quattrocento. Atti Ist. Veneto Sc. Lett. Arti 76 (1916/17) 197–259.

16 Unter Fracastoros Giovanni Battista della Torre gewidmeten Versdichtungen ein umfangreiches Gedicht auf den Tod Marcantonios: In obitum Antonii Turriani Veronensis. Op.omn., fol. 199r.–200v.

17 Sonette von Matteo Bandello und von Giulio Cesare Scaligero; hierzu *Crespo, R.:* Il Bandello e lo Scaligero «In obitum Fracastorii». Lettere italiane 24,3 (1972) 341–346.

18 Bronzemedaillon (Porträtbüste im Profil nach links) von Giovanni dal Cavino (1551 oder danach), ursprünglich an der Porta S. Benedetto in Padua (heute Museo Civico di Padova); es bildete vermutlich die Vorlage zum Verfasserporträt des Op.omn., Juntinen 1574 (fol. VIv.) u. 1584 (fol. VIIIv.). – Marmorstandbild in Verona (Fracastoro in altrömischer Toga und mit Lorbeerkranz), von Danese Cattaneo, 1555 begonnen, 1559 auf der Piazza dei Signori am Palazzo del Consiglio aufgestellt (über dem Torbogen zum Vicolo delle Fogge der Loggia Fra Giocondo, noch heutiger Standort); vgl. Protokoll des Veroneser Ratsbeschlusses, abgedruckt bei *Brenzoni* (s. Anm. 9), S. 9; *Truffi* (s. Literatur), m. Abb. S. 143 u. S. 145; *Ilg, A.:* Eine Büste des Girolamo Fracastoro. Jb. d. Kunsthistor. Sammlungen d. Allerhöchsten Kaiserhauses 5 (1887) 57–64.

19 Zu den in den postumen Werkausgaben nicht veröffentlichten, handschriftlich

erhaltenen fracastorianischen Schriftfragmenten in Verona (Dombibliothek) und in Rom (Vaticana) siehe *Pellegrini, F.* (Hrsg.): Scritti inediti di Girolamo Fracastoro. Verona (1954); *Peruzzi, E.:* I manoscritti Fracastoriani della Biblioteca Capitolare di Verona. Physis 18 (1976) 342–348; ders.: Un trattato inedito di farmacologia di Gerolamo Fracastoro. Rinascimento, Ser. 2, 18 (1978) 183–228.

20 Hier benutzt und Zitaten zugrunde gelegt 3. Ausg. Venedig 1584 (vgl. Editionsübersicht, *Literatur*).

21 Näheres über die Schrift bei *Peruzzi, E.:* Note e ricerche sugli «Homocentrica» die Girolamo Fracastoro. Rinascimento, Ser. 2, 25 (1985) 247–267.

22 Corpus Hippocraticum (Epidemiai I 26; Prognostikon 37; Aphorismoi II 24, IV 36).

23 Als Verfasser der dem Thema eigens gewidmeten Schrift «Peri krisimōn hemerōn».

24 Hierzu *Garin, E.:* Lo Zodiaco della vita. La polemico sull' astrologia dal Trecento al Cinquecento. 2. Aufl. Bari 1982 (auch engl.: Astrology in the Renaissance: The Zodiac of Life. London, Boston 1983).

25 Crit. 16 (fol. 56r.B): Haec ... longa primum diligentique inquisitione nobis comperta sunt, mox et re ipsa observationibusque comprobata: ... si a parente medicinae Galeno ... hac una in re discedere ausus sum. – Zur Lehre im ganzen bei Fracastoro: *Nardi, M. G.:* La dottrina dei giorni critici nel pensiero di Girolamo Fracastoro. Minerva med. 45 (1954) 380–384.

26 Symp. 5 (fol. 60r.B): Quam igitur nulla actio fieri potest nisi per contactum ... similia autem haec non sese tangunt, nec per naturam moventur unum ad aliud, necesse est ... demitti aliquid ab uno ad aliud, quod proxime tangat, et eius applicationis principium sit: hoc autem aut corpus erit, aut forma aliqua simplex materialis, vel spiritualis.

27 Das für die fracastorianische Sympathie- und Ansteckungslehre nicht unwesentliche Gedankengut des Werkes «De rerum natura» von *Lucrez* sowie im besonderen der in diesem großartigsten überkommenen Lehrgedicht der lateinischen Antike begegnende Begriff ‹semina morbi› waren Fracastoro vermutlich durch die 1515 erschienene Edition des befreundeten *Andrea Navagero* vertraut geworden.

28 Bei dem von den Erben des älteren Luca Antonio Giunta fortgeführten traditionsreichen Verlagshaus. Eine weitere Ausgabe folgte 1550 in der französischen Buchdruckerstadt Lyon bei Guillaume Gazeau.

29 Deutsch: «Über Ansteckung sowie die ansteckenden Krankheiten und ihre Behandlung».

30 Für das angemessene Verständnis der nicht selten mißdeuteten Bezeichnung ‹seminarium› und für die daran zu knüpfende problemgeschichtlich richtige Bewertung der fracastorianischen Ansteckungstheorie – unter dem ausschlaggebenden Gesichtspunkt ihrer noch ungenügend gesicherten Bewandtnis für die Genese der Contagium-vivum-Doktrin und Infektionslehre der Vormoderne bzw. des 19./20. Jahrhunderts – sei hier betont, daß Fracastoro in der Kontagionsschrift nicht ‹semina›, wie ausnahmslos im früher entstandenen Syphilis-Gedicht verwendet, was (abgesehen vom metaphorischen Wortgebrauch) an zumindest drei Stellen (II 196; II 244; II 279) prägnant und mit Konnotation gewisser stofflicher Vorstellungen ‹Samen der Ansteckung, Krankheitsprozesse, Seuche› meint, sondern durchweg von ‹seminaria› (contagionis) spricht, dessen Singularform eigentlich Pflanzstätte, mit Saat versehener Nährboden, übertragen auch Keime bedeutet. Zur Vermeidung abwegiger Assoziationen und historisch unzulässiger Identifikationen des von dem Ausdruck ‹Keime› evozierten modernen Begriffs der bakteriellen Krankheitserreger mit Fracastoros Terminus ‹seminaria› benutzen wir den Ausdruck ‹Samen› (der Ansteckung). – Daß Fracastoro im Syphilis-Gedicht, wie

Eatough in seiner Ausgabe (s. *Literatur*), S. 111, anmerkt, das kürzere ‹semina› nur aus metrischen Gründen bevorzugt habe, wird durch *Singers* Studie (1917), S. 22, möglicherweise entkräftet, die auf den Wortgebrauch ‹seminarium› in Remaclus Fuschs zum zeitgenössischen Syphilis-Schrifttum zählende Abhandlung über die Guajakholz-Therapie verweisen (Morbi Hispanici... curandi per ligni Indici decoctum methodus, Paris 1541). Für die aktuelle begriffliche Rezeption spricht, daß die Schrift von Fusch (bei *Singer* irrtümlich Fuchs!) Jahre nach der Vollendung des Syphilis-Gedichtes, aber fünf Jahre vor der Veröffentlichung der Kontagionsschrift erschienen ist.

31 Zu der im Ansatz in die Antike und in das arabische Mittelalter sowie andeutungsweise bereits vollständig in die alteuropäische Frühzeit zurückreichenden Genese der drei Ansteckungsmodalitäten vgl. *Singer* (1917), S. 19f.

32 Eine Augenlidentzündung.

33 Contag. I 5, fol. 78v.C: Lippitudinis genus est, quo qui laborat, omnes solet inficere, qui in ipsum spectant.

34 Contag. I 7, fol. 80v.C: Unus penetrationis modus est per propagationem et quasi sobolem: prima nam seminaria... consimilia sibi alia generant et propagant... vgl. ähnliche Formulierungen II 3, fol. 86r.A; I 12, fol. 82v.C/D (... seu sobolem procreant...; ebd.: ... eam seminariis inesse vim, ut ... propagare et gignere possint, sicut et spiritus faciunt).

35 Contag. I 9, fol. 81r.B–81v.C: ... seminaria... antipathiam ad animal habentia non solum materialem, sed et spiritualem etiam: ex qua definitione ratio omnium eorum manifesta est, quae circa contagionem videntur.

36 Contag. I 6, fol. 79r.B: Quae ad distans faciunt contagionem... perdurant... in fomite... in aere... feruntur trans etiam maria, quod signum est corpus esse, quod et defertur et perdurat...

37 Contag. I 7, fol. 80r.B. – Der von Fracastoro erläuterte Infektionsvorgang läßt sich in direkte Beziehung setzen zu der vor kurzem noch als bakterio- oder virogene Begleitinfektion, heute als Autoimmungeschehen gedeuteten Ätiologie des Krankheitsbildes der Sympath(et)ischen Ophthalmie.

38 Contag. I 7, fol. 80r. B–80v.C.

39 Contag. I 10, fol. 81v.C/D.

40 Contag. I 10, fol. 81v.C: ... ea [putrefactio], in qua seminaria fieri possint.

41 Contag. I 10, fol. 81v.C: ... quaecumque [febres] solidam habent putrefactionem, et conclusam, illae seminaria gignunt ad inferendas contagiones idonea.

42 Contag. I 11, fol. 81v.D: ... inimicitia quadam fraudulenta latentia, perdunt animal.

43 Contag. I 11, fol. 81v.D: ... venenati ad alios contagiosi non sunt.

44 Contag. I 12, fol. 82r.B–82v.C: ... die, einmal in einem Menschen aus einer gemeinsamen Disposition der Luft aufgefangen, die Ansteckung in einen anderen übertragen (communes [morbi]) ... etiam contagiosi, idest qui semel in uno concepti absque aeris dispositione illa communi contagionem in alium transferunt).

45 Contag. I 12, fol. 82r.B: ... populariter vagantes [morbi] ... pluribus aut civitatibus, aut regionibus, sed non contagiosi.

46 Contag. I 12, fol. 82v.D: ... immisti [vapores] humoribus inamabiles illos redunt, et ingratos membris, unde respuuntur, et relinquuntur a natura, ac sic putrescunt.

47 Contag. I 12, folg. 82v.D: ... a caelo nullas contagiones per se fieri posse, per accidens autem nihil prohibet quasdam ab ipso fieri.

48 Contag. I 12, fol. 82v.D.

49 Contag. II 3, fol. 85v.D: ... principia quidem contagionum per se sunt seminaria ipsa.

50 Contag. II 3, fol. 86r.A: ... per rationem seminariorum, quae ad alium delata tale in

secundo faciunt, quale in primo fuit... quare aeque est factam esse febrem ex seminariis...

51 Contag. I 12, fol. 83r.A: Diejenigen Samen, deren Materie dichter ist und den dickeren Säften entspricht, kriechen langsam wie die Syphilis oder Tollwut (quorum [seminariorum] materia densior est et analoga ad humores crassiores, ea tarde serpunt, ut syphilis et rabies); vgl. Syph. I 303 f.

52 Contag. II 8, fol. 89r.B: ... et analogiam ... [seminaria] habere aut ad spiritus et spiritualia ... et antipathiam habent non solum materialem sed et spiritualem.

53 Contag. I 12, fol. 83r.A/B, mit Andeutung des während des Peloponnesischen Krieges im Verlauf der Atheniensischen sog. Pest beobachteten und von Thukydides erwähnten Immunitätsphänomens; vgl. Contag. II 7, fol. 88v.D, dort auch ethno- und sozialpathologische Bemerkungen zur Differentialdiathese für aerogene bzw. Übertragungsinfektionen: Müßiggänger, Greise und Juden (wegen ihrer kalten und trockenen Natur) sowie Angehörige des Volkes (die robuster, trockener, mehr geplagt und sparsamer ernährt sind) werden weniger vom Fleckfieber befallen, Vornehme (wegen ihres Wohlstandes) weniger von der Pest.

54 Selbstzeugnisse faktischer Beobachtung durch Augenschein oder praktischer Gepflogenheiten sowie Eingeständnisse spezieller Erfahrungsdefizite: Syph. I 356 f. (saepius vidimus), I 382 f. (ipse ego memini vidisse), II 93 (vidi ego saepe); Contag. II 6 (vidimus), III 10 (et nos in quibusdam feliciter cessisse vidimus), III 10 (his casibus ego consuevi facere), III 6 (nos, quae partim longa experientia, partim ratione probavimus), III 6 (dicimus nullam nos habere de iis circa has febres experientiam). – Indirekte, aber anschauliche Belege für Fracastoros persönliches ärztliches Erfahrungswissen sind durchweg seine ohne Autopsie nicht zu leistenden klinischen Beschreibungen der in Contag. II abgehandelten Krankheitsbilder, die evident fallbezogene Erörterung pathognomonischer Symptome (z. B. Sputum, II 9; Hydrophobie, II 10; Urin, II 11) und die plastische Schilderung signifikanter Krankheitsstadien (z. B. Finalstadium der Rabies, II 10).

55 Zitate in Contag.: Antiqui medici bzw. Graeci (II 1, 9, 15; III 6, 8, 9); Arabes (III 9); Aetius (II 10, 13); Archigenes (II 13, III 11); Aristoteles (II 10, 13); Avicenna (II 12, 13, 15, III 6); Celsus (II 15); Dioskurides (III 9); Galenus (II 3, 10, 13, 15, III 11); Hippokrates (III 6, 7); Paulus [Aegineta] (II 13); Plinius (II 13, 15, III 9). – Recentiores medici bzw. moderni (II 15, III 6, 8); Nicolò Leoniceno [1428–1524] (II 12, 13); Giovanni Battista da Monte [1498–1551] (II 3); Aloysius Mundella [?, Arzt in Brescia] (III 6).

56 Syph. I 294 f.: Ergo contagum quoniam natura genusque / Tam varium est, et multa modis sunt semina miris; I 261 f.: Nunc age, non id te lateat, super omnia miram / Naturam, et longe variam contagibus esse.

57 Syph. II 196 f.: ... contagisque ad tenuia semina caecae, / Illa quidem consueta modis inserpere miris.

58 Syph. I 339 f.: ... ubi per cunctas ierant contagia venas, / Humores ipsos, et nutrimenta futura / Polluerant.

59 Syph. I 251–254: ... e pelago multos terraque vapores / Traxerit ignea vis, qui misti tenuibus auris / Correptique novo vitio, contagia visu / Perrara attulerint. Was Fracastoro mit einem «contagium visu perrarum» (äußerst selten zu sehende Ansteckung) meint, erscheint nicht eruierbar.

60 Contag. II 8, fol. 89r.B: ... acutissima et subtilissima esse earum febrium seminaria.

61 Contag. II 3, fol. 85v. D: ... habere ea [seminaria] vim et actionem multam, tum et mistionem fortem et elaboratam ... et ... in lentore constitutam ... non materialem solum antipathiam ad calorem naturalem, et ad animam ipsam, sed et spiritualem.

62 Contag. I 12, fol. 82r.B: ... accidit inde seminaria enasci, quae apta sint in alium contagionem transferre.
63 Contag. I 12, fol. 82r.A.: Omnes [contagiones] in vivo corpore natae infectionem disseminare, in mortuo non; ebd., fol. 83r.A: mortuum animal contagem eam non servat, qua tenebatur vivens, quam seminaria contagionis una cum calore innato extincta sunt.
64 Contag. II 9, fol. 90r.A: ... ea [seminaria] ... contagiosa sunt ... ad pulmonem: necque enim omnia in omnia agunt, sed solum quae et agentis, et materiae, et applicationis rationem certam habent, atque ob id analoga dicuntur.
65 Die theoriegeschichtlichen Voraussetzungen einerseits sowie das Fortwirken und die noch unzureichend exakt erforschte Rezeption andererseits des von Fracastoro in der charakteristischen Wechselwirkung von naturphilosophisch spekulativer und empiriegeleitet rationaler Durchdringung epidemiologischer Phänomene geleisteten Erkenntnisbeitrags, mit dem er die antiken, mittelalterlichen und frühneuzeitlichen Beobachtungsresultate und Erklärungsansätze auf das Niveau einer fundierten und differenzierten, Vorläufermodelle teils überholenden, teils modifizierenden und präzisierenden Doktrin gebracht hat, können an dieser Stelle nicht dargelegt werden. Information über die Genese und Weiterentwicklung der Kontagionslehre (hauptsächlich bei Athanasius Kircher, Francesco Redi, Antony van Leeuwenhoek, Agostino Bassi im 17./18. Jh. bis hin zu Jakob Henle, Louis Pasteur u. a. im 19. Jh.) auf dem Boden der mittels Mikroskopie gelungenen neuartigen Entdeckungen nun tatsächlich animalischer Ansteckungskörper (contagium animatum / vivens) sei verwiesen auf Spezialliteratur (Auswahl in chronologischer Reihenfolge teils s. *Literatur*): *Singer, C., Singer, D.:* The development of the doctrine of contagium vivum 1500–1750. 17th International Congress of Medicine 1913, Section 23, History of Medicine, London 1914, S. 187–206; *Goodall; Castiglioni; Pazzini; Pellegrini* s. *Literatur; Belloni, L.:* Charlatans et contagium vivum au déclin de la première période de splendeur de la microscopie. Compte rendu 85, Congr. Soc. sav. Paris 1960, S. 579–587; *Berg, A.:* Miasma und Kontagium: Die Lehre von der Ansteckung im Wandel der Zeiten. Naturwiss. 50 (1963) 389–396; *Daglio, P.:* Da Fracastoro a Pasteur: le concezioni sulle malattie infettive dal Rinascimento all' era microbiologica. Minerva med. 60 (1969) 3797–3817; *Fracastoro, G.:* Da Gerolamo Fracastoro ad Athanasius Kircher ed Antony van Leeuwenhoek. Il Fracastoro 64 (1971) 196–227; *Stettler, A.:* Die Vorstellungen von Ansteckung und Abwehr. Gesnerus 29 (1972) 255–273; *Howard-Jones, N.:* Fracastoro and Henle: A reappraisal of their contribution to the concept of communicable diseases. Med. Hist. 21 (1977) 61–68; *Nutton, V.:* The seeds of disease: An explanation of contagion and infection from the Greeks to the Renaissance. Med. Hist. 27 (1983) 1–34.
66 Über hundertmal erschien im Original bzw. in sechs europäischen Kultursprachen übersetzt das Gedicht über die Syphilis. Erschöpfende Editionsnachweise für die Zeit 1530 bis 1935 bei *Baumgartner, Fulton* (1935). Wir zitieren die folgenden Verse in der Übersetzung von Heinrich Oppenheimer, Berlin 1902, S. 39–40.
67 Das mit drastischen Mitteln verfolgte Ziel entspricht dem in der Renaissance wieder vorzugsweise intendierten aristotelischen Mimesisprinzip. Diese Kategorie sucht Fracastoro mit seiner vorrangigen Absicht in Einklang zu bringen, nämlich Laien und Öffentlichkeit aufzuklären und Experten (speziell im Hinblick auf die Überlegenheit der Guajak-Therapie) zu belehren (vgl. Syph. I 307ff.: Nunc ego te affectus omnes, et signa docebo / Contagis miserae ... Forte etenim nostros olim legisse nepotes, / Et signa, et faciem pestis novisse juvabit). Im Vergleich zur Gattung des üblicherweise in Seuchenzeiten produzierten Kurztraktates (ein Prosatext von Fracastoro über die Syphilis blieb unvollendet, vgl. das von *Pellegrini, F.:* Trattato

in prosa di Fracastoro sulla sifilide, Verona 1939, publizierte Fragment im Cod. CCLXXXV-I der Biblioteca Capitolare, Verona) verspricht sich Fracastoro von der mnemonischen Funktion des Lehrgedichtes eine nachhaltige Wirkung. Daß sie eintrat, beruht auch auf der hohen literarischen Qualität des fracastorianischen Dichtwerkes, gemessen an den zahlreichen anderen Lehrgedichten des Zeitalters. Näheres zur Thematik in: *Revard, S. P., Rädle, F., Cesare, M. A.* (Hrsg.): Acta conventus neo-latini Guelpherbytani: Proceedings of the Sixth International Congress of Neo-latin Studies, Wolfenbüttel 1985, Binghampton, New York 1988 (Medieval and Renaissance Texts and Studies, 53), s. besonders: *Akkerman, F.:* Auf der Suche nach dem Lehrgedicht in einigen neulateinischen Poetiken (S. 409–417); *Roellenbleck, G.:* Erzählen und Beschreiben im neulateinischen Lehrgedicht (S. 419–423). Zum Fortwirken speziell: *Beghelli, S.:* Sulle orme del Fracastoro: il carme medico di Antonio Possevino al tramonto del XVI secolo. In: Mantova e i Gonzaga nella cvietà del Rinascimento. Mantua 1977, S. 387–392.

68 Vgl. *Margolin, I.-C.:* La découverte de l'Amérique dans une vision manieriste de Fracastor et de Stradan. Renaissance, manierisme, baroque. Paris 1976, S. 187–212.

69 Dazu allgemein *Buck, A.:* Italienische Dichtungslehre vom Mittelalter bis zum Ausgang der Renaissance. Tübingen 1952, bes. S. 97–112 (Beihefte z. Zschr. f. Romanische Philologie, 94); zu der aufgrund gleicher Autorschaft von Dichtungslehre und Lehrgedicht besonders wichtigen Frage nach Fracastoros Verständnis der Gattung im Bezugsystem seiner Poetik siehe *Fabian, B.:* Das Lehrgedicht als Problem der Poetik. In: Die Nicht-Mehr-Schönen Künste: Grenzphänomene des Ästhetischen. Hrsg. von *H. R. Jauß,* München 1968, S. 67–89, hier: S. 76 u. S. 81–84 [m. Diskussion S. 549–557].

70 Hierzu *Ellinger, G.:* Geschichte der neulateinischen Literatur Deutschlands im 16. Jahrhundert. Bd. 1: Italien und der deutsche Humanismus in der neulateinischen Lyrik. Berlin, Leipzig 1929.

Literatur

1. Die medizinischen Werke Fracastoros

Syphilis, sive morbus gallicus. Verona 1530 [abgekürzt: Syph.].
De causis criticorum dierum per ea quae in nobis sunt... [zusammen mit Homocentrica]. Venedig 1538 [abgekürzt: Crit.].
De contagione et contagiosis morbis et curatione libri III. [zusammen mit De sympathia et antipathia rerum liber unus] Venedig 1546 [abgekürzt: Contag.].
[Zusammen mit den übrigen gedruckten Werken auch in:] Opera omnia, in unum proxime post illius mortem collecta... Venedig 1555; [hier benutzt und zitiert nach:] Opera omnia quorum nomina... Ex tertia editione. Venedig 1584; [Op.omn.] [insgesamt sieben weitere Ausgaben (alle außerhalb Italiens) zwischen 1591 und 1671 in Lyon, Genf und Montpellier].
Moderne Ausgaben und Übersetzungen:
Hieronymus Fracastoro: Drei Bücher von den Kontagien, den kontagiösen Krankheiten und deren Behandlung. Übers. u. eingel. von *V. Fossel,* Leipzig 1910 (Klassiker d. Medizin, 5) [m. Textauslassungen]; Hieronymi Fracastorii de contagione et contagiosis morbis et eorum curatione, libri III. Translation and notes by *W. C. Wright,* New York 1930 (New York Academy of Medicine Library, ser. 3); Girolamo Fracastoro: Il contagio, de malattie contagiose e la loro cura. Traduzione, introduzione e note a cura del *V. Busacchi,* Florenz 1950 (Biblioteca della «Rivista delle Scienze mediche e naturali», 3).

Eatough, G.: Fracastoro's Syphilis: Introduction, text, translation and notes. Liverpool 1984 (ARCA, Classical and Medieval Texts, Papers and Monographs, 12); Girolamo Fracastoro: Lehrgedicht über die Syphilis, hrsg. u. übers. von *G. Wöhrle,* Bamberg 1988 (Gratia, Bamberger Schriften z. Renaissanceforschung, 18). Deutsche metrische Übersetzungen [im Versmaß des Originals] von *W. Christern* (1858), *T. Lenz* (1881), *H. Oppenheimer* (1902) [Baumgartner-Fulton, Nr. 95–97]; [wohlklingender, in vierfüßigen Trochäen] von *E. A. Seckendorf:* Girolamo Fracastoro: Syphilidis sive morbi gallici libri tres, hrsg. von *W. Schönfeld,* Kiel 1960 (Schriftenreihe d. Nordwestdeutschen Dermatologischen Gesellschaft, 6).

2. Sekundärliteratur

Baumgartner, L., Fulton, J. F.: A bibliography of the poem Syphilis sive morbus gallicus by Girolamo Fracastoro of Verona. New Haven, London, Oxford 1935.

Brenzoni, R.: Profilo di Girolamo Fracastoro. Fracastoro 8 (1965) 112–115.

Castiglioni, A.: Gerolamo Fracastoro e la dottrina del contagium vivum. Gesnerus 8 (1951) 62–65.

Goodall, L. W.: Fracastor as an Epidemiologist. Proc. Roy. Soc. Med. 30 (1936/37) 341–350.

Leo, E. di: Scienza e Umanesimo in Girolamo Fracastoro. 2. Aufl. Salerno 1953.

Massalongo, R.: Girolamo Fracastoro e la rinascenza della medicina in Italia. Atti Ist. Veneto sc. lett. arti 74 (1914–15) I–XII.

Mencke, F. O.: De vita, moribus, scriptis, meritisque... Hieronymi Fracastorii commentatio. Leipzig 1731.

Pazzini, A.: Girolamo Fracastoro e la genesi della sua dottrina sul contagium vivum. Boll. Soc. med. Livornese (1953–54), 33–44.

Pellegrini, F.: La dottrina Fracastoriana del contagium vivum. Origini e primi sviluppi tratti da autografi inediti conservati nella Biblioteca Capitolare di Verona, Verona 1950.

– : Girolamo Fracastoro. In: Fracastoro. Studi e memorie nel IV centenario. A cura della Rivista «Il Fracastoro» degli Istituto Ospitalieri Verona, Verona (1954), S. 7–26.

– : Su taluni dei principali ricorsi storici della dottrina sui contagi. In: Fracastoro: Studi e memorie (s. o.), S. 45–46.

Premuda, L.: Pensiero e dottrina di Girolamo Fracastoro a quattrocento anni dalla sua morte. Minerva med. 46 (1955) 775–781.

Rossi, G.: Girolamo Fracastoro e relazione all' Aristotelismo ed alle scienze nel Rinascimento. Pisa 1893.

Saitta, G.: Il pensiero italiano nell' Umanesimo e nel Rinascimento. Bd. 2. Florenz 1961, S. 165–212.

Singer, C., Singer, D.: The scientific position of Girolamo Fracastoro, with special reference to the source, character and influence of his theory of infection. Ann. Med. Hist. 1 (1917) 1–34.

Spalicci, A.: Fracastoro e il suo «De morbo gallico». In: Fracastoro: Studi e memorie (s. o.), S. 31–35.

Truffi, M.: La vita di Gerolamo Fracastoro. Boll. Ist. stor. ital. Arte sanit. 11 (1931) 139–159.

HEINRICH SCHIPPERGES: PARACELSUS

Anmerkungen

1 Die vielfach veralteten sprachlichen Wendungen des Paracelsus sowie seine Termini technici sind bewußt beibehalten worden, um seiner gedanklichen Eigenständigkeit und sprachlichen Prägekraft Ausdruck zu verleihen. Daneben finden sich Übertragungen in ein modernes Deutsch sowie durchlaufend Erklärungen.
2 Begriffe wie das «Astralische», das «Siderische», das «Gestirn» haben spätere Paracelsus-Interpreten dazu verführt, seine Theorie der Medizin mit der zeitgenössischen «Astrologia Medica» in Verbindung zu bringen. Wir versuchen demgegenüber, die Säule der «Astronomia» eher aus dem Gesamtwerk zu deuten und als ein historisch-biographisches Phänomen zu erklären.
3 Eine ausführliche Darstellung der «fünf Entien» findet sich in meiner Akademie-Abhandlung: Die Entienlehre des Paracelsus. Aufbau und Umriß seiner Theoretischen Pathologie. Veröffentlichungen aus der Forschungsstelle für Theoretische Pathologie der Heidelberger Akademie der Wissenschaften, Berlin, Heidelberg, New York, London, Paris, Tokyo 1988.

Literatur

1. Werke
Bücher und Schriften des Philippi Theophrasti Bombast von Hohenheim, Paracelsi genannt. Hrsg. von *J. Huser*, Tom. 1–10 Basel 1589–91.
Sämtliche Werke (Zitate im Text aus dieser Ausgabe) 1. Abt. Medizinische, naturwissenschaftliche und philosophische Schriften. Hrsg. von *K. Sudhoff*, Bde. 1–14. München, Berlin 1922–1933. – 2. Abt. Die theologischen und religionsphilosophischen Schriften. Hrsg. von *K. Sudhoff, W. Matthießen*, Bd. 1. München 1923. – 2. Abt. Theologische und religionsphilosophische Schriften. Hrsg. von *K. Goldammer*, Bde. 2, 4–7. Wiesbaden 1955–65.
Sämtliche Werke. Nach der 10bändigen Huserschen Gesamtausgabe 1589–1591 zum erstenmal in neuzeitliches Deutsch übersetzt von *B. Aschner*. Bde. 1–14, Jena 1926–1932.
Werke. Hrsg. von *W.-E. Peuckert*, Bde. 1–5. Basel, Stuttgart 1965–1968.

2. Sekundärliteratur
Artelt, W.: Paracelsus und seine Zeit in Zeittafeln. In: Theophrastus Paracelsus 1493–1541. Hrsg. von *F. Jaeger*, Salzburg 1941, S. 7–13.
Betschart, I.: Theophrastus Paracelsus. Der Mensch an der Zeitenwende. 2. Aufl. Einsiedeln 1942.
Bittel, K.: Paracelsus. Leben und Lebensweisheit in Selbstzeugnissen. Leipzig 1944.
Domandl, S. (Hrsg.): Kunst und Wissenschaft um Paracelsus. Salzburger Beiträge zur Paracelsusforschung, Folge 25, Wien 1984.
Eis, G.: Vor und nach Paracelsus. Untersuchungen über Hohenheims Traditionsverbundenheit und Nachrichten über seine Anhänger. Stuttgart 1965.
Goldammer, K.: Paracelsus. Sozialethische und sozialpolitische Schriften. Tübingen 1952.
– : Paracelsus. Natur und Offenbarung. Hannover-Kirchrode 1953.
– : Paracelsus. Vom Licht der Natur und des Geistes. Eine Auswahl. Stuttgart 1960.
Gundolf, F.: Paracelsus. Berlin 1928.

Hemleben, J.: Paracelsus. Revolutionär, Arzt und Christ. Frauenfeld, Stuttgart 1973.
Jung, C. G.: Paracelsica. Zwei Vorlesungen über den Arzt und Philosophen Theophrastus Paracelsus. Zürich 1942.
Kämmerer, E. W.: Das Leib-Seele-Geist-Problem bei Paracelsus und einigen Autoren des 17. Jahrhunderts. Wiesbaden 1971.
Kaiser, E.: Paracelsus in Selbstzeugnissen und Bilddokumenten. Reinbek bei Hamburg 1969.
Kerner, D.: Paracelsus. Leben und Werk. Stuttgart 1965.
Pagel, W.: Das medizinische Weltbild des Paracelsus. Seine Zusammenhänge mit Neuplatonismus und Gnosis. Wiesbaden 1962.
Peuckert, W.-E.: Theophrastus Paracelsus. Stuttgart, Berlin 1944.
Schipperges, H.: Welt und Mensch bei Paracelsus. In: Antaios (Sonderheft Paracelsus) 11 (1969) 293–320.
– : Paracelsus. In: Die Großen der Weltgeschichte. Bd. 4. Zürich 1973, S. 931–945.
– : Paracelsus. Der Mensch im Licht der Natur. Stuttgart 1974.
Sticker, G.: Theophrastus Paracelsus. Ein Lebensbild. In: Nova Acta Leopoldina, N. F. 10. Halle 1941.
Strunz, F.: Theophrastus Paracelsus, sein Leben und seine Persönlichkeit. Ein Beitrag zur Geistesgeschichte der deutschen Renaissance. Leipzig 1903.
– : Theophrastus Paracelsus. Idee und Problem seiner Weltanschauung. Salzburg 1937.
Sudhoff, K.: Versuch einer Kritik der Echtheit der Paracelsischen Schriften. 1. Theil: Die unter Hohenheim's Namen erschienenen Druckschriften. Berlin 1894. – 2. Theil: Paracelsische Handschriften. Berlin 1899.
– : Paracelsus. Ein deutsches Lebensbild aus den Tagen der Renaissance. Leipzig 1936.
Weimann, K.-H.: Paracelsus-Bibliographie 1932–1960. Mit einem Verzeichnis neu entdeckter Paracelsus-Handschriften (1900 bis 1960). Wiesbaden 1963.
Zekert, O.: Paracelsus. Europäer im 16. Jahrhundert. Stuttgart, Berlin, Köln, Mainz 1968.

MARIELENE PUTSCHER: ANDREAS VESALIUS

Literatur

1. Werke

«Fabrica». De Humani corporis fabrica Libri Septem., Basel (Joh. Oporinus), Juni 1543. 2. erweiterte Ausgabe 1555. (Cushing VI A 1–16, dazu mehrere Faksimiles, ferner die nach den Original-Holzstöcken wiedergedruckte Ausgabe «Icones Anatomicae», New York, München – «Bremer Presse» – 1934(–35), mehrfach nachgedruckt. Übersetzungen: vollständig nur in russisch, Moskau 1950–54. Große Teile s. O'Malley 1964, Appendix S. 317–377). Durch vorzügliche Reprints leicht zugänglich.
Andreas Vesalius Opera omnia anatomica et chirurgica. Bde. 1, 2, Lugduni Batav. (Leiden) 1725 (in kleinerem Format und recht selten).
Vitus Tritonius Athesius, Nachschrift einer Vorlesung Vesals in Padua vom 24. 12. 1537 mit zwei Zeichnungen nach Vesal (Wien, Nat. Bibl., Cod. II, 195 Med. 119; s. Roth 1892, S. 455).

2. *Sekundärliteratur*

Barón F. J.: Documents nouveaux relatifs au voyage d'André Vésale en terre Sainte. Clio Medica, Vol. 1 No. 2 (1966) 161–163.

– : Andrés Vesalio su vida y su obra. Madrid (Istituto «Arnaldo de Villanova») 1970.

Cushing, H.: A bio-bibliography of A. Vesalius. New York 1943; hrsg. von *J. Fulton,* Madline Stanton, 2. Aufl. New York 1962/Hamden-London.

Eriksson, R.: Andreas Vesalius first public anatomy at Bologna 1540. Uppsala, Stockholm 1959.

Huard, R., Imbault-Huard, M.-J.: André Vésale iconographie anatomique (Fabrica, Epitome, Tabulae sex). Paris 1983.

König, G. G.: Ein bisher unbekanntes Consilium Andreas Vesals über die Behandlung einer Nierensteinerkrankung. Med. Diss. Würzburg 1954, Sudhoffs Archiv 39 (1955) 92–112.

Lambert, S. W., Wiegand, W., Ivins, jr. W. M.: Three Vesalian essays to accompany the Icones Anatomicae of 1934. New York 1952.

Lindeboom, G. A.: Andreas Vesalius and his opus magnum. A bibliographical sketch and an introduction to the Fabrica. Mit Faksimile der «Fabrica» von 1543, Nieuvendijk 1975.

O'Malley, C. D.: Andreas Vesalius of Brussels 1514–1564. Berkeley, Los Angeles 1965.

Roth, M.: Andreas Vesalius Bruxellensis. Berlin 1892, 2. Aufl. 1962 (Reprint) und Amsterdam 1965.

Spielmann, M. H.: The iconographie of A. Vesalius. Studies in medical history 3. Wellcome History of Medicine Museum, London 1925.

Sudhoff, K.: Andreas Vesalius zu Ehren. Verhandlungen Ges. Dt. Naturforscher und Ärzte 1920, S. 162–190.

Wiegand, W.: Marginal notes by the printer of the icones. In: *Lambert, S. W.,* et al.: Three Vesalian essays to accompany the icones anatomicae of 1934. New York 1952, S. 27–42.

Wolff-Heidegger, G., Cetto, A. M.: Die anatomische Sektion in bildlicher Darstellung. Basel, New York 1967.

ROLF WINAU: WILLIAM HARVEY

Anmerkungen

1 *Ibn an-Nafīs* Kommentar zur Anatomie des *Ibn Sīna,* Staatsbibliothek Berlin Hs. 6224. Deutsche (Teil-)Übersetzung von *M. Meyerhof:* Ibn an-Nafīs und seine Theorie des Lungenkreislaufs, Quellen u. Studien Gesch. Naturwiss. Medizin 4 (1935) 37–88 mit separatem arabischen Text.

2 *Vesal, A.:* De humani corporis fabrica libri septem. Basel 1543, S. 589.

3 *Vesal, A.:* De humani corporis fabrica libri septem. 2. Aufl. Basel 1555, S. 734.

4 *Colombo, R.:* De re anatomica. Venedig 1559, 2. Aufl. Paris 1562, S. 325.

5 *Riolan, J.:* Encheiridium anatomicum et pathologicum. Leyden 1648; deutsche Übersetzung nach *G. Zirnstein:* William Harvey. Leipzig 1977, S. 66.

Literatur

1. Werke

Exercitatio de motu cordis et sanguinis in animalibus. Frankfurt am Main 1628.
Die Bewegung des Herzens und des Blutes. Übers. u. erl. von R. v. Töply, Leipzig 1910 (Sudhoffs Klassiker der Medizin 1).
Exercitatio Anatomica de Circulatione Sanguinis ad Joanem Riolanum. Cambridge 1649.
Exercitationes de Generatione Animalium. London 1651.

2. Sekundärliteratur

Brunn, W. L.: Kreislauffunktion in William Harveys Schriften. Berlin, New York 1967.
Keele, K. D.: William Harvey. London 1965.
Keynes, G.: The life of William Harvey. Oxford 1966.
Pagel, W.: William Harvey's Biological Ideas. New York 1967.
— : New light on William Harvey. Basel 1976.
Witheridge, G.: William Harvey and the Circulation of Blood. London, New York 1971.

HEINRICH SCHIPPERGES: JOHANN BAPTIST VAN HELMONT

Anmerkungen

1 *Haeser, H.:* Geschichte der Medizin. Bd. II., Jena 1981, S. 348.
2 Gruner's Almanach für Aerzte und Nichtaerzte (1782), S. 124.
3 *Pagel* (1930) im Gegensatz zu *Pagel* (1982).
4 Gesnerus 2 (1945), 46.
5 Biographisches Lexikon (1962), S. 154.
6 Ortus Medicinae (1651), Promissio authoris, S. 888: «Ego quidem a teneris adhuc ossibus scientiam ante divitias habui.»
7 Ortus Medicinae (1651), Studia Authoris, S. 20: «Tandem cum Salomone cognovi me frustra adhuc plerumque spiritum meum torsisse vanamque esse scientiam omnium.»
8 Ortus Medicinae (1648), S. 74: «Gas et Blas nova quidem sunt nomina, a me introducta.»
9 Im «Ortus Medicinae» (1651), S. 104, schreibt er: «Mein Denken steht in der Freiheit der Philosophie und ist keinem Lehrmeister unterworfen» («Ego vero sub liberalitate Philosophiae, nemini addictus magistro, sentio»).
10 «Der natürliche Archaeus und die Krankheit, sie durchdringen sich gegenseitig» («Naturalis Archaeus et morbus sese invicem penetrant»); Ortus Medicinae (1682), S. 470.
11 Ortus Medicinae (1651), S. 367b: «In herbis, verbis et lapidibus est magna virtus.»
12 *Pagel* (1982), S. 200.

Literatur

1. Werke

De magnetica vulnerum naturali et legitima curatione. Paris 1621.
Febrium doctrina inaudita. Antwerpen 1642.

Ortus Medicinae. Id est, Initia Physicae Inaudita. Ed. F. M. Van Helmont. Amsterdam 1648.
Ortus Medicinae. Venedig 1651; Amsterdam 1652; Lyon 1655; 1667; Frankfurt 1682; 1707; Kopenhagen 1707.
Dageraad, ofte nieuwe opkomst der geneeskonst, in verborgen grondtregulen der Natuere. Amsterdam 1659; Rotterdam 1660.
Tumulus Pestis. Das ist: Gründlicher Ursprung der Pest. Sulzbach 1681.
Fundamenta Medicinae recens jacta ... De Causis ac Principiis Morborum Constitutivis. Ulm 1683.
Knorr von Rosenroth, C.: Aufgang der Artzney-Kunst. Sulzbach 1683. (Nachdruck in 2 Bden., München 1971).

2. Sekundärliteratur

Broeckx, C.: Essai sur l'histoire de la médecine belge avant le XIXe siècle. Antwerpen 1837.
– : Interogatoires du Docteur Jean Baptiste Van Helmont sur le Magnétisme Animal. Antwerpen 1856.
Fischer, H.: Erinnerung an Johann Baptista van Helmont (1579–1644) zu seinem 300. Todestag. Gesnerus 2 (1945) 45–46.
Pagel, W.: Jo. Bapt. van Helmont. Einführung in die philosophische Medizin des Barock. Berlin 1930.
– : Helmont, Leibniz, Stahl. Arch. Gesch. Med. 24 (1931) 19–59.
– : John Baptist van Helmont: «De tempore» and the History of the Biological Concept of Time. Isis 33 (1941) 621–623.
– : The Religions and Philosophical Aspects of van Helmont's Science and Medicine. Bull. Hist. Med. Suppl. Nr. 2. Baltimore 1944.
– : J. B. van Helmont (1579–1644). Nature 153 (1944) 675.
– : Paracelsus, Van Helmont, Virchow und die Wandlungen im ontologischen Krankheitsbegriff. Virchows Archiv 363 (1974) 183–211.
– : Joan Baptista Van Helmont. Reformer of Science and Medicine. Cambridge 1982.
Partington, J. R.: Joan Baptist van Helmont. Annals of Science 1 (1936) 359–384.
Seyfried, J. H.: Tumulus pestis. Das ist Gründlicher Ursprung der Pest. Sulzbach 1681.
Spiess, G. A.: J. B. van Helmont's System der Medicin verglichen mit den bedeutenderen Systemen älterer und neuerer Zeit. Frankfurt 1840.
Strunz, F.: Johann Baptist van Helmont. Ein Beitrag zur Geschichte der Naturwissenschaften. Leipzig, Wien 1907.
Webster, Ch.: The English Medical Reformers of the Puritan Revolution. A Background to the Society of Chymical Physitians. Ambix 14 (1967) 16–41.

FRITZ HARTMANN: THOMAS SYDENHAM

Anmerkungen

1 Den Übersetzungen der Zitate wurde zugrunde gelegt: Thomas Sydenham: Praxis medica experimentalis sive Opuscula universa quotquot hactenus ab autore ipso ultimum revisa et aucta, Leipzig bei J. Thom Fritsch, 1695.

Literatur

1. Werke

Methodus curandi febres, propriis observationibus superstructa. London 1666, Amsterdam 1666, 2. Ausg. London 1668.

Observationes medicae circa morborum acutorum historiam et curationem. London 1676.

De peste, sive febre pestilentiali. 1668.

Epistolae responsoriae duae. London 1680. (De morbis epidemicis ab anno 1675 ad annum 1680. De Luis venereae historia et curatione.)

Dissertatio epistolaris ad Guilelmum Cole M. D. «De observationibus nuperis circa curationem Variolarum confluentium. Nec non de affectione hysterica.» 1682.

Tractatus de podagra et hydrope. 1683.

Schedula monitoria de novae febris ingressu. 1687.

Processus integri in morbis fere omnibus curandis. Hrsg. von Monfort 1792 (nach *Haeser* eine Zusammenfassung der Werke und Beobachtungen für seinen Sohn William). The compleat method of curing almost all diseases. London 1694.

Unvollendete, von Sydenham nicht veröffentlichte Entwürfe (z. T. nach Diktat von John Locke niedergeschrieben), veröffentlicht von *Dewhurst:*

Anatomie 1668.

De arte medica 1669.

Smallpox 1669.

A dysentery 1670.

Of the four constitutions.

Theologia rationalis.

2. Textausgaben

Thomas Sydenham: Praxis medica experimentalis sive ospucula universa. Leipzig 1695.

The whole works of that excellent practical physician Dr. Thomas Sydenham. Ed. and trans. *J. Pechey.* London 1696.

The entire works of Dr. Thomas Sydenham newly made english from the originals. Ed. and trans. *J. Swan.* Third ed. London 1753.

The works of Thomas Sydenham, M. D. on acute and chronic diseases. Ed. *G. Wallis.* London 1788.

Th. Sydenhams des berühmten englischen Arztes Medizinische Werke. *J. J. Mastalier.* Wien 1786–87.

Th. Sydenham. Sämtliche Werke. Hrsg. von *H. G. Spiering.* Leipzig, Altona 1795. Leipzig 1802.

The works of Thomas Sydenham M. D. on acute and chronic diseases with notes. By *B. Rush.* Philadelphia 1809.

Anecdota Sydenhamiana: Medical notes and observations of Thomas Sydenham M. D. hitherto unpublished. Ed. *W. A. Greenhill.* Oxford 1845.

Thomas Sydenham, M. D. Opera omnia. Ed. *G. A. Greenhill* ed. altera. London 1846.

The works of Thomas Sydenham. Ed. and trans. from the latin edition of *Dr. Greenhill* by *R. G. Latham.* London 1848/1850.

Th. Sydenham. Abhandlung über die Gicht. Übersetzt von *J. L. Pagel.* Leipzig 1910.

3. Sekundärliteratur

Bates, D. G.: Thomas Sydenham. The development of his thought. Diss. Baltimore 1975.

– : Sydenham and the medical meaning of «Method». Bull. Hist. Med. 51 (1977) S. 324–338.
Brinkmann, H.: Thomas Sydenham (1624–1698). Die Einflüsse des Hippokratismus auf seine Medizin. Diss. Hamburg 1970.
Dempster, J. H.: John Locke, physician and philosopher. Ann. med. Hist. 4 (1932) S. 12–60; 172–186.
Dewhurst, K.: Dr. Thomas Sydenham (1624–1689). His life and original writings. London 1966.
– : A note on the original epitaphs to Thomas Sydenham. Med. Hist. 7 (1963), S. 265–268.
– : Thomas Sydenham (1624–1689). Reformer of clinical Medicine. Med. Hist. 6 (1962), S. 101–118.
– : John Locke (1632–1704), Physician and Philosopher. London 1963.
Duchosnan, F.: La philosophie médicale de Sydenham Dialogue: Canadian philosophical review 9 (1970), S. 54–68.
Eckle, I.: Thomas Sydenham und seine Krankheitslehre; seine Reception durch Boerhaave in Leiden und dessen Schüler in der ersten Wiener Schule. Diss. Berlin 1988.
Edelstein, L.: Sydenham and Cervantes. Bull. Hist. Med. Suppl. No. 3 (1944), S. 55–61.
Editorial: The english Hippocrates. J. Am. med. Ass. 183 (1963), S. 182–183.
Goodall, E. W.: The epidemic constitution. Proc. Royal Soc. Med. 21 (1927/28), S. 119–128.
Greenwood, M.: Sydenham as an Epidemiologist. Proc. Royal Society of Medicine. London 12 (1918/19), S. 55–76.
Hartmann, F., Klauke, H.-J.: Anfänge, Formen und Wirkungen der Medizinalstatistik (in Statistik und Staatsbeschreibung in der Neuzeit). Hrsg. von *M. Rassem, J. Stagl.* Paderborn, München, Wien, Zürich 1980.
Keel, K. D.: The Sydenham-Boyle theory of morbitic particles. Med. Hist. 18 (1974), S. 240–248.
King, S.: Empiricism and rationalism in the works of Thomas Sydenham. Bull. Hist. Med. XLIV (1970), S. 1–11.
Mc. Henry, L. C.: Samuel Johnson's «The life of Dr. Sydenham». Med. Hist. 8 (1964), S. 181–187.
Poynter, F. N. L.: Sydenhams influence abroad. Med. Hist. 17 (1973), S. 223–234.
Riesman, D.: Thomas Sydenham clinician. Ann. med. History 7 (1925), S. 171–180.
Trail, R. R.: Sydenham's impact on english medicine.
Temkin, O.: Die Krankheitsauffassung von Hippokrates und Sydenham in ihren «Epidemien». Sudhoffs Arch. Ges. Med. 20 (1928), S. 327–352.
Wolfe, D. E.: Sydenham and Locke on the limits of anatomy. Bull. Hist. Med. XXXV (1961), S. 193–220.

Wolfgang U. Eckart: Bernardino Ramazzini

Anmerkungen

1 *Stolle*, S. 898.
2 *Pagel*, S. 225.
3 *Stolle*, S. 897.
4 *Zedler* 5 (1733), S. 1377f.; Der dem menschlichen Geschlechte/ wie auch der Artzney=Kunst sorgfältig=helffende und Gelehrete MEDICUS, Oder Zweyer vornehmer und gelehrter Italiänischer Medicorum Von Außübung der allerheilsam-

sten Artzney-Kunst heraus gegebene Tractate/ als: I. Bernh. RAMAZZINI, ... Untersuchung von den Kranckheiten der Künstler und Handwercker. II. George BAGLIVI, ... Zwey Bücher Von der PRAXI MEDICA,..., LEIPZIG/ in Verlag Johann Ludwig Gleditsch/ Anno 1705, S. 360.
5 Werke 1712; vgl. *McDonald*, S. 529 ff.
6 *Zedler* 33 (1741), S. 729.
7 Vgl. *Koelsch*, S. 5. Ramazzini las 1685: Tractatus de febribus, 1686: Institutiones medicas, 1688: In librum Hippocratis de glandulis, 1689: Aphorismos Hippocratis und 1690: De morbis artificum; Torti las in den gleichen Jahren: Institutiones medicas (1685), Aphorismos Hippocratis (1686), Pathologiam, hygienem et therapeuticam (1688), Institutiones medicas (1689) und Pathologiam (1690).
8 *Torti:* Therapeutice specialis ad febres periodicas perniciosas inopinato ac repente lethales, una vero china china peculiari methodo ministrata sanabiles... Modena 1712.
9 *Torti:* Responsiones iatro-apologeticae ad criticam dissertationem de abusu chinae chinae Mutinensibus medicis perperam abjecto a Bernardino Ramazzino. Modena 1715.
10 Vgl. hierzu die ausführliche Darstellung bei *Obst, G.:* Leibniz' Vorstellungen über den Zusammenhang von Naturkunde und Menschenkunde; Meteorologie und Anthropologie; «physica specialis cum medicina provisionalis». Diss. med., Hannover 1991, 113–132.
11 *Ramazzini:* De constitutionibus annorum M. DC, XCII, XCIII, & XCIV. In Mutinensi cicitate & illius ditione. Dissertatio..., Appendix ad annum quartum decuriae III. ephemeridum medico-physicarum academiae Caesareo-Leopoldinae naturae curiosorum in Germania, Nürnberg 1697, 72 ff.
12 Ebd. S. 83.
13 Vgl. Deutsche Akademie der Naturforscher Leopoldina 1652–1977, hrsg. vom Präsidium der Akademie (= Acta Historica Leopoldina, 1. Suppl., 1977). Halle/ Saale 1977, S. 31.
14 Vgl. Anm. 10, S. 82.
15 Vgl. hierzu *Obst*, wie Anm. 10.
16 Werke 1698b; vgl. auch *Koelsch*, S. 12.
17 *Ramazzini* (1705, deutsch), wie Anm. 4, S. 11.
18 *Ramazzini*, wie Anm. 4, Vorrede.
19 Vgl. *Busacchi*, D'Antuono, S. 17–19.
20 *Ramazzini*, wie Anm. 4, Vorrede.
21 Ebd.
22 *Ramazzini*, wie Anm. 4, S. 79. Platon hatte allerdings in seinem Beispiel nicht den Schmied, sondern den Zimmermann angesprochen. Vgl. *Platon:* Sämtliche Werke Bd. 3, Hamburg 1958, S. 138.
23 *Ramazzini*, wie Anm. 4, S. 194.
24 Ebd., S. 302.
25 Ebd., S. 303.
26 Vgl. *Merkert, B.:* Berufskrankheiten von Frauen als Problem der Medizin von Bernardino Ramazzini (1718) bis Ludwig Hirt (1873), Med. Diss. (Masch.), Mainz 1984.
27 *Ramazzini*, wie Anm. 4, S. 154–165; *Koelsch*, S. 19–20; *Merkert*, S. 15 ff.
28 Ebd., S. 165–203; *Koelsch*, S. 20; *Merkert*, S. 24 ff.
29 Ebd., S. 257–260; *Koelsch*, S. 21–22; *Merkert*, S. 80 ff.
30 *Fourcroy, A.:* Essai sur les maladies des artisans, trad. du latin de Ramazzini, avec des notes et des additions... Paris, Chez Moutard, 1777.

31 *Ackermann, J. C. G.:* Abhandlung von den Krankheiten der Künstler und Handwerker neu bearbeitet und vermehret von... (2 Bde.; Bd. 2: Stendal 1783). Stendal, bey D. C. Franzen und J. C. Grosse, 1780.
32 *Patissier, P.:* Traité des maladies des artisans, et de celles qui résultent des diverses professions, d'après Ramazzini, Paris 1822.
33 *Adelmann, G.:* Über die Krankheiten der Künstler und Handwerker, nach den Tabellen des Instituts für kranke Gesellen der Künstler und Handwerker in Würzburg von den Jahren 1786–1802. Würzburg 1803.
34 *Adelmann,* S. 9; zitiert nach *Merkert,* S. 5: Es scheint Adelmann, daß Ramazzini «manche Krankheits-Form, die man vielleicht bey einem Gliede irgend eines Handwerks einmal beobachtete blos deswegen, weil sie gerade bey diesem Handwerker vorkam, dem ganzen Handwerke zueignete, ohne mehrere ähnliche Fälle abzuwarten».
35 Es handelte sich wohl zum allergrößten Teil um Raubdrucke. Die Zusammenstellung [Werke 14] erhebt noch keinen Anspruch auf Vollständigkeit, dürfte jedoch der tatsächlichen Ausgabenvielfalt sehr nahe kommen.
36 *Stolle,* S. 898.
37 Werke, 1700, 8. Aufl. 1713.
38 Dissertatio de sacrarum virginum valetudine tuenda [Padua 1713].
39 Werke 1712; vgl. auch *McDonald.*
40 *Morgagni:* De sedibus et causis morborum etc. Epist. Anat. Medica III. Art. 8 (Koelsch, 7–8).
41 Nach einer Sentenz aus dem burlesken Lehrgedicht ‹Tabaccheide›, Verse 1734–1743, des Baruffaldi (1675–1775): «O Zappi soavissimo/ Ch'io vo grattar duoi beiccoli/ Di foglia secca in rodolo;/ Questo la sera godolo/ per suggello ultimo/ De la proboscide,/ Per scacciar la Scottomia,/ Che, secondo il RAMAZZINO/ Grande Ippocrate latino,/ È la nostra ordinaria malattia».

Literatur

1. Werke

De bello Siciliae cento ex Virgilio... Bernardini Ramazzini, Mutinae: apud Demetrium Dignum, 1677.

Exercitatio iatropologetica... seu, Responsum ad scripturam quandam... Annibalis Cervi... Mutinae, Apud Demetrium Dignum, 1679.

Relazzione di Bernardino Ramazzini sopra il parto, e morte dell'illustrissima Sig. Marchesa Maria Maddalena Martellini Bagnesi. Con vna censura dell'Eccellentissimo sig. dottore Gio: Andrea Moneglia, e risposta del medesimo Ramazzini alla detta censura, Modena, Eredi di Viuiano Soliano, 1681 a.

Risposta del dottore Bernardino Ramazzini alla seconda censura dell'eccellentissimo sig. dottore Gio: Andrea Moneglia, Rigio, Prospero V. Vedrotti, 1681 b.

Risposta del dottore Bernardino Ramazzini alla terza censura dell'eccellentiss. sig. dottore Gio: Andrea Moneglia, Modena, Eredi di Viuiano Soliani, 1682.

In solemni Mvtinensis Academiae instavratione oratio... Mvtinae: Typis haeredum Cassiani... 1683.

De constitutione anni M.DC.LXXXX, ac de rurali epidemia quae Mutinensis agri, & vincinarum regionum colonos graviter affixit, dissertatio, ubi quoque rubiginis natura disquiritur... Mutinae, Typis haeredum Juliani Cassiani, 1690.

De constitutione anni M.DC.XXXXI, apud Mutinenses dissertatio... Mutinae, typ. haeredum Cassiani, 1691 a.

De Fontivm Mvtinensivm admirande scatvrigine tractatvs physicohydrostaticus Bernardini Ramazzini in Mutinensi Lyceo Medicinae Professoris. Ad serenissimvm Franciscvm II, Mvtinae, Regii ... Mutinae Typis Haeredum Suliani Impressorum Ducalium, 1691 b; 2. Aufl. (englisch) 1697, London; 3. Aufl. 1713, Padua.

De constitutionibus annorum 1692, 93, et 94, in Mutinensi Civitate, et illius ditione, dissertatio, Mutinae, 1695 a; 2. Aufl. 1714, als: Constitutionum epidemicarum Mutinensium annorum quinque [1690, 1691, 1692, 1693, 1694] ... Patavii, ex typographia J. B. Conzatti, 1714.

Ephemerides Barometricae Mutinenses Anni M.DC.XCIV. Unà cum disquisitione causae ascensus, ac descensus Mercurii in Torricellianà fistulà juxta diversum aeris statum ... His accessere epistolae ... D. Jo. Baptistae Boccabadati ... et ... D. Francisci Torti ... Mutinae, 1695 b; Formis Antonii Capponi, ac hh. Pontiroli. Superiorum permissu; 2. Aufl. Padua 1710.

De oleo montis Zibinii, seu petroleo agri Mutinensis, libellus... Mutinae, 1698 a.

Dissertatio epistolaris altera triceps circa mercurii motiones in Barometro... Mutinae, 1698 b.

De morbis artificum diatriba. Mutinae, typ. A. Capponi 1700; 2. Aufl. Utrecht 1703; 3. Aufl. London 1705 (englisch); 4. Aufl. Leipzig 1705 (deutsch); 5. Aufl. Utrecht 1707; 6. Aufl. Venedig 1709; 7. Aufl. Leipzig 1711; 8. Aufl. Padua 1713; 9. Aufl. Leipzig 1718 (deutsch); 10. Aufl. London 1724 (holländisch); 11. Aufl. 1725 (englisch); 13. Aufl. Venedig 1743; 14. Aufl. Padua 1745; 15. Aufl. Venedig 1745 (italienisch); 16. Aufl. London 1746 (englisch); 17. Aufl. London 1750 (englisch); 18. Aufl. Paris 1777 (französisch); 19. Aufl. Wien 1778; 20. Aufl. Stendal 1780/83; 21. Aufl. 1786 (englisch); 22. Aufl. Paris 1787 (französisch); 23. Aufl. Mailand 1821 (italienisch); 24. Aufl. Paris 1822 (französisch); 25. Aufl. Ilmenau 1823 (deutsch); 26. Aufl. Paris 1841 (französisch); 27. Aufl. Neapel 1842 (italienisch); 28. Aufl. Venedig 1844 (italienisch); 29. Aufl. Paris 1855 (französisch); 30. Aufl. Paris 1882 (französisch); 31. Aufl. Mailand 1909 (italienisch); 32. Aufl. Budapest 1928; 33. Aufl. New York 1933 (englisch); 34. Aufl. Turin 1933 (italienisch); 35. Aufl. Chicago 1940 (englisch); 36. Aufl. Rom 1953; 37. Aufl. Moskau 1961 (russisch); 38. Aufl. New York/London 1964 (englisch); 39. Aufl. Leipzig 1977 (deutsch).

Oratio secularis quam primam habuit in Patavino Atheneo Bernardinus Ramazzinus ... d. 12 decemb. 1700. Venetiis, typ. Alysii Pavini, 1701.

Orationes iatrici argumenti quas in Patavino gymnasio pro anniversaria studiorum instauratione habuit. Patavii, vid. Frambotti et J. B. Conzatti, 1708.

De principum valetudine tuenda commentatio. Patavii, ex typ. J. B. Conzatti, 1710; 2. Aufl. Leipzig 1711; 3. Aufl. Utrecht 1712; 4. Aufl. Leyden 1724 (französisch).

De contagiosa epidemica, quae in Patavino agro, et tota fere Veneta ditione in boves irrepsit. Dissertatio habita in Patavino Lyceo... di IX. Novembris MDCCXI..., Patavii, ex typogr. Jo. Baptiste Conzatti, 1712; 2. Aufl. Leipzig 1713; 3. Aufl. Hannover/Lüneburg 1746 (deutsch); 4. Aufl. Bologna 1748 (italienisch).

De peste viennensi. Patavii, apud J. B. Conzattum, 1713.

Annotationes in librum Ludovici Cornelii de vitae sobriae commodis... Patavii, ex typographia Jo. Baptistae Conzatti, 1714 a.

Dissertatio epistolaris de abusu chinae chinae ad D. Bartholomaeum Ramazzini... Patavii, ex typographia J. B. Conzatti, 1714 b; 2. Aufl. Mantua 1816 (italienisch); 3. Aufl. Paris 1905 (französisch).

Bernardini Ramazzini ... Opera omnia, medica, & physica. Genevae, Cramer & Perachon, 1716; 2. Aufl. Genf 1717; 3. Aufl. London 1717; 4. Aufl. London 1718; 5. Aufl. Padua 1718; 6. Aufl. London 1739; 7. Aufl. Venedig/Neapel 1742; 8. Aufl. London 1742; 9. Aufl. Venedig/Neapel 1750; 10. Aufl. Leipzig 1827/28.

2. *Sekundärliteratur*

Araldi, M.: Elogio di Bernardino Ramazzini (1777). Modena 1820.

Bruni, L.: Intorno alla vita ed alle opere di B. Ramazzini. Modena 1865.

Busacchi, V., D'Antuono, G. (Hrsg.): La Medicina del Lavoro nei suoi Sviluppi storici. Relazione al XXIII Congreso Nazionale della Società Italiana di Storia della Medicina, Modena Settembre 1967. Roma 1967, S. 21–38.

Capparoni, P.: Bernardini Ramazzini (1633–1714), Profili Bio-Bibliografici di Medici e Naturalisti celebri Italiani dal Sec. XV° al Sec. XVIII°, Vol.2°. Roma 1928, S. 82–85.

Haeser, H.: Lehrbuch der Geschichte der Medicin. 2. Aufl. Jena 1853, S. 599, 634–635 (zum Chiningebrauch).

Hartmann, F.: Ärztliche Anthropologie. Das Problem des Menschen in der Medizin der Neuzeit. Bremen 1973, S. 164.

Hirsch, A. (Hrsg.): Biographisches Lexikon der hervorragenden Ärzte aller Zeiten und Völker. Bd. 4, 2. Aufl. 1932, S. 716.

Jöcher, C. G. (Hrsg.): Allgemeines Gelehrten-Lexikon. Bd. 3, Leipzig 1751, S. 1885.

Kestner, C. W.: Medicinisches Gelehrten-Lexikon. Jena 1740, S. 691–692.

Koelsch, F.: Bernardino Ramazzini. Der Vater der Gewerbehygiene (1633–1714). Sein Leben und seine Werke. Stuttgart 1912.

Maggiora, A.: L'opera igienica di Bernardino Ramazzini [Modena 1901].

– : In ricordanza de II. centenario della morte di Bernardino Ramazzini. Modena 1918.

McDonald, J. M.: Ramazzinis Dissertation on Rinderpest. Bull. Hist. Med. 12 (1942), 529–539.

Merkert, B.: Berufskrankheiten von Frauen als Problem der Medizin von Bernardino Ramazzini (1718) bis Ludwig Hirt (1873). Med. Diss. (Masch.), Mainz 1984.

Pagel, J.: Ueber Bernardino Ramazzini und seine Bedeutung in der Geschichte der Gewerbehygiene. Dtsch. Med. Wschr. 17 (1891), 224–226, 260–262, 296–297, 331–332.

Pazzini, A.: Bernardino Ramazzini. Scientia Medica Italica 4 (1956) S. 365–377.

Di Pietro, P.: Bibliografia di Bernardino Ramazzini. Ist. Ital. Med. Soc., Rom 1977.

– : Ancora un contributo all' epistolario Ramazziniano: i rapporti epistolari con Domenico Guglielmini. Episteme 9 (1975), S. 134–138.

– : Lo Studio di Padova nelle lettere di Bernardino Ramazzini. Quad. Storia Univ. Padua 6 (1973), S. 193–198.

– : Pericle, Le fonti della ‹Diatriba de morbis artificium› di Bernardino Ramazzini. Cong. int. Storia Med. (XXI., Siena, 1968), Rom: E. Cossidente (1970), S. 1023–1029.

– : Carteggio fra Ramazzini e Leibniz, in: Deputazione di Storia Partia per le Antiche Province di Modena, Serie IX, 4/5 (1964/1965), S. 147–178.

Rezensionen zu De constitutione anni M.DC.LXXXX, Acta Eruditorum (1691), 185–189; De constitutione anni M.DC.LXXXXI, ibid. (1692), 220–224; De fontium Mutinensium, ibid. 505–510; Ephemerides barometricae, ibid. (1696), 41–43; The abyssinian philosophy confuted, ibid. (1698), 219–223; De morbis artificium diatriba ibid. (1702), 23–27.

Stolle, G. (Hrsg.): Anleitung zur Historie der Medicinischen Gelahrtheit, in dreyen Theilen. Jena 1731, S. 749–750, 897–898.

Torti, F.: Responsiones iatro-apologeticae ad criticam dissertationem de abusu chinae chinae Mutinensibus medicis perperam objecto a Bernardino Ramazzino. Modena 1715.

Zedler, J. H.: Grosses vollständiges Universal-Lexicon, 30 (1741), S. 730.

AXEL BAUER: GEORG ERNST STAHL

Anmerkungen

1 *Blumenbach, J. F.* (1752–1840), Professor der Medizin an der Universität Göttingen. Forschungsgebiete: Naturgeschichte, Anthropologie, Vergleichende Anatomie.
2 *Blumenbach, J. F.:* Medicinische Bibliothek, Bde. 1–3. Göttingen 1783–1788; hier Bd. 2 [1785], S. 396.
3 *Kirchhoff, T.:* Georg Ernst Stahl. In: ders., Deutsche Irrenärzte. Einzelbilder ihres Lebens und Wirkens. Bd. 1, Berlin 1921, S. 10–13.
4 *Ackerknecht, E. H.:* Geschichte der Medizin, 5. Aufl. Stuttgart 1986, S. 113.
5 *Santorio, Santorio* (1561–1636), Professor der Theoretischen Medizin an der Universität Padua (1611–1624), danach Arzt in Venedig. Er erfand das Fieberthermometer, ein Pulsmeßgerät sowie ein Hygroskop.
6 *De le Boë, François* [genannt «Sylvius»] (1614–1672), seit 1641 Arzt in Amsterdam, seit 1658 Professor der Praktischen Medizin an der Universität Leyden. Vertreter einer iatrochemischen Theorie der Verdauung.
7 *Geyer-Kordesch, J.* (1987), S. 205–206.
8 *Rothschuh, K. E.:* Konzepte der Medizin in Vergangenheit und Gegenwart, Stuttgart 1978, S. 293–310.
9 Deutsch in: Sudhoffs Klassiker der Medizin, Bd. 36, Leipzig 1961, S. 23–37.
10 *Schenck, J. T.:* Synopsis institutionum medicinae disputatoriae. Jena 1671, S. 88.
11 *Francus, G.* [= Georg Franck]: Institutionum medicarum synopsis, Heidelberg 1672, S. 37.
12 «Über die Leidenschaften der Seele, die den menschlichen Körper in verschiedenartiger Weise verändern».
13 *Geyer-Kordesch* (1987), S. 223.
14 *Ruf, W.* (1802), S. 59–61.
15 Ebd. S. 65–66.
16 «Über die Synergie der Natur bei der Heilung».
17 Deutsch in: Sudhoffs Klassiker der Medizin, Bd. 36, Leipzig 1961, S. 38–46; hier S. 41–45.
18 *Ruf, W.* (1802), S. 229.
19 *Sauvages de Lacroix, François Boissier* (1706–1767), Professor der Medizin (seit 1734) und Botanik (seit 1740) an der Universität Montpellier. Er versuchte eine Klassifikation der Krankheiten nach dem Vorbild der Pflanzensystematik zu entwickeln.
20 *Bordeu, Théophile de* (1722–1776), Medizintheoretiker und Arzt in Montpellier und Paris.
21 *Barthez, Paul Joseph* (1734–1806), Arzt und Jurist, Professor der Medizin an den Universitäten Montpellier und Paris. Vertreter des französischen Vitalismus («Principe vital»).
22 *Condillac, Etienne Bonnot de* (1715–1780), französischer Philosoph und Nationalökonom. Begründer eines nichtmaterialistischen Sensualismus. Er suchte alle geistigen Fähigkeiten aus der «Empfindung» abzuleiten.
23 *Reil, Johann Christian* (1759–1813), Professor der Medizin an den Universitäten Halle (1787–1810) und Berlin (1810–1813). Hauptvertreter des deutschen Vitalismus.
24 *Reil, J. C.:* Ueber die Erkenntniss und Cur der Fieber. Bd. 1, 2. Aufl. Halle 1799, S. 213.

25 *Heinroth, Johann Christian August* (1773–1843), Professor für Psychische Therapie an der Universität Leipzig (seit 1811). Vertreter einer psychologischen Begründung der Psychiatrie.
26 *Carus, Carl Gustav* (1779–1868), Arzt, Naturphilosoph und Maler. Professor der Geburtshilfe an der Medizinischen Akademie in Dresden (seit 1814), Königlich-Sächsischer Leibarzt (seit 1827).
27 *Weizsäcker, Viktor von* (1886–1957), Professor der Neurologie an der Universität Breslau (1941–1945) und der Allgemeinen Klinischen Medizin an der Universität Heidelberg (1945–1952). Mitbegründer der Psychosomatischen («Anthropologischen») Medizin.
28 «Weitschweifige Abhandlung oder Schattenkampf, der gegen einige grundlegende Thesen der ‹Theoria medica vera› von einem sehr berühmten Mann angedroht worden war, jedoch nach Umkehrung der Waffen abgeschwächt werden konnte.»
29 Zur Leibniz-Stahl-Kontroverse siehe insbesondere *Geyer-Kordesch* (1987), S. 301–331, sowie *Rather, Frerichs* (1968), S. 21–40 und (1970), S. 53–67.
30 «Kommentar über den Unterschied zwischen seiner [=Hoffmanns] mechanistischen und Georg Ernst Stahls organismischer Theorie der Medizin.» Frankfurt/Main 1746.

Literatur

1. Werke

1.1. Originalausgaben

De intestinis eorumque morbis ac symptomatis cognoscendis et curandis. Med. Diss. Jena 1684.
De passionibus animae corpus humanum varie alterantibus. Halle 1695.
De synergeia naturae in medendo. Halle 1695.
De mechanismi et organismi diversitate. Halle 1706.
De vera diversitate corporis mixti et vivi. Halle 1707.
De medicina sine medico. Halle 1707.
Theoria medica vera, physiologiam et pathologiam tanquam doctrinae medicae partes vere contemplativas, e naturae et artis veris fundamentis, intaminata ratione, et inconcussa experientia sistens. Halle 1708. (Editio altera correctior. Halle 1737).
De mutatione temperamenti cum epistola de fatis doctrinae temperamentorum. Halle 1712.
Opusculum chymico-physico-medicum. Halle 1715.
Negotium otiosum, seu skiamachia, adversus positiones aliquas fundamentales, theoriae verae medicae a viro quodam celeberrimo intentata, sed aversis armis conversis enervata. Halle 1720.
Observationes medico-practicae. Hrsg. von *J. C. Goetz.* Nürnberg 1726.

1.2. Deutschsprachige Ausgaben und Kommentare

Forbiger, S. (Hrsg.): Der Vernünfftige Medicus, in der Physiologie, Pathologie und Praxi... nach des berühmten Herrn D. Stahls Methode. 3. Aufl. Leipzig 1735.
Ruf, W. (Hrsg.): Georg Ernst Stahls Theorie der Heilkunde. Erstes und zweytes Buch. Mit einer Vorrede von *K. Sprengel,* Halle 1802.
Ideler, K. W. (Hrsg.): Georg Ernst Stahls Theorie der Heilkunde. Berlin 1831.
Gottlieb, B. J. (Hrsg.): Georg Ernst Stahl: Über den mannigfaltigen Einfluß von Gemütsbewegungen auf den menschlichen Körper (Halle 1695) / Über die Bedeutung des synergischen Prinzips für die Heilkunde (Halle 1695) / Über den Unter-

schied zwischen Organismus und Mechanismus (Halle 1714) / Überlegungen zum ärztlichen Hausbesuch (Halle 1703). Leipzig 1961 (Sudhoffs Klassiker der Medizin, Bd. 36).

2. Sekundärliteratur

Geyer-Kordesch, J.: Georg Ernst Stahl: Pietismus, Medizin und Aufklärung in Preußen im 18. Jahrhundert. Med. Habil.-Schrift. Münster 1987.
Gottlieb, B. J.: Bedeutung und Auswirkungen des hallischen Professors und kgl.-preuß. Leibarztes Georg Ernst Stahl auf den Vitalismus des 18. Jahrhunderts, insbesondere auf die Schule von Montpellier. Halle 1943 (Nova Acta Leopoldina N. F. Bd. 12, Nr. 89).
– : Georg Ernst Stahls De synergeia naturae in medendo (1695). In: Sudhoffs Archiv 43 (1959) 172–182.
Kaiser, W.: Georg Ernst Stahl (1659–1734). Zur 250. Wiederkehr seines Todestages am 14. Mai 1984. In: Zeitschrift für die gesamte Innere Medizin 39 (1984) 371–376.
Kaiser, W., Völker, A. (Hrsg): Georg Ernst Stahl (1659–1734). Hallesches Symposium 1984. (Wiss. Beiträge der Martin-Luther-Universität Halle-Wittenberg) Halle 1985.
Kascher, J.: Die animistische Theorie G. E. Stahls im Aspekt der pietistischen Bewegung an der Universität zu Halle an der Saale im zu Ende gehenden 17. und beginnenden 18. Jahrhundert. In: Gesnerus 15 (1958) 1–16.
King, L. S.: Stahl, Georg Ernst. In: Dictionary of Scientific Biography. Bd. 12, New York 1975, S. 599–606.
Kirchhoff, T.: Georg Ernst Stahl. In: ders.: Deutsche Irrenärzte. Einzelbilder ihres Lebens und Wirkens. Bd. 1, Berlin 1921, S. 10–13.
Koch, R.: War Georg Ernst Stahl ein selbständiger Denker? In: Sudhoffs Archiv 18 (1926) 20–50.
Luyendijk-Elshout, A. M.: Samuel Musgrave's attack upon Stahl's and Boerhaave's doctrines in 1763. In: Janus 67 (1980) 141–156.
Neuburger, M.: Die Lehre von der Heilkraft der Natur im Wandel der Zeiten. Stuttgart 1926, S. 65–80.
Pagel, W.: Helmont. Leibniz. Stahl. In: Sudhoffs Archiv 24 (1931) 19–59.
Rather, L. J., Frerichs, J. B.: The Leibniz-Stahl controversy. 1. Leibniz' opening objections to the Theoria medica vera. 2. Stahl's survey of the principle points of doubt. In: Clio Medica 3 (1968) 21–40; Clio Medica 5 (1970) 53–67.
Strube, I.: Georg Ernst Stahl. Leipzig 1984 (Biographien hervorragender Naturwissenschaftler, Techniker und Mediziner, Bd. 76).
Strube, W.: Die Ausbreitung der Naturanschauung G. E. Stahls unter den deutschen Chemikern des 18. Jahrhunderts. In: NTM 1 (1960/61) H. 2: 52–61.

INGO W. MÜLLER: FRIEDRICH HOFFMANN

Anmerkungen

1 Zit. nach *Beneke, R.:* Friedrich Hoffmann, in: Mitteldeutsche Lebensbilder IV, Magdeburg 1929, S. 20–40, hier S. 34.
2 *Deppermann, K.:* Der hallesche Pietismus und der preußische Staat unter Friedrich III. (I.) Göttingen 1961.
3 Medicinae rationalis systematicae... quo philosophia corporis humani... ex solidis physico-mechanicis et anatomicis principiis methodo plane demonstrativa... traditur...

4 *Rothschuh, K. E.:* Studien zu Friedrich Hoffmann (1660–1742). Sudhoffs Archiv 60 (1976) 163–193; 235–270, hier S. 174.
5 *Gizycki, F. v.:* Liquor anodynus mineralis, Äther und Hoffmannstropfen. Die Pharmazie 7, 1952, 303–310.
6 Conradi, J. W. H.: Grundriß der Pathologie und Therapie, Bd. II, Marburg 1812, S. 11.
7 Ebd., Bd. I, Marburg 1811, S. 20f.

Literatur

1. Werke

Den besten Zugang zu Hoffmanns Schriften bieten die Ausgaben der «Opera omnia», Genf 1740 (Zitate im Text sind nach dieser Ausgabe übersetzt) 1748 bzw. 1761, hierin (Bd. I, S. i–xiv) auch *J. H. Schulzes* «Commentarius de vita Friderici Hoffmanni». Weitere interessante biographische Einzelheiten sowie eine Zusammenstellung von Hoffmannbiographien sind zu entnehmen aus: *Piechocki, W.:* Das Testament des halleschen Klinikers Friedrich Hoffmann des Jüngeren (1660–1742). Acta Historica Leopoldina 2 (1965), S. 107–144.

2. Sekundärliteratur

Kaiser, W.: Der hallesche Ordinarius Friedrich Hoffmann (1660–1742) als Initiator der modernen Balneo- u. Hydrotherapie. Zahn-, Mund- u. Kieferheilkunde 63 (1975) 580–592.
King, L. S.: The Road to Medical Enlightenment 1650–1695. London 1970, S. 181–204.
– : The Growth of Medical Thought. Chicago 1963, S. 159–174.
– : Medicine in 1695: Friedrich Hoffmann's Fundamenta Medicinae. Bulletin of the History of Medicine 63 (1969) 17–29.
Müller, I. W.: Klassische Fassade oder ernsthafter Hippokratismus? Zur Funktion von Zitaten antiker Autoren bei Friedrich Hoffmann (1660–1742). Medizinhistorisches Journal 22 (1987) 62–79.
– : Blutegeltherapie im 17. u. 18. Jh. Wolfenbüttel 1985, S. 169–184.
– : Iatromechanische Theorie und ärztliche Praxis im Vergleich zur galenistischen Medizin (Friedrich Hoffmann – Pieter van Foreest, Jan van Heurne). Habil.-Schrift Bochum 1988.
Scherrer, R.-M.: Friedrich Hoffmanns Anweisung zu gesundem langen Leben, verglichen mit Hufelands Makrobiotik. Diss. Zürich 1984.
Wackernagel, I.: Friedrich Hoffmann (1660–1742) und seine Beziehungen zur Mund-, Zahn- und Kieferheilkunde. Diss. Berlin 1969.

RICHARD TOELLNER: HERMANN BOERHAAVE

Anmerkungen

1 *H. E. Sigerist:* Hollands Bedeutung in der Entwicklung der Medizin. In: Dt. Med. Wschr. 54 (1928) 1489–1492. – *P. Diepgen:* Herman Boerhaave und die Medizin seiner Zeit mit besonderer Berücksichtigung seiner Wirkung nach Deutschland. In: Hippokrates 10 (1939) 345–351. – *E. H. Ackerknecht:* Holland im 17. Jahrhundert: medizinisch und kulturell. In: Gesnerus 28 (1971) 1–6. – *K. E. Rothschuh:* History of Physiology. New York 1973, S. 115–120.

2 *J. Huizinga:* Die Mittlerstellung der Niederlande zwischen West- und Mitteleuropa. In: Verzamelde Werken, Bd. 2 (1948), S. 296.
3 Dieses Urteil läßt sich hundertfach belegen mit zeitgenössischen Aussagen und historischen Bewertungen. Im Laufe des 18. Jahrhunderts wurde der Name Boerhaave für alle Mächtigen und Gebildeten zum Inbegriff für moderne Medizin schlechthin. «The secret of his influence lay in the conjunction of a universal scholarship with a cheerful personality and impeccable character», urteilt Lindeboom zu recht auf Boerhaaves Person bezogen (Dictionary of Scientific Biography, Bd. 2, 1970, S. 227).
4 In einer Leichenrede auf den Tod des Sylvius (19. 2. 1672); zitiert nach *W. Leibbrand:* Heilkunde. Freiburg/München 1953 (= Orbis Academicus Bde. II/4) 253.
5 *A. v. Haller:* Bibliotheca Anatomica. Bd. 1, Zürich 1774 (N. D. Hildesheim 1969) S. 756.
6 *M. Herz:* Grundriß aller medicinischen Wissenschaften. Berlin 1782, S. 14.
7 *Albrecht Hallers* Tagebücher seiner Reisen nach Deutschland, Holland und England 1723–1727. Hrsg. v. *E. Hintzsche.* Bern 1971, S. 37 (= Berner Beitr. Gesch. Med. u. Naturwiss. NF, Bd. 4).
8 *Ch. Daremberg:* Histoire des Sciences Médicales, Bd. 2, Paris 1870, S. 889 f.
9 *H. Boerhaave:* Commentarioulus de Familia, Studies, Vitae Cursu etc. Abgedruckt bei *G. A. Lindeboom:* Herman Boerhaave. The Man and his Work. London 1968, Appendix I, S. 382.
10 *H. Boerhaave:* Disputatio philosophica inauguralis de distinctione mentis a corpore. Leiden 1690.
11 *H. Boerhaave:* De Utilitate explorandorum in aegris excrementorum ut gignorum dissertatio, habita Harderovici 14 July 1693. Haderwijk 1693.
12 *A. v. Hallers* Tagebücher (wie Anm. 7) S. 37/38.
13 *Johannes Geßners* Pariser Tagebuch 1727, kommentiert, übersetzt und herausgegeben von *Urs Boschung.* Bern 1985, S. 204/205.
14 Institutiones Medicae, § 28, 4. Aufl. Paris 1747, S. 11.

Literatur

1. Werke

Akademische Reden

Oratio de commendando studio hippocratico. Leiden 1701.
De Usu ratiocinii mechanici in medicina. Leiden 1703.
Oratio qua repurgatae medicinae facilis asseritus simplicitas. Leiden 1709.
Sermo academicus de comparando certo in physicis. Leiden 1715.
Sermo academicus de chemia sous errores expourgante. Leiden 1718.
Oratio academica de vita et obitu viri clarissimi Bernhardi Albini. Leiden 1721.
Sermo academicus quem habuit quum honesta missione impetrata botanicam et chemicam professionem. Leiden 1729.
Sermo academicus de honore medici, servitute. Leiden 1731.

Hauptwerke (jeweils 1. Ausgabe)

Institutiones medicae, in usus annuae exercitationis domesticos digestae. Leiden 1708.
Aphorismi de cognoscendis et curandis morbis in usum doctrinae domesticae. Leiden 1709.
Atrocis, nec descripti prius, moprbi historia, secundum medicae artis loges conscriptum. Leiden 1724.

Atrocis, rarissimique morbi historia altera conscripta. Leiden 1728.
Elementa chemiae, quae anniversario labore docuit, in publicis, privatisque, Scholis. 2 Bde. Leiden 1732.
Introductio in praxin clinicam sive regulae generales in Praxi clinica observanda quas praemisit Antequann lectiones publicas adgrediebatur in Nosocomio Lugdunensi. Leiden 1740.
Opera omnia medica. 3. Aufl. Venedig 1742.

Wichtige Kommentare
Hermanni Boerhaave. Praclectiones academicae, in propias Institutiones rei medicae edidit et notas addidit *Albertus Haller*. 7 Bde. Göttingen 1739–1744.
van Swieten, G. L. B.: Commentaria in Boerhaave aphorismos de cognoscendis et corandis morbis. 5 Bde. Leiden 1741–1772.

Übersetzungen
(Institutiones) Lehrsätze der theoretischen Medicin – mit Kommentarien. Hrsg. v. *I. L. C. Mümler*. 2 Bde., Helmstedt 1738.
(Aphorismen) Kurzte Lehrsätze von Erkennung und Heilung der Krankheiten, nebst denen Buch von dessen Arznei-Mitteln. Mit einigen Anmerkungen versehen. Berlin 1763.
Elementa Chemie oder Anfangs-Gründe der Chymie. Aus dem Lateinischen ins Deutsche übersetzt F. H. G., 9 Bde., Halberstadt 1732–1734.
Boerhaave's Orations. Translated with introductions and notes by *E. Kegel-Brinkgreve* and A. M. Luyendijk-Elshout. Leiden 1983.

Bibliographie
Bibliographie Boerhaaviana. List of publications written or providet by H. Boerhaave or based upon his works and teaching. Systematically arranged and complied by G. A. Lindeboom. Leiden 1959.

2. Biographien und Literatur
Burton, W.: An Account of the life and Writings of Herman Boerhaave. London 1743.
Lindeboom, A.: Herman Boerhaave. The Man and his Work. London 1968.
Maty, M.: Versuch über den Character des grossen Arztes, oder kritische Lebensbeschreibung Herrn D. Hermann Boerhaave (sic), nebst einem Verzeichnisse der Boerhaavischen Schriften. Übersetzt aus dem Französischen. Leipzig und Freiburg 1748.
Memoralia Herman Boerhaave optimi medici. Haarlem 1939.
Probst, Ch.: Der Weg des ärztlichen Erkennens am Krankenbett. Herman Boerhaave und die ältere Wiener medizinische Schule. Wiesbaden 1972 (= Sudhoffs Archiv, Beiheft 15).
Schultens, A.: Oratio academica in memoriam Hermanni Boerhaavii. Leiden 1738.

LORIS PREMUDA: GIOVANNI BATTISTA MORGAGNI

Anmerkungen

1 *Lancisi, Giovanni Maria* (1654–1720), war Arzt, Anatom und Hygieniker. Er hatte eine glückliche Intuition der Ansteckungstheorie und anerkannte die Möglichkeit der Malariaübertragung durch die Mücken und die Spezifizität der Therapie durch die Chinarinde. In zwei wichtigen Werken – De subitanaeis mortibus (Rom 1707) und De motu cordis et aneurysmatibus (postum 1728) – sind seine Erkenntnisse zur Physiopathologie des Herzens und der Gefäße niedergelegt.
2 *Spallanzani, Lazzaro* (1729–1799), war ein berühmter Naturforscher, Biologe und Physiologe. Er leistete Grundlegendes zur Forschung über Generation, Regeneration, künstliche Befruchtung, den Blutkreis und die Blutmischung, Atmung und Verdauung.
3 *Malpighi, Marcello* (1628–1694), war ein ausgezeichneter Biologe und Arzt, Physiologe und Botaniker. Als erster gebrauchte er das Mikroskop in der Forschung der Tier- und Pflanzenstrukturen, weshalb er als Begründer der mikroskopischen Anatomie betrachtet werden kann. Im Jahre 1661 stellte er in zwei dem Borelli gewidmeten Briefen die membranartige und blasenartige Lungenstruktur und das Bestehen eines kapillar-anastomotischen Netzes zwischen Arteriolen und Venulen der Lungen heraus. So vervollständigte er die Entdeckungen über den Blutkreis.
4 *Giordano,* S. 88.
5 *Borelli, Giovanni Alfonso* (1608–1679), gilt als eine der repräsentativen Persönlichkeiten der nachgalileischen Wissenschaft. Er war Mathematiker, Physiologe, Astronom und Physiker. Seine solide Bildung im mathematischen und physischen Gebiet spricht aus seinem Werk «De motu animalium», das in zwei Teilen zwischen 1680 und 1681 veröffentlicht wurde. In Pars prima behandelt er die Muskelbewegung und die innere Säftebewegung, die Gliedererstreckung und das Wandern; in Pars altera prüft er die Ursachen der Muskelbewegungen und der inneren Bewegungen, die in den Gefäßen und in den Organen der Tiere verlaufen.
6 *Virchow,* S. 350.

Literatur

1. Werke

De sedibus et causis morborum per anatomen indagatis libri quinque. Venetiis, ex Typographia Remondiniana, 1761. Bd. 2, in fol.; S. XCVI + 298 (Portr.), 452. Id., Torino, Bottega d'Erasmo, 1961 (anastatischer Neudruck der Editio princeps Remondiniana, besorgt vom «Comitato per le Celebrazioni del Bicentenario del ‹De sedibus et causis morborum› di G. B. Morgagni»).

Adversaria Anatomica Omnia, Patavii, excudebat Josephus Cominus Vulpiorum aere, 1717–1719, Bd. 1.

Id., Venetiis, ex Typographia Remondiniana, 1762. Bd. 1, in fol. S. XVI + 244; tab. 11. (Diese Ausgabe wurde für die zwei Editiones Remondinianae der Opera Omnia [Tom. I] benutzt.)

Epistolae anatomicae duae novas observationes, et animadversiones complectentes. Lugduni Batavorum, apud Joannem a Kerkhem, 1728, Bd. 1, in 4°, cc. 10 o. N. + 308.

Id., Opuscula miscellanea. Venetiis, ex Typographia Remondiniana, 1763. Bd. 1, in fol., in 3 Teilen; S. VI + 1 n.n. + 120 (Portr.), 75, 84 (Diese Ausgabe mit dem falschen Datum von 1764 ist Teil der Opera Omnia [Tom. V].)

Id., Epistolae anatomicae duodeviginti ad scripta pertinentes celeberrimi viri Antonii Mariae Valsalvae. Venetiis, apud Franciscum Pitteri, 1740. Bd. 2, in 4°; S. 7 n. n. + 531, 504 (Portr.). (Dem Werk sind, gleichfalls von Morgagni herausgegeben, auch Valsalvas «Tractatus de aure humana... et Dissertationes anatomicae» hinzugefügt).

Id., Nova Institutionum Medicarum Idea. Patavii, apud Josephum Coronam, 1712. Bd. 1, in 4°; S. XXIII.

Id., Opera Omnia in quinque tomos divisa. S. 1, ex Typographia Remondiniana, 1764, Bd. 5 in folg.

De sedibus et causis morborum per anatomen indagatis libri quinque. Altenburg 1771–1776 (Übersetzung von *G. H. Königsdörfer* und *J. G. Herrmann*). Bd. 5, in 8°.

Sitz und Ursachen der Krankheiten. Ausgewählt, übertragen, eingeleitet und mit Erklärungen versehen von *M. Michler*. Mit einer Auswahlbiographie zur Morgagni-Literatur von *L. Premuda*. Bern, Stuttgart: H. Huber 1967.

2. Sekundärliteratur

Aa. vari: Giovanni Battista Morgagni. In: Scienza e Cultura. Informazione dell'Università di Padova (with English translation), Numero Speciale in occasione del III Centenario della pubblicazione del «Dialogo sopra i massimi sistemi del mondo» di Galileo Galilei (1633) e del III Centenario della nascita di Giovanni Battista Morgagni (1682). Edizioni Universitarie Patavine, Padova 1983, S. 155–320.

Asson, M.: Biografia di G. B. Morgagni. In: Biografia degli Italiani Illustri nelle Scienze, Lettere ed Arti del sec. XVIII ... A cura di *E. De Tipaldo*, Bd. VIII, Venezia 1861.

Belloni, L.: L'opera di Giambattista Morgagni – Dalla strutturazione meccanica dell'organismo vivente all'anatomia patologica. In: Per la Storia della Medicina. Bologna 1980, S. 239–246.

Cagnetto, G.: Dal forziere di «Sua Maestà Anatomica». In: Rivista critica di Storia delle Scienze Mediche e Naturali XV (1924), S. 321–335.

Cameron, G. R.: The life and times of Giambattista Morgagni, F. R. S., 1682–1771. Notes and Records of the Royal Society of London. Bd. 9, 5/1952, S. 217–243.

Diepgen, P.: Giovanni Battista Morgagni und die Pathologie. In: Medizin und Kultur. Stuttgart 1938, S. 186–196.

Giordano, D.: Giambattista Morgagni. Torino 1941.

Messedaglia, L.: Giambattista Morgagni e l'Università di Padova 1711–1771. In: Nuova Antologia 66 (1911), S. 406–419.

Mosca, G.: Vita di Giovambattista Morgagni. Napoli 1764; 2. ed., Napoli 1768.

Ongaro, G.: La biblioteca di Giambattista Morgagni. In: Quaderni per la storia dell'Università di Padova III (1970), S. 113–129.

Pazzini, A.: I Manoscritti (Laurenziani) di G. B. Morgagni, noti ma ignorati. In: Rivista di Storia delle Scienze Mediche e Naturali XLIV (1953), S. 165–186.

Premuda, L.: Wissenschaft und Kultur zur Zeit Morgagnis. VI. Europäischer Fortbildungskongress in Salsomaggiore Terme 1970. Hrsg. von *G. W. Parade*, München 1971, S. 268–273.

– : The revival of the anatomico-clinical method in Padua: The fundamental contribution of F. S. Verson (1805–1849) from Trieste, a disciple of the Vienna School of Medicine, Janus LXVII (1980), 1-2-3, S. 31–39.

– : G. B. Morgagni. Nova Institutionum Medicarum Idea, Versione italiana e introduzione a cura di *L. Premuda*. Padova 1982.

– : Giovanni Battista Morgagni und die Begründung der pathologischen Anatomie. In:

Jahrbuch des Deutschen Medizinhistorischen Museums 5/1983–1985. Ingolstadt 1985, S. 40–46.
– : G. B. Morgagni und seine Vorstellungen über die Methodik der Medizin. In: Sudhoffs Archiv 68 (1984), 2, S. 173–181.
– : La medicina. In: Storia della Civiltà Veneta – Il Settecento. Vicenza 1986, S. 229–269.
Premuda, L., Cremonini, L.: Morgagni minore (l'epistolario inedito di G. B. Morgagni a G. B. Remondini). Acta Medicae Historiae Patavina II (1955–56), S. 21–93.
Vecchi, B. de: Il pensiero anatomico in medicina da Benivieni a Morgagni. In: Conferenze Cliniche e di Sci. Med. Tenute nella Scuola di Applicazione di Sanità Militare. Firenze 1929, S. 47–77.
Versari, C.: Sei discorsi consecrati alla vita, alle opere, allo elogio, alle onoranze, alla sapienza filologica, filosofica e medica di Giambattista Morgagni. Bologna 1872.
Virchow, R.: Morgagni und der anatomische Gedanke. In: Berliner Klinische Wochenschrift 31 (1894), S. 345–350.

RICHARD TOELLNER: ALBRECHT VON HALLER

Anmerkungen

1 Spiess, Verzár, S. 224.
2 In: Göttinger Professoren. Ein Beitrag zur deutschen Kultur- und Literaturgeschichte. Gotha 1872, S. 29–58.

Literatur

1. Werke (jeweils die erste von vielen Ausgaben)
Tagebuch der Studienreise nach London, Paris, Straßburg und Basel 1727 bis 1728. Mit Anmerkungen hrsg. von *E. Hintzsche,* Bern 1968 (= Berner Beiträge zur Gesch. d. Med. und Naturwiss. NF 2).
Albrecht Hallers Tagebücher seiner Reisen nach Deutschland, Holland und England 1723–1727. Neue verbesserte und vermehrte Auflage mit Anmerkungen. Hrsg. von *E. Hintzsche,* Bern, Stuttgart, Wien 1971 (= Berner Beiträge zur Gesch. d. Med. und Naturwiss. NF 4).
Versuch Schweizerischer Gedichte. Bern 1732 (11. Aufl., letzter Hand, Bern 1777).
Hermanni Boerhaave. Praelectiones academicae, in proprias Institutiones rei medicae edidit et notas addidit Albertus Haller. 7 Bde., Göttingen 1739–1744.
Enumeratio methodica stirpium Helveticae indigenarum. Göttingen 1742.
Icones Anatomicae. 8 Faszikel. Göttingen 1743–1754.
Primae lineae physiologiae in usum praelectionum academicarum. Göttingen 1747.
Erster Umriß der Geschäfte des körperlichen Lebens, für die Vorlesungen eingerichtet. Aus dem Lateinischen, unter Aufsicht des Verfassers übersetzt (von Tribolet nach der Auflage von 1765). Berlin 1770.
Hermanni Boerhaave Viri summi, suique praeceptoris Methodus studii Medici emaculata et accessionibus locupletata ab Alberto ab Haller. 2 Bde., Amsterdam 1751.
De partibus corporis humani sensilibus et irritabilibus. Die 22. April und die 6. Maii 1752. In: Commentarii Societatis Regiae Scientiarum Gottingensis, Bd. 2, Göttingen 1753, S. 114–158.
Von den empfindlichen und reizbaren Teilen des menschlichen Körpers. Hrsg. u. eingeleitet von *K. Sudhoff,* Leipzig 1922 (= Klassiker der Medizin 27).

Elementa physiologiae corporis humani. 8 Bde. Lausanne 1757–1766.
Anfangsgründe der Physiologie des menschlichen Körpers. Aus dem Lateinischen übersetzt von Hoh. Sam. Hallen, 8 Bde., Berlin 1759–1776.
Usong. Eine morgenländische Geschichte in vier Büchern. Bern 1771.
Bibliotheca botanica. 2 Bde., Zürich 1771–1772.
Briefe über die wichtigsten Wahrheiten der Offenbarung. Zum Druck befördert durch den Herausgeber der Geschichte Usongs. Bern 1772.
Alfred, König der Angel-Sachsen. Göttingen und Bern 1773.
Fabius und Cato, ein Stück der römischen Geschichte. Bern 1774.
Bibliotheca chirurgica. 2 Bde., Basel 1774–1775.
Bibliotheca anatomica. 2 Bde., Zürich 1774–♄.
Briefe über einige Entwürfe noch lebender Freigeister wieder die Offenbarung. 3 Bde., Bern 1775–1778.
Bibliotheca medicinae practicae. 4 Bde., Bern 1776–1788.
Heinzmann, J. G. (Hrsg.): Albrecht von Haller, Tagebücher seiner Beobachtungen über Schriftsteller und über sich selbst. Bern 1787.
Bodemann, E.: Von und über Albrecht von Haller. Ungedruckte Briefe und Gedichte Hallers sowie ungedruckte Briefe und Notizen über denselben. Hannover 1885.

2. *Biographien*
Balmer, H.: Albrecht von Haller. Bern 1977 (= Berner Heimatbücher 119).
Beer, R. R.: Der große Haller. Säckingen 1947.
Hirzel, L.: Hallers Leben und Dichtungen. In: Albrecht von Hallers Gedichte. Frauenfeld 1882; S. I–DXXXVI.
Zimmermann, J. G.: Das Leben des Herrn von Haller. Zürich 1755.

3. *Sekundärliteratur*
Albrecht von Haller. Berner Symposion 1977. Hrsg. von H. Haeberli, U. Boschung. Basel o. J. (Verh. d. Schweiz-Naturforsch. Ges. Wiss. Teil, Bd. 1977).
Guthke, K. S.: Haller und die Literatur. Göttingen 1962 (Arb. Nieders. Staats. u. Univ. Bibliothek Göttingen 4).
d'Irsay, S.: Albrecht von Haller. Eine Studie zur Geistesgeschichte der Aufklärung. Leipzig 1930 (Arb. Inst. Gesch. Med. Univ. Leipzig 1).
Marbach, J. U.: Herder und die schweizerische Literatur. Neapel 1954.
Roe, S. A.: Matter, Life and Generation. Eighteenth-century Embriology and the Haller-Wolff Debate. Cambridge 1981.
Siegrist, C.: Albrecht von Haller, Stuttgart 1967.
Spiess, O., Verzár, F.: Eine akademische Festrede von Daniel Bernoulli: Über das Leben (De vita). In: Beitr. Verh. Naturforsch. Ges. Basel 52 (1941) S. 189–272.
Toellner, R.: Albrecht von Haller. Über die Einheit im Denken des letzten Universalgelehrten. Wiesbaden 1971 (Beih. Sudhoffs Archiv 10).
–: Staatsidee, aufgeklärter Absolutismus und Wissenschaft bei Albrecht von Haller. In: Med. hist. Journ. 11 (1976) S. 206–219.

ERNA LESKY: LEOPOLD AUENBRUGGER

Anmerkungen

1 Dargestellt nach *Lesky* (1973), S. 11–62.
2 Dargestellt nach *Lesky* (1959).
3 *Lesky* (1973), S. 19.
4 *Lesky* (1959).
5 Aphorismus Hippocratis. LII. Sect. II. Abgedruckt bei *Neuburger* (1922), S. 44–47.
6 *Probst* (1972), S. 72 ff.
7 Das «Spanische Spital» wurde 1718 für Angehörige der spanischen, italienischen und niederländischen Nation gestiftet und seit 1741 als Militärspital benutzt. 1753 wurde das seit 1741 am Rennweg befindliche «Dreifaltigkeitsspital» in das Gebäude des Spanischen Spitals verlegt und 1760 mit ihm zum «Unierten Spital» vereinigt.
8 *Lesky* (1959).
9 Ebd.
10 Vgl. *Neuburgers* Inventum novum-Ausg. (1922), S. 81.
11 Deutsche Übersetzung von *S. Ungar* (1843), S. 1–3 = *M. Neuburger* (1922) S. 3–5.
12 *Lesky* zit. Anm. 4.
13 *Ackerknecht, E. H.:* Kurze Geschichte der Medizin. Stuttgart 1967, S. 119.
14 *Probst* (1972), S. 152.
15 *Neuburger* (1922) S. 47, Anm. 5.
16 *Neuburger* (1909), S. 704, auch ders. (1922), nach S. 24.
17 *Wagner-Rieger, R.:* Das Wiener Bürgerhaus des Barock und Klassizismus. Wien 1957, S. 68. *Czeike, F.:* Der Neue Markt. Wiener Geschichtsbücher 4 (1970).
18 *Knofler, M. J.:* Das theresianische Wien. Wien 1979, S. 69.
19 *Clar* (1867), S. 39.
20 *Neuburger* (1922), S. 51, Anm. 4; ders. (1935), S. 8. Das ebd. beschriebene und S. 1 abgebildete Adelsdiplom Auenbruggers ebenso wie das Autograph seines Votums befanden sich bei meiner Amtsübernahme im Jahre 1960 nicht mehr in den Sammlungen des Instituts für Geschichte der Medizin der Universität Wien.
21 *Schweppe, K. W.:* Experimentelle Arzneimittelforschung in der älteren Wiener Schule und der Streit um den Schierling als Medikament in der Zeit von 1760–1771. Med. Diss. München 1976.
22 *Probst* (1972), S. 159 ff.
23 Ebd., S. 163.
24 *Ducret* (1955), S. 30.
25 *Probst* (1972), S. 158.
26 *Noltenius* (1908), S. 342 f.
27 Ebd., S. 333.
28 Ebd., S. 336.
29 Ebd., S. 343 ff.
30 *Probst* (1972), S. 159, führt als Gründe dafür an, daß die Technik des Perkutierens schwer zu erlernen war, für die Patienten eine starke Belästigung darstellte und die Thorakozentese bei einem mit der Perkussion diagnostizierten Empyem ein gefährlicher Eingriff war.
31 *Noltenius* (1908), S. 425 ff.; *Neuburger* (1922), S. 35 ff.
32 Zit. unter *R. de la Chassagne*.
33 *Lesky* (1978), S. 142 ff.

Literatur

1. Werke

1.1. Originalausgaben

Inventum novum ex percussione thoracis humani ut signo abstrusos interni pectoris morbos detegendi. Vindobonae 1761; 2. Aufl. Vindobonae 1763.

Experimentum nascens de remedio specifico sub signo specifico in mania virorum. Viennae 1776.

Brief über den «nordischen Catarrh». In: J. D. Metzger's Beytrag zur Geschichte der Frühlingsepidemie im Jahre 1782. Königsberg, Leipzig 1782, S. 44.

Heilart einer epidemischen Ruhr im Jahre 1779. In: *J. Mohrenheim:* Wienerische Beiträge zur praktischen Arzeneykunst... Dessau, Leipzig 1783, 2. Bd.

Von der stillen Wuth oder dem Triebe zum Selbstmorde als einer wirklichen Krankheit. Dessau 1783.

1.2. Ausgaben und Übersetzungen des «Inventum novum»:

Leopold Augenbruggers Neue Erfindung, mittels des Anschlagens an den Brustkorb, als eines Zeichens, verborgene Brustkrankheiten zu entdecken. Im lat. Orig. hrsg., übersetzt und mit Anmerkungen versehen von *S. Ungar*, Vorwort von *J. Skoda*, Wien 1843.

Leopold Auenbruggers Neue Erfindung, mittels des Anschlagens usw. In der Übersetzung von *Dr. S. Ungar* (1843), Vorwort von J. Skoda und mit biogr. Skizze neu hrsg. von *H. Jadassohn*, Berlin 1908.

Leopold Auenbruggers Neue Erfindung usw. (1761). Aus dem Original übersetzt und eingeleitet von *V. Fossel*, Leipzig 1912. In: Klassiker der Medizin. Hrsg. von *K. Sudhoff*. Bd. 15.

Leopold Auenbruggers Inventum novum... mit der französischen Übersetzung *Corvisarts*, der englischen von *J. Forbes*, der deutschen *S. Ungars* sowie einer historischen Skizze «Leopold Auenbrugger und sein Inventum novum». Von *M. Neuburger*, Wien, Leipzig 1922.

Auenbrugger: Trattato della percussione. Prima versione Italiana col teste a frinte del Dott. G. Piccardi, Milano 1844.

Camac, C. N. B.: Classics of Medicine and Surgery. New York 1959, S. 120–147.

Chassagne, R. de la: Manuel des pulmoniques, ou Traité complet des maladies de la poitrine. Paris 1770. Als Anhang.

Clar: Leopold Auenbrugger, der Erfinder der Percussion des Brustkorbes... und sein Inventum novum. Graz 1867, S. 43–69.

Corvisart, J. N.: Nouvelle méthode pour reconnaître les maladies internes de la poitrine etc. par Auenbrugger. Paris 1808.

Coury, C.: J. N. Corvisart: Nouvelle méthode pour reconnaître les maladies internes de la poitrine par la percussion de cette cavité, par Auenbrugger. Paris 1968.

Forbes, J.: Original cases illustrating the use of the stethoscope and percussion in the diagnosis of diseases of the chest, with a translation of Auenbrugger. London 1824.

Sigerist, H. E.: Bull. Hist. Med. 4, 1936, 373–403.

Wasserberg, Fr. X. de: Fasciculus I operum minorum medicorum et dissertationum. Vindobonae 1775, S. 316–361.

Willius, F. A., Keys, T. W.: Original Cases with Dissertations and Observations... selected from Auenbrugger, Corvisart, Laennec and Others. St. Louis, Mo. 1941, S. 193–213.

2. *Sekundärliteratur*
Bedford, D. E.: A.'s contribution to cardiology. Hist. of the percussion of the heart. Brit. Heart Journ. 33 (1971), 817–821.
Bishop, B. J.: A list of papers, etc., on Leopold Auenbrugger (1722–1809) and the history of percussion. (Gute, aber nicht vollständige Aufführung der Auenbrugger-Literatur bis 1960).
Ducret, J.: Auenbrugger als Psychiater. Med. Diss. Zürich 1955.
Kukowska, A.: Leopold Auenbrugger, Edler von. Erfinder der Perkussion des Thorax. Zschr. Allgemeinmed. 48 (1972) 1502–1510.
Landsberger, M.: Percussion Discovered. Trans. Stud. Coll. Physicians Phila 5 (1981) 255.
Lesky, Erna: Österreichisches Gesundheitswesen im Zeitalter des aufgeklärten Absolutismus. Arch. österr. Gesch. 122. Bd. 1. Heft. Wien 1959.
– : Leopold Auenbrugger – Schüler van Swietens. Dtsch. med. Wschr. 84 (1959) 1017–1022.
– : Auenbruggers Kampferkur und die Krampfbehandlung der Psychosen. Wien. klin. Wschr. 71 (1959) 289–293.
– : Leopold Auenbrugger (1722–1809). In: Die berühmten Ärzte. Hrsg. von *R. Dumesnil, H. Schadewaldt,* Köln 1966, S. 139–141.
– : Gerard van Swieten. Auftrag und Erfüllung. In: *Lesky, E., Wandruszka, A.* (Hrsg.): Gerard van Swieten und seine Zeit. Wien, Köln 1973, S. 11–62.
– : Die Wiener medizinische Schule im 19. Jahrhundert. 2. Aufl. Graz, Köln 1978.
– : Meilensteine der Wiener Medizin. Wien 1981.
Neuburger, M.: Leopold Auenbrugger. Wien. klin. Wschr. 22 (1909), 699–710.
– : Leopold Auenbrugger und sein Inventum novum. Eine historische Skizze. In der o. zit. Auenbrugger-Ausgabe. Wien, Leipzig 1922, S. 1–72.
– : Zur Auenbrugger-Biographie. Wien. med. Wschr. 85 (1935) 8/9.
Noltenius, B.: Zur Geschichte der Perkussion von ihrer Bekanntgabe durch Auenbrugger 1761 bis zu ihrer Wiederbelebung durch Corvisart 1808. Arch. Gesch. Med. 1 (1908) 329–350, 403–428; auch med. Diss. Leipzig 1908.
Probst, Ch.: Der Weg des ärztlichen Erkennens am Krankenbett. Hermann Boerhaave und die ältere Wiener medizinische Schule. Wiesbaden 1972, Sudh. Arch. Beiheft 15.
Puschmann, T.: Die Medicin in Wien während der letzten 100 Jahre. Wien 1884.
Rosen, G.: Auenbrugger on suicide. In: *Eulner, H. H.,* u. a. (Hrsg.): Medizingeschichte in unserer Zeit. Stuttgart 1971, S. 294–299.
– : Percussion and nostalgia. Journ. Hist. Med. 37 (1972) 448–450.
Sakula, A.: Auenbrugger opus and opera. J R Coll. Physicians Lond. 12 (1978) 180–188.
Schenk, E.: Mozart. Sein Leben – seine Welt. Wien 1955.
Steudel, J.: Leopold Auenbrugger. Dict. Sci. Biogr. 1, 1970, 332/3 (mit Auenbrugger-Lit. bis 1966).

HULDRYCH M. KOELBING: THOMAS PERCIVAL

Anmerkungen

1 Vgl. meinen Beitrag über *J. Lister* in diesem Werk, Bd. 2, S. 189–200, ferner *Kallmayer.*
2 *Percival, E.,* S. xi, zit. nach *Kallmayer,* S. 18: «a science or an art allied to an almost infinite range of natural and moral enquiry».

3 Aus Diskussionsabenden in Percivals Haus ging 1781 die Literary and Philosophical Society of Manchester hervor. Zu ihren ersten Mitgliedern gehörten u. a. E. *Darwin* und *J. Priestley*, mehrere Freunde aus Percivals Studienzeit in Edinburg wie der Arzt *J. Aikin* sowie, als auswärtige Mitglieder, *B. Franklin* und *A. Volta*. Franklin seinerseits bewirkte, daß Percival 1787 in die American Philosphical Society Held at Philadelphia aufgenommen wurde; *Kallmayer*, S. 22 f.
4 In seinem Essay «On coffee» (Works 3, S. 351–364) kommt Percival zum Schluß: «Der Kaffee ist leicht adstringierend und antiseptisch, er dämpft die Fermentation der Nahrung, er wirkt harntreibend und kraftvoll beruhigend.»
5 *Edward Percival* (S. civ ff.) bezeichnet diesen Glauben als arianisch. Der Presbyter Arianus in Alexandria (um 300) hatte die göttliche Natur Jesu Christi bestritten: er sei Gott nur wesens-ähnlich, nicht wesens-gleich. – In seiner von *G. Fichtner* geleiteten Dissertation über Percival beschreibt *Kallmayer* den großen Einfluß der Unitarier im damaligen englischen Leben und Denken.
6 Von Charles II. 1661 erlassen, zur Zeit der Restauration des Stuart-Königtums nach dem republikanischen Zwischenspiel von Cromwells Commonwealth.
7 Die wichtigsten Werke zur medizinischen Statistik sind zusammengestellt in: *Morton, L. T.*, A Medical Bibliography (*Garrison* and *Morton*), 4. Aufl. 1983, Nr. 1686–1716. Vgl. auch *Kallmayer*, S. 31–34, sowie *Tröhler, U.*: Britische Spitäler und Polikliniken als Heil- und Forschungsstätten 1720–1820, in: Gesnerus 39 (1982), 115–131.
8 *Ackerknecht, E. H.*: Medizin und Aufklärung. In: Schweiz. med. Wochenschr. 89 (1959), 20–22.
9 *Percival, Th.*: Hospital at Manchester. In: Medical Ethics, «Notes and Illustrations», ed. *Leake, Ch. D.*, S. 167–170.
10 Ich übersetze «Medical Ethics» als Ärztliche Ethik: es handelt sich um die Ethik der «medical profession» – des ärztlichen Standes. Der Darstellung resp. Übersetzung liegt die Ausgabe von *Leake, Ch. D.*, 2. Aufl. (1975) zugrunde. Die Quellenhinweise geben in der Regel Kapitel und Paragraph an; Seitenangaben beziehen sich auf die genannte Ausgabe. – Percival selbst hatte den Titel: «Medical Jurisprudence» vorgesehen und bezog sich auf die Justinianische Definition: «honeste vivere; alterum non laedere; suum cuique tribuere».
11 *Ackerknecht, E. H.*, s. Anm. 8.
12 Vgl. *Fischer-Homberger, E.*: Medizin vor Gericht – Gerichtsmedizin von der Renaissance bis zur Aufklärung. Bern, Stuttgart, Wien 1983, S. 112 f.
13 Die englischen Apotheker des 18. und frühen 19. Jahrhunderts erteilten selbständig ärztlichen Rat: «Der Apotheker ist in fast jedem Fall der Vorläufer des Mediziners» (Med. Ethics 3, 2).
14 *Temple, W., Sir* (1628–1699), englischer Politiker, Diplomat und Schriftsteller, hatte als solcher wie als Persönlichkeit großen Einfluß auf *J. Swift* (1667–1745). Die Herkunft des Zitates ist mir unbekannt.
15 *Gregory* (1778), S. 44. Vgl. Anm. 23.
16 Vgl. *Koelbing* (1977), Kap. 7: «Der gute und der schlechte Arzt – Hippokratische Ethik», S. 96–119.
17 Vgl. *Koelbing, H. M.*: Renaissance der Augenheilkunde 1540–1630. Bern, Stuttgart 1967, speziell S. 147–151.
18 Vgl. *Prestele, C.*
19 Vgl. *Kallmayer, K. T.*, S. 124–132.
20 Vgl. *Koelbing, H. M.*: Francis Bacon über Lebensverlängerung und Euthanasie. In: Schweiz. Rundschau Med. (PRAXIS) 74 (1985), 1441 f.
21 Vgl. *Korff, R.; Nussbaumer, A.*

22 *Hoffmann* (1746, 1752). *Stieglitz* (1798) beschränkt sich auf das ärztliche Konsilium und die Kollegialität. Die rechthaberische Streitsucht der Ärzte, die sich an einem Krankenbett treffen, könne geradezu den Tod des Patienten herbeiführen, eine würdige Beratung der Koryphäen wirke dagegen beruhigend und eo ipso hilfreich.
23 *Gregory, J.* (1724–1773), Dr. med., Professor der Philosophie, später der Medizin in Aberdeen, ab 1766 in Edinburg. Vgl. *Kallmayer*, S. 105–123.
24 *Kallmayer* hebt als weitere Vorbilder Percivals den Quäker-Philantropen *J. Howard* (1726–1790) und den unitarischen Arzt *J. Aikin* (1747–1822) hervor (S. 80–104).
25 Vgl. *Leake, C. D.* und *Talbott, J. H.*

Literatur

1. Werke

The Works, Literary, Moral, and Medical. London, Johnson, 1807. 4 Bde.

On the Disadvantages which attend the Inoculation of Children in Early Infancy (London, 1768), in: Works, Bd. 3, S. 230–247.

Medical Ethics: or a Code of Institutes and Precepts, adapted to the Professional Conduct of Physicians and Surgeons. Manchester, Johnson, 1803. Weitere Aufl.: London, Jackson, 1827; Oxford, Parker, 1849; Baltimore, Williams & Wilkins, 1927; Huntington, Krieger, 1975, with supplementary material (Nachdruck der Ausgabe 1927).

2. Weitere Quellen und Literatur

Burns, C. R.: Thomas Percival: Medical Ethics or Medical Jurisprudence? In: Medical Ethics, 1975, XIII–XXVIII (siehe unter *I. Werke*).

Gracia, D.: El orden medico: la ética médica de Thomas Percival. In: Asclepio 35 (1983), 227–255.

Gregory, J.: Lectures on the Duties and Qualifications of a Physician. London 1772.

– : Vorlesungen über die Pflichten und Eigenschaften eines Arztes. Leipzig 1778.

Hoffmann, F.: Medicus politicus... Lugduni Batavorum, 1746.

– : Politischer Medicus, oder Klugheits-Regeln, nach welchen ein junger Medicus seine studia und Lebensart einrichten soll... Leipzig 1752.

Kallmayer, K. T.: Die medizinische Ethik des Dr. Thomas Percival. Diss. med. Tübingen 1981.

Koelbing, H. M.: Arzt und Patient in der antiken Welt. Zürich 1977.

Korff, R.: Das Berufsethos in der Chirurgie Lorenz Heisters. Diss. Med. Zürich 1975. (Zürcher medizingeschichtliche Abhandlungen, N. R. 107).

Leake, C. D.: Introductory essays: Ethics and medical ethics. – The moral regulation of Physicians by Civil Authority. – The moral regulations of Physicians themselves. – Thomas Percival. – Influence of Percival's Medical Ethics. In: Medical Ethics, 1927, 1975, 1–57 (siehe unter *I. Werke*).

Nussbaumer, A.: Die medizinische Berufsethik bei Johann Storch ‹1732› und seinen Zeitgenossen. Diss. med. Zürich 1965. (Zürcher medizingeschichtliche Abhandlungen, N. R. 32).

Percival, E.: Memoirs of the Life and Writings of Thomas Percival. In: The Works, Band 1, S. I–CCXXXVIII.

Prestele, C.: Ärztliche Ethik bei Fabricius Hildanus. Aarau 1981. (Veröffentlichungen der Schweiz. Ges. für Geschichte d. Medizin und der Naturwissenschaften, 36).

Stieglitz, I.: Ueber das Zusammenseyn der Aerzte am Krankenbett und ihre Verhältnisse unter sich überhaupt. Hannover 1798.

Talbott, J. H.: Thomas Percival, in: A biographical history of medicine, S. 271–274. New York 1970.

EDUARD SEIDLER: JOHANN PETER FRANK

Anmerkungen

1 *Schreiber* (1829), S. 29.
2 *Breyer* (1983), S. 7.
3 *Rosen* (1977), S. 123.
4 *Lesky* (1969), S. 13.
5 *Lesky* (1977), S. 130.
6 *Doll* (1909), S. 54.
7 *Lebert*, zit. nach Breyer (1983), S. 108.
8 Ed. *Lesky* (1960), S. 34.
9 Zit. n. *Rohlfs* (1880), S. 155.

Literatur

1. Werke

System einer vollständigen medicinischen Polizey. Bd. 1: Mannheim 1799, Bd. 2: Mannheim 1780, Bd. 3: Mannheim 1783, Bd. 4: Mannheim 1788, Bd. 5: Tübingen 1813, Bd. 6: Wien 1817–1819.
Supplementbände zur medicinischen Polizey. Bd. 1: Tübingen 1812, Bd. 2 und 3 hrsg. von G. Chr. G. Voigt, Leipzig 1825, 1827.
De curandis hominum morbis Epitome, praelectionibus academicis dicata. 6 Bde. Mannheim, Stuttgart, Wien 1792–1821, Dt.: Über die Behandlung des Menschen. 9 Bde., Mannheim ⁴1844.
Delectus opusculorum medicorum antehac Germaniae diversis academiis editorum. 12 Bde., Pavia 1785–1793.
Interpretationes clinicae observationum selectarum. Tübingen, Stuttgart 1812. Dt.: Klinische Erklärung ausgewählter Beobachtungen. Kiel 1835.
Biographie des D. Johann Peter Frank... von ihm selbst geschrieben. Wien 1802.

2. Sekundärliteratur

Breyer, Harald: Johann Peter Frank, «Fürst unter den Ärzten Europas». Leipzig 1983.
Doll, Karl: Johann Peter Frank, 1745–1821. Der Begründer der Medizinalpolizei und der Hygiene. Ein Lebensbild. Karlsruhe 1909.
Fischer, Alfons: Geschichte des deutschen Gesundheitswesens. Bd. 2: Berlin 1933.
Haubold, Hellmut: Johann Peter Frank, der Gesundheits- und Rassenpolitiker des 18. Jahrhunderts. München, Berlin 1939.
Lesky, Erna: Johann Peter Frank als Organisator des medizinischen Unterrichts. Sudhoffs Arch. Gesch. Med. 39 (1955), 1–29.
– : Österreichisches Gesundheitswesen im Zeitalter des aufgeklärten Absolutismus. Arch. f. österr. Gesch. 122 (1959). Heft 1.
– (Hrsg.): Johann Peter Frank. Akademische Rede vom Volkselend als der Mutter der Krankheiten (Pavia 1790). Sudhoffs Klassiker der Medizin Bd. 34, Leipzig 1960.
– (Hrsg.): Johann Peter Frank. Seine Selbstbiographie. Bern, Stuttgart 1969.
Mann, Gunter: Medizin der Aufklärung: Begriff und Abgrenzung. Medizinhist. Journal 1 (1966), 64–74.

Marx, Karl Friedrich Heinrich: Beiträge zur Beurtheilung von Personen, Ansichten und Thatsachen. Göttingen 1868.

Rohlfs, Heinrich: Johann Peter Frank, der Begründer der Medicinalpolizei. In: Die Medicinischen Classiker Deutschlands, 2. Abt. Stuttgart 1880, S. 127–211.

Rosen, George: Kameralismus und der Begriff der Medizinischen Polizei. In: Sozialmedizin, Entwicklung und Selbstverständnis. Hrsg. von E. *Lesky,* Wege der Forschung Bd. 273, Darmstadt 1977, S. 94–123.

Schreiber, Heinrich: Jos. Albr. v. Ittner's Schriften. Bd. 4. Freiburg i. Br. 1829.

Seidler, Eduard: Lebensplan und Gesundheitsführung. Franz Anton Mai und die medizinische Aufklärung in Mannheim. 2. Aufl. Mannheim 1979.

Sigerist, Henry Ernest: Landmarks in the History of Hygiene. Oxford: Univ. Press 1956.

Stübler, Eberhard: Geschichte der medizinischen Fakultät Heidelberg. 1386–1925. Heidelberg 1926.

MANFRED H. LÜCKE: EDWARD JENNER

Anmerkungen

1 Zu dem Thema Pocken – auch im Vergleich zu anderen epidemischen Krankheiten – siehe insbes. *Ackerknecht* (1965), *Cartwright* (1972), *Dixon* (1962), *herrlich* (1967) und *Hopkins* (1983).
2 Die Standardbiographie, auf deren Angaben sich die meisten anderen Biographien über Edward Jenner beziehen, stammt von *John Baron,* einem sehr engen Freund Jenners.
3 *Koelbing* (1974), S. 14f.
4 *John Hunter* hat sich jedoch bei einem Selbstversuch, mit dem er beweisen wollte, daß es sich bei Gonorrhoe und Syphilis lediglich um unterschiedliche Phänomene derselben Krankheit handle, infiziert und bis zu seinem Tode an den Folgen dieses Experimentes gelitten.
5 *Porter* (1985), S. 28, Fußnote 113.
6 Einigen Biographen zufolge soll Jenner in dieser Zeit auch am Aufbau jener Sammlung beteiligt gewesen sein, die *Sir Joseph Banks* auf der ersten Weltumsegelung (1768–1771) des *James Cook* (1728–1779) angelegt hatte. Danach soll Jenner das Angebot, an der zweiten Reise teilzunehmen, abgelehnt haben. Laut *LeFanu* (1985) S. 6 gibt es für diese Angaben jedoch keine Anhaltspunkte. Außerdem habe Jenner nicht sehr gern Reisen unternommen, sondern das Leben auf dem Lande vorgezogen.
7 «The Chantry» ist im Mai 1985 als Museum eröffnet worden. Es ist allerdings jeweils von Oktober bis April geschlossen.
8 Die herausragende und erschöpfende annotierte Bibliographie zur Primärliteratur stammt von *LeFanu* (1985).
9 *John Hunter* zitiert Jenners Versuche und Beobachtungen in seinem Werk «Observations on certain Parts of the Animal Oeconomy» (1786) in einem Kapitel über die Erzeugung von Körperwärme.
10 Edward Jenner hat diese Arbeit, die nach seinem Tode unter dem Titel «Migration of Birds» von einem seiner Neffen veröffentlicht wurde, laut *LeFanu* wahrscheinlich in den 1790er Jahren verfaßt.
11 In der handschriftlichen Fassung, die Jenner im März 1787 unter dem Titel «XXII Observations on the Natural History of the Cuckoo» der Royal Society vorgelegt

hatte, vertritt er noch die Meinung, daß die Eltern ihre eigenen Jungen aus dem Nest werfen.

12 *John Hunters* «Observations tending to show that the Wolf, Jackal, and Dog, are all of the same species» erschienen 1787 in den Philosophical Transactions, 1789 mit «A supplementary Letter». Hunter übernahm dann eine überarbeitete Fassung dieser Schriften in die erweiterte Ausgabe seiner «Observations on the Animal Oeconomy» von 1792.

13 Um die Vielseitigkeit Jenners zu demonstrieren, sei noch auf eine Versuchsreihe hingewiesen, die er in den Jahren 1780–1782 mit Dünger aus verschiedenen Mischungen mit Blut durchgeführt hat. Als ein wesentliches Ergebnis hält Jenner fest, daß eine Überdüngung den untersuchten Pflanzenarten schade (*LeFanu* 1985), S. 15.

14 Zitiert aus «Ärzte-Briefe aus vier Jahrhunderten», herausgegeben von *Erich Ebstein*, Berlin (1920), S. 44–45. Zur Würdigung der zitierten Beobachtungen sowie zu Hinweisen auf weiterführende Lit. siehe *LeFanu* (1985), S. 26.

15 Der Ausdruck «Inokulation» ist vom lateinischen «oculus», das Auge, abgeleitet und bezeichnet seit der Spätantike eine Pfropfungsmethode, bei der die Rinde von Obstbäumen eingeritzt und in die T-förmige Öffnung die Knospe, das «Auge», eines edleren Baumes eingesetzt wird.

16 Die Bezeichnung «variola» für die Pocken bzw. Blattern ist von «varius» (lateinisch u. a. für «gesprenkelt») oder von «varus» (lat. für «Pustel» oder «Pickel») abgeleitet.

17 Jenner verstand «virus» im Sinne seiner Zeit als eine giftige zähe Flüssigkeit, womit auch Schleim, Eiter oder Geifer gemeint sein konnte.

18 Die lateinische Bezeichnung «Variolae vaccinae» für die Kuhpocken hat Jenner gemäß der binären Linnéschen Nomenklatur geprägt. Ebenfalls in Ableitung vom lateinischen Wort «vacca» wurde Jenners Impfmethode, für die er in seinen ersten Schriften noch den älteren Ausdruck «Inoculation» verwendet hat, im Gegensatz zur «Variolation» später als «Vakzination» bezeichnet; heute werden generell Impfstoffe gegen andere Infektionskrankheiten «Vakzine» genannt.

19 Anm. Jenners: «Von der Pustel, die auf der Hand der Sarah Nelmes erschienen war. Siehe den vorhergehenden Fall.»

20 Anm. Jenners: «Der verstorbene John Hunter hat durch Versuche nachgewiesen, daß der Hund der ausgeartete Wolf sei.»

21 Später wird jedoch das Von-Arm-zu-Arm-Impfen wegen der möglichen Übertragung von anderen Erregern (z. B. der Syphilis) wieder aufgegeben; statt dessen wird die Vakzine von geimpften Kühen gewonnen.

22 *Hopkins* (1983), S. 3–5, sowie *Herrlich* (1967), S. 124f.

23 *Hopkins* (1983), S. 22 vermutet, daß die Krankheit, die zu dieser Epidemie geführt hatte, von Galen deshalb so kurz und unvollständig beschrieben worden ist, weil dieser gleich nach deren Ausbruch Rom verlassen habe. Andere Autoren bezweifeln, daß es sich hierbei überhaupt um Pocken gehandelt habe.

24 In der Einleitung zu seinem Buch «Princes and Peasants – Smallpox in History» stellt *D. R. Hopkins* dem Einwand, er habe sich zu ausführlich mit dem Schicksal berühmter Opfer der Pocken befaßt, seine Erfahrung als Arzt entgegen, wonach die Erschütterung, Angst und Verzweiflung all der «Namenlosen» in den abgelegenen Gegenden Asiens und Afrikas in ähnlicher Weise in den Darstellungen historischer Personen wiederzufinden ist – bei denen darüber hinaus die Behandlungsmethoden genauer beschrieben sind.

25 *Hopkins* (1983), S. 16f. bezweifelt diese Angaben und hält allenfalls eine Inokulation mit Pocken für wahrscheinlich.

26 Zitiert nach *Karl Deichfelder*, Geschichte der Medizin (1985), S. 120f.

27 *LeFanu* (1985), S. 128.
28 Bakterien waren zwar etwa hundert Jahre vorher von *Leeuwenhoek* mit dem Mikroskop entdeckt worden, waren aber in Vergessenheit geraten. Viren im heutigen Sinne wurden erst 1892 als lebende Organismen identifiziert. Die quaderförmigen Pocken-Viren gehören zwar zu den größten echten animalischen Viren, haben aber nur Kantenlängen von 0,23 und 0,3 mm.
29 Dieses Urteil mag zu Beginn des vorigen Jahrhunderts eine gewisse Berechtigung gehabt haben, verkennt aber die Bedeutung solcher Theorien und Erkenntnisse, die auf der Entdeckung *Harveys* aufbauen. (Siehe hierzu den entsprechenden Beitrag in diesem Band.)
30 Von der Bedeutung Edward Jenners zeugen auch zahlreiche Ehrungen: das «Institut National» in Paris (jetzt «Institut de France») ernannte ihn 1808 zum korrespondierenden, 1811 zum auswärtigen Mitglied; 1802 spricht ihm das britische Parlament 10.000 Pfund und 1807 weitere 20.000 Pfund als Anerkennung für seine Verdienste um die Gemeinschaft aller zu; 1813 erhielt er die Ehrendoktorwürde der Universität Oxford; 1821 wurde er zum außerordentlichen Leibarzt des Königs Georg IV. ernannt.

Literatur

1. Werke

Cursory Observations on Emetic Tartar; Wherein is pointed out an improved Method of preparing Essence of Antimony, by a Solution of Emetic Tartar in Wine. Wotton-under-Edge 1783.

«Observations on the Natural History of the Cuckoo.» In: Philosophical Transactions 78 (1788), part 2: 219–237.

An Inquiry into the Causes and Effects of the Variolae Vaccinae, a disease discovered in some of the western counties of England, particularly Gloucestershire, and known by the name of the Cow Pox. London 1798.
– dasselbe dt. u. d. T.: Untersuchung über die Ursachen und Wirkungen der Kuhpocken, 1798, übersetzt und eingeleitet von Viktor Fossel, 1911. Leipzig (= Klassiker der Medizin, hrsg. von Karl Sudhoff). (Weitere Ausgaben sowie Ergänzungen siehe LeFanu 1985: 37–54 und 61–74.)

In John Hunters «Observations on... the Animal Oeconomy» werden in der ersten und zweiten Auflage an folgenden Stellen Beiträge Jenners angegeben (in Klammern die Angaben für «Works of John Hunter», Bd. 4):
– 1786: 99f, 1792: 112 (1835: 143) über Igel;
– 1786: 155, 1792: 195 (1835: 88) über Vedauung während des Winterschlafs;
– 1792: 156 (1835: 329f) über den Mischling aus Hund und Schakal.

2. Sekundärliteratur

Ackerknecht, E. H.: History and Geography of the Most Important Diseases. New York 1965.
Baron, J.: The Life of Edward Jenner. 1 Bd./2 Bde. London 1827/1838:
Barret, J. J.: The Inoculation Controversy in Puritan New England. In: Bulletin of the History of Medicine 12 1942: 169–190.
Baxby, D.: The Origins of Vaccinia Virus. In: Journal of Infectious Diseases 136 1977, 453–455.
–: Jenner's Smallpox Vaccine. London 1981.
Booth, C.: The Conquest of Smallpox. In: Quart. J. Med. 57 1985, 811–823.

Bowers, J. Z.: The Odyssey of Smallpox Vaccination. In: Bulletin of the History of Medicine 55 1981, 17–33.
Campbell, A. M. G.: The Jenner Museum, Berkeley, Gloucestershire, England. In: Annals of the Royal College of Surgeons of England 50 1972, 1–2.
Carmichael, A. G., A. M. Silverstein: Smallpox in Europe before the Seventeenth Century: Virulent Killer or Benign Disease?. In: Journal of the History of Medicine and allied Sciences 42 1987, 147–168.
Cartwright, F. F.: Disease and History. London 1972.
Cockburn, A.: The Evolution and Eradication of Infectious Diseases. Baltimore 1963.
Cohen, I. B.: Edward Jenner and Harvard University. In: Harvard Library Bulletin 3 (1949), 347–358.
Creighton, C.: The Natural History of Cowpox and Vaccinal Syphilis. London 1887.
–: A History of Epidemics in Britain. 2 Bde. London 1891/1894, Repr. 1963.
–: Jenner and Vaccination. Providence 1892.
–: The Diffusion of Vaccination: History of its Introduction into Various Countries. In: British Medical Journal 1 1896, 1267–1269.
Dixon, C. W.: Smallpox. London 1962.
Dolan, E. F.: Jenner and the Miracle of Vaccine. New York 1960.
Downie, A. W.: Jenner's Cowpox Inoculation. In: British Medical Journal 2 1951, 251.
Dudgeon, J. A.: Development of Smallpox Vaccine in England in the Eighteenth and Nineteenth Centuries. In: British Medical Journal: 1963, 1367–1372.
Duffy, J.: School Vaccination: The Precursor to School Medical Inspection. In: Journal of the History of Medicine 33 1978: 344–355.
Ebstein, E. (Hrsg.): Ärzte-Briefe aus vier Jahrhunderten. Berlin 1920.
Edwardes, E. J.: Smallpox in Germany. In: Journal of the Royal Statistical Society London 48 1885, 670–674.
–: A Century of Vaccination: Small-Pox Epidemics and Small-Pox Mortality before and since Vaccination Came into Use. In: British Medical Journal 2 (1902a), 27–30.
–: A Concise History of Small-Pox and Vaccination in Europe. London 1902b.
Fisk, D.: Dr. Jenner of Berkeley. London 1959.
Henschen, F.: The History and Geography of Disease. New York 1966.
The History of Inoculation and Vaccination. London 1913.
Hopkins, D. R.: Princes and Peasants: Smallpox in History. Chicago und London 1983.
Jacobs, H. B.: Edward Jenner, a Student of Medicine, as illustrated in his Letters. In: Sir W. Osler: Contributions to Medical and Biological Research, Bd. 2, 1919, 740–755.
Klebs, A. C.: Die Variolation im Achtzehnten Jahrhundert. Gießen 1914.
Koelbing, H. M.: Edward Jenner. In: Die Grossen der Weltgeschichte. Zürich 1975, Bd. 6, 933–943.
–: Im Kampf gegen die Pocken, Tollwut, Syphilis. Das Leben von Edward Jenner, Louis Pasteur, Paul Ehrlich. Basel 1974.
Kübler, P.: Geschichte der Pocken und der Impfung. Berlin 1901.
LeFanu, W. R.: A Bibliography of Edward Jenner. London 1951, ²1985.
Leikind, M. C.: Vaccination in Europe. In: Ciba Symp. 3 (1941/1942), 1102–1113.
Matsuki, A.: A Brief History of Jennerian Vaccination in Japan. In: Medical History 14 1970, 199–201.
Mellanby, E.: Jenner and His Impact on Medical Science. In: British Medical Journal 1 (1949), 921–926.
Newsholme, A.: The Epidemiology of Small-Pox in the Nineteenth Century. In: British Medical Journal 2 (1902), 17–26.
Prinzing, F.: Epidemics Resulting from Wars. Oxford 1916.

Rains, A. J. H.: Edward Jenner and Vaccination. London 1974.
Razzell, P. E.: Edward Jenner: the History of a Medical Myth. (Mit einem Kommentar von A. W. Downie.) In: Med. Hist. 9 (1965), 216–229. (Vgl.: Schuster, N.)
–: Edward Jenner's Cowpox Vaccine: The History of a Medical Myth. Firle 1977.
Royal College of Surgeons of England: Letters from the Past from John Hunter to Edward Jenner. London 1976.
Rupp, J.-P.: Die Hundertjährige Geschichte des Deutschen Impfgesetzes. In: Die Gelben Hefte 14 (1974), 23–30.
Saunders, P.: Edward Jenner: The Cheltenham Years. Hannover 1982.
Schuster, N.: Edward Jenner: a Medical Myth. (Comments on P. E. Razzell's Paper, Med. Hist. 9: 216–229). In: Medical History 9 (1965), 381–383.
Scott, E. L.: Edward Jenner, F. R. S., and the Cuckoo. In: Notes and Records. Royal Society London 28 (1974), 235–240.
Sellors, Sir T. H.: Some Pupils of John Hunter. In: Annals of the Royal College of Surgeons of England 53 (1973): 205–217.
Taylor, B.: Edward Jenner: Conqueror of Smallpox. London 1950.
Thompson, C. J. S.: Edward Jenner, the Discoverer of Vaccination. In: Janus 25 (1921), 191–221.
Underwood, E. A., A. M. G. Campbell: Edward Jenner: the Man and his Work. Bristol 1967.
Vaughn, V. C.: Smallpox before and after Edward Jenner. In: Hygeia 1 (1923), 205–211.
Woodward, S. B., R. F. Feemster: The Relation of Smallpox Morbidity to Vaccination Laws. In: New England Journal of Medicine 208 (1933), 317–318.
World Health Organization: The Global Eradication of Smallpox. Genf 1980.

G. Matthias Tripp: Marie-François-Xavier Bichat

1. Literatur

1.1. Werke

Anatomie générale, appliquée à la physiologie et à la médicine, T. 1–4. Nouvelle édition avec de notes et additions par *P. A. Béclard*. Paris 1821.
Anatomie pathologique, dernier cours, d'après un manuscrit autographe de *P. A. Béclard*. Avec une notice sur la vie et les travaux de Bichat par *F. G. Boisseau*. Paris 1825.
Traité d'anatomie descriptive, nouvelle édition, T. 1–5 (T. 4 par *F. R. Buisson*, T. 5 par *P. J. Roux*). Paris 1823.
Recherches physiologiques sur la vie et la mort. Paris 1800. 4ème édition augmentée de notes par Magendie, Paris 1867; réimprimé, Paris 1981.
Physiologische Untersuchungen über den Tod, ins Deutsche übersetzt u. eingel. von *R. Boehm*, Leipzig 1912 (= Klassiker der Medizin, Nr. 16), Nachdruck, Leipzig 1968.

1.2. Bichat als Herausgeber:

Desault, P.-J.: Œuvres chirurgicales. Publ. par X. Bichat, T. 1–2. Paris 1798.
Desault, P.-J.: Traité des maladies des voies urinaires, ouvrage extrait du Journal de Chirurgie. Augmenté et publié par X. Bichat. Paris 1798.

2. Sekundärliteratur

Additions to the General anatomy, Boston 1825. Vgl. a. X. Bichat: Anatomie Générale..., 1821, Anatomie pathologique..., 1825, Œuvres complètes..., 1832.

Albury, W. R.: Experiment and explanation in the physiology of Bichat and Magendie, in: Colman, W., Limoges, C. (Hrsg.): Studies in history of biology 1, 1977 S. 47–131.

Arene, A.: Essai sur la philosophie de Xavier Bichat. In: Archives d'Antropologie Criminelle 26 (1911) 753–825.

Bardenat, J.-P.: Les recherches physiologiques de Xavier Bichat sur la vie et la mort, réfutées dans leurs doctrines. Paris 1824.

Beclard, P.-A.: Additions à l'anatomie générale de Xavier Bichat, pour servir de compléments aux éditions en quatre volumes. Paris 1821.

Bichat, M.-F.-X.: In: Dictionnaire des Sciences Médicales, Biographie Médicale, T. 2. Paris 1820, S. 237–249.

Bichat, M.-F.-X.: (1771–1802) – tissue pathologist. In: JAMA 203 (1968) 291–292.

Bichat, Laennec – et leur temps. In: Semaine des Hopitaux de Paris 44 (1965) 3333–3352.

Blanchard, P. R.: Documents inédits concernant X. Bichat. In: Bulletin de la Société Française Histoire de la Médicine (1902) 309–323.

Boissonnault, C. M.: Propos sur la biologie médicale. L'histologie animale. In: Laval Médicale 20 (1955) 974–996 (über Bichat, S. 981–996).

Bouvier, L.: Bichat et son système de physiologie. Monpellier 1850.

Buisson, F.-R.: Précis historique sur Marie-François-Xavier Bichat. In: De la division la plus naturelle des phénomènes physiologiques considérés chez l'homme, Paris, an X (1802), S. 321–344. Vgl. a. X. Bichat: Anatomie descriptive..., 1814, S. XVII–XXXVI. Notice sur Marie-François-Xavier BICHAT... Ed. Vgl. a. X. Bichat: Traité d'Anatomie descriptive... 1801–1803.

Buisson, M.-F., Le Preux, P.-J. R., Corvisart, J.-N.: Notice sur Marie-François-Xavier BICHAT, décédé le 3 thermidor an X, discours. Paris 1802 – an X.

Cruveilhier, J.: (Analyse de l')Anatomie pathologique. Dernier cours de Xavier Bichat, d'après un manuscrit autographe de P. A. BECLARD, avec une notice sur la vie et les travaux de Bichat par F.-G. Buisseau. Paris 1825.

Daremberg, C.: Quelques remarques sur Bichat. In: Histoire des Sciences Médicale, T. 2., Paris 1870, S. 1090–1101.

Genty, G.: Bichat, médicin du Grand Hospice d'Humanité 6 pluviose an IX–3 thermidor an X. (Hôtel-Dieu de Paris, 1801–1802). Clermont 1943 (= Thèse de médicine, Paris 1943, n° 101).

Genty, M.: Xavier Bichat (1771–1802), suivi d'une bibliographie rédigée par Geneviève Nicole-Genty. In: Biographies Médicales et Scientifiques XVIIIe Siècle, I. Paris 1972, S. 181–318.

Gley, E.: Xavier Bichat et son œuvre biologique. In: Bulletin de la Société Française d'Histoire de la Médicine (1902) 285–292.

Haigh, E.: The roots of the vitalism of Xavier Bichat. In: Bulletin of the History of Medicine 49 (1975) 72–86.

– : Xavier Bichat and the medical theory of the eighteenth century. London 1984.

Henderson, T.: An epitome of the physiology, general anatomy, and pathology of Bichat. Philadelphia 1829.

Huard, P.: Bichat anatomiste. In: Histoire des Sciences Médicales 6 (1972) 98–106.

Husson, H.-M.: Notice historique sur la vie et les travaux de Marie-François-Xavier Bichat, lue à la Société Médicale d'émulation le 10 fructidor an X. Paris, an XI (1802). Vgl. a. Bichat: Traité des membranes..., 1802, S. XI–XXXII.

Janet, P.: Schopenhauer et la physiologie française. Canabis et Bichat. In: Revue de Deux Mondes 39 (1880) 35–39.

Jousserandot, L. N.: Discours prononcés à l'inauguration du monument élevé à la mémoire de Xavier Bichat, dans la ville de Lons-le-Saunier (Jura) le 5 mai 1839. Lons-le-Saunier 1839.

Kervella, E.-J.: La vie et l'œuvre de Bichat (1771–1802). Paris 1931 (= Thèse de médicine, Paris 1931, n° 416).

Klaut, L.: La théorie des membranes de P. X. Bichat et ses antécédents. In: Sudhoffs Archiv 53 (1969) 68–76.

Kloppe, W.: Die Bestätigung der Philosophie Arthur Schopenhauers (1788–1860) durch das Werk des Physiologen Xavier Bichat (1771–1802). Eine Begegnung von Physik und Metaphysik. In: Medizinische Monatsschrift 22 (1968) 306–312.

Knox, R.: Xavier Bichat: his life and labours. A biographical and philosophical study. In: Lancet (1854) (2), S. 393–396.

Láin Entralgo, P.: Sensualism and vitalism in Bichat's «Anatomie Générale». In: Journal of the History of Medicine 3 (1948) 47–64.

Lamothe, J.: Desault et Bichat. Bordeaux 1928 (= Thèse de médicine, Bordeaux 1927–28, n° 77).

Leriche, R.: Bichat chirurgien. In: Progrès Médical 80 (1952) 331.

Leroy, A.: Lettre au C. Bichat... (critique du Traité des membranes). In: Décade Philosophique, 20 nivôse an VIII (1800).

Monteil, J.: Le cours d'anatomie pathologique de Bichat, un manuscrit inedit a Grenoble. In: Presse Médicale 72 (1964) 3163–3166.

Nysten, P. H.: Recherches de physiologie et de chimie pathologiques, pour faire suite à celles de Bichat sur la vie et la mort. Paris 1811.

Olmsted, J. M. D.: Bichat vue par Magendie. In: Progrès Médical 80 (1952) 324–326.

Pickstone, J.: Xavier Bichat, body and mind. In: Biomedical Library Bulletin (Minnesota), No. 29 (1973) 3–7.

Pinel, S.: Notice historique sur Xavier Bichat. Vgl. a. X. Bichat: Anatomie générale..., 1821, T. 1, S. IX–XVI.

Richerand, B. A.: Réflexions critiques sur un ouvrage ayant pour titre, traité des membranes. Paris 1799. Vgl. a. Magazin Encyclopédique, an VIII (1799) (5) 260–272 (réponse à cette critique), Recueil Périodique de la Société de Médicine de Paris 8 (1800) 157–158.

Rousille-Chamseru: (Analyse et extrait) Recherches physiologiques sur la vie et la mort, par Xavier Bichat. In: Recueil Périodique de la Société de Médicine de Paris, an IX (1801) (1) 85–91.

Roux, P.-J.: (Analyse du) Traité des membranes en général et des diverses membranes en particulier. In: Journal de Médecine, Chirurgie, Pharmacie, an IX (1800), (1) 85–91.

Sabrazes, J.: Les leçons d'anatomie pathologique de Bichat d'après un manuscrit de l'époque inédit. Ce que X. Bichat pensait du cancer du sein. In: Gazette Hebdomadaire des Sciences Médicales 52 (1931) 613–615.

Saucerotte, A.-C.: Etude sur Bichat (1771–1802). In: Mémoires de l'Académie Stanislas (1852), 373–402.

Sigerist, H. E.: Xavier Bichat (1771–1802). In: Große Ärzte, München [4]1959, S. 236–241; engl. The great doctors – Garden City, N. Y., 1958, S. 249–255.

Sue, P.: Eloge historique de Marie-François-Xavier Bichat, prononcé dans l'amphithéâtre de l'Ecole de Médicine de Paris. Le 14 germinal an XI (1802).

Suttonn, G.: The physical and chemical path to vitalism: Xavier Bichat's «Physiological research on life and death». In: Bulletin of the History of Medicine 58 (1984) 53–71.

Triolo, V. A.: Bichats Krebstheorie in Wolffs «Lehre von der Krebskrankheit». Eine Berichtigung. In: Sudhoffs Archiv 48 (1964) 82–86.

JOSEF N. NEUMANN: CHRISTOPH WILHELM HUFELAND

Anmerkungen

1 *Augustin*, S. 6.
2 Vgl. dazu *Redetzky*, S. 10.
3 Vgl. dazu *Seidler* (1968).
4 Vgl. dazu *Seidler* (1984).
5 Vgl. dazu *Neumann*.
6 *Rousseau*, S. 109.
7 Ebd., S. 118.
8 Ueber die Medicin. Arkesilas an Ekdemus.
9 Vgl. *Lesky*.
10 Ueber die Medicin, S. 339.
11 *Röschlaub* (1799), S. 244 f.
12 Vgl. ebd., S. 42 f.
13 *Schelling*, S. 259 f.

Literatur

1. Werke

Die Ungewißheit des Todes und das einzige untrügliche Mittel, sich von seiner Wirklichkeit zu überzeugen und das Lebendigbegraben unmöglich zu machen. Der Neue Teutsche Merkur 2 (1790), S. 11–39.
Ueber die Verlängerung des Lebens. Der Neue Teutsche Merkur 3 (1792), S. 242–263.
Ueber menschliches Leben, seine fysische Natur, seine Hauptmomente, Organe, Ursach seiner langen Dauer, Einfluß der menschlichen Seele und Vernunft auf die Lebensdauer. Der Neue Teutsche Merkur 1 (1795), S. 133–159.
Ein Wort über den Angriff der razionellen Medicin im N. T. Merkur. August 1795. Der Neue Teutsche Merkur 2 (1795), S. 138–155.
Ueber die Natur, Erkenntnismittel und Heilart der Skrofelkrankheit. Jena 1795.
Die Kunst, das menschliche Leben zu verlängern. Wien, Prag 1797.
Bemerkungen über die natürlichen und geimpften Blattern, verschiedene Kinderkrankheiten, und sowohl medizinische als diätetische Behandlung der Kinder. 3. Aufl. Berlin 1798.
Rettung eines neugebornen Kindes, bei großer Schwäche. Triumph der Heilkunst 1 (1800), S. 201–204.
Armen-Pharmakopöe entworfen für Berlin nebst der Nachricht von der daselbst errichteten Armenkrankenverpflegungsanstalt. Berlin 1810.
Kleine medizinische Schriften. Bd. 1–4, Berlin 1822–1828.
Enchiridion medicum oder Anleitung zur medizinischen Praxis. Vermächtnis einer fünfzigjährigen Erfahrung. 4. Aufl. Berlin 1838.

2. Quellen und Sekundärliteratur

Augustin, Fr. L.: Chr. Wilh. Hufeland's... Leben und Wirken für Wissenschaft, Staat und Menschheit. Potsdam 1837.

Blumenbach, J. F.: Ueber den Bildungstrieb. Göttingen 1791.
Brednow, W.: Christoph Wilhelm Hufeland, Arzt und Erzieher im Lichte der Aufklärung. Sitzungsber. d. Sächs. Akad. d. Wiss. zu Leipzig. Math.-naturwiss. Kl. 105 (1964), S. 1–25.
Diepgen, P.: Christ. Wilhelm Hufeland und die Medizin seiner Zeit. In: *W. Artelt* (Hrsg.): Medizin und Kultur. Stuttgart 1938.
Erhard, J. B.: Über die Möglichkeit der Heilkunst. Magazin zur Vervollkommnung der theoret. und prakt. Heilkunde 1 (1799), S. 23–86.
– : Versuch eines Organons der Heilkunde. Magazin zur Vervollkommnung der theoret. und prakt. Heilkunde 2 (1799), S. 1–32.
Göschen, A.: Ch. W. Hufeland. Eine Selbstbiographie. Berlin 1863.
Hertwig, H.: Der Arzt, der das Leben verlängerte. Das Leben und Wirken des großen Hufeland. 1762–1800. Berlin 1941.
Ide, H., Lecke, B. (Hrsg.): Ökonomie und Literatur. Lesebuch zur Sozialgeschichte und Literatursoziologie der Aufklärung und Klassik. Frankfurt, Berlin, München 1973.
Kant, I.: Kritik der Urteilskraft. Hrsg. von *K. Vorländer,* Hamburg 1974.
– : Der Streit der Fakultäten. Dritter Abschnitt: Der Streit der philosophischen Fakultät mit der medizinischen. Von der Macht des Gemüts durch den bloßen Vorsatz seiner krankhaften Gefühle Meister zu sein. Ein Antwortschreiben an Herrn Hofrat und Professor Hufeland. Hrsg. von *K. Reich,* Hamburg 1975.
Lesky, E.: Cabanis und die Gewißheit der Heilkunde. Gesnerus 11 (1954), S. 152–182.
Mann, G.: Medizin der Aufklärung: Begriff und Abgrenzung. Medizinhist. Journal 1 (1966), S. 63–74.
Medicus, F. C.: Von der Lebenskraft. Mannheim 1774.
Michler, M.: Hufelands Beitrag zur Bäderheilkunde, Empirismus und Vitalismus in seinen balneologischen Schriften. Gesnerus 27 (1970), S. 191–217.
– : Hufeland. In: Neue Deutsche Biographie. Hrsg. von der Historischen Kommission der Bayerischen Akademie der Wissenschaften, Berlin 1974.
Neumann, J. N.: Theorie und Praxis der Kinderheilkunde bei Johann Heinrich Ferdinand von Autenrieth (1772–1835). Medizinhist. Journal 20 (1985), S. 66–82.
Pfeifer, K.: Christoph Wilhelm Hufeland – Mensch und Werk. Halle 1968.
Redetzky, H.: Christoph Wilhelm Hufeland, Sozialhygieniker und Volkserzieher – ein großer Arzt und Menschenfreund. Sitzungsber. d. Dt. Akad. d. Wiss. zu Berlin. Kl. f. Medizin, Berlin 1964.
Reil, J. C.: Von der Lebenskraft. Klassiker der Medizin. Hrsg. von *K. Sudhoff,* Bd. 2, Leipzig 1910.
Röschlaub, A.: Beleuchtung der Einwürfe gegen die Erregungstheorie. Magazin zur Vervollkommnung der theoret. und prakt. Heilkunde 1 (1799), S. 95–223; 2 (1799), S. 111–254.
– : Ueber Ursache der Krankheit, Anlage, Opportunität. Magazin zur Vervollkommnung der theoret. und prakt. Heilkunde 2 (1799), S. 33–99.
Rousseau, J.-J.: Emile oder über die Erziehung. Hrsg. von M. Rang. Übersetzt von *E. Sckommodau,* Stuttgart 1963.
Sachs, J. J.: Christoph Wilhelm Hufeland. Berlin 1832.
Schelling, F. W. J.: Einige Bemerkungen aus Gelegenheit einer Rezension Brownscher Schriften in der A. L. Z. Magazin zur Vervollkommnung der theoret. und prakt. Heilkunde 2 (1799), S. 255–261.
Seidler, E.: Ansätze einer historischen Anthropologie des Kindesalters. In: *ders.* (Hrsg.): Medizinische Anthropologie. Beiträge für eine Theoretische Pathologie. Berlin, Heidelberg, New York, Tokyo 1984.

Seidler, E., Hilpert, H.: Zur Begriffsgeschichte der Lebensschwäche. Fortschr. d. Med. 86 (1968), S. 35–38.
Sudhoff, K.: Christoph Wilhelm Hufeland und die «Hufelandische Gesellschaft» in Berlin, 1810–1910. Münchner Med. Wochenschr. 57 (1910), S. 250.
Tsouyopoulos, N.: Andreas Röschlaub und die Romantische Medizin. Die philosophischen Grundlagen der modernen Medizin. Stuttgart 1982.
Ueber die Medicin. Arkesilas an Ekdemus. Der Neue Teutsche Merkur 2 (1795), S. 337–378.

PERSONENREGISTER

Von Dagmar Wiencke

ʿAbd al-Rahīm b. ʿAlī al-Baisānī 60
ʿAbd ar-Raḥmān III. 38
Abraham ben Meir ben Ezra 60
Abū ʿAlī al-Ḥusain ʿAbd Allāh b. Sīnā al-Qānūnī s. Avicenna
Abū ʿImrān Mūsā b. ʿUbaid Allāh b. Maimūn s. Maimonides
Abū Merwān b. Zuḥr 62
Abū Ṣāliḥ Manṣur b. Isḥāq 31, 33
Abūʾl-ʿAlāʾ Zuhr 36
Abūʾl-Faraǧ ben Salim 33
Abūʾl Qāsim 37–39
Abulcasis 30, 37–40, 60
Ackerknecht, Erwin H. 215, 280
Ackermann, Johann Christian Gottlieb 186
Adelmann, Georg 186
ʿAḍud ad-Daula 35
Aesculapius Hallensis s. Hoffmann, Friedrich
Aeskulap 270
Aetios von Amida 33
Akuin 57
Al-Afḍal 68
Al-Afḍal Nūr ad-Dīn 60
Al-Bīrūnī 30
Al-Malik al-Afḍal 64
Al-Said ibn Sīnā al-Mulūk 66
ʿAlā ʾad-Daula b. Dušmanzār 40
Alberti, Michael 199
Albertini, Francesco 231
Albertus Magnus 66
Albinus, Bernhard Siegfried 128
Alcithous 92
d'Alembert, Jean Le Rond 324
Alexander II. 304
Alexander von Aphrodisias 22, 75, 82
Alfarabi 62
ʿAlī b. al ʿAbbās 37
Almansor 37
Alphonsi, Petrus s. Sephardi, Moses

Altenstein, Karl von Stein zum 345
d'Alviani, Bartolomeo 69, 77
Alzaharaviūs 40
Amelung, Juliane 342
Anna Amalia 341
Apollon 16
Ariosto, Francesco 180
Aristoteles 11, 23, 31, 35 f., 40, 60, 75, 94, 133 f., 141 f., 148, 170
Arundel 131
Aselli, Gaspare 175
Asklepios 11, 16, 20
Auenbrugger, Franziska 270 f.
Auenbrugger, Johann Leopold 243, 262–275
Auenbrugger, Marianne 269–271
Auersperg, Adam 270
Augustinus 333
Avenzoar 36
Averroës 60
Avicenna 30, 36 f., 40–43, 62, 135, 147, 191
d'Azyr, Vicq 335

Backer, Johann 319
Bacon, Francis 67, 141, 155, 168, 170, 175, 218, 230, 238, 279, 289, 328, 333
Bacon, Roger 67
Baglivi, Giorgio 154, 171, 256
Baillie, Matthew 242 f.
Baillodz, Abraham 250
Baillou, Guillaume 185
Banks, Joseph 316
Bardulone 76
Barthez, Paul Joseph 199, 335
Bartolomeo d'Alviani 69
Basedow, Johann Bernhard 341
Bassnett, Elizabeth 278
Baxby, Derrick 325
Bayle, Pierre 250, 338

Behrens, Konrad Berthold 171
Bellamy 314
Benedetti, Alessandro 75
Hl. Benedikt 46
Benedikt von Nursia 44
Benivieni, Antonio 236
Benjamin von Tudela 60
Berengario 237
Bernard, Claude 9, 256, 261
Bernhard von Clairvaux 49
Bernoulli, Daniel 254
Berrettini, Pietro 128
Bianchi, Giovanni 233, 237
Bichat, Jean-Baptiste 328
Bichat, Marie-François-Xavier 242f., *328–338*
Bidloo 225
Blackmore, Richard 159
Blumenbach, Johann Friedrich 191, 202, 245, 341
Bodenstein, Adam von 111
Boë, Francis de la (Sylvius) 158, 191, 215, 218, 230
Boerhaave, Hermann 112, 128, 154, 170, 205, *214–230*, 233, 251, 256, 262, 264, 330, 335
Boerhaave, Jacobus 224
Böhme, Jakob 153
Bois-Reymond, Emil de 261
Bona, Giovanni dalla 243
Bonet, Theophile 236
Bordeu, Théophile de 153, 199, 222, 330
Borelli, Giovanni 128, 235
Borlet, Joseph 293
Borso d'Este 180
Boyle, Robert 112, 152, 155f., 159f., 169, 201, 203
Bright, Richard 159
Britannien, W. 258
Brockhaus, Friedrich Arnold 220
Broussais 338
Brown, John 214, 357
Browne, Elizabeth 131
Browne, Lancelot 131
Brunetti, Lodovico 244
Bruno, Giordano 67, 141
Buffon, Georges Louis Leclerc 328, 333
Buisson 328, 330
Burkhardt, Jakob 7

Cabanis, Pierre-Jean-Georges 172, 338
Caius, John 130
Caldani, Leopoldo Marc'Antonio 243
Calvin, Johannes 230
Canano, Giovanni Battista 139
Capponis, A. 181
Cardano, Girolamo 81
Carl, Johann Samuel 199
Carl August 344
Carro, Jean de 325
Carter 313
Carus, Carl Gustav 200
Casserius 126
Celsus, Aulus Cornelius 235
Cervi, Annibale 177
Cesalpino, Andrea 141
Channing, J. 37, 40
Charles I. 131
Chauliac, Guy de 40, 147
Chenot, Adam 264
Chiswell, Sarah 323
Choulant, Ludwig 190
Chymophilus 111
Cicero 237f.
Clemens VIII. 175
Clemens XI. 234
Cline 314
Colberg 111
Colombo, Realdo 131, 136
Commodus 20
Comparetti, Andrea 243
Condillac, Etienne Bonnot de 199f., 328
Conradi 214
Constantinus Africanus 35
Contarini, Gasparo 76
Conti, Antonio 236
Cornelio, Giovanni 188
Cornelius, Ludwig 187
Cortona, Pietro da 126
Corvisart, Jean Nicolas 243, 274, 338
Cotta, Giovanni 77
Coxe 155
Craanen 215
Crantz, Heinrich Johann Nepomuk 264f.
Creighton, Charles 325
Cromwell, Oliver 155
Crookshank, Edgar 325
Cullen, William 214
Cusanus, Nicolaus 145

Daniel, Christoph Friedrich 301
Danieletti, Pietro 233
Daremberg, Charles 131, 222f.
Darwin, Charles 249
Dekkers 225
della Torre, Giovanni Battista 77, 79, 93
della Torre, Girolamo 74f.
della Torre, Marc Antonio 77, 117, 126
della Torre, Raimondo 77
Demokrit 82
Desault, Pierre-Joseph 328, 330
Descartes, René 158, 175, 181, 191, 201, 205, 218, 228–230, 251, 254
Dhanvantari 322f.
Diemerbroeck, Ysbrand de 182
Diepgen, P. 215, 242
Dioskurides 148
Dolland 319
Domenicus Gundissalinus 42
Dorn 112
Dorothea Amalia 341
Drelincourt 215
Drolenvaux, Maria 226
Du Bois, Eva 224
Ducret, Joseph 271f.
Dupuytren 338

Eckendorffs, Veit Ludwig von 296
Edward VI. 322
Elisabeth I. 131, 322
Emanuel III. von Savoyen 233
Engel, Anna Maria 250
Epikur 19, 82, 223
Erasmus von Rotterdam 98f.
Erhard, Johann Benjamin 355
Erhard von Sankt Andrä 98
Ernst August Konstantin 341
Ernst von Bayern 100
Este 178, 234
Estienne, Charles 139
Euchel, Isaac 67
Eudoxos von Knidos 80
Eugen III. 50
Eustachius 128

Fabricius ab Aquapendente 139, 141
Faloppio, Gabriele 131, 185
Farnese 234
Farnese, Alessandro 81f.
Faust-Kübler, Erika 287

Fénélon, Gabriel Jacques des Salignac de 221
Ferdinand II. 173
Fernel, Jean 147, 185, 191
Fischer, Hans 145
Fitzer, Wilhelm 130
Fludd, Robert 143
Forbiger, Samuel 192
Fourcroy, Antoine-Françoise 186
Fracastoro, Girolamo (Hieronymus Fracastorius) 69–94
Fracastoro, Paolo Fillipo 73
Francesco II. 177, 180
Francesco d'Este 187
Franck, Georg 195
Francke, August Hermann 202
Franckenau, Georg Franck de 182
Franco, Pierre 289
Frank, Johann Peter 171, *291–308*, 296, 325
Frank, Joseph 301, 304
Franz II. 303f.
Freud, Sigmund 200
Friedrich I. (Barbarossa) 46, 48
Friedrich I. von Preußen 203
Friedrich II. (der Große) 219, 228, 339
Friedrich III. 202
Friedrich Wilhelm I. von Preußen 190
Fries, Lorenz 99
Froben 98f.
Führkötter, Adelgundis 56
Fuchs, Leonhard 147

Ğābir b. Haiyān 34
Gahrlib, Gustav Kasimir 171
Galen *19–29*, 31, 33, 35–37, 42, 51, 62, 66, 75, 80–82, 95, 113, 116f., 120, 128, 133, 135–137, 142f., 145, 147f., 152, 158, 169–171, 180f., 191, 237
Galilei, Galileo 158, 173, 175, 181, 218, 235
Gall, Franz Joseph 304
Ganter, Michael Julius 273
Gaon Hai 57
Gassendi, Pierre 175, 181, 223
Gasser, Johann Ludwig 273
Gattenhof, Matthäus 294
Gaurico, Luca 76
Gebeno von Ebenach 55
Gehema, Janus Abraham 182

Georg III. 321
Gerhard von Cremona 33, 39
Gesner, Gebrüder 227
Geyer-Kordesch, Johanna 191
Giberti, Giovanni Matteo 79
Glauber, Johann Rudolph 158
Gleditsch, Johann Ludwig 186
Glisson, Francis 143, 159, 242, 256f.
Gluck, Christoph Willibald von 270
Goddart, John 156
Goethe, Johann Wolfgang von 102, 112, 220, 249, 341, 344
Gohl, Johann Daniel 199
Gonzaga 234
Gorter, de 256
Granduca di Toscana 177, 180
Graunt, John 168, 280
Gregory, John 288–290
Griesinger, Wilhelm 261
Grotjahn, Alfred 308
Gruner, Christian Gottfried 145, 341
Guarino von Verona 73
Gundissalinus, Dominicus 42

Haen, Anton de 170, 228, 264, 268, 273
Haeser, Heinrich 145
Hahnemann, Samuel 348
Hakam II. 38
Haller, Albrecht von 126, 154, 170, 218–221, 225f., 228f., 233, 243, *245–261*, 269, 273, 294, 330, 335, 338
Haly Abbas 30, *35–37*
Harvey, William 126, 128, *130–144*, 156, 158, 175, 181, 191, 194, 201, 218, 255, 326
Hasenöhrl, Johann Georg 264
Haydn, Joseph 270f.
Head, Henry 309
Heberden, William 159, 313
Heim, Ernst Ludwig 325, 344
Heinrich I. 60
Heinroth, Johann Christian August 200
Van Helmont, Franciscus Mercurius 147f., 158, 333
Van Helmont, Jan Baptist(a) 112, *145–153*
Henle, Jacob 261
Henri de Mondeville 66
Herder, Johann Gottfried 248f.
Herophilos 75

Herz, Henriette 219
Herz, Marcus 67, 219f.
Herzog, Samuel 251
Heurne, Jan van 215
Hutton, James 225
Hidschra 31
Hieronymus Fabricius ab Aquapendente 131
Hildanus, Fabricius 289
Hildebert 46
Hildegard von Bingen 9, *44–56*
Hippocrates III. s. Ramazzini, Bernardino
Hippokrates *11–19*, 22, 26f., 33f., 37, 62, 64f., 67f., 95, 120, 133, 147, 155, 158, 168, 170f., 222, 224f., 264, 272f., 280, 282, 289
Hippokrates, englischer s. Sydenham, Thomas
Hippokrates von Kos 75
Hoffmann, Friedrich 154, 182, 190, 201, *202–214*, 228, 289, 330
Hofmann, Caspar 143
Hohenheim, Theophrastus von s. Paracelsus
Hohenheim, Wilhelm von 96
Home, Everard 314, 316
Homer 117
Hooke, Robert 159
Hooke, Thomas 156
Hufeland, Christoph Wilhelm 307, 325, *339–359*
Hufeland, Johann Christoph 341
Hufeland, Johann Friedrich 341
Huizinga, Johan 218
Humboldt, Alexander von 219, 345
Humboldt, Wilhelm von 219, 345
Hume, David 296
Ḥunain b. Isḥāq 37
Hunnius, Nicolaus 111
Hunter, John 311–314, 326
Hunter, William 311
Huser, J. 382
Hussty, Zacharias Gottlieb 307
Hygieia 16

Ibn Abī Uṣaibiʿā 31, 35, 66
Ibn al-Ḥaṭīb 36
Ibn al-Mudawwar 36
Ibn an-Nafīs 134–136

Ibn an-Nāqid 36
Ibn at-Tilmūḏ 36
Ibn Dāwūd 42
Ibn Ridwān 62
Ibn Sīnā s. Avicenna
Ibn Zain aṭ-Ṭabarī 31, 33
Ideler, Karl Wilhelm 192
Itther, Joseph Albrecht von 291

Jacobeus, Oligerus 180
Jahn, Ferdinand 153, 170
James I. 131
Jenner, Edward 281, *309–327*, 347
Jenner, Stephen 309
Johann Ernst II. von Sachsen-Weimar 190
Johannes 37
Johannes von Capua 62
Johnson, J. 279
Johnson, Samuel 160
Jonathan 159
Joseph I. 322
Joseph II. 233, 301–304, 306
Juncker, Johann 199
Jutta von Sponheim 46

Kalkar, Johann Stephan von 118, 121, 123, 126
Kallmayer 290
Kant, Immanuel 159, 219, 249
Karl (Erzherzog) 271
Karl V. 113, 115f., 119f., 122
Karl VI. von Habsburg 233
Karl Alexander von Este 177
Katharina II. 305
Kingscote, Catherine 312
Kirchner, Athanasius 182
Kleist, Ewald von 245
Klemens VI. 129
Kneipp, Sebastian 184
Knorr von Rosenroth, Christian 148f., 153
Kober, Thomas 182
Kopernikus 181
Kühn, C. G. 170

Laënnec, René 243, 274, 338
La Mettrie, Julien Offray de 223f., 228
Lancisi, Giovanni Maria 178, 233
Larber, Antonio 233

Lavoisier, Antoine Laurent 152, 172
LeFanu, William Richard 326
Leibniz, Gottfried Wilhelm 66, 178, 200f., 205, 235, 245, 296, 330, 333
Leibowitz, J. O. 60
Leonardo da Vinci 77, 116, 119, 126, 128f.
Leoniceno, Niccolò 98
Leopold II. 302f.
Lesky, Erna 294, 300, 302f., 306
Lessing, Gotthold Ephraim 249, 251
Lichtenberg, Georg Christoph 342, 344, 347
Linnés, Karl 172, 228
Lister, Joseph 286, 327
Locke, John 154, 156, 158–160, 170, 230, 236, 328, 349
Loderer, Justus Christian von 341
Lohenstein, Caspar von 250
Lord (toparcha) von Merode, Royenborch, Vorschot und Pellines s. Van Helmont, Jan Baptist(a)
Lower, Richard 155f., 159
Lubs, Herbert A. 257
Ludlow, Abraham 309
Ludlow, Daniel 311
Ludwig XIII. 173, 175
Ludwig, Carl 9, 261
Ludwig, Daniel 182
Lukrez 82
Lusitanus, Amatus 139
Luzzi, Mondino dei 116

Madruzzo, Christoph 78
Magliabechi 186
Mai, Franz Anton 307
Maimonides 57–68
Malpighi, Marcello 141, 178, 194, 234f.
Malthus, Thomas R. 280
Manardo, Giovanni 98
Manṣūr in Buḫārā 40
Mapletoft, John 160
Marbach, Ulrich 248f.
Marc Anton 322
Marc Aurel 20, 322, 333
Maria Stuart 322
Maria Theresia 262
Marsili 234
Marx, Karl Friedrich Heinrich 291
Maschenbauer, Andreas 126

Mayow, John 155, 159
Mead, Richard 200
Medici 234
Medicus, Friedrich Casimir 353
Mendelssohn, Moses 66, 219
Mesmer, Franz Anton 153
Michaelis, Johann David 257
Michelangelo 126
Michler, M. 240, 242
Mirandola, Pico della 177
Moneglia, Giovanni Andrea 177
Monroe, Alexander 228
Montague, Lady Mary Wortley 323f.
Moreri, Louis 250
Morgagni, Giovanni Battista 178, 188, 231–244, 266, 338
Morgan, John 243
Moscarelli, Camilla 73
Moses ibn Tibbon 62
Mozart, Wolfgang Amadeus 270f.
Müller, Johannes 261, 338
Muntner, Süssmann 67
Murray, Johann Andreas 341

Napoleon 271, 274, 305, 324f., 339, 345
Navagero, Andrea 76f., 93
Nelmes, Sarah 315
Neuhaus, Johann Rudolf 251
Neumann, Samuel 308
Newton, Isaac 229f., 245, 258, 335
Nicholls, Frank 200
Nicolai, Christoph Friedrich 341
Nikolaus von Kues 148
Noltenius, Bernhard 276

Oberkamp, Franz Joseph von 294
Oekolampadius 99
Oreibasios 33, 36, 38

Pacchioni, Antonio 233
Pagel, Walter 145, 152f., 175
Panakeia 16
Paracelsus 73, 95–112, 145, 148–150, 152, 158, 182
Parisanus, Emilius 143
Parry, Caleb Hillier 311, 313, 317
Pascal, Blaise 180
Pasteur, Louis 9, 327
Patissier, Philibert 186
Paul III. 78

Paulos von Aigina 33, 36, 38, 147
Paytherus 314
Percival, Edward 276, 278–280, 282
Percival, Elizabeth 276
Percival, Joseph 276
Percival, Margaret, geb. Orred 276, 279
Percival, Peter 276
Percival, Thomas 276–290
Percival, Thomas (Onkel T. Percivals) 278
Percival, Thomas Bassnett 279
Perron 218
Peter der Große 220f.
Petit, Antoine 328
Pettenkofer, Max von 308
Petty, William 168
Phipps, James 316
Pierron, Cathérine 294
Pinel, Philippe 281, 328
Pirquet, Clemens 327
Pitcairne, Archibald 170
Platon 11, 23, 111, 184, 223, 333
Plinius 211
Poleni 235
Pomponazzi, Pietro 74f.
Pope, Alexander 328
Premuda, L. 242
Priestersberg, Marianne von 265
Priestley, Joseph 276
Primrose, James 143
Probst, Christian 271f.
Puschmann 269
Pythagoras 136

Quintilianus, Marcus Fabius 238

Rabbi Moyses s. Maimonides
Rabelais, François 188
Rainutio I. 175
Ramazzini, Bartolomeo 173
Ramazzini, Bernadino 171, 173, 179, 235
Ramazzini, Catarina 173
RAMBAM s. Maimonides
Ramses V. 322
Ramusio, Giovanni Battista 76, 94
Van Raust, Margarite 147
Rau, Wolfgang Thomas 299
Reil, Johann Christian 200, 345, 355
Rembrandt 126
Remondini, Giovanni Battista 233

Personenregister

Renaud 270
Restel 341
Rhazes *30–35*, 36f., 60, 62
Richter, August Gottlieb 341
Righi, Francisca 177
Righini 270
Riolan der Jüngere, Jean 143 f.
Ritter, Johann Jacob 254
Röntgen, Konrad 9
Röschlaub, Andreas 355–357
Roger von Parma 40
Rokitansky, Carl von 242, 244
Rolfinck, Werner 143
Rosen, George 296
Rosen von Rosenstein, Nils 341
Rossi, Antonio Maria 175 f.
Rossi, Gerolamo 175
Roth, Moritz 129
Rothschuh, Karl-Eduard 8, 198, 205, 215
Rousseau, Jean Jacques 296f., 299, 328, 349f., 352
Roux, P. J. 330
Rudolphi, Assmund Carl 252, 345
Ruf, Wendelin 192
Rush, Benjamin 154

Saint-Paul 333
Saladin, Salah ed-Din 60
Salieri, Antonio 270f.
Salomo 147
Samonicus, Quintus Serenus 235
Šamsaddaula abū Ṭāhir 40
Samuel ibn Tibbon 61
Santorini, Giandomenico 231
Santorio Santorio 158, 175, 191
Sauvages de Lacroix, François Boissier 172, 199
Savonarola, Girolamo 177
Sbaraglia, Girolamo 233
Schach, Matthäus 98
Scheit von Settgach 98
Schelling, Friedrich Wilhelm Joseph 249, 357
Schenck, Johann Theodor 195
Schenk, Erich 270
Schiller, Friedrich 279
Schlegel, Paul Marquardt 143
Schoenlein, Johann Lucas 170
Schopenhauer, Arthur 338

Schrader, Friedrich 182
Schrader, Maria 56
Schroeck, Lucas 171, 179
Schwan 298
Selle, Christian Gottlieb 344
Senftig 341
Sephardi, Moses 60
Septimus Severus 20
Serveto (d. i. Michael Servetus Villanovanus) 135 f.
Shem Tob ben Isaac 60
Short, Thomas 158
Sibiliato, Clemente 233
Sigerist, Henry Ernest 8, 215, 297
Skoda, Joseph 274, 276
Sloane, Hans 156, 159
Spallanzani, Lazzaro 233
Spener 202
Spiess, Gustav Adolf 150
Spinoza, Baruch de 66, 218, 223, 230
Stahl, Barbara Eleonora 190
Stahl, Catharina Margaretha 190
Stahl, Georg Ernst 112, 153f., 182, *190–201, 203, 205, 228, 255*f., 330, 335
Stahl, Johann Lorenz 190
Stark, K. W. 170
Stauff, Hans Bernhard von 99
Stein, Gottlieb Ernst Josias Friedrich 345
Stephanus von Antiochien 35
Stifft, Joseph Andreas 304
Stoerck, Anton 264f., 271
Stoerck, Melchior 264f.
Stoll, Maximilian 170, 273f.
Stolle, Gottlieb 173, 175
Sušruta-Saṃhitā 38
Swieten, Gerard van 170, 222, 228, 262, 265–268, 271, 273
Sydenham, Thomas *154–172*, 192, 199, 230, 272
Sydenham, William 156
Sydenham, William jun. 156
Sylvius, Jacobus 115
Sylvius, Jacques 139

Talbor, Richard 165
Telesio, Bernardino 81
Temple, William 287, 289
Thukydides 322
Tissot, Simon-André 301
Tizian 116, 119, 121, 124–126

Torricelli, Evangelista 180
Torti, Francesco 178
Toxites, Michael (Schütz) 111 f.
Trendelenburg, Wilhelm 39
Trithemius, Johannes 98
Troeltsch, Ernst 249
Tschirch, Alexander 56
Tuke, William 282
Tulpius, Nicolas 126

Unverfährt 203
Urban VIII. 173

Valisneri 178
Vallisneri, Antonio 235
Valsalva, Antonio 231, 234f., 237f.
Vergil 72
Vernia, Nicoletto 75
Verson, Franz Xavier 243
Vesalius, Andreas 33, 76, *113–129*, 130, 135 f., 143
Villanova, Arnold von 9
Virchow, Rudolf 95, 153, 244, 261, 308, 338
Virgoe, Thomas 319
Vitus Tritonius Athesinus 127
Vogel, Rudolf Augustin 273
Volmar von Disibodenberg 49
Voltaire 248, 323 f.

Waldkirch, Conrad 112
Waldschmiedt, Johann Jakob 182

Wale, Jan de 143
Wallis, John 143
Ward, John 158
Washbourn 309
Wasserburg 273
Wechselers Erben 112
Wedel, Georg Wolfgang 182, 190, 203
Weigel, Valentin 111
Weizsäcker, Viktor von 200
Wesener, Regina Elisabeth 190
Wesener, Wolfgang Christoph 190
Whytt, Robert 258
Wibert von Gembloux 49
Wilhelm von Auvergne 66
Wilhelm von Saliceto 40
Willis, Thomas 112, 164
Winckelmann, Johann Joachim 249
Winter, Kurt 256
Witing s. Vesalius, Andreas 113
Wolff, Christian 296 f.
Wren, Christopher 155, 158 f.
Wunderlich, Carl 261
Wylie 305

Zakarīyā' 31
Zannichelli, Gian Girolamo 231, 236
Zanotti, Francesco Maria 233
Zedler, Heinrich 177
Zedlitz, Joseph Christian von 219
Zetzner, Lazarus 112
Zimmermann, D. 250 f.
Zschokke, Heinrich 291

SACHREGISTER

Von Ulrike Huhn-Unschuld

Aberglauben 285
Abtreibung 299
Aderlaß 39, 284
Affectus animi s. Emotionen
Akkubitus 166
Alchemie 34, 106–108
Alexandria 18, 20, 60
Allergien 327
Aloe 53
Alternativmedizin 56
American Medical Association 276, 290
Anamnese 182
Anatomia animata 253
Anatomie 33, 36–38, 42, 63, 113–129, 231–244
– bücher 121
– schule 234
Anatomische Arbeit 23
– Kenntnisse 16
– Untersuchungen 18
– Klinizismus 242
Angina pectoris 313
Animismus 194, 199, 338
Ansteckung 83–86
– und Giftwirkung 86
– ssamen 85–88, 90f.
Anthropologie 43, 252, 342
– (Hildegard v. Bingen) 52
Antike Heilkunde 11–28
– Überlieferung 51
Antipathie 87
Antisepsis 327
Apotheke 236, 302
– nwesen 301
– r 106, 108, 283
Arabische Heilkunde 30–44
Arbeitsbedingungen 281, 343
Arbeitsmedizin 173, 186
Arcana 152
Archaeus 106, 149–151
Aristotelismus 66

Armenarzt 346
Artes liberales 43
Articella 28
Arznei, Herstellung 313
– darreichung 53
– mittel 53, 211
– mittelforschung 271
– mittellehre 42, 63
– mittelwirkungen 25
– verarbeitung 53
– verordnung 25
– zubereitung 53
Arzt, Wesen des 358
– und Apotheker 283
– und Patient 63, 283
Ärzte-familien 17
– schule von Knidos 13
– schule von Kos 13
– schulen 120
– stand 289
Ärztliche Kunst 16f., 25, 34
– Tugenden 289
– Verordnungen 17
– r Berufsstand 16
– s Gelöbnis 17
– s Handeln, Begründung 346, 358f.
– s Handwerk 17
Asklepiaden 11
Assimilation 331
Astrologie 80
Astronomia 103–106
Astrum 104f.
Ätiologie 36
Atmung 23
Atomismus 19
Atonie 210
Aufbau und Auflösung 336
Aufklärung 167, 215, 219, 245, 262, 280, 282, 296, 300, 339, 341, 352f., 358
– smedizin 297
– spädagogik 350

Ausbildung, medizinische 301
Auskultation 274
Autorität des Arztes 284

Bader 115, 117
Baderegeln 65
Barock-Heilkunde 191
Baumkult 53
Behandlungsraum 18
Benediktinische Tradition 51
Beobachtung 36, 53, 207
– am Krankenbett 158
– und Experiment 22
– smedizin 279
Berufs-aufgabe, ärztliche 287
– krankheiten 235
– kundliche Schriften 18
Beschneidung 65
Besessene 48
Beulenpest 188
Bewegung 253, 255 f., 258
– Prinzip der 206–209, 211–213
– simpuls 255
Bildung und Entwicklung 334
– strieb 342
Blattern s. Pocken
Blut, animalisches 134
– kreislauf 24, 133–143, 191, 194, 209, 326
– stillung 38
– transfusionen 156
Botanik 236
Brechweinstein 313
Bruchschneider 289

Calvinismus 218
Cartesianisches Weltmodell 253
Cartesianismus 218
Charaktertypen 14
Charité 344 f.
Chemie 35
Chemische Operationen 34
China-Rinde 165
Chinin 165, 177
Chirurg 285, 289
– enschulen 40
Chirurgie 16, 18, 30, 33, 36–39, 115 f., 120, 126, 285
Chirurgische Klinik 328
Christliche Heilsordnung 45

Chronologische Gesetzmäßigkeiten 15
Chylus 24, 134
Codex naturae 98
Colchicin 166
College of Physicians 131, 153, 156
Contraria contrariis 15
Cordoba 38
Corpus Hippocraticum 18, 25, 27

Deformation 54
Demonstrationen 131
– anatomisch-physiologische 20
Deontologie 289 f.
Desassimilation 331
Diagnosestellung 15
Diagnostik 34, 266, 271
Diagnostische Hilfsmittel 24
Diastole 24, 134, 137
Diätetik 16, 20, 25 f., 30, 34, 36, 43, 63, 116, 195, 198, 212, 307
Digestionen, Drei 134
Dogmatiker 19
Dosierung 25
Dosis 107
Drei Bäume 126
Dreifaltigkeitsspital 264 f.
Drogen 18, 25, 53
Dyskrasie 13, 15, 116

Eheberatung 299
Eid des Hippokrates 16–18, 67, 282
– des Maimonides 67
Eklektizismus 23
Elemente, Vier 133, 158
Embryologie 128
Emotionen 195, 198
Empfindung 331, 336
– und Bewegung 334
– und Urteil 333
Empirie 43
Empiriker 19, 355
– schule 19
Empirische Methode 253
– Naturforschung 229
Empirismus 236
– klinischer 155
Ens astrorum 109
– Dei 109
– naturale 109
– spirituale 109
– veneni 109

Sachregister

Entwicklung 249, 350f.
- sentzündung 350
- skrankheit 350
- sprozeß 350
Enzyklopädien 28
Epidemien 86f., 280, 347
- Pocken 322–325, 346
Epidemiologie 87, 171, 178f., 188
Epidemische Krankheiten 83
Epigenese 142, 144
Epikrise 242
Epilepsie 14
Erfahrung 35, 87, 253f.
- klinische 19
- sberichte 346f.
- swissenschaft 224, 229, 245, 247f., 261
Erkenntnistheorie, medizinische 22
Erregbarkeit (Brown) 357
Erregungstheorie 356f.
Erziehbarkeit des Menschen 295
Erziehung 334
- durch die Natur 350
- und Staatsraison 300
Ethik 17, 50, 62, 276, 287–289, 359
Ethische Normen 16
Etikette 289
Eukrasie 13, 116
Euthanasia 289
Evidenz 36
Examen naturae 101
Expectationismus 154, 199
Experiment 36, 247, 259, 269
- und Beobachtung 134
Extensibilität 337

Facies hippocratica 15
Fanatismus 285
Faser 236
Fäulnis (putrefactio) 84–87, 90, 196f.
Feldchirurgen 305
Feuerkunst (Werk vulcani) 106
Fieber 87f., 94, 154, 156, 162, 166, 169, 178f., 210f., 281, 319
- und Entzündung 328
- stehende 162
- epidemische 156, 160f.
- exanthemische 166
- epidemie 294
- lehre 33, 36, 42
Findelhaus 343

Firmamentische Sentenz 103
Fleckfieber 280
Forschung und Lehre 247
Fortpflanzung (Aufklärung) 299
- shygiene 299
Fortschritt, wissenschaftlicher 35
Franzosenübel 71
Frauenberufe 185
Fünf Fürsten (Fünf Daseinskreise) 96

Gährung 255
Galenisches System 22–27
Galenismus 235
Galgant 53
Galle, schwarze 52
Ganzheit 29
Gas 149, 152
Gebärhaus 341
Geburtshilfe 39
Gefühle 283
Gegengift 22, 34
Geheimhaltung 283f.
Geisteskrankheit 52, 282
Gemüts-bewegungen 283
- reaktionen 81
Genetische Konstellation 104
Geschwulstlehre 36
Gesundheit und Politik 343
- sbehörde, städtische 281
- sbelehrungen 298
- serziehung 346
- slehre (Galen) 25, (Maimonides) 60, 64
- spflicht 303
- spolitik 278, 296
- srecht 303
- swesen 324f.
- swesen, Öffentliches 295
- szustand 26
Gewebe-lehre 338
- theorie 330
Gewerbe-medizin 173
- polizei 281
Gewohnheit 333
Gewürznelken 53
Gicht 154, 163f.
Gifte 86, 107
Gladiatorenarzt 20
Gleichgewicht, physiologisches 52
Griechisch-arabische Medizin, Rezeption der 57

Sachregister

Griechische Heilkunst 11–19, 27, 133
– Klassik 22
Grundbefindlichkeiten, Drei 25
Grundkräfte des Lebendigen 260
Grundlagenforschung, empirische 28
Guajakholz 93
Gymnastik 65
Gynäkologie, antike 39

Handbücher 27 f.
Harn-bereitung 23
– schau 24
Hauptvermögen, Drei 24
Haus der Heilkunst 110
Hebammen 39
– ordnung 298
– schule 298
– stand 301
– wesen 296
Hebräische Handschriften 57
Heilkraft der Natur 25, 53
Heil-kulturen 30
– kunde, archaische 11
– mittel 36, 54, 109
– mittellehre 37
– splan Gottes 53
Heilung 343
– Theorie der 356
Hellenismus 26
Herzbewegung 257
Hildegard-gesellschaft 56
– medizin 56
Hippokratiker 13–16, 19, 133
Hippokratische Medizin s. griechische Heilkunst
– Werte 29
– s Prinzip 25
Histologie, pathologische 338
Hoffmannstropfen 213
Honorar 287–289
Humanismus 73, 218
Humoral-lehre 13 f., 19, 27, 51, 105, 143, 152
– tetrarchie 235
Humores 23 f.
Hygiene 36, 62, 281, 306
Hyoscyamus 38
Hypochondrie 164
Hysterie 154, 164

Iatro-chemie 158
– chemiker 191, 255
– mechanik 236, 330
– physik 158
– physiker 191, 207
– technik 200
Idea morbosa 150–152
Immunisierungsmethode 309
Impf-ärzte 324
– serum 325 f.
– stoff gegen Pocken 315, 320
– ungen 281
– wesen 324
– zwang 325
Indikationsstellung 25
Indische Heilkunst 31
Induktive Methode 279
Industrielle Revolution 276
Infektion 84, 86, 90 f.
– Pocken 316
– skrankheiten 71, 87, 320
– stheorie 82 f.
Ingwer 53
Innere Medizin 30
Inokulation 314 f., 320, 323, 326
Inquisition 57
Instrumentarium, chirurgisches 38
Instrumente, geburtshilfliche 39
Internist 285
Irrenhaus 281
Irritabilität 255–261, 338
Islam 30, 57

Jakobinismus 303
Josephinische Akademie 305
Jüdische Ärzte 57
– Aufklärung 68
– Medizin 57–68

Kameralisten 296
Kampfer 53
– therapie 272
Kardinalorgane 23
Kasuistik 31, 35
– klinische 233
Kausales Denken, medizinisches 354 f.
Kauterisation 38
Keuchhusten 162
Kinder-arzt 348
– heilkunde, Entwicklung 348

Sachregister

– krankheiten 348
– sterblichkeit 298, 349f.
Kindes-aussetzung 299
– entwicklungen 37
Kindheitsverständnis 349–351
Klima 14
Klinische Tätigkeit 23
Klostermedizin 45
Knochen-fraktur 39
– lehre 20
Kollegialität 286, 289
Kompendien 27
Kompression 38
Königliche Gesellschaft der Wissenschaften zu Göttingen 245
Konsiliarärzte 278
Konstitution 14f., 87, 169
– enlehre 161
– stypen 14, 23
Konsultation 18
Konsumption 353f.
Kontraktilität 331–333, 336–338
Kontraktion 259
Koran 40
Körper, Galen 23
– prozesse 23
– säfte, s. Säfte
Kosmetik 33
Kosmologie 117
Kosmos 52
Kräfte Satans 53
Krankengeschichte 24, 207, 239, 264, 269, 272
Krankenhaus-medizin 242
– register 279
Krankheit (Hildegard v. Bingen) 54
– en der Fürsten 182
– der Gelehrten 182
– en der Soldaten 182
– en, chronische 161
– en, Unterscheidung von 337
– sbeschreibungen 154, 159
– sbild, griechische Heilkunst 18
– sbilder 151, 159, 161, 167f., 172
– slehre (Galen) 24f., (Haly Abbas) 36, (Hippokrates) 14, (Paracelsus) 104, (Rhazes) 33, (Sydenham) 169, (Van Helmont) 152
– smaterie (matter) 318, 320
– ssyndrom 272

– sursachen 24
– sverlauf 14
– szustände 14
Krasenlehre 339
Kreislauf, Kleiner 135f.
Kreuzzugsbewegung 44
Krisenlehre 15, 24
Krisis 80, 350
Kuhpocken 315–321
– impfung 304
Kunstfehler 20
Kurpfuscher 34, 299

Laienmedizin 28
Leben, organisches und animalisches 331–336
– sbedingungen 343
– sdisziplin 54
– serwartung 343
– sformen 331f.
– sführung 25
– sgeist 134
– sgewohnheiten 15
– skraft 343, 349, 353f.
– sordnung 60
Lehr-bücher 249, 289
– kanon 28
Leib und Seele 229, 256
– arzt 339
Leichen-haus 343
– sezierung 239f., 264, 269
Leidener Medizin 215
Lernprozeß 334
Lippitudo 84
Logos und Peira (Vernunft und Erfahrung) 22
Lues 72
Luftverderbnis 305
Lumbago 164
Lungenkreislauf 136f.
Lymphe (latex) 152

Makrobiotik 344, 349, 352f., 358
Malaria 15, 154, 165, 169, 178
Mandragora 38
Maschine, belebte 255, 257, 260
– (Körper) 252, 343
– künstliche 255
– tierische 254, 259
Masern 33f., 154, 162, 320, 342

Sachregister

Materia medica 42
Materie und Archaeus 149
Mathematisierung der Heilkunde 25
Maturatio 105
Mechanik 255
Mechanismus 191, 200f., 210f., 260, 353
Medicina rationalis (Haller) 289
Medizin und Philosophie 43
– und Religion 63
– alwesen 344f.
– er und Chirurgen 283, 290
– ische Polizei 291, 294, 298, 304f.
Meteoropathologie 180
Methodiker 19
Miasmentheorie 87
Mikrokosmos-Makrokosmos-Analogie 45, 48
Mikroorganismen 326
Mikroskop 338
Militär-akademie, medizinische 245
– ärzte 344
– sanitätswesen 324
Mittelalterliche Medizin 44f., 51
Montpellier 330
Morbus gallicus 71f.
Mortalitätsrate s. Sterblichkeitsrate
Motus tonicus vitalis (Spannungszustand) 194
Moxa 38
Musik 34, 50f., 270
Muskatnuß 53
Myrrhe 53

Nachhippokratische Medizin 18
Nahttechnik 38
Natur (Physis) 14
– (Aufklärung) 351f., 356
– (Paracelsus) 107
– (Hufeland) 353
– Ordnung 211
– beherrschung 356, 359
– betrachtung, rationale 43
– gefühl 295
– gesetz 207, 297, 351f.
– heilbewegung 56
– historische Schule 170
– kunde 247
Nekroskopische Beobachtungen 236
Neohippokratismus 198f.
Nerven-system 23

– tätigkeit 24
Neuplatonismus 111
Neurophysiologie 243
Normen 18

Obduktion s. Leichensezierung
– sbefund 239
Öffentliches Gesundheitswesen 44
Ontogenese 249
Operation 285
Opium (Laudanum) 38, 166
Optik 80
Organfunktion 23
Organisation, natürliche 334
Organismus 52, 335, 337
Organstruktur 23

Padua 74, 115, 126, 130f., 231, 233f., 238
Pasteurisierung 327
Pathogenese 36, 52
Pathologie 31, 63, 116, 236f., 239
Pathologische Anatomie 242f., 311
Pergamon 20
Perkussion 243, 266, 268–270, 273f., 303
– Abdominalp. 268
Pest 20, 71, 129, 156, 161
Petroleum 181
Pfeffer 53
Pferdepocken (Mauke) 317f., 326
Pflichtenkodex 18
– lehre, ärztliche s. Deontologie
Philadelphia 243
Philosophia 101–103
– corpuscularis 236
Physiatrik 352
Physikalische Diagnostik 274
– Wissenschaften 335
Physiologie 23, 31, 33, 36, 42, 54, 63, 116f., 249, 252
– experimentelle 338
Physiologische Wissenschaften 335f.
Physiotherapeutische Verfahren 16
Phytotherapie 54
Pietismus 192, 198, 202
Pneuma 19, 24, 65, 133f., 195
– tiker 19
– tische Chemie 152
Pocken 33f., 154, 162, 280, 309, 316–322, 342
– Historisches 322f.

- schutzimpfung 280, 312, 314, 347
Poliklinik 281, 345f., 348
Positivismus 223
Potenz und Akt 353
Präformationstheorie 144
Praxis 43
Primärqualitäten 23f.
Prinzipien der Medizin 42
Produktionsprozeß 183
Professionalisierung 290
Prognose 15, 24
- nstellung 287
Proletariat 280
Propädeutik 27, 37
Prophylaxe 25, 90, 172, 183, 324
- staatliche 306
Prüfungsbuch 33
Psyche 133
Psychische Konstitution 49
Psychodynamismus 198f., 228
Psychosomatische Einheit 52
Psychotherapie 198
Ptolemäer 18
Pulsmessung 24
Punctum saliens 134

Qualitäten 24, 81
Quecksilbertherapie 93
Quinta Essentia 133

Ratio 36
Reform des Medizinstudiums 303
Regeneration 353f.
Reiz 256, 258, 260
Renaissance 28, 75
Reproduktionskraft 354
Res non naturales 25, 36, 65, 195, 208, 211
Resistenz, innere 332
Responsen 65
Rezeptur 25
Rheumatismus 163
Rinderpest 177, 188
Romantische Naturforschung 200
Royal College of Physicians 131, 154, 172, 289, 324
Royal Society 238

Säfte 13, 81, 83, 85, 133, 158, 196, 236, 239, 255
- fülle 212

- haushalt 14
- lehre 13, 19, 23, 129, 145, 151
- mischung 14, 26
- verderbnis 52
Salerno 33, 44f.
Sanitärer Absolutismus 264
Scharlach 154, 162, 320
Scharlatanerie 16, 287
Scheintod 343, 349
Schierling 271
Schlafschwämme 38
Schmerzbekämpfung 38
Schocktherapie 271
Schola Boerhaaviana 228
Scholastik 30f., 35, 37, 44, 59, 109
Schutzimpfung 309
- durch Kuhpocken 311
- Kampagnen 321, 324f.
Schwangerenbetreuung 299
Schweigepflicht 18
Schwindsucht 154, 164f.
Seele (Anima) 23, 94, 192, 194–201, 212, 255f.
Seelenkräfte des Menschen 66
Sekten, medizinische 23
Sektionen 76, 129–131, 311
Selbst-erhaltung (philautia) 149
- heilung 15, 154, 165, 168, 198
Semiotik 15, 63, 355
Sensibilität 259f., 331, 334, 336, 338
Seuche 129, 281, 344f.
Sexualhygiene 34, 65
Sinnbild des Lebens 54
Sinneswahrnehmung 93, 128
Skepsis 19
Society of Chymical Physicians 153
Sophistik, Zweite 22
Sozialdarwinismus 325
Sozial(e) Medizin 291
- fürsorge 281
- hygiene 307
- hygienische Volksaufklärung 298
- medizin 306
Soziologie 43
Spanisches Spital 265, 269
Spasmus 209, 211
Species morbi 272
Spekulation 29, 36
Spinozismus 224
Spital 31, 278, 283, 285f., 302

– struktur 281
Staatliche Aufsicht 16
– s Medizinalwesen 344, 358
Staatsarzneikunde 301, 306 f.
Standardtexte 27
Statistik 171, 278 f., 324
Steinschnitt 39
Sterbe(n) 359
– begleitung 282 f.
– register 168, 280
Sterblichkeit 280, 342
– srate 342–344
Stethoskop 274
Stimmbildung 23
Stoa 19, 23
Styptika 38 f.
Subkussion 273
Symbolismus 43
Symmetrie und Unregelmäßigkeit 331
Sympathie 336 f.
– und Antipathie 81 f., 84
Symptomatologie 36, 239
Synergisches Prinzip 198
Syphilis 72, 79, 99, 185, 321
Syphilitische Frauen 281 f.
Systole 24, 134, 137

Tarif 287
Temperamente 14, 23, 94
Testament 284
Tetrapharmakon 39
Theorie und Praxis 206
Therapie 18, 27, 31, 116
– empirische 25
Theriak 22
Tieranatomie 116
– Befunde 18
Tier-experiment 23, 135 f.
– sektion 20, 115 f.
Tod 337, 352
Toledo 39, 42, 60
Toxikologie 33
Tracheotomie 37
Traum 332
Trinkwasserhygiene 180
Typhus 78
– epidemie 347

Überlieferung, mündliche 53
Umwelt 109

– einflüsse 14
– hygiene 300
Unitarismus 279
Uroskopie 34
Urzeugung 142
Utilitarismus 160

Vakzination 309, 315, 320 f., 323–326
Vakzine s. Impfserum
Variola s. Pocken
Variolation 280, 314 f., 318, 320 f., 324
Varizenbehandlung 39
Veitstanz 154, 165
Verantwortungsbewußtsein des Arztes 17
Verbandstechnik 38
Verderbnis 84, 196 f., 209
Vergiftung 83
Verhaltensregeln, moralische 286
Vernunft 296 f.
Vertrauen des Kranken 284
Viaticum 33
Vier Säulen (der Heilkunde) 96, 101
Viren 315, 321
Vires vivae (lebende Kräfte) 259
Virtus 108
Vis innata 259
– vitalis 259
Vitale Eigenschaften 332, 335–337
– Kräfte 333, 336
Vitalismus 191, 199–201, 205, 247, 260 f., 330
Vitalistische Medizin 261
Vitriol 39
Vivisektion 120 f., 126, 136 f.
Volks-elend 302 f.
– krankheiten 14
– medizinische Erfahrung 51
Vorbeugung 212, 297
Vulcanus 106
Vulgärpsychologie 14

Wanderarzt 11, 15, 98 f.
Weltgesundheitsorganisation 309, 327
Wiederbelebungsmaßnahmen 354
Wiener Allgemeines Krankenhaus 274, 303, 306
Wiener Schule 264, 271 f.
Wissen und Glauben 248
Wissenschaft der Antike 22
– und Religion 66

Wohlfahrts-Staat 295
Wund-arzt 117, 298, 309, 311, 319
– chirurgie 20

Zahlenspekulative Prinzipien 15
Zeichenlehre s. Semiotik
Zellgewebe 253f.

Zersetzung 196f.
Zimt 53
Zitronenbaum 53
Zölibat 301
Zorn 52
Zunft der Luzerne 98
– geheimnis 17

VERZEICHNIS DER ABBILDUNGEN

Hippokrates: Idealbüste, Geschenk des Arztes Demetrios, 1.Jh. n.Chr., beschädigt, Museum Ostia (Interfoto, München) *Seite 12.*
Galen: Holzschnitt aus dem 16.Jh., aus A. Paré, Œvres complètes, Paris 1840 (Archiv Gerstenberg, Wietze) *Seite 21.*
Rhazes: Holzschnitt (Bildarchiv Preußischer Kulturbesitz, Berlin) *Seite 32.*
Avicenna: Kupferstich aus Thevet, Histoire des Hommes plus Illustres, Paris 1660 (Interfoto, München) *Seite 41.*
Hildegard von Bingen: Miniatur aus dem Codex «Scivias» der Hildegard von Bingen (Bildarchiv Preußischer Kulturbesitz, Berlin) *Seite 47.*
Maimonides: Faksimile seiner Handschrift. Aus: Mischne Thora («Wiederholung der Lehre»), Kodex der jüdischen Religionsgesetze, verfaßt 1170–1180 (M. Z. Ephrati, Rambam. Leben, Werk, Worte, Tel Aviv 1955, S. 54) *Seite 59.*
Fracastoro: Zeitgenössischer Holzstich (Archiv Gerstenberg, Wietze) *Seite 70.*
Paracelsus: Zeitgenössisches Gemälde (Archiv Gerstenberg, Wietze) *Seite 97.*
Vesalius: Zeitgenössisches Gemälde (Archiv Gerstenberg, Wietze) *Seite 114.*
–: Abb. 1–7 (Archiv Marielene Putscher) *Seite 118, 122–125, 127.*
Harvey: Zeitgenössisches Gemälde (Archiv Gerstenberg, Wietze) *Seite 132.*
Van Helmont: Zeitgenössischer Kupferstich (Bildarchiv Preußischer Kulturbesitz, Berlin) *Seite 146.*
Sydenham: Zeitgenössisches Gemälde (Archiv Gerstenberg, Wietze) *Seite 157.*
Ramazzini: Stich nach einem zeitgenössischen Gemälde (Medizinhistorisches Institut, Zürich) *Seite 174.*
Stahl: Kupferstich 18.Jh. (Archiv für Kunst und Geschichte, Berlin) *Seite 193.*
Hoffmann: Schabkunstblatt von Johann Jakob Haid nach einem Gemälde von Antoine Pesne (Bildarchiv Preußischer Kulturbesitz, Berlin) *Seite 204.*
Boerhaave: Zeitgenössisches Gemälde (Archiv Richard Toellner) *Seite 216.*
Morgagni: Stahlstich von Giuseppe Fusunati (Interfoto, München) *Seite 232.*
von Haller: Zeitgenössisches Gemälde (Archiv Richard Toellner) *Seite 246.*
Auenbrugger: Zeitgenössische Gravur (Medizinhistorisches Institut, Zürich) *Seite 263.*
Percival: Silhouette und eigenhändige Widmung seines Werkes «Medical Ethics» (Medizinhistorisches Institut, Zürich) *Seite 277.*
Frank: Kupferstich von Leonhard Staub (um 1800–1826) nach zeitgenössischem Bildnis von Schmid (Archiv für Kunst und Geschichte, Berlin) *Seite 292.*
Jenner: Zeitgenössisches Gemälde (Archiv Gerstenberg, Wietze) *Seite 310.*
Bichat: Holzschnitt seines Bronzestandbildes von David D'Angers in Bourg (Interfoto, München) *Seite 329.*
Hufeland: Stahlstich von Norheim nach einem Gemälde von E. Krüger (Interfoto, München) *Seite 340.*

DIE AUTOREN

AXEL BAUER, geb. 1955. Studium der Medizin und Geschichte in Freiburg i. Br. und Karlsruhe, Promotion (Dr. med.) 1980 in Freiburg. 1981–1986 Assistent am Institut für Geschichte der Medizin der Univ. Heidelberg, 1986 Habilitation und Privatdozent. 1986–1989 Lehrstuhlvertreter und Kommissarischer Direktor des Heidelberger Instituts für Geschichte der Medizin, seit 1989 Hochschuldozent. Seit 1987 Lehrbeauftragter für Geschichte der Medizin an der Fakultät für Klinische Medizin Mannheim. *Wichtigste Veröffentlichungen:* Georg Franck von Franckenau (1644–1704). In: Semper Apertus Bd. 1, 1985; Ontologische Pathologie als Analogiemodell. In: Sudhoffs Archiv 69, 1985; Zur Einführung der Naturwissenschaftlichen Methode in die Medizin. In: Modelle der Pathologischen Physiologie, 1987; Die Krankheitslehre auf dem Weg zur naturwissenschaftlichen Morphologie, 1989; Die Formierung der Pathologie als naturwissenschaftliche Disziplin. In: NTM 28, 1991.

WOLFGANG UWE ECKART, geb. 1952. Studium der Medizin, Geschichte und Philosophie in Münster, Staatsexamen in Medizin 1977, Dr. med. 1978 (Münster). Wissenschaftlicher Assistent und Hochschulassistent (Münster), Habilitation für Geschichte der Medizin, 1986 (Münster), Universitätsprofessor und Direktor der Abteilung Geschichte der Medizin der Medizinischen Hochschule Hannover (1988). *Wichtigste Veröffentlichungen:* Deutsche Ärzte in China 1897–1914. Medizin als Kulturmission im Zweiten Deutschen Kaiserreich, 1989; Geschichte der Medizin, 1990; Leprabekämpfung und Aussätzigenfürsorge in den afrikanischen «Schutzgebieten» des Zweiten Deutschen Kaiserreichs 1884–1914 (1990); daneben 40 umfangreichere Aufsätze und Buchbeiträge zur Medizingeschichte des 17. Jahrhunderts und zur Rolle der Medizin in der deutschen Kolonialgeschichte.

DIETRICH V. ENGELHARDT, geb. 1941 in Göttingen. Studium der Philosophie, Geschichte und Slavistik, Promotion in Philosophie 1969, Mitarbeiter im Institut für Kriminologie der Univ. Heidelberg. 1971 Assistent am Heidelberger Institut für Geschichte der Medizin, Habilitation 1976, seit 1983 Direktor des Instituts für Medizin- und Wissenschaftsgeschichte an der Medizinischen Univ. zu Lübeck. *Veröffentlichungen:* Historisches Bewußtsein in der Naturwissenschaft von der Aufklärung bis zum Positivismus, 1979; (mit S. W. Engel, Hg.) Kriminalität und Verlauf, 1978; (mit H. Schipperges) Die inneren Verbindungen zwischen Philosophie und Medizin im 20. Jahrhundert, 1980; Mit der Krankheit leben. Grundlagen und Perspektiven der Copingstruktur des Patienten, 1986; (mit Th. Henkelmann und A. Krämer) Florenz und die Toscana: Eine Reise in die Vergangenheit von Medizin, Kunst und Wissenschaft, 1987; (Hg.) Bibliotherapie. Arbeitsgespräch der Robert Bosch Stiftung, 1987; (Hg.) Diabetes in Medizin- und Kulturgeschichte: Grundzüge, Texte, Bibliographie, 1989; (Hg.) Ethik im Alltag der Medizin: Spektrum der medizinischen Disziplinen, 1989; Medizin in der Literatur der Neuzeit, Bd. 1: Darstellung und Deutung, 1991.

FRITZ HARTMANN, geb. 1920. Studium der Medizin, Philosophie und Psychologie in Berlin, Göttingen, Rostock, Breslau und Hamburg, Promotion 1945. Knappschaftsarzt, 1946 Assistent an der medizinischen Klinik Göttingen, 1950 Habilitation, 1956 apl. Professor, 1957 Ruf an die Mediz. Poliklinik Marburg, 1964 Berufungen nach Göttingen und Hannover. 1967–1969 Rektor der Medizinischen Hochschule Hannover, 1965–1988 Leiter des Zentrums für Innere Medizin und Dermatologie sowie des Seminars für Geschichte, Theorie und Wertelehre der Medizin. *Buchveröffentlichungen:* Der ärztliche Auftrag, 1956; Ärztliche Anthropologie, 1973; Patient, Medizin, Arzt, 1984. (Hg.) «Klinik der Gegenwart» und «Innere Medizin der Gegenwart».

HULDRYCH M. KOELBING, geb. 1923 in Reiden, Kt. Luzern, Schweiz. Dr. med., Spezialarzt für Augenheilkunde FMH, PD für Geschichte der Medizin Univ. Basel 1965, Ordinarius dieses Faches an der Univ. Zürich 1971–1988. *Veröffentlichungen:* Renaissance der Augenheilkunde, 1967; Neue Edition von C. A. Wunderlich, Wien und Paris (1841), 1974; Arzt und Patient in der antiken Welt, 1977; Die ärztliche Therapie – Grundzüge ihrer Geschichte, 1985. Zahlreiche Aufsätze und Buchbeiträge. Chefredaktor des Gesnerus, Schweiz. Zeitschr. f. Geschichte der Medizin u. d. Naturwissenschaften, 1989–1993.

ERNA LESKY (1911–1986), Dr. med. et phil., Dr. med. h.c.; Universitätsdozentin (Wien) 1957, Leiterin des Instituts für Geschichte der Medizin (Wien) 1960, Ordinaria f. Geschichte der Medizin (Wien) 1966; Mitglied zahlreicher Akademien und wissenschaftlicher Gesellschaften; zahlreiche Auszeichnungen und Ehrungen. *Wichtigste Veröffentlichungen:* Die Zeugungs- und Vererbungslehren der Antike und ihr Nachwirken, 1950; Arbeitsmedizin im 18. Jh., 1956; Öst. Gesundheitswesen im Zeitalter des aufgekl. Absolutismus, 1959; J.P. Franks Rede zum Volkselend als d. Mutter der Krankheiten, 1960; Die Wiener med. Schule im 19. Jh., 1965; J.P. Frank, 1969; Purkyne, 1970; Perkussion und Auskultation, 1970; G. von Swieten, 1973; Meilensteine der Wiener Medizin, 1981.

MANFRED H. LÜCKE, geb. 1948. Studium der Biologie und Geschichte der Naturwissenschaften in Hamburg. Z.Zt. Dozent an der Wirtschaftsakademie Schleswig-Holstein. Veröffentlichungen zur Geschichte der Biologie.

INGO WILHELM MÜLLER, geb. 1954. Studium der Medizin, Lateinischen Literaturwissenschaft und Geschichte in Gießen und Konstanz, Staatsexamen und ärztliche Approbation 1981, Dr. med. 1983 (Univ. Gießen). 1983–1985 Medizinalreferent bei der LVA Braunschweig, daneben Forschungen an der Herzog-August-Bibliothek Wolfenbüttel, 1984 Carl-Oelemann-Preis, 1985–1989 wiss. Mitarbeiter an der Ruhr-Univ. Bochum, 1986 Anerkennung «Sozialmedizin», 1989 Habilitation (Bochum), seit 1989 Hochschuldozent am Institut für Geschichte der Medizin der Univ. Gießen. *Wichtigste Veröffentlichungen:* Die Anfänge der Blutegeltherapie, ^{3}1988; Blutegeltherapie im 17. und 18. Jahrhundert, ^{2}1988.

IRMGARD MÜLLER, geb. 1938 in Düsseldorf. Studium der Pharmazie in Freiburg i. Br., 1962 Staatsexamen, 1963 Approbation als Apothekerin. Anschließend Studium der Geschichte, Geschichte der Medizin und Pharmazie in Freiburg, Bonn und Düsseldorf, 1969 Promotion (Dr. rer. nat.) an der Univ. Düsseldorf. 1969–1976 Assistentin am Institut für Geschichte der Medizin, Univ. Düsseldorf; ab 1970 jährlich Aufenthalte an der Zoologischen Station in Neapel, 1976 Habilitation für Geschichte der Pharmazie und Naturwissenschaften an der Univ. Düsseldorf. 1977 Professor an der Univ. Marburg für Geschichte der Medizin, 1985 Ruf auf den neu geschaffenen Lehrstuhl für

Die Autoren 441

Geschichte der Medizin an der Ruhr-Univ. Bochum. Publikationen zur Arzneimittelgeschichte, Geschichte der Schiffsmedizin, der Meeresbiologie und der Medizin.

JOSEF N. NEUMANN, geb. 1945. Studium der Philosophie in München, danach Medizin in Freiburg i. Br. Nach Staatsexamen (1975) und Promotion Assistenzarzt am Pathologischen Institut und Weiterbildung zum Kinderarzt an der Universitätsklinik Tübingen. Seit 1983 wiss. Assistent am Institut für Geschichte der Medizin in Freiburg. Habilitation 1989. Veröffentlichungen zur Geschichte der Kindheit und der Kinderheilkunde in Antike, Mittelalter und Aufklärung sowie zur Geschichte medizinischer Wissenschaftstheorie und Ethik im 19. und 20. Jahrhundert.

LORIS PREMUDA, geb. 1917. Studium der Medizin und Philosophie in Padua, Rom, Zürich und Wien. Seit 1968 Ordinarius für Geschichte der Medizin an der Univ. Padua. Zahlreiche Vorlesungen an verschiedenen europäischen Univ. Verschiedene internationale Ehrungen. *Wichtigste Veröffentlichungen:* Storia dell'iconografia anatomica, 1957; Storia della medicina, 1960; Storia della fisiologia, 1966; Metodo e conoscenza da Ippocrate ai nostri giorni, 1972. Zahlreiche Artikel und Vorträge.

MARIELENE PUTSCHER, geb. 1919. Einige Semester Ausbildung an der Kunsthochschule Bremen, Bildhauerklasse. Medizinstudium in Freiburg, Hamburg und Leipzig. Tätigkeit am Archäologischen Institut Leipzig, Studium der Kunstgeschichte, Archäologie und Philosophie in Hamburg, Dr. phil. 1952. Assistentin in Tübingen, Tätigkeit im S. Fischer Verlag in Frankfurt (Fischer Lexikon Enzyklopädie). Beendigung des Medizinstudiums in Frankfurt, Staatsexamen 1965. Seit 1962 Lehrtätigkeit in Marburg, seit 1966 Assistentin am Institut für Geschichte der Medizin in Köln, Dr. med. 1967, Habilitation 1971 für Geschichte der Medizin. Seit 1977 Professorin und Hg. der «Kölner medizinhistorischen Beiträge». 1979–1984 Editor in Chief der Internationalen Zeitschrift «Clio Medica, Acta Academiae Internationalis Historiae Medicinae». Seit 1985 Leiterin der Forschungsstelle der Bundeszahnärztekammer und der Sammlung Proskauer/Witt zur Geschichte der Zahnheilkunde. Mehrere Buchveröffentlichungen und zahlreiche, meist publizierte Vorträge.

HEINRICH SCHIPPERGES, geb. 1918. Studium der Medizin und Philosophie in Bonn und Düsseldorf. 1951 Dr. med., 1952 Dr. phil., 1959 Habilitation für Geschichte der Medizin in Bonn, 1960 Facharzt für Neurologie und Psychiatrie. 1961–1986 Direktor des Instituts für Geschichte der Medizin in Heidelberg. *Wichtigste Veröffentlichungen:* Moderne Medizin im Spiegel der Geschichte, 1970; Kosmos Anthropos, 1981; Der Arzt von morgen, 1982; Die Kranken im Mittelalter, 1990.

EDUARD SEIDLER, geb. 1929. Studium der Medizin in Mainz, Paris und Heidelberg, Staatsexamen und Promotion 1953. 1953–1963 naturwissenschaftliche (Krebsforschung) und klinische Weiterbildung zum Facharzt für Kinderheilkunde, 1963–1967 Institut für Geschichte der Medizin der Univ. Heidelberg, seit 1968 Direktor des Instituts für Geschichte der Medizin der Univ. Freiburg i. Br. *Forschungsschwerpunkte:* Historische Kinderforschung, Sozialgeschichte der Medizin im 18./19. Jahrhundert, Medizin im Nationalsozialismus, Ethik in der Medizin.

RICHARD TOELLNER, Univ.-Prof. Dr. med., geb. 1930 in Werther/Westfalen. Studium der Medizin, Ev. Theologie und Geschichte in Mainz, Tübingen und Rom. Wiss. Assistent am Leibnizkolleg und Medizinhistorischen Institut der Univ. Tübingen. 1968

Habilitation an der Univ. Münster. 1971–1974 Direktor des Instituts für Geschichte der Medizin der Freien Univ. Berlin. Seit 1974 Direktor des Instituts für Theorie und Geschichte der Medizin der Univ. Münster. Mitglied der Deutschen Akademie der Naturforscher Leopoldina. *Buchveröffentlichungen:* Carl Christian von Klein (1772–1825). Ein Wegbereiter wissenschaftlicher Chirurgie in Württemberg, 1965; Albrecht von Haller. Über die Einheit im Denken des letzten Universalgelehrten, 1971; (Hg.) Die Ethikkommission in der Medizin. Problemgeschichte, Aufgabenstellung, Arbeitsweise, Rechtsstellung und Organisationsformen, 1990.

G. MATTHIAS TRIPP, geb. 1937. Studium der Philosophie, Psychologie und Hispanistik in Hamburg, Berlin (Freie Universität) und Madrid, Dr. phil. 1968, Habilitation 1975. 1971–1977 Ass. Professor für Erkenntnistheorie am Institut für Psychologie der Freien Universität Berlin; seit 1975 Privatdozent am Institut für Philosophie; 1989 Gastprofessur in Strasbourg. *Veröffentlichungen:* Betr.: PIAGET – Philosophie oder Psychologie, 1978; The position-determination of the materialist theory of knowledge, 1979; Leibniz u. die Frz. Aufklärung, 1983; Zur Entstehung des Maschine-Paradigmas, 1987; Hg. u. Übers. v. Descartes: Abhdl. über das Licht, 1989; Hg. v. J.P. Marat: Vom Menschen, 1991.

URSULA WEISSER, geb. 1948. Studium der Geschichte der Naturwissenschaften, Arabistik/Islamwissenschaft und Indogermanistik in Frankfurt/M.; Dr. phil. nat. 1974. Wiss. Assistentin und Akad. Oberrätin im Fach Geschichte der Medizin in Erlangen, 1981 Habilitation, 1982–1987 Heisenbergstipendiatin, seit 1984 an der Univ. Mainz, 1987 Ordinaria in Hamburg. *Wichtigste Veröffentlichungen:* Das Buch über das Geheimnis der Schöpfung von Pseudo-Apollonios von Tyana, Textausgabe 1979; Untersuchung 1980; Zeugung, Vererbung und pränatale Entwicklung in der Medizin des arabisch-islamischen Mittelalters, 1983; (Hg.) 100 Jahre Universitäts-Krankenhaus Eppendorf 1889–1989, 1989; Mithg. der Zeitschrift «Medizinhistorisches Journal».

ROLF WINAU, geb. 1937. Studium der Philosophie, Geschichte und Germanistik in Bonn und Freiburg (Dr. phil 1963) und der Medizin in Mainz (Dr. med. 1970). Habilitation 1972 in Mainz für Geschichte der Medizin, apl. Professor und Wiss. Rat in Mainz, 1976 Berufung auf das Ordinariat für Geschichte der Medizin der Freien Univ. Berlin. *Wichtige Veröffentlichungen:* (mit E. Vaubel) Chirurgen in Berlin, 1983; (mit H.P. Rosemeier) Tod und Sterben, 1984; (mit H. Helmchen) Versuche mit Menschen, 1986; Medizin in Berlin, 1987; Der verbesserte Mensch. In: A. Nitschke, G. Ritter (Hg.): Jahrhundertwende, 1990; (Hg.) ARS MEDICA; (Mithg.) Sudhoffs Archiv, Abhandlungen zur Geschichte der Medizin und der Naturwissenschaften.

JÖRN HENNING WOLF, geb. 1937. Studium der Medizin, Philosophie, klass. Philologie und Kunstgeschichte in Freiburg, Basel, Zürich, Göttingen und München; 1969 Approbation als Arzt, 1970 Promotion (Dr. med.). Lehrtätigkeit an der Univ. München, 1974 dort Habilitation für Medizingeschichte und 1978 Ernennung zum Professor; maßgeblich beteiligt am Aufbau des Deutschen Medizinhistorischen Museums Ingolstadt (ehrenamtl. Direktor 1978–83); seit 1982 Lehrstuhlinhaber und Direktor des Instituts für Geschichte der Medizin und Pharmazie der Univ. Kiel. *Wichtigste Veröffentlichungen* (A = Aufsätze): Der Wille zum Ruhm. Meditationen über den letzten Satz des Hippokratischen Eides, A 1967; Der Begriff ‹Organ› in der Medizin, 1971; Medizin im Widerstreit zwischen Traditionsgebundenheit und Reformbestrebungen am Beginn der Neuzeit, A 1978; Der Arzt und sein Spiegel, A 1978; Zur historischen Epidemiologie der Lepra, A 1989; Menschliche Daseinsbedrohung durch Krankheit im Lebensalltag hansischer Zeit, A 1989; (Mithg.) Melemata, 1967, Medizinische Diagnostik in Geschichte und Gegenwart, 1978; Aussatz – Lepra – Hansen-Krankheit. Ein Menschheitsproblem im Wandel, 1982, 1986.

Buchanzeigen

Klassiker des Denkens

Joachim Starbatty (Hrsg.)
Klassiker des ökonomischen Denkens
Band 1:
Von Platon bis John Stuart Mill
1989. 340 Seiten. Leinen
Band 2:
Von Karl Marx bis John Maynard Keynes
1989. 384 Seiten. Leinen

Hans Maier/Heinz Rausch/Horst Denzer (Hrsg.)
Klassiker des politischen Denkens
Band 1:
Von Plato bis Hobbes
6., überarbeitete und erweiterte Auflage. 1986. 379 Seiten. Leinen
Band 2:
Von Locke bis Max Weber
5., völlig überarbeitete und um einen Beitrag erweiterte Auflage.
1987. 410 Seiten. Leinen

Walter Euchner (Hrsg.)
Klassiker des Sozialismus
Band 1:
Von Babeuf bis Plechanow
1991. 329 Seiten, 20 Abbildungen. Leinen
Band 2:
Von Jaures bis Marcuse
1991. 338 Seiten, 18 Abbildungen. Leinen

Heinrich Fries/Georg Kretschmar (Hrsg.)
Klassiker der Theologie
Band 1:
Von Irenäus bis Martin Luther.
Band 2:
Von Richard Simon bis Dietrich Bonhoeffer
1988. 2 Bände, zusammen 948 Seiten.
Broschierte Sonderausgabe

Verlag C. H. Beck München

Medizin in Geschichte und Gegenwart

Manfred Vasold
Pest, Not und schwere Plagen
Seuchen und Epidemien vom Mittelalter bis heute
1991. 348 Seiten mit 6 Karten und Tabellen.
Gebunden

Heinrich Schipperges
Die Kranken im Mittelalter
2. Auflage. 1990. 250 Seiten, 22 Abbildungen.
Gebunden

Claudine Herzlich/Janine Pierret
Kranke gestern, Kranke heute
Die Gesellschaft und das Leiden
Aus dem Französischen von Gabriele Krüger-Wirrer.
1991. 320 Seiten. Leinen

Christiane Grefe
Rühr mich nicht an
Wenn Kinder mit chronischen Hautkrankheiten
leben müssen
1991. 111 Seiten. Paperback
Beck'sche Reihe Band 442

Jutta Hartmann
Zappelphilipp, Störenfried
Hyperaktive Kinder und ihre Therapie
Mit einem Nachwort von Prof. Dr. Reinhard Lempp.
4., überarbeitete und ergänzte Auflage.
1991. 124 Seiten. Paperback
Beck'sche Reihe Band 333

Jutta Hartmann
Lautlos und unbemerkt
Der plötzliche Kindstod
1990. 91 Seiten. Paperback
Beck'sche Reihe Band 407

Verlag C. H. Beck München